Angewandte Ethik in der Neuromedizin

Frank Erbguth • Ralf J. Jox

Hrsg.

Angewandte Ethik in der Neuromedizin

2. Auflage

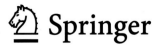 Springer

Hrsg.
Frank Erbguth
Universitätsklinik für Neurologie Klinikum
Nürnberg
Paracelsus Medizinische Privatuniversität
Nürnberg, Deutschland

Ralf J. Jox
Institut des humanités en médecine
Universitätsklinikum Lausanne (CHUV)
und Universität Lausanne
Lausanne, Schweiz

ISBN 978-3-662-69738-2   ISBN 978-3-662-69739-9   (eBook)
https://doi.org/10.1007/978-3-662-69739-9

Die Deutsche Nationalbibliothek verzeichnet diese Publikation in der Deutschen Nationalbibliografie;
detaillierte bibliografische Daten sind im Internet über https://portal.dnb.de abrufbar.

Planung/Lektorat: Dr. Christine Lerche
Springer ist ein Imprint der eingetragenen Gesellschaft Springer-Verlag GmbH, DE und ist ein Teil von
Springer Nature.
Die Anschrift der Gesellschaft ist: Heidelberger Platz 3, 14197 Berlin, Germany

Vorwort

Bereits 2016 wurde die erste Auflage unseres Praxisbuchs zur Neuroethik veröffentlich und hat eine breite Beachtung und hohe Akzeptanz (ca. 60.000 Kapitelzugriffe) erzielt und auch positive Rezensionen erhalten. Das hat uns ermutigt, eine aktualisierte zweite Auflage herauszugeben. Der „Boom" der Neurowissenschaften ist weiter ungebrochen: Die Neuromedizin gilt als die „Schlüsselmedizin des 21. Jahrhunderts". Die europa- und weltweiten „Burden of disease"-Studien zeigen, dass neurologische zusammen mit psychiatrischen Erkrankungen mittlerweile auf Platz 1 der Verursachung von Krankheitslast und vorzeitigem Tod stehen.

Und auch jenseits von Erkrankungen und therapeutischer Medizin sind „Neurothemen" weiterhin populär. Erkenntnisse aus den Laboren der Hirnforscher finden ihren Weg nicht nur in Tageszeitungen, Fernsehreportagen und die sozialen Medien, sie liefern auch Deutungsmuster für zahlreiche Bereiche des individuellen und gesellschaftlichen Lebens. Das Präfix „Neuro" verleiht so manchen klassischen Bereichen die Aura des Innovativen – man spricht beispielsweise von Neuropädagogik, Neuromarketing und Neurotheologie. Der Siegeszug der künstlichen Intelligenz verleiht den Neurowissenschaften einen zusätzlichen Schub und eröffnet zahlreiche weitere Perspektiven in Forschung und Anwendung.

Die mannigfaltigen ethischen Fragen, die die Erkenntnisse und Technologien der Neurowissenschaften aufwerfen, werden durch das spezialisierte Gebiet der „Neuroethik" behandelt, die jedoch in ihren Diskursen leider noch zu abgetrennt ist von der täglichen Praxis der neuromedizinischen Kernfächer, also der Neurologie, Psychiatrie, Neurochirurgie und Neuroradiologie.

Mit unserem Praxisbuch möchten wir eine Brücke schlagen zwischen der Theorie der Neuroethik und den vielfältigen ethischen Fragen, die sich Tag für Tag in allen Bereichen der Neuromedizin ergeben. Es richtet sich daher in erster Linie an alle, die im allgemeinsten Sinne auf dem weiten Gebiet der Neuromedizin beruflich tätig sind, sei es als Pflegende, Ärzte, Therapeuten, Sozialarbeiter, Seelsorger, klinische Ethikberater, Techniker, Administratoren oder Ehrenamtliche. Zugleich wendet es sich an alle Studierenden und Lernenden sowie an Interessierte aus Forschung, Ethik, Recht, Politik, Ökonomie und der allgemeinen Öffentlichkeit.

In vier großen Themengruppen werden neuroethische Grundlagen sowie ethische Fragen der Neurodiagnostik, der Neurointerventionen und spezieller neuroklinischer Situationen erörtert. Die 21 Kapitel enthalten viele der aktuell kontrovers diskutierten und praxisrelevanten Fragen, etwa in Bezug auf Neurogenetik, kognitives Enhancement oder Hirntod, ohne jedoch einen Anspruch auf Vollständigkeit zu erheben. Alle Kapitel wurden einer tiefgreifenden Aktualisierung unterzogen und das Thema „künstliche Intelligenz" wurde neu aufgenommen. Wir konnten einen Großteil der Autorinnen und Autoren der ersten Auflage wieder für die Aktualisierung gewinnen, aber auch neue Beitragende aufnehmen.

Jedes Kapitel beginnt in der Regel mit einem Fall aus der Praxis, entwickelt dann die systematische Aufarbeitung des jeweiligen Themas, erörtert die ethischen Fragen und zieht konkrete Konsequenzen für die medizinische Praxis. Merksätze am Ende stellen die Quintessenz für den Praktiker heraus. Die Kapitel verbindet somit eine einheitliche Struktur, jedoch können sie problemlos einzeln gelesen werden und bauen nicht aufeinander auf.

Wir hoffen, dass dieses Buch erneut dazu beiträgt, einen breiten gesellschaftlichen Diskurs über ethische Fragen in Neurowissenschaft und Neuromedizin anzustoßen. Für alle Mitarbeiter aus den Bereichen der Neuromedizin, die sich für die ethischen Grundlagen und Grenzfragen ihres Tuns interessieren, sollen die Beiträge des Buches eine Orientierung bieten, den Horizont in alltäglichen Situationen der Neuromedizin erweitern und die ethische Bewertung erleichtern. So sollen die Darstellungen eine Lücke schließen zwischen kursorischen Einführungsbüchern und umfangreichen akademischen Handbüchern zur Neuroethik.

Wir danken allen Autoren, die trotz vielfältiger Verpflichtungen das Buchprojekt so engagiert und verlässlich unterstützt und dabei Geduld bewiesen haben. Danken möchten wir darüber hinaus dem Springer-Verlag und seinen Mitarbeiterinnen, welche die Realisierung dieses Buches wesentlich ermöglicht haben, insbesondere Dr. Christine Lerche und Claudia Bauer. Ihre geduldige, kreative und professionelle Art hat uns immer wieder angespornt, das Buch voranzubringen. Wir wünschen allen Lesern eine anregende, kurzweilige Lektüre und freuen uns jederzeit über Rückmeldungen und weitere Anregungen.

Frank Erbguth
Nürnberg, Deutschland

Ralf J. Jox
Lausanne, Schweiz
Herbst 2024

Inhaltsverzeichnis

II   Ethische Fragen in der Neurodiagnostik

III Ethische Fragen bei Neurointerventionen

IV   Ethische Fragen in speziellen neuroklinischen Situationen

Herausgeber- und Autorenverzeichnis

Herausgeber

Prof. Dr. med. Dipl.-Psych. Frank Erbguth Facharzt für Neurologie und Psychiatrie, Paracelsus Medizinischen Universität (PMU), Nürnberg, Deutschland

Prof. Dr. med. Dr. phil. Ralf J. Jox Institut des humanités en médecine, Universitätsklinikum Lausanne (CHUV) und Universität Lausanne, Lausanne, Schweiz

Autoren

Dr. med. Sarah Bernsen Deutsches Zentrum für Neurodegenerative Erkrankungen, Standort Bonn, Bonn, Deutschland

Prof. Dr. med. Ulrike Bingel Klinik für Neurologie, Universität Duisburg-Essen, Essen, Deutschland

PD Dr. sc. Markus Christen Institut für Biomedizinische Ethik und Medizingeschichte, Zürich, Schweiz

Prof. Dr. phil. Jens Clausen Pädagogische Hochschule Freiburg, Freiburg, Deutschland

Dr. med. Claire J. Creutzfeldt 1 Stroke Center at Harborview Medical Center, University of Washington, Seattle, WA, USA

Univ.-Prof. Dr. med. Andreas Fellgiebel Klinik für Psychiatrie und Psychotherapie, Universitätsmedizin Mainz, Mainz, Deutschland

Agaplesion Elisabethenstift, Klinik für Psychiatrie, Psychosomatik und Psychotherapie und Zentrale Forschungseinheit für psychische Gesundheit im Alter (ZpGA), Universitätsmedizin Mainz, Darmstadt, Deutschland

Prof. Dr. med. Hanfried Helmchen Klinik für Psychiatrie und Psychotherapie, CBF, Charité – Universitätsmedizin Berlin, Berlin, Deutschland

Prof. Dr. med. Wolfram Henn Institut für Humangenetik, Universität Homburg, Homburg/Saar, Deutschland

PD Dr. sc. med. Christian Ineichen Klinik für Neurologie, Universitätsspital Zürich, Universität Zürich, Zürich, Schweiz

Forensische Psychiatrie und Psychotherapie, Psychiatrische Universitätsklinik, Universität Zürich, Zürich, Schweiz

Dr. Holger Langhof   Der PARITÄTISCHE Hamburg, Hamburg, Deutschland

Prof. Dr. med. Klaus Lieb   Klinik für Psychiatrie und Psychotherapie, Universitätsmedizin Mainz, Mainz, Deutschland

Prof. Dr. med. Stefan Lorenzl   Paracelsus Medizinische Privatuniversität, Salzburg, Austria

Univ.-Prof. Dr. med. Georg Marckmann   Institut für Ethik, Geschichte und Theorie der Medizin, Ludwig-Maximilians-Universität München, München, Deutschland

Prof. Dr. phil. Dipl.-Phys. Sabine Müller   Klinik für Psychiatrie und Psychotherapie CCM, Charité – Universitätsmedizin Berlin, Berlin, Deutschland

Prof. Dr. Saskia K. Nagel   RWTH Aachen University, Aachen, Deutschland

Prof. Dr. med. Norbert Nedopil   Abteilung für Forensische Psychiatrie, Psychiatrische Klinik und Poliklinik der Ludwig-Maximilians-Universität München, München, Deutschland

Mag. iur. Caroline Rödiger   Fachbereich Rechtswissenschaft der Universität Bonn, Bonn, Deutschland

Prof. Dr. phil. Alfred Simon   Akademie für Ethik in der Medizin e. V., Göttingen, Deutschland

Annika Steinmetz   Zentrum für psychische Gesundheit im Alter (ZpGA), Landeskrankenhaus (AöR), Mainz, Deutschland

Prof. Dr. Dr. Daniel Strech   Berlin Institute of Health at Charité, Universitätsmedizin Berlin, Berlin, Deutschland

Dr. med. Heide Vogel   Klinik für Psychiatrie, Psychotherapie und Psychosomatik, Psychiatrische Universitätsklinik, Universität Zürich, Zürich, Schweiz

PD Dr. med. Patrick Weydt   Klinik für Neuromuskuläre Erkrankungen und Klinik für Parkinson, Bewegungsstörungen und Schlafmedizin, Universitätsklinikum Bonn, Bonn, Deutschland

Grundlagen

Inhaltsverzeichnis

Was ist Neuroethik und wozu brauchen wir sie?

Ralf J. Jox

Inhaltsverzeichnis

© Der/die Herausgeber bzw. der/die Autor(en), exklusiv lizenziert an Springer-Verlag GmbH, DE, ein Teil von Springer Nature 2024
F. Erbguth, R. J. Jox (Hrsg.), *Angewandte Ethik in der Neuromedizin*,
https://doi.org/10.1007/978-3-662-69739-9_1

1

Der 24-jährige Phineas Gage lebte im 19. Jahrhundert an der Ostküste der USA und war begeisterter Vorarbeiter einer Eisenbahngesellschaft. Er wirkte daran mit, ein dichtes Schienennetz für die damals revolutionäre neue Mobilitätstechnologie der Eisenbahn zu bauen. Als er eines Tages ein Loch in einen Felsen sprengen wollte, geschah ein fürchterliches Unglück und eine dicke Metallstange durchbohrte den vorderen Teil seines Schädels und den Stirnlappen seines Gehirns. Er überlebte glücklicherweise, doch erschien er seinen Zeitgenossen seither wie ausgewechselt: früher ein umgänglicher, umsichtiger und nüchterner Mann, zeigte er sich nun offenbar aggressiv, unzuverlässig und trinksüchtig.

Mediziner erkannten an diesem Fall zum ersten Mal (auch mithilfe einer späteren Autopsie), wie eng Gehirn und Moral miteinander verbunden sind. Dadurch gilt der Fall von Phineas Gage bis heute als Paradigma, an dem die engen Zusammenhänge zwischen Neurowissenschaft und Moral deutlich werden. ◀

1.1   Entwicklung der Neuroethik

Neurologie und Neurochirurgie sind relativ junge Fachgebiete der Medizin, die sich erst seit dem 19. Jahrhundert aus der Inneren Medizin und der Psychiatrie heraus entwickelt haben. Im 20. Jahrhundert erhielten sie enormen Auftrieb – bedingt durch wissenschaftliche Fortschritte, insbesondere in Neuroanatomie, Neuropathologie und Neurodiagnostik, beflügelt aber auch durch die Untersuchung und Behandlung der zahlreichen neurologischen Verletzungen im Rahmen der beiden Weltkriege und danach wesentlich befördert durch die Zunahme chronischer Erkrankungen des Nervensystems in den alternden Bevölkerungen reicher Industrieländer. Als sich in der zweiten Hälfte des 20. Jahrhunderts die moderne Medizinethik professionell etablierte (Callahan 1973), gab es bereits früh Diskussionen um die ethischen Implikationen neurologischer Erkrankungen und Defektzustände, insbesondere im Kontext des sog. Hirntods (Ad Hoc Committee of the Harvard Medical School 1968) und des sog. Wachkomas (Jennett und Plum 1972; Annas 1979). Der Begriff „Neuroethik" wurde erstmals 1973 von der Psychiaterin und Neurowissenschaftlerin Anneliese A. Pontius aus New York verwendet, um vernachlässigte ethische Fragen der angewandten Neurowissenschaften prägnant auf einen Begriff zu bringen (Pontius 1973).

Diese explizite Thematisierung ethischer Fragen in den neuen neuromedizinischen Fachgebieten verband sich mit einer Tradition philosophischer Reflexion wissenschaftlicher Erkenntnisse über das Gehirn und den Geist, die sich besonders heftig an den Experimenten Benjamin Libets zum freien Willen entzündete (Libet et al. 1983; Saigle et al. 2018; ▶ Kap. 2). Klinische Fälle wie derjenige von Phineas Gage (Fallbeispiel) hatten der Wissenschaft und der gelehrten Welt immer wieder vor Augen geführt, wie eng die Zusammenhänge zwischen Gehirn und Moral sind und wie wichtig die Zusammenarbeit zwischen Neurowissenschaft und Ethik ist (Damasio et al. 1994).

Gegen Ende des 20. Jahrhunderts hatte sich die Neurowissenschaft durch die Ausdifferenzierung ihrer Methoden – insbesondere verfeinerter Methoden der Elektrophysiologie auf Einzelzellebene (Patch-Clamp-Technologie), der Molekulargenetik und der bildgebenden Verfahren (v. a. funktionelle Magnetresonanztomografie) – in einem solchen Maße etabliert, dass sie immer mehr eine paradigmatische Rolle in Wissenschaft und Gesellschaft einnahm. Immer öfter wurden neurowissenschaftliche Methoden angewandt, um nicht nur Krankheiten, sondern auch normales menschliches (und tierisches) Sozialverhalten zu studieren, etwa Phänomene wie Kaufverhalten, Religiosität oder Lernprozesse. Die schnelle, begierige und oftmals verfrühte Umsetzung der Ergebnisse dieser wissenschaftlichen Untersuchungen in gesellschaftliche Praktiken firmierten schnell unter Schlagworten wie „Neuromarketing", „Neurotheologie" und „Neuropädagogik".

Die Neurowissenschaften avancierten zu einem breit eingesetzten Instrument der Erforschung und Erklärung menschlichen Seins und Handelns. In diesem Kontext stiegen auch die Erwartungen an die Neurowissenschaften, speziell an die Hirnforschung, steil an. Dies führte etwa zur Ausrufung der „Dekade des Gehirns" in den 1990er-Jahren durch die US-amerikanische Regierung um George H. W. Bush oder zu den gigantischen Forschungsförderprogrammen *Human Brain Project* und *BRAIN* (Brain Research through Advancing Innovative Neurotechnologies), die nach dem Vorbild der Genetik das gesamte Gehirn samt seiner Funktionen „kartieren", dechiffrieren oder gar simulieren wollten (Kandel et al. 2013).

Die zunehmende Bedeutung der Neurowissenschaften und ihrer ethischen Reflexion führte konsequenterweise dazu, dass Wissenschaftler begannen, sich auf die Ethik der Neurowissenschaft zu spezialisieren und dabei auch eng mit Forschern zusammenzuarbeiten, welche Moral wiederum aus neurowissenschaftlicher Perspektive empirisch untersuchten. So kam es nach einer Serie wissenschaftlicher Tagungen in den USA und Kanada dazu, dass im Jahr 2002 die „Neuroethik" als wissenschaftlicher Bereich proklamiert und propagiert wurde (Saffire 2002; Marcus 2004).

In den gut zwei Jahrzehnten seit diesem Ereignis hat die Neuroethik eine bemerkenswert dynamische Entwicklung genommen. Es entstanden spezialisierte Forschungseinrichtungen für Neuroethik, eigene Konferenzen, akademische Fachgesellschaften, Peer-Review-Zeitschriften, umfangreiche Referenzbücher und Ausbildungsprogramme für den wissenschaftlichen Nachwuchs. Organisationen zur Forschungsförderung erkannten früh das innovative Potenzial und die gesellschaftliche Relevanz der Neuroethik und lancierten spezielle Förderprogramme, darunter auch solche mit internationaler Kooperation. Führende Impulse kamen v. a. aus Kanada, den USA, Australien und Großbritannien. Aber auch kontinentaleuropäische Länder wie Deutschland, Italien und Frankreich entwickelten zahlreiche Aktivitäten auf dem Gebiet der Neuroethik. Dies betrifft nicht nur die akademische Welt, sondern genauso die allgemeinen Medien, öffentlichen Debatten sowie die Politikberatung, etwa in Form der nationalen Ethikräte bzw. -kommissionen.

1.2 Was ist Neuroethik?

Für jeden gesellschaftlichen Tätigkeitsbereich, der sich neu entwickelt, stellt sich die Frage nach der eigenen Identität. Das trifft auf neue medizinische Fachgebiete genauso zu wie auf entstehende Wissenschaftsbereiche. Lange hat sich die Neurologie damit beschäftigt, was sie charakterisiert und insbesondere von der Inneren Medizin und der Psychiatrie abhebt (Aminoff et al. 2009). Ebenso erleben wir das gegenwärtig mit der Neuroethik. Auch wenn die Auffassungen darüber, was Neuroethik sei, kontrovers und einem Wandel unterworfen sind, ist es nicht müßig, sich damit zu beschäftigen. Ein bewusstes Selbstverständnis kann die Kommunikation innerhalb eines solchen Wissenschaftsfeldes genauso verbessern, wie es seine Sichtbarkeit und seinen Nutzen innerhalb der Gesellschaft unterstützen kann.

Definition: Konferenz Neuroethics: Mapping the Field In der Publikation zur Konferenz, die 2002 in San Francisco stattfand und den Begriff „Neuroethik" weithin bekannt

1

machte, heißt es: „Neuroethik (…) ist ein eigenständiger Teilbereich der Bioethik, welche wiederum die Betrachtung guter und schlechter Konsequenzen in der medizinischen Praxis und biologischen Forschung bedeutet. Doch die spezifische Ethik der Hirnforschung trifft ins Schwarze wie es keine Forschung über andere Organe tut. Sie beschäftigt sich mit unserem Bewusstsein – unserer Vorstellung von uns selbst – und ist daher zentral für unser Sein. Was unterscheidet uns von allem anderen, jenseits unseres Aussehens? Die Antwort: unsere Persönlichkeit und unser Verhalten. Und dies sind die Merkmale, welche die Hirnforschung bald in erheblichem Maße wird verändern können." (Saffire 2002). Diese und die folgenden englischsprachigen Zitate wurden vom Verfasser selbst übersetzt.

Definition: Adina Roskies Ebenfalls 2002 publizierte die Philosophin Adina Roskies in ihrem Artikel *Neuroethics for the New Millenium* eine erweiterte Vorstellung von Neuroethik: „Wie ich es sehe, gibt es zwei Hauptbereiche der Neuroethik: die Ethik der Neurowissenschaft und die Neurowissenschaft der Ethik. (…) Die Ethik der Neurowissenschaft kann grob in zwei Gruppen von Fragen weiter unterteilt werden: (1) die ethischen Fragen und Gesichtspunkte, welche bei der Planung und Durchführung neurowissenschaftlicher Studien erörtert werden sollten, und (2) die Bewertung der ethischen und sozialen Auswirkungen, welche die Ergebnisse dieser Forschung auf soziale, ethische und rechtliche Strukturen haben können oder haben sollten. (…) Der zweite Hauptbereich, den ich betonte, ist die Neurowissenschaft der Ethik. Die traditionelle ethische Theorie konzentrierte sich auf philosophische Konzepte wie freier Wille, Selbstkontrolle, personale Identität und Intention. Diese Konzepte können aus der Perspektive der Gehirnfunktion untersucht werden" (Roskies 2002). Diese chiastische Verbindung von Ethik der Neurowissenschaft und Neurowissenschaft der Ethik entfaltet eine intuitive Attraktivität und

wird v. a. von solchen Autoren verfochten, die sich tatsächlich eine Revolutionierung der gesamten Ethik durch die Erkenntnisse der Hirnforschung über menschliche Moral erhoffen (Levy 2007). Unklar bleibt dabei jedoch, ob lediglich die ethische Bewertung und theoretische Integration neurowissenschaftlicher Forschungsergebnisse über menschliche Moral der Neuroethik zuzurechnen sind oder ob diese empirische Forschung selbst Teil der Neuroethik ist. Faktisch dürften sich die wenigsten Hirnforscher, Psychologen und Kognitionswissenschaftler, die über Moralität forschen, als „Neuroethiker" verstehen.

Definition: Paul Root Wolpe Andere Autoren betonen die herausragende Bedeutung innovativer Neurotechnologien in der Entstehung und Definition von Neuroethik, wie das etwa der US-amerikanische Bioethiker Paul Root Wolpe tut: „Neuroethik umfasst die Analyse ethischer Herausforderungen, die aus chemischen, organischen und elektrochemischen Interventionen im Gehirn resultieren … Neuroethik beinhaltet sowohl wissenschaftliche als auch klinische Anwendungen von Neurotechnologie wie auch soziale und politische Aspekte in Bezug auf diese Anwendungen … Neuroethik ist ein inhaltsbezogener Tätigkeitsbereich, der mehr durch die untersuchten Technologien als durch eine besondere philosophische Herangehensweise definiert ist. Die Besonderheit des Bereichs rührt von den neuen Fragen her, die dadurch aufgeworfen werden, dass innovative Technologien am Gehirn angewandt werden, dem Sitz der personalen Identität und der Verhaltensfunktionen in menschlichen Lebewesen." (Wolpe 2004).

Definition: Eric Racine Diese Akzentuierung der identitätsstiftenden Wirkung innovativer Technologien erscheint manchen Wissenschaftlern wiederum zu eng. So betont der kanadische Neuroethiker Eric Racine aus eher soziologisch-wissenschaftstheoretischer Sicht die enge Verflechtung zwischen ethischen Fragen der Neurowissenschaft und solchen der medizinisch-klinischen Anwendung in der Neuromedizin: „Neuroethik ist ein neues Gebiet an der Grenze zwischen Bioethik und Neurowissenschaften. Es fokussiert auf die Ethik neurowissenschaftlicher Forschung und die ethischen Fragen, die sich in der Translation neurowissenschaftlicher Forschung auf die klinische und öffentliche Sphäre ergeben. Obwohl es lebhafte Diskussionen über die Natur dieses neuen Gebietes gibt, ist der wohl wichtigste Faktor zu seinen Gunsten die Chance auf einen stärkeren Fokus und eine bessere Integration der Ethik medizinischer Fächer (Neurologie, Psychiatrie und Neurochirurgie) und der Ethik damit verbundener Forschung, um die Versorgung der Patienten zu verbessern." (Racine 2010).

Werden diese Definitionsversuche nebeneinandergestellt (die freilich noch keine erschöpfende, sondern nur eine illustrative Übersicht der Definitionsversuche darstellen), wird erkennbar, wie sehr die Identität der Neuroethik noch im Prozess der Selbstfindung steckt. Die verschiedenen Akzentuierungen spiegeln nicht selten die jeweiligen erkenntnisleitenden Interessen der Wissenschaftler wider. Geht es dem einen mehr um die Weiterentwicklung der philosophischen Ethik, so sucht der andere nach einer Orientierung für den Einsatz neuer Technologien, und der dritte wiederum erhofft sich einen praktischen Mehrwert für die Gesellschaft, speziell die Krankenversorgung.

❯ Quer durch alle Definitionsversuche lässt sich festhalten, dass sich die Neuroethik in zwei Dimensionen bewegen muss: Sie soll erstens sowohl neurowissenschaftliche (Grundlagen-) Forschung als auch praktische Anwendungen ethisch reflektieren (Dimension Forschung-Anwendung), und sie soll zweitens die ethischen Folgen sowohl für das Individuum (etwa in seiner Rolle als Patient) als auch für die Gesell-

schaft als Ganzes in den Blick nehmen (Dimension Individuum-Gesellschaft).

Damit lassen sich die Inhalte der Neuroethik in einem Tableau grafisch darstellen, das diese beiden Dimensionen umfasst (❏ Abb. 1.1).

❯ Die Neuroethik ist also in der Tat primär definiert durch ihren Objektbereich. Da sich dieser Objektbereich nicht ohne Weiteres als ein Teilbereich anderer gesellschaftlicher Sphären definieren lässt, kann auch die Neuroethik nicht schlechthin als Unterkategorie einer anderen traditionellen Bereichsethik gefasst werden.

Sie ist z. B. nicht ein Unterbereich der Bioethik, da sich die Bioethik klassischerweise als die Ethik der Lebenswissenschaften – der Biologie, Ökologie und Medizin – versteht, zugleich aber unterschieden wird von der politischen Ethik, der ökonomischen Ethik oder der Militärethik. Nun überlappt die Neuroethik aber gerade aufgrund der zunehmenden Anwendung von Neurowissenschaften in Gesellschaft, Ökonomie und Militärwesen stark mit der politischen Ethik, der ökonomischen Ethik und der Militärethik.

Als möglichst inklusive, aber dennoch charakterisierende Arbeitsdefinition der Neuroethik schlage ich daher folgende vor:

> **Arbeitsdefinition der Neuroethik**
> Neuroethik bezeichnet ein interdisziplinäres wissenschaftliches Gebiet, das ethische Implikationen der Neurowissenschaften von der Grundlagenforschung bis zur praktischen Anwendung, sowohl auf Ebene des Individuums als auch der Gesellschaft, reflektiert und für alle Handlungs- und Entscheidungsträger normative Orientierung geben will. Bei dieser Definition sind vier Elemente herauszustellen:

1

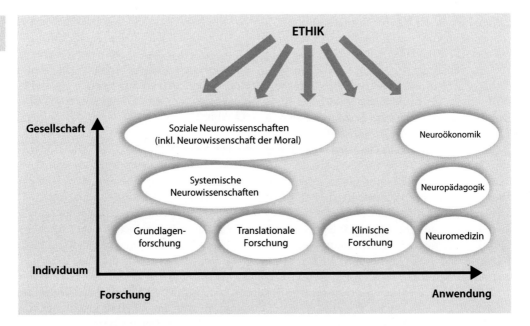

Abb. 1.1   Schematische Darstellung des Objektbereichs der Neuroethik entlang der Achsen neurowissenschaftliche Forschung-Anwendung (*x-Achse*) und Individuum-Gesellschaft (*y-Achse*)

— Die Neuroethik ist nicht bloß ein gesellschaftlicher Diskurs, der organisiert wird, sondern eine **wissenschaftliche Aktivität** mit einem systematischen, methodisch definierten Vorgehen.

— Die Neuroethik ist keine wissenschaftliche Disziplin *sui generis* mit eigenen Methoden, sondern ein **interdisziplinäres Gebiet**, das sowohl Methoden der Philosophie als auch Methoden der empirischen Sozialforschung benutzt.

— Die Neuroethik wird durch ihren **Objektbereich** charakterisiert, der sich auf die in □ Abb. 1.1 dargestellten ethischen Fragen aus den gesamten Neurowissenschaften und ihren Anwendungen am Individuum und in der Gesellschaft bezieht. Dabei sind stets nur die ethischen Fragen Gegenstand der Neuroethik, weshalb auch nicht die Neurowissenschaft der Moral/der Ethik selbst Teil der

Neuroethik ist, sondern lediglich die ethische Bedeutung derselben.

— Die Neuroethik umfasst sowohl eine **theoretisch-deskriptive Reflexion** ethischer Fragen als auch die **normative Bewertung**, welche zum Ziel hat, eine Orientierung darüber zu geben, was getan werden soll (sei es von Einzelpersonen oder von Institutionen bis hin zu Staaten und überstaatlichen Organisationen).

1.3   Themen und Strukturen der Neuroethik

Aus dieser Definition der Neuroethik und der Charakterisierung ihres Gegenstandsbereichs ergeben sich bereits die zentralen Themen neuroethischer Reflexion. Eine bibliometrische Analyse der wissenschaftlichen Literatur zwischen 1995 und 2012 zeigte einerseits, dass die meisten Themen relativ konstant präsent sind und diskutiert werden, zugleich aber mit der Zeit eine deutliche Zunahme der wissenschaftlichen Publikationen auf dem Gebiet der Neuroethik zu verzeichnen ist (Leefmann et al. 2016). Quantitativ fällt der größte Teil der Publikationen in den Bereich der „klinischen Neuroethik", er betrifft also ethische Fragen in Neurologie, Psychiatrie, Neurochirurgie und verwandten neuromedizinischen Fächern. Ebenfalls finden sich viele Publikationen in Bezug auf die ethischen Fragen beim Neuroimaging. Basierend auf den einschlägigen Referenzwerken für Neuroethik (Illes und Sahakian 2011; Clausen und Levy 2015), den führenden Journalen sowie der er-

wähnten bibliometrischen Studie fasst ◨ Tab. 1.1 die häufigsten Themen der Neuroethik zusammen und versucht eine Kategorisierung.

Die Studie von Leefmann und Mitarbeitern untersuchte auch die primäre Ausbildung der Autoren wissenschaftlicher Neuroethikpublikationen (Leefmann et al. 2016). Die bei Weitem größte Gruppe stellen mit etwas über 40 % die Ärzte, gefolgt von Psychologen (14 %), Neurowissenschaftlern (10 %) und Philosophen (9 %). Ein vergleichbares Bild ergibt sich aus der Untersuchung der führenden institutionellen Affiliationen der Neuroethikautoren: neben den Medizinischen Hochschulen/Universitäten (43 %)

◨ **Tab. 1.1** Klassische Themen der Neuroethik (in Klammern Verweise auf Kapitel im Buch)	
Grundsatzfragen	Willensfreiheit und Verantwortung, Leib-Seele-Problem (▶ Kap. 2) Personale Identität und Authentizität (▶ Kap. 16) Bewusstsein (▶ Kap. 15)
Forschung	(Funktionelles) Neuroimaging, *mind reading* Zufallsfunde (▶ Kap. 7) Informed Consent, Forschung an Nichteinwilligungsfähigen (▶ Kap. 4) Neurogenetik und -genomik (▶ Kap. 5)
Enhancement	Kognitives Enhancement (▶ Kap. 8) Emotionales/soziales Enhancement Moralisches Enhancement
Neurointerventionen	Tiefe Hirnstimulation (▶ Kap. 11) Nichtinvasive Neurostimulation (▶ Kap. 11) Brain-Computer-Interface, Neuroprothesen (▶ Kap. 13) Chirurgische Interventionen am Gehirn, Psychochirurgie (▶ Kap. 12)
Klinische Fragen	Demenzethik (▶ Kap. 16) Hirntod (▶ Kap. 15), chronische Bewusstseinsstörungen (▶ Kap. 15) Psychiatrische Ethik, Zwang, Freiheitsbeschränkung, Sucht Pharmakologische Gedächtnismodifikation
Außerklinische Anwendung	Neuromarketing Neurostrategik (militärische Anwendung) Neuropädagogik Neurorecht Neurotheologie
Neurowissenschaft der Moral	Moralische Emotionen, Empathie Moralische Urteile Moralisches Verhalten

1

sind hier v. a. die neurowissenschaftlichen Abteilungen (16 %) sowie die Abteilungen für Psychologie und Philosophie (jeweils 8 %), vertreten. Spezifische Abteilungen für Neuroethik gibt es noch wenige, sie beherbergen gemäß dieser Untersuchung nur 4 % der Neuroethikautoren.

> ❯ Diese Daten verdeutlichen, dass viele Impulse zur neuroethischen Reflexion weniger aus der Philosophie als der Mutterdisziplin jeder Ethik als vielmehr aus den Praxisbereichen der Neurowissenschaft und Neuromedizin selbst kommen.

Insbesondere viele Pioniere der Neuroethik, die das Feld die letzten Jahrzehnte über aufgebaut und Strukturen entwickelt haben, waren Neurowissenschaftler oder Neuromediziner, welche aus ihrer Praxis heraus die besondere Relevanz ethischer Fragen erlebt hatten. Die analoge Situation zeigte sich in den 1960er- und 1970er-Jahren in den Anfängen der Medizinethik, als es v. a. Ärzte waren, die begannen, ethische Fragen zu stellen und systematisch zu bearbeiten. Inzwischen hat bei der Medizinethik ein Prozess der Professionalisierung eingesetzt, in dessen Verlauf immer mehr Vertreter dieser akademischen Richtung nicht mehr auf ärztliche Erfahrung zurückblicken können, sondern sich direkt in der und für die Medizinethik ausbilden. Es ist daher plausibel, dass sich auch die Neuroethik in den nächsten Jahrzehnten in diesem Sinne zunehmend professionalisieren wird.

Erste Ansätze für eine Professionalisierung finden sich bereits jetzt. So besteht mit der *International Neuroethics Society* eine weltumspannende akademische Fachgesellschaft, die jährlich eine Konferenz abhält, Arbeitsgruppen unterhält und interne Kommunikationsplattformen anbietet. Daneben gibt es, unabhängig von dieser Fachgesellschaft, Neuroethikkonferenzreihen, insbesondere die Konferenzen *Brain Matters* (bisher fünf Konferenzen an nord-

amerikanischen Universitäten) sowie die internationalen Tagungen des *Neuroethics Network*, die jährlich in Paris stattfinden. Ein weiteres Professionalisierungsmerkmal sind spezifische Fachzeitschriften der Neuroethik, deren es derzeit zwei gibt: die 2008 gegründete Zeitschrift *Neuroethics* und die 2010 als Ableger der führenden Bioethikzeitschrift, dem *American Journal of Bioethics* (AJOB), gegründete *AJOB Neuroscience*.

Betrachtet man, in welchen Regionen der Welt sich die Neuroethik hauptsächlich entwickelt hat, fällt auf, dass es im Großen und Ganzen die forschungsstarken reichen Länder der westlichen Welt sind. Bezogen auf die eher geringe Bevölkerung sticht v. a. Kanada heraus, das auch einige der ersten und führenden Neuroethikzentren enthält (Leefmann et al. 2016). Absolut betrachtet beherbergen die USA die mit Abstand meisten Neuroethikforschungszentren, außerdem ist hier die Neuroethik auch in politischen Kreisen hoch anerkannt – etwa in der früheren *President's Commission for the Study of Bioethical Issues*, die schon vor etwa zehn Jahren eine umfangreiche Studie zur Neuroethik publizierte (President's Commission for the Study of Bioethical Issues 2014, 2015), aber auch in Regierungskreisen, wie etwa dem Verteidigungsministerium, das im Zusammenhang mit seinen neurotechnologischen Forschungen auch Begleitforschung und Reflexion aus der Neuroethik fördert. Weiterhin forschungsstark sind Australien und England, gefolgt von Deutschland und – im Vergleich zur geringen Bevölkerungszahl bedeutsam – der Schweiz.

1.4 Wozu brauchen wir eine Neuroethik?

Immer wieder wird gefragt: Brauchen wir überhaupt eine Neuroethik bzw. wozu brauchen wir eine Neuroethik? Diese Frage lässt sich auf zweierlei Art verstehen und beantworten. Zunächst sei dahingestellt, ob es ein eigenes wissenschaftliches Gebiet der Neuroethik geben muss, und es sei lediglich gefragt, ob die wissenschaftliche Bearbeitung ethischer Fragen in den Neurowissenschaften und ihren Anwendungsbereichen gerechtfertigt ist. Diese Frage dürfte kaum ernsthaft zu verneinen sein.

> Sofern die ethische Reflexion von Wissenschaft und Technologie überhaupt sinnvoll ist, muss sie es per analogiam auch für die Neurowissenschaften sein, vielleicht sogar in besonderem Maße, da das Tempo des Erkenntnisfortschritts hier besonders schnell ist und bereits die quantitative Bedeutung neurowissenschaftlicher Forschung im Vergleich zu anderen Lebenswissenschaften Gewicht hat.

Darüber hinaus gibt es drei gute Gründe, die die Notwendigkeit ethischer Betrachtungen der Neurowissenschaften und ihrer Anwendungen unterstreichen:

- Das Nervensystem und in besonderem Maße das Gehirn ist ein Organ, das bei Menschen zumindest eine übergeordnete Rolle spielt (Young und Bernat 2022). Es ist nämlich nicht nur für das Funktionieren und Überleben des Organismus wesentlich, sondern bestimmt in entscheidendem Maße Merkmale von Personen, die uns sowohl existenziell als auch sozial zentral erscheinen: Persönlichkeit und personale Identität, Verhalten und Biografie, Denk- und Erkenntnisfähigkeit, Kreativität und künstlerisches Können, Sozialität und interpersonelle Beziehungen. So gut wie alle anthropologischen Definitionen des Menschen (von *zoon politikon* bis *animal rationale*) heben auf Fähigkeiten ab, die ohne das menschliche Gehirn (genauer das Großhirn) unmöglich wären. Aus diesen Gründen sind auch Interventionen am Gehirn, Diagnostik am Gehirn und neurowissenschaftliche Erkenntnisse über das Gehirn in be-

sonderem Maße geeignet, diese zentralen Merkmale von Personen zu verändern und damit unser Menschsein auch nachhaltig zu beeinflussen.

- Weiterhin sind die Erkenntnisse, welche die Neurowissenschaften (inkl. Kognitionswissenschaft, Psychologie etc.) über das Phänomen der Moral, des moralischen Urteilens, Empfindens und Verhaltens gewinnen, von besonderer Bedeutung für uns Menschen. Denn die Moral ist ein enorm wichtiger Faktor für unser Zusammenleben, was schon allein der Blick in die Tageszeitungen oder in die sozialen Netzwerke verdeutlicht. Kaum eine Kommunikations- oder Handlungssituation ist moralfrei. Ständig befinden wir uns in einem Kontext der Verantwortung vor uns selbst und vor anderen. In entwickelten Rechtsstaaten werden bestimmte moralische Grundsätze sogar so wichtig, dass sie den rechtlichen Rahmen des Zusammenlebens bilden und sanktionsbewehrt werden. Auch der öffentliche Diskurs in demokratischen, liberalen Gemeinwesen führt dazu, dass moralisch-ethisches Argumentieren gelernt und praktiziert werden muss, denn Verhaltensweisen sind nicht mehr allein qua Macht, Tradition oder Mehrheit legitim, sondern müssen sich argumentativ bewähren.

- Ein letzter Grund hat mit der aktuellen Stellung der Neurowissenschaften in unserer Gesellschaft zu tun. Ob es gerechtfertigt sein mag oder nicht, so ist doch unbestreitbar, dass die Neurowissenschaften eine der Leitwissenschaften heutiger Tage darstellen – ähnlich vielleicht der Physik im 18. Jahrhundert. Diese Tatsache drückt sich darin aus, dass über kaum eine andere Wissenschaft so viele laienverständliche Bücher und Zeitschriften, wissenschaftsjournalistische Texte sowie Diskursveranstaltungen existieren wie über neurowissenschaftliche Themen. Kaum eine andere Wissenschaft findet eine derart

1

breite Anwendung in der Gesellschaft und wird von Pädagogen genauso herangezogen wie von Ökonomen, Werbeleuten, Militärs, Architekten oder Sportlern. Der neurowissenschaftliche Blick boomt, selbst wenn er oft in ungerechtfertigter Weise überhöht oder gar verabsolutiert wird. Jedenfalls bedeutet dies aber, dass die Gesellschaft ein großes Interesse an neurowissenschaftlichen Erklärungsmodellen hat und in diesem Kontext auch besonders über ethische Implikationen nachdenken will – oder dies zumindest sollte (Jox et al. 2010).

Das alles sind gute Argumente, sich der ethischen Reflexion neurowissenschaftlicher Erkenntnisse zu widmen, aber nicht unbedingt auch zugleich Argumente für eine spezifische „Neuroethik". Die Abspaltung einer Neuroethik aus anderen angewandten Ethikbereichen mag sogar die Gefahr bergen, dass wesentliche Erkenntnisse aus diesen anderen Kontexten für die Neuroethik verloren gehen. Allerdings muss auch berücksichtigt werden, dass durch eine Spezialisierung und Professionalisierung der Neuroethik der Erkenntnisumfang und die Erkenntnistiefe auf diesem Gebiet deutlich intensiviert werden können, ganz zu schweigen von der öffentlichen Aufmerksamkeit, welche die Neuroethik durch einen solchen Prozess mehr und mehr gewinnen kann. Es steht zu hoffen, dass dadurch auch das Ziel der Neuroethik, die ethisch fundierte Orientierung der Gesellschaft in Fragen der Neurowissenschaft und ihrer Anwendungen, professionell und nachhaltig erreicht werden kann. Insbesondere wird es in der Zukunft darauf ankommen, nur solche Neurotechnologien zu entwickeln, welche ethisch verantwortbar sind (Robinson et al. 2022). Auf diese Weise soll die Neuroethik in naher Zukunft weniger eine spekulative Spielerei mit Gedankenexperimenten, sondern mehr eine wirkmächtige, integrierte und „translationale" Praxis sein (Wexler und Specker Sullivan 2023).

Fazit
- Die Neuroethik hat sich erst in den letzten zwei Jahrzehnten zu einem eigenständigen wissenschaftlichen Gebiet entwickelt.
- Neuroethik kann definiert werden als ein interdisziplinäres wissenschaftliches Gebiet, das ethische Implikationen der Neurowissenschaften von der Grundlagenforschung bis zur praktischen Anwendung, sowohl auf Ebene des Individuums als auch der Gesellschaft, reflektiert und für alle Handlungs- und Entscheidungsträger normative Orientierung geben will.
- Die ethische Reflexion neurowissenschaftlicher Erkenntnisse und Anwendungen ist besonders dadurch gerechtfertigt, dass das Gehirn eine herausragende existenzielle und soziale Bedeutung für unser Menschsein hat, dass die neurowissenschaftlichen Erkenntnisse über Moral die Ethik in speziellem Maße angehen und dass die Neurowissenschaft in unserer heutigen Gesellschaft eine Leitwissenschaft darstellt.

Literatur

Ad Hoc Committee of the Harvard Medical School (1968) A definition of irreversible coma. Report of the Ad Hoc Committee of the Harvard Medical School to Examine the Definition of Brain Death. JAMA 205(6):337–340

Aminoff MJ, Boller F, Swaab DF (2009) History of neurology. Vol 95 of the Handbook of clinical neurology. Elsevier, New York

Annas GJ (1979) Reconciling Quinlan and Saikewicz: decision making for the terminally ill incompetent. Am J Law Med 4(4):367–396

Callahan D (1973) Bioethics as a discipline. Hast Cent Stud 1(1):66–73

Clausen J, Levy N (2015) Neuroethics handbook. Springer, Amsterdam

Damasio H, Grabowski T, Frank R et al (1994) The return of Phineas Gage: clues about the brain from the skull of a famous patient. Science 264(5162):1102–1105

Illes J, Sahakian BJ (2011) Oxford handbook of neuroethics. Oxford University Press, New York

Jennett B, Plum F (1972) Persistent vegetative state after brain damage. A syndrome in search of a name. Lancet 1(7753):734–737

Jox RJ, Ulmer S, Reiter-Theil S (2010) Vom Hirntod zum Hirnchip – brauchen wir eine „Neuroethik"? Schw Arch Neurol Psychiatrie 161(8):290–295

Kandel ER, Markram H, Matthews PM et al (2013) Neuroscience thinks big (and collaboratively). Nat Rev Neurosci 14(9):659–664

Leefmann J, Levallois C, Hildt E (2016) Neuroethics 1995–2012. A bibliometric analysis of the guiding themes of an emerging research field. Front Hum Neurosci 10:336

Levy N (2007) Neuroethics: challenges for the 21st century. Cambridge University Press, New York

Libet B, Gleason CA, Wright EW, Pearl DK (1983) Time of conscious intention to act in relation to onset of cerebral activity (readiness-potential). The unconscious initiation of a freely voluntary act. Brain 106(3):623–642

Marcus SJ (2004) Neuroethics: mapping the field. Dana Press, New York

Pontius AA (1973) Neuro-ethics of „walking" in the newborn. Percpet Mot Skills 3:235–245

President's Commission for the Study of Bioethical Issues (2014) Gray matters: integrative approaches for neuroscience, ethics, and society, Bd 1. Bioethicws Commission, Washington, DC

President's Commission for the Study of Bioethical Issues (2015) Gray matters. Topics at the intersection of neuroscience, ethics, and society, Bd 2. Bioethics Commission, Washington, DC

Racine E (2010) Pragmatic neuroethics. MIT Press, Cambridge, MA

Robinson JT, Rommelfanger KS, Anikeeva PO, Etienne A, French J, Gelinas J, Grover P, Picard R (2022) Building a culture of responsible neurotech: Neuroethics as socio-technical challenges. Neuron 110(13):2057–2062. https://doi.org/10.1016/j.neuron.2022.05.005

Roskies A (2002) Neuroethics for the new millenium. Neuron 35(1):21–23

Saffire W (2002) Visions for a new field of „neuroethics". Neuroethics: Mapping the Field, Conference Proceedings, May 13–14, 2002. San Francisco

Saigle V, Dubljevic V, Racine E (2018) The impact of a landmark neuroscience study on free will: a qualitative analysis of articles using Libet and colleagues' methods. AJOB Neuroscience 9(1):29–42

Wexler A, Specker Sullivan L (2023) Translational neuroethics: a vision for a more integrated, inclusive, and impactful field. AJOB Neurosci 14(4):388–399. https://doi.org/10.1080/21507740.2021.2001078

Wolpe PR (2004) Neuroethics. In: Post SG (Hrsg) Encyclopedia of bioethics, 3. Aufl. Macmillan Reference, New York, S 1894–1898

Young MJ, Bernat JL (2022) Emerging subspecialties in neurology: neuroethics: an emerging career path in neurology. Neurology 98(12):505–508. https://doi.org/10.1212/WNL.0000000000200054

Hirnforschung und der freie Wille

Saskia K. Nagel

Inhaltsverzeichnis

© Der/die Herausgeber bzw. der/die Autor(en), exklusiv lizenziert an Springer-Verlag GmbH, DE, ein Teil von Springer Nature 2024
F. Erbguth, R. J. Jox (Hrsg.), *Angewandte Ethik in der Neuromedizin*,
https://doi.org/10.1007/978-3-662-69739-9_2

2

▶ **Fallbeispiel**

Herr M. hat Krebs im Endstadium. Die Ärzte bieten ihm eine weitere Chemotherapie an, in der Hoffnung, seine Überlebenszeit um einige Monate zu verlängern. Lehnt Herr M. diese ab, hat er eine kürzere Lebenserwartung; er würde die ihm verbleibende Zeit zu Hause verbringen. Akzeptiert er die Therapie, ist die Lebenserwartung einige Monate länger; einige Wochen davon würde er im Krankenhaus behandelt werden müssen. Herr M. muss dringend entscheiden, ob er die Therapie beginnen möchte oder nicht.

Frau H. ist seit vielen Jahren alkoholabhängig. Seit einigen Wochen ist sie in einer Klinik, um zum dritten Mal einen Entzug zu versuchen. Frau H. möchte keinen Alkohol mehr konsumieren. Sie weiß, dass sie für das Leben, das sie sich wünscht, abstinent sein muss. Trotzdem trinkt sie in einer persönlich belastenden Situation in der Klinik erneut Alkohol und sagt, sie habe nicht anders gekonnt, obwohl sie nicht trinken wollte.

In beiden Fällen geht es um schwerwiegende Entscheidungen, die von mannigfaltigen Faktoren beeinflusst sind. Die Fälle unterscheiden sich deutlich, auch weil sich die Frage nach der Freiheit des Willens in den Entscheidungssituationen ganz unterschiedlich stellt. ◀

2.1 Freier Wille in der Klinik

Sind wir frei in unseren Entscheidungen? Diese Frage lässt sich auf viele Weisen verstehen und beantworten. Unsere Antwort auf die Frage zeigt uns etwas über unser Bild vom Menschen, über unsere Erwartungen und Deutungen und nicht zuletzt über unser Selbstverständnis. Wie selbstbestimmt sind wir? Wie frei können wir entscheiden?

In der Klinik stellen sich diese Fragen in ganz unterschiedlichen Situationen: Es lässt sich unterscheiden zwischen der grundsätzlichen Infragestellung des freien Willens auf der Basis neurophysiologischer Untersuchungen und der klinischen Infragestellung des freien Willens einzelner Patienten auf Basis pathologischer Befunde. So ist die Diskussion des freien Willens keinesfalls nur für pathologische Fälle klinisch relevant, sondern auch generell, wenn es um Entscheidungen von Patienten, Angehörigen und Ärzten geht.

Wenn ein Patient sich entscheidet, sich gegen den Rat einer Ärztin nicht behandeln zu lassen, wie frei ist sein Wille dann? Was, wenn er sich trotz vernünftiger Gründe gegen die Behandlung entscheidet? Was bedeutet das für unsere Bewertung seiner Entscheidung?

Wenn eine Patientin, die unter einer Substanzabhängigkeit leidet, erklärt, sie wolle nichts mehr konsumieren, ist sie dann frei in ihrem Willen, wenn sie es trotzdem tut? Wenn ein Patient mit einer Zwangsstörung immer wieder bestimmte Handlungen ausführt oder stereotype Gedankengänge verfolgt, ohne es zu wollen, ist er dann frei in seinem Willen? Können diese Patient*innen über Willenskraft und Selbstkontrolle das erreichen, was sie möchten?[1]

Unser Verständnis vom freien Willen beeinflusst entscheidend, wie wir uns und andere verstehen und behandeln. Sind Patient*innen in der Lage, für sich zu entscheiden, was sie wollen? Falls sie es sind, dann ziehen wir sie auch für ihre Entscheidung zur Verantwortung. Wenn wir jedoch davon ausgehen, dass Patient*innen aus *grundsätzlichen* Gründen nicht frei entscheiden können, weil neurophysiologische Prozesse ohne ihre Einflussnahme die Entscheidung schon vor der Bewusstwerdung festlegen, dann verändert sich unsere Einschätzung bezüg-

---

1   Die Debatte um Substanzabhängigkeit und Freiheit im Kontext eines umstrittenen Krankheitsmodells von Sucht soll hier nicht geführt werden. Der/die Leser*in sei hierfür auf eine Sammlung in der Zeitschrift „Frontiers in Psychiatry" zum Thema „Alternative Models of Addiction" (Pickard et al. 2015) verwiesen.

lich der Verantwortung für diese Entscheidungen.

Die folgenden Überlegungen sollen dazu dienen, ein Verständnis für die Fragestellungen rund um die Willensfreiheit zu gewinnen und Antworten zu entwickeln, die praxis- und lebensrelevant sind.

2.2 Der Streit um den freien Willen – worum geht es?

„Freier Wille – eine Illusion?", „Freier (Wille) als gedacht", „Und der Wille ist doch frei!" – so und ähnlich ist es in den öffentlichen Medien zu lesen, gefolgt von Auseinandersetzungen mit Ergebnissen aus neurowissenschaftlichen Laboren und philosophischen Diskussionen (eine Zusammenstellung einer Serie im Feuilleton der „Frankfurter Allgemeinen Zeitung" findet sich bei Geyer 2004). Worum geht es dabei eigentlich? Was ist der Wille? Und wovon könnte oder sollte er frei sein?

In den meisten Kontexten erleben wir uns als Personen, die einen freien Willen haben. Selbst wenn unsere konkreten Entscheidungen in verschiedenem Maße durch Motive, Anlässe und soziale Kontexte mit Prägungen, Erwartungen und Verpflichtungen beeinflusst sein können, so stellen wir grundsätzlich die Freiheit unserer Entscheidung nicht in Frage und nehmen unseren Willen als Basis für unsere Entscheidungen als frei wahr. Auf dieser Annahme basieren unsere Einstellungen, Bewertungen und Handlungen in Bezug auf Verantwortlichkeit und Schuldzuweisungen: Nur wer frei ist, kann verantwortlich für sein Handeln sein. Bei eingeschränkter Willensfreiheit wird in der Regel auch die Schuldfähigkeit als eingeschränkt bewertet.

Was bestimmt unseren Willen? Oder: Wer bestimmt unseren Willen – sind wir es oder unsere Gehirne? Seit einigen Jahren wird von manchen Neurowissenschaftler*innen und Psycholog*innen unter großer öffentlicher Aufmerksamkeit die These vertreten, dass nicht wir es seien, die unseren Willen und die daraus resultierenden Handlungen bestimmten, sondern unser Gehirn (so z. B. Roth 2001). Wir seien nicht frei, unsere Handlungen zu steuern – die Willensfreiheit sei eine Illusion. Solchen Thesen folgen dann oft Spekulationen und Forderungen zu den Auswirkungen auf die Klinik, die Rechtsprechung, die Erziehung – und nicht zuletzt auf unser Menschenbild.

Worum geht es in dieser Debatte? Es besteht einige Verwirrung zwischen den Disziplinen, denn „Freiheit" verstehen die Neurowissenschaftler*innen oft anders als die Psycholog*innen, diese wiederum anders als die Philosophen*innen und die Rechtswissenschaftler*innen haben ein wieder anderes Verständnis. Was genau ist gemeint, wenn vom freien Willen gesprochen wird? Die Überlegung des Philosophen Immanuel Kant, Freiheit als das Vermögen, einen Zustand von selbst anzufangen, zu verstehen (Kant (1781) 2007, A445/B473), wird aus verschiedenen Perspektiven in Frage gestellt (Bieri 2001).

Dieses Kapitel möchte erklären, welche neurowissenschaftlichen Grundlagen der wahrgenommenen Provokation zugrunde liegen, daran anschließend eine Übersicht über die Hauptpositionen und Kernkonzepte in der Debatte bieten und die resultierenden Positionen diskutieren. Darauf aufbauend schlage ich eine pragmatische Position vor, die kompatibel mit den Ergebnissen der Neurowissenschaften ist, gleichzeitig unserem Alltagsverständnis gerecht wird und damit auch eine tragfähige Basis für die Klinik bieten kann.

2.3 Die Ausgangslage: Neurowissenschaftliche Befunde

2

2.3.1 Das zu frühe Bereitschaftspotenzial – Interpretation und Kritik

Den Ursprung für die Überlegungen dazu, dass nicht wir es seien, sondern unsere Gehirne, die entscheiden, und wir somit nur glaubten, wir entschieden, finden sich spätestens bei den Stimulationsexperimenten von Wilder Penfield. Der Neurochirurg hat Mitte des letzten Jahrhunderts während Operationen zur Behandlung von Epilepsie durch Stimulationen spontane Bewegungen provoziert, die von den Betroffenen zwar als ihre eigenen Akte (sie sahen, dass ihr Arm sich bewegte), jedoch nicht als von ihnen initiiert (also nicht als Willensakte), wahrgenommen wurden. Betroffene konnten den Unterschied zwischen den selbst gewollten Handlungen und den durch Stimulation hervorgerufenen erkennen (Penfield 1975).[2] Später wurde mit anderen Methoden untersucht, was genau einen Menschen wollen lässt. Im Jahr 1965 beschrieben die Neurologen Hans Helmut Kornhuber und Lüder Deecke, dass einer selbst initiierten Bewegung des Handgelenks oder des Fingers ein elektrophysiologisch ableitbares Bereitschaftspotenzial im Gehirn in Form einer charakteristischen negativen Potenzialwelle, meist frontal oder parietal, vorausgehe (Kornhuber und Deecke 1965). Etwa 500 ms vor Beginn einer willkürlichen Bewegung

kann man einen Potenzialanstieg messen, der der subjektiv wahrgenommenen Entscheidung eines Teilnehmenden um ca. 200 ms vorausgeht.

Zentral für die Debatte um den freien Willen und vermutlich die meistzitierten Befunde sind die Experimente des Physiologen Benjamin Libet, der in den 1980er-Jahren das Verhältnis von Körper und Geist untersuchen wollte. Die Versuchspersonen in Libets heute berühmten Experimenten wurden aufgefordert, innerhalb einer Zeitspanne von drei Sekunden spontan eine Fingerbewegung auszuführen. Dabei sollten sie sich genau die Position eines umlaufenden Lichtpunkts auf einem Bildschirmzifferblatt merken, und zwar genau zu dem Zeitpunkt, an dem sie subjektiv den „Drang" hatten, die Entscheidung zur Fingerbewegung zu fällen, in Libets Worten: „eine bestimmte vorgegebene, selbstinitiierte Bewegung durchführen zu „wollen"" (Libet et al. 1983, S. 627).

Wie zu erwarten war, lag der Zeitpunkt dieses berichteten „Drangs" eine Weile vor der Ausführung, im Durchschnitt ca. 200 ms. Das Entscheidende aber war ein Befund, der Libet überraschte: Bereits ca. 500 ms *bevor* die Versuchspersonen den Drang verspürten und sich die entsprechende Position auf dem Bildschirm merkten, wurden bilateral-symmetrische Bereitschaftspotenziale in supplementären motorischen Arealen ableitbar – ohne dass dies von den Teilnehmenden bemerkt wurde.

Diese Befunde waren ausschlaggebend für eine folgenreiche Interpretation. Die Ausführung einer Handlung wird diesen Experimenten zu Folge im Gehirn eingeleitet: Einige hundert Millisekunden bevor wir den Eindruck gewinnen, bewusst eine Entscheidung zu treffen, uns auf eine Handlung festzulegen, erfolge diese Festlegung bereits durch einen unbewussten Hirnprozess. Die scheinbar willentliche Handlungsinitiierung durch uns wäre demnach eine Illusion bzw. nur eine nachträgliche Bestätigung – im Gehirn seien die Prozesse

---

2   Studien mit elektrischer Stimulation an Patient*innen, die während einer Gehirnoperation wach sind, wurden auch später noch zur Erforschung von Zusammenhängen bewusster und unbewusster Prozesse unter externer Stimulation genutzt, wie z. B. von Desmurget et al. 2009, die durch Stimulation rechter inferiorer parietaler Regionen Intentionen zu Bewegungen evozierten.

schon vorher initiiert, wir nähmen diese nur im Nachhinein als von uns gesteuert wahr.

Bis heute gibt es keinen eindeutigen Nachweis, dass wir uns nicht auch entgegen einer vorbereiteten Entscheidung des Gehirns entscheiden können – so, wie es bereits Libet mit seiner Beschreibung der Möglichkeit eines „Vetos" vorgeschlagen hat. Noch kurz vor der geplanten Ausführung, die durch das Gehirn vorbereitet wird, könne ein bewusstes Veto diese spontan unterbrechen und damit eine Kontrollfunktion übernehmen. Allerdings ist auch das Veto neurophysiologisch basiert, wie es spätere Studien von Kühn und Brass (2009) nahelegen.

Eine interessante Randnotiz: Libet selbst verstand seine Experimente nicht als Widerlegung der Existenz der Willensfreiheit. Libet und Kollegen veröffentlichten 1983 den Artikel „Time of Conscious Intention to Act in Relation to Onset of Cerebral Activity (readiness potential) – The Unconscious Initiation of a Freely Voluntary Act" (Libet et al. 1983), dessen Titel nahelegt, dass es bei der zerebralen Aktivität um die Initiierung geht; die Handlung aber bezeichnet Libet weiterhin als frei und freiwillig – von einer Illusion ist hier keine Rede. Bis heute wurden keine direkten neurophysiologischen „Korrelate" von Wille und Freiheit gefunden – vielleicht ist dies prinzipiell nicht möglich? Der Neurochirurg Penfield hatte hierzu bemerkt: „There is no place in the cerebral cortex where electrical stimulation will cause a patient to believe, decide or will" (Penfield 1975, S. 77).

2.3.2 Weitere empirische Befunde auf der Suche nach dem freien Willen

In den 1990er-Jahren haben die Psychologen Patrick Haggard und Martin Eimer (1999) Libets Versuche modifiziert, indem sie Versuchspersonen erlaubten, zu einem frei gewählten Zeitpunkt innerhalb von drei Se-kunden eine vorgegebene Taste zu drücken und dabei selbst zu entscheiden, ob sie die linke oder die rechte Taste drücken wollten. Der Beginn des lateralisierten Bereitschaftspotenzials (Libet maß hingegen das bilateral-symmetrische Bereitschaftspotenzial, das noch relativ unspezifisch war) lag durchschnittlich 350 ms vor dem Zeitpunkt der subjektiv empfundenen Entscheidung. Die Ergebnisse von Libets Studien wurden hier bestätigt und spezifiziert. Das Gefühl, etwas genau jetzt zu wollen, entwickelt sich **nach** Beginn des Bereitschaftspotenzials. Immer noch auf der Suche nach den neuronalen Prozessen, die einer Entscheidung vorausgehen und sie bestimmen, haben 2008 Neurowissenschaftler um John-Dylan Haynes, damals am Max-Planck-Institut in Leipzig, mithilfe der funktionellen Magnetresonanztomografie untersucht, welche Prozesse der bewussten Entscheidung vorausgehen (Soon et al. 2008). In einer Studie konnten die Testpersonen entscheiden, ob sie mit der rechten oder der linken Hand einen Knopf betätigten. Anschließend gaben sie an, zu welchem Zeitpunkt ihre Entscheidung, ihrer Wahrnehmung nach, gefallen ist. Sieben Sekunden vor der bewussten Entscheidung konnte, mit 60 %iger Genauigkeit, aus der Aktivität des präfrontalen und parietalen Kortex berechnet werden, welche Hand die Person betätigen würde. Wieder konnte gezeigt werden, dass im Gehirn die Entscheidung zur Handlung vorbereitet wurde, bevor sie den Versuchspersonen bewusst wurde. Es lässt sich daraus schließen, dass die Entscheidung auf neuronaler Ebene unbewusst angebahnt wurde. Sie ist aber zu dem Zeitpunkt möglicherweise noch nicht endgültig gefallen. Nach der Vorbereitung des Entscheidungsprozesses im frontopolaren Kortex werden die dort verarbeiteten Informationen über die geplante Handlung in andere Bereiche des Gehirns übermittelt. Bevor die Entscheidung getroffen wird, sind weitere Prozesse wirksam. Um die Experimente weiterzuentwickeln und vor allem die Art der Entscheidung schrittweise realitätsnaher zu gestalten, führten die Kolleg*innen um Haynes (mittlerweile an der Charité in Berlin) weitere Studien durch, mit denen sie unter anderem auch ihren methodischen Ansatz weiterentwickelten. Untersucht wurde 2013 eine andere Art der Entscheidung als die über den Zeitpunkt, wann ein Knopf zu drücken ist: Testpersonen sollten entscheiden, ob sie zwei ihnen präsentierte Zahlen addieren oder subtrahieren wollten – sie entwickelten also eine Absicht zu einer Handlung (Soon et al. 2013). Die Wissenschaftler*innen konnten ca. vier Sekunden im Voraus mit einer Wahrscheinlichkeit von ca. 70 % aus den Mikromustern der neuronalen Aktivität das Ergebnis der Entscheidung vorhersagen.

Seit Libets Experimenten von 1983 (Libet et al. 1983) wurden zahlreiche Replikationsstudien durchgeführt. Die neueren reichen von nahezu identischen Versuchsprozeduren (Dominik et al. 2018) bis hin zur gezielten Modifikation der experimentellen Konditionen, um konkrete Hypothesen zu beleuchten (Alexander et al. 2016; Maoz et al. 2019). Alexander et al. (2016) verglichen, ob das Auftreten des Bereitschaftspotenzials abweicht, wenn die Teilnehmenden der Studie keine Bewegung ausführten. Es wurden keine Hinweise dafür gefunden, dass motorische Prozesse dem Bereitschaftspotenzial folgen müssen. Daraus schlossen sie, dass das Bereitschaftspotenzial wahrscheinlich nicht die bewusste motorische Planung oder Vorbereitung einer nachfolgenden Bewegung markiert. Maoz et al. (2019) untersuchten, ob die Art und Schwere der Entscheidung (bedeutungsvoll/nichtbedeutungsvoll, schwierig/leicht) relevant sind für das Auslösen von Bereitschaftspotenzialen. Auch die Ergebnisse dieser Studie deuten darauf hin, dass das Bereitschaftspotenzial kein eindeutiges Indiz für eine unbewusste Entscheidung zur Einleitung einer freiwilligen Bewegung ist. Diese Ansicht teilt auch Edward Neafsey in seiner Literaturübersicht: „All of these facts argue against the early RP [readiness potential] having anything to do with preparation for a specific movement or the voluntary intention to move and make any comparison of RP onset times and W times [Libet reportable time for appearance of the subjective experience of "wanting" to act] pointless." (Neafsey 2021, S. 14).

Der Psychologe Daniel Wegner stellt den freien Willen komplett und in provokanter Weise in Frage und erklärt, dass wir Handlungen immer dann fälschlicherweise als selbstverursacht wahrnehmen, wenn wir unmittelbar vor der Handlung einen Gedanken erleben, der konsistent mit dieser Handlung ist (Wegner 2002, 2003). Er führte eine Reihe von Experimenten durch, in denen er das Gefühl der Urheberschaft, das zentral für den freien Willen ist, manipulierte. Er konnte zeigen, dass sich der Eindruck, eine Handlung selbst initiiert, also gewollt zu haben, experimentell herstellen lässt, ohne dass der Wille dabei eine Rolle spielt. Wenn wir glauben, dass wir etwas frei wollen, wenn wir also das Gefühl bewussten Willens haben, basiere das auf einem scheinbar kausalen Zusammenhang zwischen Gedanken und Handlungen. In Wahrheit aber, so Wegner, gäbe es keine Möglichkeit der Einflussnahme von Gedanken auf Handlungen. Er folgert: „conscious will is an illusion … in the sense that the experience of consciously willing an action is not a direct indication that the conscious thought has caused the action." (Wegner 2002, S. 2). Unsere Erfahrung des freien Willens sei eine nachträgliche Rechtfertigung für unsere Handlungen, die Wegner auch evolutionsbiologisch begründet, da das Gefühl der Urheberschaft unseres Willens helfe, uns zu verstehen und Verantwortung und Moral zu entwickeln.

2.4 Interpretationen und Diskussionen in verschiedenen Disziplinen

2.4.1 Kritische Auseinandersetzung und offene Fragen

Die Deutung der Experimente hinsichtlich der Frage nach der Willensfreiheit wird kritisch diskutiert: Geht es bei einer so künstlich erzeugten Situation wie in den Libet-Experimenten (und auch den anderen Entscheidungen unter Laborbedingungen) überhaupt um eine Willensentscheidung? Sind die Prozesse zur Entscheidung nicht schon durch die Erklärung der Aufgabe vorbereitet? Es war bei den Libet-Experimenten schließlich schon durch die Aufgabenstellung im Experiment klar, dass die Probanden eine genau bestimmte Handlung ausführen würden – es ging dann nur noch um den genauen Zeitpunkt in einem Drei-Sekunden-Fenster. Dabei ist es nicht überraschend, ein Bereitschaftspotenzial zu messen – die Vorbereitung läuft durch Aufmerksamkeits- und Konzentrationsprozesse, die durch die Aufgabenstellung angestoßen werden. Zudem ist das Potenzial schwach, sodass es nur durch Mittelung vieler Versuchsdurchgänge (ca. 40) festgestellt werden konnte. Das bedeutet, dass die Teilnehmenden die Aufgabe viele Male hintereinander durchführten und dabei nur den zeitlichen Ablauf selbst bestimmten. Judy Trevena und Jeff Miller konnten zeigen, dass das Bereitschaftspotenzial nicht nur bereits durch Antizipation oder Motivation ausgelöst werden kann, sondern außerdem auch dann, wenn man die Handlung nicht durchführt – es ist ein **Bereitschafts**potenzial (Trevena und Miller 2010). Schultze-Kraft und Kollegen zeigten 2016, dass ein Veto bis zu 200 ms vor Beginn der Bewegung – dem „point of no return" – möglich sei.

Ein grundsätzliches Problem, das Studien zur Willensfreiheit zu berücksichtigen hatten und haben, ist das folgende: Wie kann man den genauen Moment der Bewusstwerdung einer Entscheidung messen? Ist es plausibel, Willen und Entscheidungen so zu verstehen, dass sie durch eine Momentaufnahme im Millisekundenbereich erfasst und wahrgenommen werden können? Wir fühlen eine Absicht nicht so deutlich, wie wir einen Schmerz fühlen – zumindest nicht auf die Millisekunde genau. Zudem bleibt bei allen Experimenten eine zentrale Frage bestehen: Lassen sich die Erkenntnisse aus Experimenten zu basalen Entscheidungsprozessen unter Anleitung im Labor auf Entscheidungen unserer Lebenswelt, in denen komplexe individuelle Kontexte gedeutet und bewertet werden, übertragen? Schließlich ist zu berücksichtigen, dass für alle Experimente und ihre Deutungen die zugrunde liegende Theorie über Bewusstsein und damit über den Zusammenhang von Körper und Geist entscheidend ist. Es ist genau zu betrachten, welche Annahmen die diskutierenden Forscher*innen bezüglich dieser Fragen haben, da die Deutungen darauf basieren. Dazu später mehr.

2.4.2 Diskussion neurowissenschaftlicher Befunde und ihrer Konsequenzen

Obwohl die Studien von Benjamin Libet die wohl am meisten zitierten in der Diskussion um die Willensfreiheit sind, ist die Debatte erst gut 20 Jahre nach seinen Experimenten öffentlich wirksam geworden. In Deutschland vertreten einige sehr präsente Neurowissenschaftler*innen die Meinung, basierend auf den neurowissenschaftlichen Erkenntnissen und mit unterschiedlicher Schärfe und Vehemenz, dass wir keinen freien Willen hätten. Die Neurowissenschaften zeigten, dass unser Gehirn schon vor unserer Wahrnehmung entscheide und wir nur den Eindruck hätten, selbst zu bestimmen. Die Argumente gegen die Existenz der menschlichen Freiheit basieren auf den oben genannten Studien, ziehen aber auch weitere neurowissenschaftliche Entwicklungen und Befunde hinzu. Der Neurobiologe Gerhard Roth folgert aus den Libet-Experimenten, dass der von uns gefühlt freie Entschluss nur die Folge eines Prozesses sei, den das Gehirn schon vorher initiiert habe und der auch ohne das subjektive Gefühl des Entschlusses bestehen würde (Roth 2001). Die Freiheit sei eine Illusion, nur das Erleben der Freiheit sei eine Realität. Wir hätten nur nachträglich die Illusion, uns frei entschieden zu haben. Roth diskutiert, basierend auf seiner Argumentation, welche Auswirkungen die Befunde auf das Strafrecht haben sollten, und schlägt eine Revision des bestehenden Strafrechts vor, da der Mensch ohne freien Willen nicht schuldfähig sei.

Wolf Singer greift auf eine Vielzahl von neurowissenschaftlichen Studien zurück, wenn er erklärt, dass alle Zusammenhänge determiniert seien und für einen bewussten Willensprozess, der den Kriterien der Willensfreiheit genügt, kein Raum bestehe (Singer 2003). Eine Instanz des freien Willens oder einer verantwortlichen Entscheidung sei (zumindest bis jetzt) neurowissenschaftlich nicht nachzuweisen. Der Neurowissenschaftler ist jedoch zurückhaltender mit der Bezeichnung „Illusion", wenn es um das Freiheitserleben, das wir in der Erste-Person-Perspektive haben, geht: „Wir sind gespalten zwischen dem, was wir aus der Erste-Person-Perspektive über uns wahrnehmen, und dem, was uns wissenschaftliche Analyse aus der Dritte-Person-Perspektive über uns lehrt. Wir müssen in beiden Welten gleichzeitig existieren" (Singer 2003, S. 12). Auch Singer regt ein Neudenken in Bezug auf Schuldfähigkeit, Strafe und Erziehung an – unser Menschenbild müsse durch die Befunde der Neurowissen-

schaften revidiert werden. 2017 haben Wolf Singer und der buddhistische Mönch Matthieu Ricard in einem Dialog ihre Perspektiven zu Bewusstsein, freien Willen, Meditation und Neuroplastizität dargelegt (Ricard und Singer 2017). Der Kognitionswissenschaftler Wolfgang Prinz hat die Schlussfolgerungen der Neurowissenschaftler, die sich an der (öffentlichen) Debatte um den freien Willen beteiligen, auf die Formel gebracht: „Wir tun nicht, was wir wollen; wir wollen, was wir tun." (Prinz 1996, S. 98 ff.) Es stellt sich hier natürlich die Frage, warum wir uns als frei entscheidend erleben – warum haben wir diese Illusion, warum wollen wir, was wir tun?

2.5 Handeln wir frei? Wollen wir frei? Kriterien und Positionen

In der philosophischen Debatte um die Willensfreiheit werden meist mehrere Bedingungen für Freiheit diskutiert: Zu diesen Bedingungen gehört, dass eine Person dann frei ist, wenn sie
- Urheber*in ihrer Entscheidung ist, die Wahl also von ihr abhängt,
- Alternativen zur Wahl hat, sodass sie sich auch anders entscheiden könnte, als sie es tut (wir können fragen: „Hätte sie anders handeln können?") und
- die Kontrolle über ihre Entscheidung hat und keinem Zwang unterworfen ist.

Zusammengefasst: Eine Person ist frei, wenn sie Urheberin ihrer Entscheidungen und Handlungen ist, sich anders entscheiden kann und Kontrolle über ihre Entscheidungen und Handlungen hat. Es ist umstritten, wie diese Kriterien zu interpretieren sind, und vor allem, ob sie realisierbar sind, wenn in der Welt alles durch Naturgesetze beschreibbar ist und mit naturgesetzlicher Notwendigkeit Ereignisse aus anderen Ereignissen folgen. Die Annahme, dass alle Ereignisse eindeutig durch kausale Zusammenhänge vorherbestimmt sind, sodass es zu jeder Zeit nur eine mögliche Zukunft, nur eine mögliche Weiterentwicklung gibt, nennt man

Determinismus Es gibt verschiedene Positionen in der philosophischen Diskussion bezüglich der Frage, ob die Freiheit des Willens mit dem Determinismus vereinbar ist oder nicht: **Inkompatibilist*innen** vertreten die Position der Unvereinbarkeit, **Kompatibilist*innen** die der Vereinbarkeit:

Inkompatibilismus Hiernach ist Freiheit mit Determinismus nicht vereinbar. Inkompatibilist*innen können sich für einen von zwei Argumentationswegen entscheiden: Entweder sie verneinen die Willensfreiheit dann können sie den Determinismus vertreten (**harter Determinismus**), oder sie verneinen den Determinismus – dann können sie die Willensfreiheit annehmen (**Libertarier**):

- **Harte Determinist*innen** sagen: Entscheidungen sind naturgesetzlich (neuronal, physikalisch, chemisch) verursacht. Willensfreiheit kann es deswegen nicht geben. Harte Deterministen*innen gehören zu den Freiheitsskeptikern, die den freien Willen grundsätzlich ablehnten.
- **Libertarier*innen** halten dagegen: Es gibt freie Entscheidungen in der Welt – der Determinismus ist falsch.

Kompatibilismus Nach dieser Position ist Freiheit unter bestimmten Umständen mit Determinismus vereinbar. So ist es für die Kompatibilist*innen denkbar, dass unser Wille frei ist und unsere Handlungen gleichzeitig neuronal determiniert sind. Eine Spielart des Kompatibilismus ist der **weiche Determinismus**. **Weiche Determinist*innen** sagen, es gebe Willensfreiheit und der Determinismus sei wahr, beeinflusse die Willensfreiheit aber nicht.

David Hume, der als Kompatibilist mit „versöhnlichen Absichten" zwischen Freiheit und Notwendigkeit vermitteln wollte, erklärte: „Denn was verstehen wir eigentlich unter Freiheit in ihrer Anwendung auf Willenshandlungen? Sicherlich nicht, daß Handlungen eine so geringe Verknüpfung mit Beweggründen, Neigungen und Umständen haben, daß nicht jene mit einer gewissen Gleichförmigkeit aus diesen folgten, und daß nicht die einen eine Ableitung erlaubten, durch die wir das Dasein der anderen erschließen könnten. Denn dies sind offenbare und anerkannte Tatsachen." (Hume 1993, S. 112). Heute gibt es nur wenige Philosoph*innen, die einen kompatibilistischen und damit einen schwachen Freiheitsbegriff komplett ablehnen.

Es ist weiterhin hilfreich, zwischen **Willensfreiheit** (unser Wille ist frei und durch uns selbst bestimmt) und **Handlungsfreiheit** (wir sind frei zu handeln, unabhängig von der Frage der Willensfreiheit) zu unterscheiden. **Handlungsfreiheit** bezieht sich darauf, dass eine Person tun kann, was sie möchte, ohne äußeren Zwängen zu unterliegen. David Hume beschreibt diese Art der Freiheit anschaulich: „Also können wir unter Freiheit nur verstehen: eine Macht zu handeln oder nicht zu handeln, je nach den Entschließungen des Willens; das heißt, wenn wir in Ruhe zu verharren vorziehen, so können wir es; wenn wir vorziehen, uns zu bewegen, so können wir dies auch. Diese bedingte Freiheit wird nun aber einem jedem zugestanden, der nicht ein Gefangener in Ketten ist." (Hume 1993, S. 112).

Von dieser Freiheit, die sich vor allem auf die Freiheit von äußeren Zwängen bezieht, ist die Freiheit zu unterscheiden, unseren eigenen Willen selbst bestimmen können, die **Willensfreiheit**. Haben wir die Freiheit, unseren Willen selbst zu bestimmen? Die Frage klingt zunächst etwas künstlich: Können wir wollen, was wir wollen? Es wird nachvollziehbarer, wenn man es anders fasst und fragt: Können wir nach selbstbestimmten Motiven, Überzeugungen und Wünschen, die wir selbst gewichten können, handeln? Können wir die Gründe für unser Handeln bestimmen? Als Antwort auf die

2

Frage, was den Willen bestimmt, beschrieb John Locke 1690 in seinem „Versuch über den menschlichen Verstand" unsere Fähigkeit, vor dem Handeln innezuhalten und zu überlegen, was in einer Situation getan werden sollte: „Da der Geist, wie die Erfahrung zeigt, in den meisten Fällen die Kraft hat, bei der Verwirklichung und Befriedigung irgendeines Wunsches innezuhalten und mit allen andern Wünschen der Reihe nach ebenso zu verfahren, so hat er auch die Freiheit, ihre Objekte zu betrachten, sie von allen Seiten zu prüfen und gegen andere abzuwägen. Hierin besteht die Freiheit, die der Mensch besitzt […] [W]ir [haben] die Kraft, die Verfolgung dieses oder jenes Wunsches zu unterbrechen, wie jeder täglich bei sich selbst erproben kann. Hier scheint mir die Quelle aller Freiheit zu liegen; hierin scheint das zu bestehen, was man (meines Erachtens unzutreffend) den freien Willen nennt. Denn während einer solchen Hemmung des Begehrens, ehe noch der Wille zum Handeln bestimmt und die (jener Bestimmung folgende) Handlung vollzogen wird, haben wir Gelegenheit, das Gute oder Üble an der Handlung, die wir vorhaben, zu prüfen, ins Auge zu fassen und zu beurteilen. Haben wir dann nach gehöriger Untersuchung unser Urteil gefällt, so haben wir unsere Pflicht erfüllt und damit alles getan, was wir in unserm Streben nach Glück tun können und müssen; und es ist kein Mangel, sondern ein Vorzug unserer Natur, wenn wir, entsprechend dem Endergebnis einer ehrlichen Prüfung, begehren, wollen und handeln." (Locke 1981, § 47).

Die Relevanz der Unterscheidung zwischen Handlungsfreiheit und Willensfreiheit in der Medizin lässt sich anhand einer Substanzabhängigkeit aufzeigen. Ist der/die Suchtkranke in seinen/ihren **Handlungen** frei? Zumindest ist er/sie nicht von äußeren Einflüssen gezwungen, das Suchtmittel zu konsumieren. Es kann jedoch äußere Einflüsse geben, die zu inneren Zwängen führen. Ist er/sie in seinem *Willen* frei? Oft wünschen sich Suchtkranke, keine Drogen mehr

zu nehmen oder nehmen zu müssen, jedoch wird der Wunsch nicht handlungswirksam. Der innere Zwang, die Droge zu konsumieren, bestimmt die Handlung, selbst wenn der Wille ein anderer ist. Jedoch darf diese Überlegung nicht dazu führen, allen Betroffenen die Willensfreiheit abzusprechen (dies hätte mannigfaltige psychologische und rechtliche Konsequenzen). Die Unterscheidung zwischen inneren und äußeren Zwängen ist nicht immer eindeutig und schließlich ist entscheidend, in welcher Weise Wünsche und Absichten *handlungswirksam* werden. Diese Entwicklung in eine Handlung kann ein Prozess sein, der es erlaubt, trotz innerer und äußerer Zwänge einen Willen auszubilden und umzusetzen. Harry Frankfurt schlägt zur Klärung der verschiedenen Wünsche und Handlungswirksamkeiten ein Stufenmodell von Wünschen vor, in dem höherstufige Wünsche sich auf Wünsche auf niedrigeren Stufen beziehen (Frankfurt 1971). Ich kann mir also wünschen, etwas nicht mehr zu wünschen; ein/e Substanzabhängige*r könnte sich wünschen, nicht mehr konsumieren zu wollen.

2.6 Konsequenzen von Annahmen über den freien Willen

Nach den vorherigen Darstellungen und Erklärungen möge jede*r Leser*in für sich selbst befinden, wie er/sie es mit der Willensfreiheit halten möchte – theoretisch und praktisch. Es ist dabei sorgsam zu unterscheiden, ob wir erklären, unsere Handlungen seien determiniert oder unsere Entscheidungen seien im Gehirn vorbereitet. Des Weiteren ist zu bedenken, welche Schlussfolgerungen wir bezüglich unseres Selbstbildes und Fragen der Verantwortlichkeit ziehen, wenn wir die Existenz von Handlungsfreiheit und/oder Willensfreiheit verneinen oder eben nicht. Neben den viel diskutierten Auswirkungen auf unser

Menschenbild, auf das Strafrecht und die Erziehung (Roth 2001; Singer 2003), sind Erkenntnisse aus der Psychologie zu beachten, die mögliche Konsequenzen des Glaubens oder Nicht-Glaubens an den freien Willen für Verhalten und Beurteilung demonstrieren: Was verändert sich in unserem Verhalten, wenn wir an den freien Willen glauben oder nicht?

Kathleen D. Vohs und Jonathan W. Schooler zeigten, dass die Wahrscheinlichkeit für betrügerisches Verhalten in Testsituationen erhöht ist, wenn der freie Wille nicht angenommen wird (Vohs und Schooler 2008). In insgesamt fünf Studien mit 2499 Versuchspersonen versuchten Nadelhoffer et al. (2020) die Studie von Vohs und Schooler (2008) zu replizieren. Trotz Bemühungen, identische und nahezu identische Manipulationen zu nutzen, gelang es nicht, den Glauben an den freien Willen zuverlässig zu manipulieren. Basierend auf diesen Ergebnissen zweifeln sie die von Vohs und Schooler (2008) identifizierte Beziehung zwischen unmoralischem Verhalten und dem Glauben an den freien Willen an. In der Metaanalyse „Manipulating Belief in Free Will and Its Downstream Consequences: A Meta-Analysis" von Genschow et al. (2023) wurden insgesamt 145 Studien analysiert, die die Effekte vom Glauben an den freien Willen untersuchten. Die Autoren kommen zu dem Schluss, dass es möglich ist, den Glauben an den freien Willen experimentell negativ zu beeinflussen (auch wenn die Manipulationen eher schwache Effekte erzeugt haben). Nachweise für Konsequenzen von geschwächten oder reduziertem Glauben an den freien Willen konnten sie jedoch nicht finden. Überlegungen zu einem kausalen Zusammenhang zwischen dem Glauben an die Willensfreiheit und Einstellungen, Verhalten und Kognition stehen weiterhin in Frage.

Die Gruppe um den Psychologen Roy F. Baumeister hat gezeigt, dass ein mangelnder Glaube an Willensfreiheit Aggressionen erhöhen und Hilfsbereitschaft reduzieren

kann (Baumeister et al. 2009), der Glaube an freien Willen dagegen Dankbarkeit fördern kann (Mackenzie et al. 2014). Baumeister und Kollegen*innen beschreiben in ihren Arbeiten zu Entscheidungen das Konzept der „Ego-Erschöpfung": Die Willenskraft lässt bei langer Beanspruchung nach und kann auch wieder gestärkt werden (Baumeister et al. 2000) – die Willenskraft ist durch äußere Einflüsse und durch uns beeinflussbar. Dies eröffnet Perspektiven bezüglich Möglichkeiten und Grenzen der Selbstkontrolle im klinischen Kontext.

2.7 Vorschlag: Entscheiden mit Gehirn

Ich schlage im Folgenden eine Perspektive vor, die theoretisch und praktisch tragfähig ist und neurowissenschaftlichen Erkenntnissen gerecht wird, ohne damit eine radikale Absage an den freien Willen verbinden zu müssen. Alle Entscheidungen beruhen auf neuronalen Prozessen, **doch zugleich** sind diese neuronalen Prozesse beeinflussbar durch Gründe, Argumente und auch Emotionen. Unsere Gehirne sind immer bereits durch unsere Erfahrungen, Wünsche, Vorstellungen und früheren Entscheidungen geprägt. So wie unsere Gene, unsere Erziehung, unsere Umwelt und unsere Lernerfahrungen unsere Wahrnehmung von uns selbst prägen, verändern sie auch ständig unsere Gehirne. Diese durch Erfahrungen höchst individuellen Organe beeinflussen unser Sein und Tun. Unser Wille in einer Situation entsteht also nicht aus dem Nichts, er ist nicht voraussetzungslos, sondern basiert auf unserer Geschichte und Erfahrungen und wird mit Gründen, Ursachen, Emotionen und unbewussten Prozessen genährt. Sicher ist: Entscheidungen sind nicht immer nur, und vielleicht seltener als wir vermuten, vernunftgeleitet. Wir sind kein homo oeconomicus, keine streng rationalen Akteure, sondern beeinflusst von unseren Wünschen, Neigungen und (Fehl)annahmen (Kahneman und Tversky 2000).

Dieser Vorschlag einer Sicht auf die Willensfreiheit basiert auf Überlegungen zu den oben diskutierten Studien, deren Interpretationen oftmals reduktionistischen Grundannahmen geschuldet sind. Jedoch sind **wir** es, die entscheiden, nicht unsere Gehirne. Wir entscheiden **mit** unseren Gehirnen. Das Gehirn entscheidet nicht, denn Entscheidungen können nur von Subjekten, die interpretieren und werten, getroffen werden. Der Neurowissenschaftler Max Bennett und der Philosoph Peter Hacker weisen eindringlich auf ein weit verbreitetes Problem in der Diskussion neurowissenschaftlicher Ergebnisse hin: Es ist ein Fehler, das Gehirn für den ganzen Menschen „einzusetzen": Das Gehirn denkt, fühlt und entscheidet nicht, sondern der Mensch denkt, fühlt und entscheidet. Dem Gehirn psychologische Fähigkeiten zuzuschreiben, die nur in Bezug auf den Menschen als ganzes Lebewesen sinnvoll sind, ist ein „**mereologischer Fehlschluss**", das heißt ein Fehlschluss in der Logik der Relation zwischen Teil und Ganzem (Bennett und Hacker 2003). Aussagen wie „das Gehirn hat schon vor uns entschieden" sind nicht sinnvoll. Sie begehen einen solchen **mereologischen Fehlschluss**, da Aussagen, die nur in Bezug auf ein Ganzes gelten können, hier auf einen Teil des Ganzen angewendet werden.

Kaum jemand mag bestreiten, welche Rolle das Gehirn für uns spielt. Dies bedeutet jedoch nicht, dass Handlungen nicht durch uns als Personen initiiert oder gesteuert werden – mittels unserer Gehirne. Interessanterweise ermöglicht diese Sichtweise ein Verständnis von uns Menschen mit Gehirnen, die Mensch und Gehirn nicht einander gegenüberstellt und fragt, „Wer oder was entscheidet denn nun?" und die mit einer naturalistischen Überlegung kompatibel ist, wie sie der Philosoph Ansgar Beckermann vorschlägt (Beckermann 2005).

Ob wir unser Menschenbild ändern sollen, können die Neurowissenschaften nicht entscheiden. Fragen nach dem Menschenbild erfordern eine Auseinandersetzung mit konzeptuellen Fragen (wie z. B. zum mereologischen Fehlschluss), mit ethischen Fragen und mit dem Alltagsverständnis. Statt reduktionistisch ein neues Selbstverständnis zu postulieren, ist zu betrachten, was genau die Neurowissenschaften wirklich zeigen und was nicht (Hasler 2013), und wie neurowissenschaftliche Studien sinnvoll in Bedeutungs- und Sinnzusammenhänge und die klinische Praxis integriert werden können, ohne Bewusstsein und Subjektivität zu negieren (Fuchs 2007, siehe auch Fuchs 2020 zu einer Kritik des „Zerebrozentrismus"). Wir nehmen uns wahr als Wesen, die sich (mehr oder weniger erfolgreich) kontrollieren, Alternativen durchdenken, Initiative ergreifen, Fehler machen, Fehler korrigieren und Entscheidungen beurteilen können. Wir können in vielen Fällen auch Entscheidungen vorhersagen, wissen, was uns beeinflusst und zu welchen Willensäußerungen bewegt. „Neigungen setzen sich nicht von allein in die Tat um, zwischen ihnen und Handlungen liegen die Willensbildung, die Entscheidungsfindung, die Formierung einer Absicht. Dieser Prozess kann entweder frei oder unfrei, also gehindert oder ungehindert ablaufen" (Keil 2007, S. 3). Sicher ist: Ganz frei ist man nie, denn es gibt immer Faktoren, die einen beeinflussen und einschränken. Entscheidungen sind frei, wenn sie durch Überlegungen und Gründe beeinflussbar sind, wenn sie durch – manchmal nicht unmittelbare, sondern lange und indirekt wirkende – Absichten bewirkt werden können, so schlägt es auch Thomas Goschke mit einer volitionspsychologischen Argumentation vor (Goschke 2004).

2.8 Quintessenz für die Klinik

Ob der Mensch einen freien Willen hat, ob er frei entscheiden kann und was darunter zu verstehen ist, darüber streiten sich die Wissenschaftler*innen aus den verschiedenen Disziplinen.

Obwohl es viel diskutierte Experimente aus den Neurowissenschaften gibt, die nachweisen, dass es spezifische Gehirnaktivität schon vor der bewussten Handlungsentscheidung gibt und somit unser Wille nur die nachträgliche Bewusstwerdung zu sein scheint, gibt es **keinen Konsens zur Deutung und Bewertung dieser Studien.** Bis heute gibt es keinen Beweis für oder gegen die Willensfreiheit. Ich habe vorgeschlagen, Handlungs- und Willensfreiheit als Bestandteile unserer psychischen und sozialen Identität zu verstehen. Wir wollen und wir handeln als Personen mit unseren Gehirnen – unsere Gehirne sind nicht losgelöst von uns. Wir erfahren uns und andere so, dass wir Handlungsspielräume haben und uns so oder anders entscheiden können. Wir versuchen uns und andere über Gründe zu beeinflussen. Unsere Idee von Verantwortlichkeit ist eng gekoppelt an diese Erfahrungen. Es sei angemerkt, dass argumentiert werden kann, dass wir verantwortlich für unsere Wünsche und Handlungen sein können, ohne frei zu sein, wenn wir bereit sind, Verantwortung für sie zu übernehmen (Fischer und Ravizza 1998). Statt zu fragen: „Sind wir frei in unseren Entscheidungen?" oder „Wie frei können wir wollen?" sind in der Praxis unter anderem folgende Überlegungen relevant:

- Wie frei sind wir unter welchen Umständen?
- Was kann uns in unserer Freiheit unterstützen?

- Welche Umstände sorgen für welche Einschränkungen unserer Freiheit?
- Welche Konsequenzen hat dies für die Frage der Einwilligungsfähigkeit in medizinische Therapien?
- Was ist zu tun, wenn die Willensfreiheit eingeschränkt ist?
- Unter welchen Umständen sind Zwangsbehandlungen legitim?
- Wie wollen und können wir Schuldfähigkeit in der Forensik verstehen?

Ganz praktisch ist unsere Willensfreiheit eingeschränkt durch mannigfaltige Kontexte. In der Klinik sind dies oft neue, fremde oder emotional belastende Situationen. Die Ergebnisse der Neurowissenschaften sensibilisieren dafür, welche Rolle physiologische Prozesse in der Willensbildung spielen können. Ziel eines verantwortlichen Umgangs kann es dann sein, eine Förderung oder Wiederherstellung der Möglichkeit zur Willensfreiheit und der Umsetzung des Willens in Handlungen zu ermöglichen. Eine mögliche Hilfestellung dabei kann es sein, Patient*innen in der Entwicklung einer Selbstbestimmungskompetenz zu unterstützen (Nagel 2015; Lyreskog et al. 2020). Dies wird dem Wohlergehen vermutlich eher zuträglich sein als eine Reduktion der Entscheidung auf neurophysiologische Prozesse.

> **Fazit**
> - Einen neurophysiologischen „Beweis" gibt es weder für noch gegen die Willensfreiheit.
> - Neurowissenschaftliche Untersuchungen unterstreichen die Möglichkeit, die Selbstbestimmungsfähigkeit des Einzelnen zu fördern, was gerade in der Medizin eine bedeutende Rolle spielen sollte.

Literatur

Alexander P, Schlegel A, Sinnott-Armstrong W, Roskies AL, Wheatley T, Tse PU (2016) Readiness potentials driven by non-motoric processes. Conscious Cogn 39:38–47

Baumeister RF, Muraven M, Tice DM (2000) Ego depletion: A resource model of volition, self-regulation, and controlled processing. Soc Cogn 18:130–150

Baumeister RF, Masicampo E, DeWall C (2009) Prosocial Benefits of Feeling Free: Disbelief in Free Will Increases Aggression and Reduces Helpfulness. Personal Soc Psychol Bull 35(2):260–268

Beckermann A (2005) Neuronale Determiniertheit und Freiheit. In: Köchy K, Stederoth D (Hrsg) Willensfreiheit als interdisziplinäres Problem. Karl Alber, Freiburg i.Br

Bennett MR, Hacker PMS (2003) Philosophical Foundations of Neuroscience. Blackwell Publishing, Oxford

Bieri P (2001) Das Handwerk der Freiheit. Carl Hanser Verlag, München

Desmurget M, Reilly K, Richard N et al (2009) Movement Intention After Parietal Cortex Stimulation in Humans. Science 324(5928):811–813

Dominik T, Dostál D, Zielina M, Šmahaj J, Sedláčková Z, Procházka R (2018) Libet's experiment: A complex replication. Conscious Cogn 65:1–26

Fischer J, Ravizza M (1998) Responsibility and Control. Cambridge University Press, Cambridge

Frankfurt H (1971) Freedom of the Will and the Concept of a Person. J Philos 68(1):5–20

Fuchs T (2007) Das Gehirn – ein Beziehungsorgan. Eine phänomenologisch-ökologische Konzeption, Kohlhammer, Stuttgart

Fuchs T (2020) Verteidigung des Menschen. Grundfragen einer verkörperten Anthropologie, Suhrkamp, Frankfurt/Main

Genschow O, Cracco E, Schneider J, Protzko J, Wisniewski D, Brass M, Schooler JW (2023) Manipulating Belief in Free Will and Its Downstream Consequences: A Meta-Analysis. Personal Soc Psychol Rev 27(1):52–82. https://doi.org/10.1177/10888683221087527

Geyer C (Hrsg) (2004) Hirnforschung und Willensfreiheit. Zur Deutung der neuesten Experimente, Suhrkamp, Frankfurt/Main

Goschke T (2004) Vom freien Willen zur Selbstdetermination. Psychol Rundsch 55(4):186–197

Haggard P, Eimer M (1999) On the relation between brain potentials and the awareness of voluntary movements. Exp Brain Res 126:128–133

Hasler F (2013) Neuromythologie: Eine Streitschrift gegen die Deutungsmacht der Hirnforschung. Transcript, Bielefeld

Hume D (1993) Eine Untersuchung über den menschlichen Verstand. (Hrsg.: Kulenkampff J, übersetzt von Richter R) 12. Aufl., Felix Meiner, Hamburg

Kahneman D, Tversky A (Hrsg) (2000) Choices, values and frames. Cambridge University Press, Cambridge

Kant I (2007) Critique of pure reason (Norman Kemp Smith, trans.). New York: St. Martin's. Original work published (1781).

Keil G (2007) Willensfreiheit. In: Birnbacher D, Stekeler-Weithofer P, Tetens H (Hrsg) Grundthemen Philosophie. De Gruyter, Berlin

Kornhuber HH, Deecke L (1965) Hirnpotentialänderungen bei Willkürbewegungen und passiven Bewegungen des Menschen: Bereitschaftspotential und reafferente Potentiale. Pflügers Archiv Gesamte Physiol Menschen Tiere 284:1–17

Kühn S, Brass M (2009) Retrospective construction of the judgment of free choice. Conscious Cogn 18(1):12–21

Libet B (1985) Unconscious Cerebral Initiative and the Role of Conscious Will in Voluntary Action. Behav Brain Sci 8:529–566

Libet B, Gleason CA, Wright EW, Pearl DK (1983) Time of conscious intention to act in relation to onset of cerebral activity (Readiness Potential) – The Unconscious Initiation of a Freely Voluntary Act. Brain 106:623–642

Locke J (1981) Versuch über den menschlichen Verstand. Band 1. 4., durchgesehene Aufl. in 2 Bd. Felix Meiner, Hamburg.

Lyreskog D, Karlawish J, Nagel SK (2020) Where do you end and I begin? How relationships confound advance directives in the care of persons living with dementia. AJOB 20(8):83–85. https://doi.org/10.1080/15265161.2020.1781967

MacKenzie MJ, Vohs KD, Baumeister RF (2014) You didn't have to do that: belief in free will promotes gratitude. Personal Soc Psychol Bull 40:1423–1434

Maoz U, Yaffe G, Koch C, Mudrik L (2019) Neural precursors of decisions that matter – an ERP study of deliberate and arbitrary choice. elife 8:e39787

Nadelhoffer T, Shepard J, Crone D, Everett J, Earp B, Levy N (2020) Does Encouraging a Belief in Determinism Increase Cheating? Reconsidering the Value of Believing in Free Will. Cognition 203:104342

Nagel SK (2015) When Aid is a Good Thing – Trusting Relationships as Autonomy Support in Health Care Settings. Am J Bioeth 15(10):49–51

Neafsey EJ (2021) Conscious intention and human action: Review of the rise and fall of the readiness potential and Libet's clock. Conscious Cogn 94:103171

Penfield W (1975) The Mystery of the Mind. Princeton University Press, Princeton

Pickard H, Ahmed SH, Foddy B (Hrsg) (2015) Alternative Models of Addiction. Frontiers Media,

Lausanne. https://doi.org/10.3389/978-2-88919-713-2

Prinz W (1996) Freiheit oder Wissenschaft? In: von Cranach M, Foppa K (Hrsg) Freiheit des Entscheidens und Handelns. Roland Asanger, Heidelberg, S 86–103

Ricard M, Singer W (2017) Beyond the Self: Conversations Between Buddhism and Neuroscience. The MIT Press, Cambridge, MA

Roth G (2001) Fühlen – Denken – Handeln. Suhrkamp, Frankfurt am Main

Schultze-Kraft M, Birman D, Rusconi M, Allefeld C, Görgen K, Dähne S, Blankertz B, Haynes JD (2016) The point of no return in vetoing self-initiated movements. Proc Natl Acad Sci USA 113(4):1080–1085. https://doi.org/10.1073/pnas.1513569112

Singer W (2003) Ein neues Menschenbild? Suhrkamp, Frankfurt am Main

Soon CS, Brass M, Heinze HJ, Haynes JD (2008) Unconscious determinants of free decisions in the human brain. Nat Neurosci 11(5):543–545

Soon CS, He AH, Bode S, Haynes JD (2013) Predicting free choices for abstract intentions. Proc Natl Acad Sci USA 110(15):6217–6222

Trevena J, Miller J (2010) Brain preparation before a voluntary action: Evidence against unconscious movement initiation. Conscious Cogn 19:447–456

Vohs KD, Schooler JW (2008) The value of believing in free will. Psychol Sci 19:49–54

Walter H (1998) Neurophilosophie der Willensfreiheit. Mentis, Paderborn

Wegner DM (2002) The Illusion of Conscious Will. MIT Press, Cambridge

Wegner DM (2003) The mind's best trick: how we experience conscious will. Trends Cogn Sci 7:65–69. https://doi.org/10.1016/s1364-6613(03)00002-0

Klinische Ethikberatung und ethische Entscheidungsfindung in der Neuromedizin

Georg Marckmann

Inhaltsverzeichnis

© Der/die Herausgeber bzw. der/die Autor(en), exklusiv lizenziert an Springer-Verlag GmbH, DE,
ein Teil von Springer Nature 2024
F. Erbguth, R. J. Jox (Hrsg.), *Angewandte Ethik in der Neuromedizin*,
https://doi.org/10.1007/978-3-662-69739-9_3

3

Herr M., ein 73-jähriger Patient, hatte vor sieben Tagen einen mittelgroßen ischämischen Hirninfarkt im Bereich der linken A. cerebri media erlitten und wurde umgehend auf die neurologische Intensivüberwachungsstation aufgenommen. Neben einer ausgeprägten rechtsseitigen Hemiparese litt er unter einer Aphasie, eine verbale Verständigung war bei Aufnahme schon nicht mehr möglich. In der Folge entwickelte sich eine leichte Gehirnschwellung, eine Kraniektomie war aber nicht erforderlich. Eine Pneumonie wurde mit Antibiotika erfolgreich behandelt. Inzwischen ist der Patient etwas wacher geworden, er befolgt einfache Aufforderungen, eine anspruchsvollere Kommunikation – beispielsweise über seine aktuelle medizinische Situation – ist aber nicht möglich. Aufgrund einer Schluckstörung wird Herr M. zunächst über einen intravenösen Zugang, dann über eine nasogastrale Sonde ernährt und mit Flüssigkeit versorgt.

Die Prognose des Patienten lässt sich zum jetzigen Zeitpunkt schwer abschätzen. Als Endzustand einer Rehabilitationsphase (zwei Wochen Frührehabilitation, dann sechs Wochen Rehabilitation in einer Reha-Klinik und eine längere ambulante Rehabilitation) ist alles zwischen einer Versorgung im Rollstuhl ohne Kommunikationsfähigkeit und einer Gehfähigkeit bei nur mäßig eingeschränkter Kommunikation denkbar. Wahrscheinlich wird Herr M. die Schluckfähigkeit wiedererlangen. Die Wiederherstellung eines Gesundheitszustands ohne jegliche Behinderung ist allerdings nicht zu erwarten. Für eine erfolgreiche Rehabilitation wären die Fortsetzung der medikamentösen Therapie (Antibiose, Rezidivprophylaxe, Behandlung der Risikofaktoren) und die Zufuhr von Nahrung und Flüssigkeit über eine PEG-Sonde erforderlich. Klinische Studien weisen darauf hin, dass Schlaganfallpatienten von einer PEG-Sondenernährung profitieren. Durch die nasogastrale Sonde hat Herr M. bereits eine Druckstelle im Nasen-Rachen-Raum erlitten.

Es liegt keine Patientenverfügung, aber eine notariell beglaubigte Generalvollmacht für die Ehefrau und den Sohn vor, die damit stellvertretend für den Patienten entscheiden dürfen. Die Angehörigen, zu denen auch noch ein zweiter Sohn gehört, berichten übereinstimmend und glaubhaft, dass Herr M. „nicht mit einer Behinderung würde leben wollen". Er sei ein sehr aktiver, freiheitsliebender Mensch, der seine Erfüllung in der Gartenarbeit finde. Ein Leben auch mit einer leichten Behinderung könne er sich niemals vorstellen. Vor einiger Zeit habe er durch einen kleinen Schlaganfall eine Lähmung der linken Hand erlitten. Dies sei für ihn schon unerträglich gewesen, am liebsten hätte er sich „die Hand abgehackt". Die Angehörigen fordern deshalb eine Unterlassung jedweder weiterer Behandlungsmaßnahmen – einschließlich einer künstlichen Ernährung –, da ein Lebenserhalt unter den aktuellen Bedingungen nicht dem Willen ihres Vaters/Ehemanns entspräche. Es gibt keinen Hinweis auf einen möglichen Interessenskonflikt. Die verantwortlichen Ärzte halten jedoch eine Fortsetzung aller Behandlungsmaßnahmen für geboten. In dieser Situation findet eine klinisch-ethische Beratung statt, um das weitere Vorgehen zu besprechen. ◀

3.1 Einführung

Die erweiterten Möglichkeiten der modernen Medizin, menschliches Leben auch unter schwierigen Bedingungen aufrecht zu erhalten, bieten dem Gesundheitspersonal immer wieder ethische Herausforderungen. Dies trifft in besonderer Weise auf die Neuromedizin zu, da die betroffenen Patienten durch die Erkrankung oder Verletzung des Gehirns häufig in ihrer Einwilligungsfähigkeit eingeschränkt sind. Zudem bereitet die Abschätzung der längerfristigen Prognose einer Gehirnschädigung oft erhebliche Probleme, verbunden mit der schwierigen Frage, wie die Lebensqualität der Betroffenen dann zu bewerten ist: Ist eine

Fortsetzung der lebenserhaltenden Maßnahmen dann noch im besten Interesse der Betroffenen? Hinzu kommt die Pluralisierung von Wertüberzeugungen und Lebenseinstellungen in modernen Gesellschaften, sodass nicht auf einen allgemeinen Wertekonsens bei der Beurteilung der Behandlungsmöglichkeiten zurückgegriffen werden kann. Folgerichtig geht diese Entwicklung mit einer Akzentuierung der Patientenautonomie einher. Nicht zuletzt verschärfen sich die ethischen Entscheidungsprobleme durch den ökonomischen Druck im Gesundheitswesen.

Um dem damit steigenden Bedarf an ethischer Reflexion zu begegnen und dem Gesundheitspersonal Unterstützung bei schwierigen Entscheidungen zu bieten, wurden in den letzten zwei Jahrzehnten auch in Deutschland zunehmend Angebote der klinischen Ethikberatung etabliert (Zentrale Kommission zur Wahrung ethischer Grundsätze in der Medizin und ihren Grenzgebieten [Zentrale Ethikkommission bei der Bundesärztekammer] 2006; Dörries und Hespe-Jungesblut 2007; Dörries et al. 2010, 2015; Schochow et al. 2014).

Der vorliegende Beitrag erläutert zunächst die Ziele und Aufgaben klinischer Ethikberatung und gibt anschließend einen Überblick über die verschiedenen Möglichkeiten ihrer Implementierung. Nach einer knappen Einführung in die Organisation ethischer Fallbesprechungen bildet die Darstellung der **prinzipienorientierten Falldiskussion** als Modell zur inhaltlichen Strukturierung der Aufarbeitung schwieriger ethischer Fallkonstellationen den Schwerpunkt des Beitrags. Das Modell der prinzipienorientierten Falldiskussion hat sich insbesondere als Leitstruktur für moderierte ethische Fallbesprechungen bewährt, an der alle relevanten Akteure, medizinischen Disziplinen und Berufsgruppen beteiligt sind. Das strukturierte Vorgehen kann aber – gewissermaßen als generischer Leitfaden für die ethische Entscheidungsfindung – auch in anderen Kontexten hilfreich sein, sei es bei Behandlungsentscheidungen eines einzelnen Arztes, in einem kollegialen Gespräch oder bei einer klinischen Visite. Abschließend wird die Anwendung des Modells anhand eines Fallbeispiels aus der Neuromedizin exemplarisch verdeutlicht. Dies soll es den Lesern erleichtern, das strukturierte Vorgehen auf eigene Fallkonstellationen zu übertragen.

3.2 Ziele und Aufgaben klinischer Ethikberatung

Die übergreifende Zielsetzung klinischer Ethikberatung besteht darin, das Gesundheitspersonal bei schwierigen ethischen Entscheidungen im Alltag der Patientenversorgung zu unterstützen. Letztlich möchte sie auf diese Weise dazu beitragen, dass ethisch besser reflektierte und begründete Entscheidungen in der Patientenversorgung getroffen werden. In der Regel wird die Ethikberatung nur auf Anfrage tätig, die letzte Verantwortung für die Entscheidung verbleibt ungeteilt bei den handelnden Akteuren vor Ort, insbesondere auch in rechtlicher Hinsicht. Dennoch tragen die Ethikberater bei der Begleitung des Entscheidungsprozesses eine (informelle) Mitverantwortung. Neben der Entscheidungsunterstützung im Einzelfall besteht eine zweite wesentliche Zielsetzung klinischer Ethikberatung in der Förderung der ethischen Sensibilität und Urteilskompetenz der Mitarbeiter. Zu den sekundären Zielsetzungen der Ethikberatung gehören eine verbesserte Kommunikation im Team, eine Entlastung der Mitarbeiter, eine Reduzierung von Teamkonflikten und damit insgesamt eine Erhöhung der Mitarbeiterzufriedenheit.

In der Regel umfasst die klinische Ethikberatung drei Hauptaufgaben, um damit die beiden Zielsetzungen – Entscheidungsunterstützung und Förderung der ethischen Kompetenz – zu erreichen (Zentrale Kommission zur Wahrung ethischer Grundsätze in der Medizin und ihren Grenzgebieten [Zentrale Ethikkommission] bei der Bundesärztekammer 2006):

Wichtigste Aufgaben der klinischen Ethikberatung
— **Einzelfallberatung**, die meist in Form einer moderierten ethischen Fallbesprechung im Team durchgeführt wird, ggf. mit Beteiligung von Patient und/oder Angehörigen
— **Entwicklung von internen Leitlinien**, die den Mitarbeitern eine Orientierung für den Umgang mit häufig wiederkehrenden ethischen Fragestellungen bieten (z. B. Fragen der Therapiezieländerung oder der künstlichen Ernährung bei schwerkranken bzw. sterbenden Patienten)
— **Fortbildungsangebote** zu ethischen Themen für die Mitarbeiter der jeweiligen Einrichtung.

Darüber hinaus kann die organisationsethische Beratung eine wichtige Aufgaben der klinischen Ethikberatung sein, insbesondere unter den Bedingungen eines starken ökonomischen Drucks auf die Krankenhäuser (Zentrale Kommission zur Wahrung ethischer Grundsätze in der Medizin und ihren Grenzgebieten [Zentrale Ethikkommission] bei der Bundesärztekammer 2006; Marckmann 2021).

Trotz vermehrter Bemühungen um die Evaluierung klinischer Ethikberatung (AG Ethikberatung im Gesundheitswesen et al. 2013), gibt es bislang nur wenige Studien, die die Effektivität von klinischer Ethikberatung empirisch untersucht haben. Viel Aufmerksamkeit hat die US-amerikanische randomisiert-kontrollierte Multicenterstudie von Schneidermann et al. erregt, der zufolge klinische Ethikberatung in der Intensivmedizin bei den versterbenden Patienten die Anzahl der Tage im Kranken-

haus, auf der Intensivstation und am Beatmungsgerät vor dem Tod statistisch signifikant reduzieren kann (Schneiderman et al. 2003). Unter der Annahme, dass der Einsatz dieser lebensverlängernden Maßnahmen weder nützlich noch von den Patienten gewünscht war, könnte dies ein Hinweis auf die Effektivität der klinischen Ethikberatung sein. Die überwiegende Mehrheit (87 %) der Ärzte, Pflegenden und Patienten bzw. Angehörigen empfand die Ethikberatung in der Intensivstation als hilfreich.

Qualitätssicherung Insbesondere die Akademie für Ethik in der Medizin (AEM) und ihre Arbeitsgruppen haben sich in den letzten Jahren wiederholt um eine Qualitätssicherung klinischer Ethikberatung bemüht. Bereits 2005 wurde ein Curriculum *Ethikberatung im Krankenhaus* veröffentlicht, das Standards für die Ausbildung von Ethikberatern definiert (Simon et al. 2005). Es folgten weitere Papiere mit *Standards für Ethikberatung in Einrichtungen des Gesundheitswesens* (Vorstand der Akademie für Ethik in der Medizin e.V. 2023), *Empfehlungen für die Dokumentation von Ethikberatungen* (AG Ethikberatung im Krankenhaus in der Akademie für Ethik in der Medizin e.V. [AEM] 2011) und *Empfehlungen zur Evaluation von Ethikberatung in Einrichtungen des Gesundheitswesens* (AG Ethikberatung im Gesundheitswesen et al. 2013). Seit 2014 bietet die AEM eine Zertifizierung für Ethikberater im Gesundheitswesen an (▶ www.aem-online.de).

3.3 Strukturen klinischer Ethikberatung

Klinische Ethikberatung kann in unterschiedlichen Formen implementiert werden, wobei sich die einzelnen Elemente in kreativer Weise miteinander verbinden lassen.

Die häufigste Implementierungsform von Ethikberatung an deutschen Krankenhäusern ist das **Klinische Ethik-**

komitee (KEK) als berufsgruppenüber-greifendes Beratungsgremium für ethische Fragen im klinischen Alltag (Schochow et al. 2014). Im Gegensatz zu den schon länger etablierten Ethikkommissionen an den Medizinischen Fakultäten und Landesärztekammern, die Forschungsvorhaben am Menschen begutachten, befassen sich KEK mit denjenigen ethischen Fragen, die sich im Alltag der Patientenversorgung ergeben. In der Regel bilden die KEK Arbeitsgruppen, die sich einzelnen Themen widmen, wie z. B. der Planung von Fortbildungen, der Erarbeitung ethischer Leitlinien oder der Durchführung von Projekten zur Förderung ethischer Entscheidungen an der jeweiligen Einrichtung.

Ethische Entscheidungsunterstützung ist aber nicht notwendigerweise an ein KEK gebunden. Ein **ethischer Konsildienst** kann auch von einer hierfür entsprechend qualifizierten Einzelperson im Klinikum angeboten werden. Allerdings fehlt die „Rückendeckung" durch das KEK und damit eine breitere Anbindung der Ethikberatung an die Mitarbeiter des Krankenhauses (Neitzke 2010).

Ein alternatives Modell stellt der **Ethik-Liaisondienst** dar, bei dem der klinische Ethiker in das Team einer Station (z. B. Intensivstation) oder einer Abteilung fest integriert ist (Richter 2010). Als Teammitglied geht der klinische Ethiker auf Visiten mit und ist im Stationsalltag präsent. Der Vorteil dieses Modells besteht darin, dass die Ethikberatung nicht nur auf Anfrage erfolgt, sondern niederschwellig in der klinischen Routine etabliert werden kann. Auf diese Weise können ethische Konflikte – im Sinne einer präventiven Ethik – frühzeitig erkannt und einer Lösung zugeführt werden. Zudem hat der Ethiker durch seine häufige Präsenz auf der Station einen besseren Kontakt zum Personal sowie zu den Patienten und ihren Angehörigen. Bei der Diskussion schwieriger Fälle kann er auf Informationen aus erster Hand zurückgreifen. Nicht zuletzt steht er regelmäßig – und nicht nur auf Anfrage – für die Fortbildung der Mitarbeiter zur Verfügung. Ein Nachteil dieses Modells kann sein, dass der Ethiker als Teammitglied weniger gut den häufig sehr hilfreichen „neutralen" Blick von außen auf die Konfliktsituationen werfen kann. Zudem dürften nur wenige (große) Kliniken über einen geeigneten klinischen Ethiker für den Liaisondienst verfügen.

Ein weiteres niederschwelliges Modell der Entscheidungsunterstützung stellt die **ethische Visite** dar (Scheffold et al. 2012). Dabei werden in regelmäßigen Abständen (z. B. wöchentlich oder alle zwei Wochen) im Rahmen einer regulären (Kurven)visite v. a. die ethischen Fragen im Zusammenhang mit der Patientenversorgung besprochen. Vor allem zu Beginn der Implementierung erscheint es sinnvoll, die ethischen Diskussionen durch einen in der Moderation ethischer Fallbesprechungen geschulten Mitarbeiter zu leiten, z. B. durch ein Mitglied des KEK. Grundsätzlich ist es aber auch möglich, dass die Fallbesprechung durch ein Mitglied des Teams geleitet wird, sofern dieses die hierfür erforderlichen Qualifikationen besitzt. Wie der Liaisondienst bietet die Ethikvisite den Vorzug, dass ethische Konflikte frühzeitig erkannt und eine strukturierte Aufarbeitung schwieriger Fälle im Team ohne großen zusätzlichen Zeitaufwand eingeübt werden können.

Nicht zuletzt versuchen viele Kliniken mit **offenen Diskussionsforen** – Ethik-Cafés, Ethik-Foren, Runden Tischen Ethik oder Ethik-Arbeitskreisen – den Austausch zu ethischen Fragen im Krankenhaus zu fördern. Dabei handelt es sich um informelle Zusammenkünfte, die allen Mitarbeitern offenstehen und meist in regelmäßigen Abständen stattfinden. Diese stellen ein sehr flexibles Instrument dar, sowohl hinsichtlich der Organisationsformen als auch hinsichtlich der inhaltlichen Gestaltung. Interessierte Mitarbeiter aller Berufsgruppen können ohne Anmeldung an den Treffen teilnehmen, externe Referenten können für ein kurzes Eingangsreferat gewonnen werden.

Thematisch sind die Diskussionsforen offen, es können allgemeine ethische Herausforderungen im klinischen Alltag (z. B. Umgang mit Patientenverfügungen) oder anonymisierte Einzelfälle besprochen werden.

3.4 Organisation ethischer Fallbesprechungen

Die Einzelfallberatung stellt das Herzstück der klinischen Ethikberatung dar und wird in der Regel im Rahmen einer ethischen Fallbesprechung im Team durchgeführt. „Eine ethische Fallbesprechung auf Station ist der systematische Versuch, im Rahmen eines strukturierten, von einem Moderator geleiteten Gesprächs mit einem multidisziplinären Team innerhalb eines begrenzten Zeitraums zu der ethisch am besten begründbaren Entscheidung zu gelangen." (Steinkamp und Gordijn 2010).

Üblicherweise kommen ein bis maximal drei Mitglieder des KEK zur Moderation der Fallbesprechung auf die Station, bei der nach Möglichkeit Mitarbeiter aller relevanten medizinischen Disziplinen und Berufsgruppen vertreten sein sollten, die an der Versorgung des Patienten beteiligt sind. Diese können nicht nur ein breites Spektrum an Perspektiven und Informationen zur Situation des Patienten in die Überlegungen einbringen, sondern darüber hinaus das Ergebnis der ethischen Fallbesprechung selbst mitgestalten und im weiteren Verlauf besser vertreten. Sofern es für die Entscheidungsfindung hilfreich ist, können auch Patienten oder Angehörige an der Fallbesprechung teilnehmen, ggf. nach einer ersten Besprechungsrunde im Team.

Zu den zentralen Aufgaben des Moderators gehört es, die inhaltliche Struktur der Fallbesprechung sicherzustellen. Hierfür sind unterschiedliche Modelle entwickelt worden, ein einheitlicher Standard konnte sich bislang nicht etablieren (Vollmann 2010). Im vorliegenden Beitrag wird die **prinzipienorientierte Falldiskussion** als Leitfaden für die Moderation ethischer Fallbesprechungen vorgeschlagen, die sich in der Struktur an den vier klassischen medizinethischen Prinzipien orientiert (Beauchamp und Childress 2019).

Das Ergebnis der ethischen Fallbesprechung sollte dokumentiert und in die Patientenakte aufgenommen werden. Die Dokumentation kann sich dabei an der Struktur der ethischen Fallbesprechung orientieren und sollte diejenigen Informationen enthalten, die es einem Außenstehenden ermöglichen, das Ergebnis der ethischen Fallbesprechung inhaltlich nachzuvollziehen.

3.5 Strukturierung ethischer Fallbesprechungen: Modell der prinzipienorientierten Falldiskussion

3.5.1 Normative Grundlagen: prinzipienorientierte Medizinethik

Ein zentrales Ziel ethischer Reflexion in der Medizin – und damit auch der klinischen Ethikberatung – besteht darin, in schwierigen Entscheidungssituationen **ethisch gut begründete** Lösungen herauszuarbeiten. Damit stellt sich die Frage, an welchen Gründen sich die Medizinethik orientieren soll. Während sich in der Moralphilosophie bislang keine ethische Theorie als die allein richtige durchsetzen konnte, wurde mit der prinzipienorientierten Medizinethik (*principlism*) für den medizinischen Bereich ein praxisnaher Ethik-Ansatz entwickelt, der – zumindest in der westlichen Welt – weithin zustimmungsfähig ist und in allen Bereichen der Medizin Anwendung findet (Beauchamp und Childress 2019; Marckmann 2022).

Demnach bilden die folgenden vier Prinzipien die ethischen Grundlagen für das Handeln im Gesundheitswesen und liefern die Gründe für medizinethische Entscheidungen:

Prinzip des Wohltuns (engl. *beneficence*) Es verpflichtet dazu, dem Patienten bestmöglich zu nützen und sein Wohlergehen zu fördern. Dies umfasst die Verpflichtung, Krankheiten zu behandeln oder präventiv zu vermeiden und die Beschwerden des Patienten zu lindern.

Prinzip des Nichtschadens (engl. *nonmaleficence*) Danach ist dem Patienten kein oder – falls unvermeidbar – nur ein möglichst geringer Schaden zuzufügen. Während das Prinzip des Wohltuns die Verhinderung oder Beseitigung von gesundheitlichen Schäden sowie die aktive Förderung des Patientenwohls fordert, bezieht sich das Prinzip des Nichtschadens auf die Unterlassung möglicherweise schädigender Handlungen, d. h. auf das Schadenspotenzial medizinischer, pflegerischer und sonstiger Maßnahmen. Oft können Ärzte dem Patienten jedoch nur nützen, d. h. eine effektive Versorgung anbieten, wenn sie gleichzeitig ein Schadensrisiko in Form unerwünschter Wirkungen in Kauf nehmen. In diesem Fall ist eine sorgfältige Abwägung von Nutzen und Schaden für den Patienten erforderlich.

Prinzip Respekt der Autonomie Es richtet sich gegen die wohlwollende Bevormundung des Patienten und fordert die Berücksichtigung der Wünsche, Ziele und Wertvorstellungen des Patienten. Dabei verlangt das Autonomieprinzip nicht nur negativ die Freiheit von äußerem Zwang und manipulativer Einflussnahme, sondern auch positiv die Förderung der Entscheidungsfähigkeit und die Unterstützung bei der Entscheidungsfindung. Praktische Umsetzung findet das Selbstbestimmungsrecht des Patienten im **informierten Einverständnis** (*informed consent*), das als zentrale Elemente Aufklärung und Einwilligung umfasst: Ein informiertes Einverständnis liegt vor, wenn der Patient ausreichend aufgeklärt worden ist, er die Aufklärung verstanden hat, freiwillig entscheidet, dabei entscheidungskompetent ist und schließlich seine Zustimmung gibt.

Prinzip der Gerechtigkeit Es weist über den einzelnen Patienten hinaus und erfordert – vielleicht noch mehr als die anderen Prinzipien – bei der Anwendung eine weitere Interpretation und Konkretisierung. Denn trotz weitgehenden Konsenses darüber, dass Gerechtigkeitserwägungen eine bedeutende Rolle spielen, hängt die Beantwortung der Frage, *wie* eine gerechte Gesundheitsversorgung konkret zu gestalten ist, wesentlich von ethischen Grundüberzeugungen ab. Vergleichsweise unkontrovers dürfte noch die Berücksichtigung des folgenden formalen Gerechtigkeitsprinzips sein: „Gleiche Fälle sollten gleichbehandelt werden und ungleiche Fälle sollten nur insofern ungleich behandelt werden, als sie moralisch relevante Unterschiede aufweisen." Interpretationsschwierigkeiten bereitet hier die Frage, was im Einzelfall moralisch relevante Unterschiede sind.

Die vier Prinzipien sind *prima facie* gültig, d. h. verbindlich, sofern sie nicht mit gleichwertigen oder stärkeren Verpflichtungen kollidieren. So ist z. B. die für das Wohlergehen des Patienten beste Therapie geboten, solange der Patient der Behandlung nicht widerspricht und damit das Prinzip des Wohltuns mit dem Autonomieprinzip in Konflikt gerät. Die vier medizinethischen Prinzipien bilden allgemeine ethische Orientierungen, die im Einzelfall noch einen erheblichen Beurteilungsspielraum zulassen. Für die Anwendung müssen die Prinzipien deshalb fallbezogen interpretiert und gegeneinander abgewogen werden. Diese beiden Schritte finden sich deshalb auch im Modell der prinzipienorientierten Falldiskussion wieder.

3.5.2 Prinzipienorientierte Falldiskussion im Überblick

Ausgangspunkt ethischer Fragen in der Patientenversorgung ist meist eine Entscheidungssituation, in der es mehrere (Be)handlungsoptionen gibt und Unsicherheit oder Uneinigkeit darüber besteht, welche der verfügbaren Optionen in der vorliegenden Situation aus ethischer Sicht zu bevorzugen ist. Um im Einzelfall zu einer gut begründeten Entscheidung zu kommen, sind zwei Grundfragen zu klären:

- Welche Handlungsoptionen bestehen? Und: Was sind die zu erwartenden Ergebnisse (d. h. der weitere Verlauf) bei jeder dieser Handlungsoptionen? → **Analyse der Handlungsoptionen**
- Mit welcher Handlungsoption erfüllen wir unsere ethischen Verpflichtungen am besten? → **Bewertung der Handlungsoptionen**

Diese Leitfragen geben die Grundstruktur der Fallbearbeitung vor. Bei der Bewertung der Handlungsoptionen ergeben sich aus den vier medizinethischen Prinzipien drei voneinander unabhängige Perspektiven:

1. Wohlergehen des Patienten (→ Nutzen-Schaden-Abwägung),
2. Wille des Patienten,
3. Verpflichtungen gegenüber Dritten.

Da schrittweise die ethischen Verpflichtungen zu prüfen sind, die sich aus den vier medizinethischen Prinzipien ergeben, wird das Modell als „prinzipienorientierte Falldiskussion" bezeichnet. Im Rahmen der Synthese ist zu prüfen, ob die resultierenden Verpflichtungen konvergieren oder divergieren. Eine kritische Reflexion schließt die Fallbearbeitung ab, sodass das Modell insgesamt fünf Bearbeitungsschritte umfasst:

Prinzipienorientierte Falldiskussion in der Übersicht (Marckmann und Mayer 2009; Marckmann und Jox 2013)

1. **Analyse**: Medizinische Aufarbeitung des Falls
   - Situation des Patienten (Anamnese, Befunde, Diagnosen, psychosozial etc.)
   - (Be)handlungsstrategien mit dem jeweiligen weiteren Verlauf (Prognose)
2. **Bewertung I**: Ethische Verpflichtungen gegenüber dem Patienten
   - *Wohl des Patienten fördern, nicht schaden*
   - *Autonomie respektieren*
3. **Bewertung II**: Ethische Verpflichtungen gegenüber Dritten: Familienangehörige, andere Patienten, Team, Versichertengemeinschaft (*gerecht handeln*)
4. **Synthese**: Konvergieren oder divergieren die Verpflichtungen?
   - Im Konfliktfall → begründete Abwägung
   - Planung der Umsetzung der Entscheidung
5. **Kritische Reflexion:**
   - Was ist der stärkste Einwand gegen die ausgewählte Option?
   - Wie hätte der Konflikt möglicherweise vermieden werden können?

Ethische Probleme können sich ergeben zum einen bei der Konkretisierung der ethischen Verpflichtungen (Schritte 2 und 3, z. B.: Was entspricht dem Wohlergehen eines Patienten im Syndrom reaktionsloser Wachheit bzw. vegetativen Zustand?) oder bei der Synthese (Schritt 4), wenn zwei konfligierende Verpflichtungen gegeneinander abgewogen werden müssen (z. B. dringender Wunsch eines Patienten mit einer weit fortgeschrittenen, unheilbaren Tumorerkrankung nach einer nebenwirkungsreichen Chemotherapie mit geringer Erfolgsaussicht). Das klar strukturierte, schrittweise Vorgehen soll es erleichtern, sich in der Komplexität des Einzelfalls zurechtzufinden und alle relevanten ethischen Aspekte zu berücksichtigen.

Im Folgenden werden die einzelnen Schritte der prinzipienorientierten Falldiskussion näher erläutert.

Schritt 1: Medizinische Aufarbeitung des Falls

Bevor wir entscheiden können, was wir tun *sollen*, müssen wir zunächst herausarbeiten, was wir überhaupt tun *können*, d. h., welche Handlungsoptionen zur Verfügung stehen. Jede Fallbesprechung muss deshalb mit einer sorgfältigen medizinischen Aufarbeitung der Situation beginnen. Diese wiederum umfasst zwei Teile:

- Zunächst gilt es, möglichst genau die **medizinische Situation** einschließlich der relevanten psychosozialen Aspekte zu beschreiben, in der sich der Patient aktuell befindet. Hierzu gehören u. a. Anamnese, Untersuchungsbefunde, Befunde der labormedizinischen und apparativen Diagnostik sowie Diagnose(n). Zudem sind auch die psychosozialen, existenziellen und kulturellen Gegebenheiten herauszuarbeiten, die für den Patienten und die aktuelle Situation Bedeutung haben.
- Anschließend ist zu klären, welche **(Be)handlungsstrategien** zur Verfügung stehen, d. h., welche Möglichkeiten es gibt, auf die medizinischen Probleme des Patienten zu reagieren. Es geht dabei nicht um die Auflistung einzelner medizinischer Maßnahmen, sondern um die Erarbeitung verschiedener Behandlungs-

strategien (d. h. Maßnahmenpakete), die durch unterschiedliche Behandlungsziele oder – bei gleichem Ziel – durch unterschiedlich hohe Belastungen und Risiken für den Patienten gekennzeichnet sind, oft verbunden mit einem ebenfalls unterschiedlichen Nutzenpotenzial. Dabei ist es wichtig, das gesamte Spektrum aller sinnvollen Behandlungsmöglichkeiten zu erfassen, von einer uneingeschränkten lebensverlängernden Therapie bis hin zu einem vollständigen Verzicht auf lebensverlängernde Behandlungsmaßnahmen. Eine intermediäre Strategie kann z. B. darin bestehen, eine etwas weniger belastende oder risikoreiche lebensverlängernde Therapie durchzuführen oder auf die Behandlung von schwerwiegenden Komplikationen zu verzichten, die mit einer längerfristig schlechteren Prognose einhergehen.

Für jede einzelne Behandlungsoption ist dann der zu erwartende weitere **Verlauf** herauszuarbeiten: Wie groß sind die Überlebenschancen des Patienten? Mit welcher Lebensqualität wird der Patient ggf. weiterleben? Bei einer unsicheren Prognose sind jeweils das beste und das schlechteste zu erwartende Behandlungsergebnis zu beschreiben und nach Möglichkeit abzuschätzen, wie wahrscheinlich sie für den Patienten jeweils sind (bestes, schlechtestes und wahrscheinlichstes Behandlungsergebnis).

Insbesondere bei einer schweren Schädigung des Gehirns ist es wichtig, den mittel- und längerfristigen weiteren Verlauf mit den zu erwartenden Einschränkungen für den Patienten möglichst genau zu beschreiben (Mobilität, Wahrnehmungsfähigkeit, soziale Interaktionsfähigkeit, basale Lebensfreude, Schmerzen etc.), da dies die Grundlage für die Bewertung der Handlungsoptionen in den folgenden Bearbeitungsschritten ist.

Leitfragen bei der medizinischen Aufarbeitung des Falls
- In welcher medizinischen Situation befindet sich der Patient?
- Welche (Be)handlungsstrategien stehen in der aktuellen Situation zur Verfügung? Und: Wie wäre der weitere Verlauf für den Patienten bei jeder einzelnen der verfügbaren Handlungsstrategien?

Schritt 2: Bewertung hinsichtlich der ethischen Verpflichtungen gegenüber dem Patienten

Im zweiten Bearbeitungsschritt ist nun zu überlegen, welche der verfügbaren Handlungsoptionen für den Patienten am besten ist. Damit beginnt die ethische Bewertung der Entscheidungssituation. Dabei sollte mit der Perspektive des Patientenwohls begonnen werden, bevor der Blick auf die Autonomie des Patienten gerichtet wird. Dies verhindert, dass man sich zu früh auf die Bewertungen des Patienten festlegt und dadurch die eigene, von den Patientenwünschen unabhängige Bewertung vernachlässigt wird. Die beiden Prinzipien des Wohltuns und Nichtschadens sind dabei gemeinsam anzuwenden, da zu bewerten ist, bei welcher Behandlungsstrategie das Verhältnis von Nutzen und Schaden am günstigsten ist.

Wohltun und Nichtschaden Bei diesem Bewertungsschritt ist zu prüfen, welche der verfügbaren (Be)handlungsstrategien aus der Fürsorgeperspektive für den Patienten am besten ist. Maßgeblich ist hierfür weniger das aktuelle Wohlbefinden, sondern vielmehr das **längerfristige Wohlergehen** des Patienten. Welche Behandlung der Patient selbst präferiert, ist an dieser Stelle ganz bewusst auszublenden. Insbesondere bei einer schwer zu beurteilenden Prognose (z. B. nach einer schweren Schädigung des Gehirns) ist es sinnvoll,

mehrere Personen in die Bewertung mit einzubeziehen, um verschiedene Perspektiven auf das Patientenwohl zu berücksichtigen und die Gefahr einseitiger Bewertungen zu reduzieren. Bei Entscheidungen über lebensverlängernde Maßnahmen gilt es dabei zu beurteilen, ob die zu erwartenden Einschränkungen des Patienten so schwerwiegend sind, dass es für den Patienten besser wäre, wenn er sterben dürfte. In diesem Fall wäre es durch die Prinzipien des Wohltuns und Nichtschadens geboten, das Behandlungsziel von der Lebensverlängerung hin zu einer ausschließlichen Leidenslinderung zu verändern. Sofern eine eindeutige Bewertung im Hinblick auf das Patientenwohl nicht möglich ist, sollte geprüft werden, ob zumindest **tendenziell** eine Behandlungsoption zu bevorzugen ist. Mit dieser Tendenz kann dann in der Synthese gut weitergearbeitet werden. Wenn sich im Rahmen einer ethischen Fallbesprechung ein Team nicht einigen kann, welche Handlungsoption für den Patienten aus der Fürsorgeperspektive am besten ist, ist dies als Zwischenergebnis festzuhalten.

Leitfrage bei der Wohlergehens-Perspektive
- Welche der verfügbaren (Be)handlungsstrategien ist – aus der Fürsorgeperspektive – für das Wohlergehen des Patienten am besten?

Respekt der Autonomie Um einschätzen zu können, welche Handlungsstrategie der Patient selbst bevorzugt, muss dieser zunächst einfühlsam über die verfügbaren Behandlungsoptionen einschließlich ihrer Chancen und Risiken aufgeklärt worden sein. Wenn der Patient nicht mehr einwilligungsfähig ist, ist auf eine Patientenverfügung, früher vom Patienten mündlich geäußerte Behandlungswünsche oder den mutmaßlichen Patientenwillen zurückzugreifen. Eine Patientenverfügung muss im Dialog mit dem gesetzlichen Vertreter (Bevollmächtigter/Betreuer) bzw. den Angehörigen sorgfältig im Sinne des Patienten interpretiert werden. Bei der Ermittlung des mutmaßlichen Willens kommt es darauf an, genügend Informationen über frühere Äußerungen und Werthaltungen des Patienten von verschiedenen Personen aus seinem Umfeld zusammenzutragen.

> **Leitfrage bei der Autonomie-Perspektive**
> ▬ Welche der verfügbaren (Be)handlungsstrategien bevorzugt der Patient selbst nach entsprechender Aufklärung?

Schritt 3: Bewertung hinsichtlich der Verpflichtungen gegenüber Dritten

Im dritten Bearbeitungsschritt ist – geboten durch das Prinzip der Gerechtigkeit – zu prüfen, welche Bedürfnisse anderer von der Entscheidung betroffener Personen relevant sind. Neben Angehörigen und Nahestehenden des Patienten sind hierbei auch die Interessen anderer Patienten zu berücksichtigen, wenn z. B. eine ausreichende Anzahl von Intensivbetten nicht zur Verfügung steht. Auch die Interessen und Bedürfnisse der beteiligten Gesundheitsfachkräfte können hier relevant sein. Nicht zuletzt sind Fragen des Ressourcenverbrauchs in diesem Schritt zu diskutieren, sofern sie für die anstehende Entscheidung relevant sind. Die Verpflichtungen gegenüber Dritten sind dabei den Verpflichtungen gegenüber dem Patienten (Bearbeitungsschritt 2) nachgeordnet. Wenn zwei im Hinblick auf den Patienten gleichwertige Behandlungsoptionen zur Verfügung stehen, können die Bedürfnisse gegenüber Dritten den Ausschlag bei der endgültigen Entscheidung geben (z. B. wenn es zwei die Angehörigen verschieden belastende Wege gibt, einen irreversibel komatösen Patienten sterben zu lassen). In anderen Fällen kann versucht werden, bei der Umsetzung der klar im Interesse des Patienten gebotenen Handlungsoption die Bedürfnisse Dritter zu berücksichtigen (z. B. durch psychologische Unterstützung oder die Gestaltung des Abschieds vom Patienten).

> **Leitfrage bei den Verpflichtungen gegenüber Dritten**
> ▬ Wie können die legitimen Interessen anderer, von der Entscheidung betroffener Personen angemessen berücksichtigt werden?

Schritt 4: Synthese

Im vierten Bearbeitungsschritt sind die vorangehenden drei Einzelbewertungen zu einer übergreifenden Situationsbeurteilung zusammenzuführen. Dabei ist zu prüfen, ob die ethischen Verpflichtungen, die sich aus den einzelnen Prinzipien ergeben, konvergieren, d. h. auf die gleiche Handlungsoption hinauslaufen, oder ob sie divergieren, d. h. unterschiedliche Handlungsoptionen fordern. Im ersten Fall gibt es gute ethische Gründe, die entsprechende Behandlungsoption zu ergreifen. Im zweiten Fall liegt ein ethischer Konflikt vor, bei dem eine **begründete Abwägung** der konfligierenden Verpflichtungen erforderlich ist, da keines der Prinzipien kategorisch Vorrang genüber den anderen genießt.

Eine Ausnahme bildet die Ablehnung einer medizinischen Maßnahme durch einen aufgeklärten, einwilligungsfähigen Patienten: In diesem Fall hat die Selbstbestimmung des Patienten ethisch wie rechtlich Vorrang vor seinem Wohlergehen: Der Patient besitzt die Freiheit, auch gegen sein eigenes Wohlergehen zu entscheiden (z. B. die Verweigerung von Bluttransfusionen durch einen erwachsenen Zeugen Jehovas). Dies gilt auch bei einem vorausverfügten oder mutmaßlichen Patientenwillen.

Bei der begründeten Abwägung gilt es, fallbezogene Gründe herauszuarbeiten, welche der konfligierenden Verpflichtungen Vorrang genießen soll. Die am Wohlergehen orientierten Argumente für eine lebensverlängernde Therapie sind z. B. umso größer, je mehr die Überlebenschancen gesteigert und die Lebensqualität im Vergleich zu alternativen Behandlungsstrategien verbessert werden kann. Oder: Ein Patientenwunsch nach einer nebenwirkungsreichen Therapie mit geringer Erfolgsaussicht hat dann z. B. ein größeres Gewicht, wenn der Patientenwusch auf einer realistischen Einschätzung der Situation beruht und im Einklang mit seinen längerfristigen Wertüberzeugungen steht. Lässt sich bei einer ethischen Fallbesprechung im Team in der Synthese keine Einigkeit erzielen, sind die unterschiedlichen Positionen jeweils mit ihrer ethischen Begründung zu dokumentieren. Im Anschluss sollte auch überlegt werden, welche weiteren Schritte erforderlich sind, um das Ergebnis der ethischen Falldiskussion umzusetzen.

> **Leitfragen bei der Synthese**
> - Konvergieren oder divergieren die ethischen Verpflichtungen, die sich aus den einzelnen Prinzipien ergeben?
>   - Konvergenz der Verpflichtungen: Diejenige Handlungsoption wählen, die gemäß den verschiedenen ethischen Verpflichtungen geboten ist.
>   - Konflikt zwischen den Verpflichtungen: *Fallbezogene Gründe* herausarbeiten, warum der einen oder der anderen Verpflichtung Vorrang einzuräumen ist.
> - Welche weiteren Schritte sind zur Umsetzung des Ergebnisses erforderlich?

Schritt 5: Kritische Reflexion

Als letzter Bearbeitungsschritt kann eine kritische Reflexion der Fallbesprechung sinnvoll sein: Worin besteht der stärkste Einwand gegen die favorisierte Handlungsoption? Diese Frage soll die kritische Selbstreflexion fördern (ggf. mit einer Modifikation des Ergebnisses) und damit die Qualität der ethischen Aufarbeitung fördern. Zudem sollte nach Möglichkeit die Frage erörtert werden, ob und ggf. wie der ethische Konflikt bzw. die schwierige ethische Entscheidungssituation hätte möglicherweise verhindert werden können. Ziel letzterer Fragestellung ist es, aus dem vorliegenden Fall zu lernen und – im Sinne einer präventiven Ethik – vergleichbaren Konflikten in Zukunft vorzubeugen (McCullough und Ashton 1994). Unbedingt zu vermeiden sind hierbei aber Schuldzuweisungen, da dies den positiven Charakter der ethischen Fallbesprechung gefährden kann.

> **Leitfragen bei der kritischen Reflexion**
> - Welches ist der stärkste Einwand gegen die favorisierte (Be)handlungsstrategie?
> - Wie hätte der ethische Entscheidungskonflikt ggf. vermieden werden können?

3.6 Exemplarische Anwendung der prinzipienorientierten Falldiskussion

Anhand des eingangs geschilderten Fallbeispiels aus der neurologischen Intensivmedizin sei erläutert, wie die prinzipienorientierte Falldiskussion zur strukturierten Aufarbeitung eines ethisch schwierigen Falles angewendet werden kann. Dabei werden auch die charakteristischen ethischen Herausforderungen der Neuromedizin –

prospektive Beurteilung der zu erwartenden Lebensqualität und stellvertretende Entscheidung bei nichteinwilligungsfähigen Patienten – deutlich.

- **Medizinische Aufarbeitung des Falls**

Nach der Beschreibung der medizinischen Situation im Fallbeispiel ist herauszuarbeiten, welche Handlungsoptionen bei Patienten mit mittelgroßem ischämischem Insult zur Verfügung stehen. Die beiden folgenden Optionen sind hier zu diskutieren:

Option 1: Fortsetzung aller medizinischen Maßnahmen mit dem Ziel des Lebenserhalts Neben der Fortsetzung der medikamentösen Therapien (u. a. Antihypertensiva, ggf. Antibiotika) gehört dazu v. a. die künstliche Ernährung, die auf eine PEG-Sonde umzustellen wäre, da dies die am wenigsten belastende Form der künstlichen Ernährung für den Patienten darstellt. Im weiteren Verlauf würde der Patient nach der Frührehabilitation in eine Rehabilitationsklinik verlegt werden. Der Patient befindet sich aktuell in einem relativ stabilen Zustand, sodass er den akuten intensivmedizinischen Verlauf mit einer sehr hohen Wahrscheinlichkeit überleben wird. Die längerfristig erreichbare Lebensqualität lässt sich zum jetzigen Zeitpunkt allerdings nur schwer abschätzen. Im besten Fall würde der Patient nur eine leichtere Einschränkung der Geh- und Kommunikationsfähigkeit zurückbehalten, im schlechtesten Fall wäre er in seiner Mobilität und Sprachfähigkeit erheblich eingeschränkt.

Option 2: Verzicht auf lebenserhaltende Behandlungsmaßnahmen mit der Zielsetzung, den Patienten unter bester symptomatischer Therapie sterben zu lassen Bei dieser Handlungsoption würde auf die künstliche Ernährung und alle potenziell lebenserhaltenden Medikamente (z. B. Antibiotika) verzichtet. Alle palliativen Maßnahmen inklusive einer guten Mundpflege würden hingegen fortgesetzt bzw. intensiviert. Aller Voraussicht nach würde der Patient bei Verzicht auf Flüssigkeitszufuhr und Antibiotika innerhalb einiger Tage versterben, möglicherweise auch an einer dann nicht behandelten Pneumonie. Durch die palliative Versorgung kann sichergestellt werden, dass Leiden während der Sterbephase wirksam gelindert wird.

- **Bewertung 1a: Wohlergehens-Perspektive**

Gemäß den Prinzipien des Wohltuns und Nichtschadens ist aus der Fürsorgeperspektive zu überlegen, welche der verfügbaren Handlungsoptionen insgesamt für das Wohlergehen des Patienten am besten ist. Diese Bewertung ist im vorliegenden Fall schwierig, weil die Prognose des Patienten nur eine Woche nach dem Schlaganfallereignis noch eine derart große Spannbreite aufweist (► Kap. 18). Wäre es sicher, dass der Patient nach der Rehabilitation nur das schlechteste Outcome erreichen kann (schwer eingeschränkte Mobilität und Kommunikationsunfähigkeit), wäre möglicherweise die Option 2, d. h. der Verzicht auf lebenserhaltende Behandlungsmaßnahmen, für den Patienten am besten. Angesichts der Besserung des Patienten in den letzten sieben Tagen gibt es jedoch eine realistische Chance (wenngleich auch keine Sicherheit!), dass der Patient mit leichteren Einschränkungen eine ordentliche Lebensqualität erreicht. Insofern scheint in diesem Fall *eher* die Option 1, d. h. die Fortsetzung der lebensverlängernden Maßnahmen, dem Wohlergehen des Patienten zu entsprechen.

- **Bewertung 1b: Autonomie-Perspektive**

Da der Patient aktuell nicht einwilligungsfähig ist, muss sich die Beurteilung der Autonomie-Perspektive orientieren
- an dem zuvor in einer Patientenverfügung schriftlich erklärten Patientenwillen (1. Priorität),
- an zuvor mündlich geäußerten Behandlungswünschen (2. Priorität) oder
- am mutmaßlichen Patientenwillen (3. Priorität).

Im vorliegenden Fall hatte der Patient beim Notar eine Generalvollmacht unterzeichnet, er hatte aber darüber hinaus keine Patientenverfügung abgefasst, obgleich er dies – so berichten die Angehörigen – eigentlich vorgehabt hatte. Die Angehörigen versichern aber glaubhaft und übereinstimmend, dass der Patient in der vorliegenden Situation nicht würde weiterleben wollen, da für ihn ein Leben auch mit leichten Einschränkungen unvorstellbar sei. Er sei ein sehr freiheitsliebender Mensch, für den bereits die erlittene leichte Bewegungseinschränkung der linken Hand unerträglich gewesen sei. Zudem habe er angesichts eines Patienten mit einer typischen schlaganfallbedingten Halbseitenlähmung gesagt, dass er mit solchen Einschränkungen lieber sterben wolle. Den Äußerungen der bevollmächtigten Angehörigen zufolge würde folglich die Option 2, d. h. der vollständige Verzicht auf jegliche lebenserhaltende Behandlungsmaßnahme, dem Willen des Patienten entsprechen.

- **Bewertung 2: Verpflichtungen gegenüber Dritten**

Im vorliegenden Fall sind hier v. a. die Bedürfnisse der Angehörigen zu berücksichtigen, eine Knappheit an Intensivüberwachungsbetten bestand zum damaligen Zeitpunkt nicht. Die Ehefrau des Patienten und seine beiden Söhne waren davon überzeugt, dass ihr Ehemann bzw. Vater unter den vorliegenden Umständen nicht würde weiterleben wollen. Würde dieser aus ihrer Sicht klare mutmaßliche Wille des Patienten nicht umgesetzt, wäre das auch für sie eine erhebliche Belastung, sodass – zumindest tendenziell – auch für sie die Option 2 die bessere wäre.

- **Synthese**

In der Synthese ist zu prüfen, ob die Verpflichtungen, die aus den einzelnen ethischen Prinzipien resultieren, konvergieren oder divergieren. Im vorliegenden Fall resultiert ein ethischer Konflikt zwischen den Wohlergehensverpflichtungen, nach denen die Option 1 mit Fortsetzung der lebensverlängernden Maßnahmen geboten wäre, und den Autonomieverpflichtungen, nach denen auf lebensverlängernde Maßnahmen verzichtet werden sollte (Option 2). Die Verpflichtungen gegenüber Dritten sprechen ebenfalls eher für die Option 2, stehen hier aber nicht im Vordergrund. Es ist folglich eine begründete Abwägung zwischen den Wohlergehens- und Autonomieverpflichtungen erforderlich. Dabei ist zu prüfen, wie gewichtig die am Wohlergehen und an der Autonomie orientierten Argumente für die Optionen 1 bzw. 2 jeweils sind.

Im vorliegenden Fall könnte eine begründete Abwägung wie folgt ablaufen: Die am Wohlergehen orientierten Argumente für die Fortsetzung der lebensverlängernden Maßnahmen sind insofern etwas geschwächt, als das Outcome mit einer ausreichenden Lebensqualität nur mit einer bestimmten Wahrscheinlichkeit eintreten wird. Möglich ist auch, dass der Patient mit erheblichen Einschränkungen weiterleben muss, eventuell sogar zusätzlich beeinträchtigt durch einen weiteren Schlaganfall oder andere Folgekrankheiten wie eine Post-stroke-Depression, Epilepsie etc. Die an der Autonomie orientierten Argumente für den Verzicht auf jegliche lebensverlängernde Behandlungsmaßnahme sind insofern von vergleichsweise hohem Gewicht, da der mutmaßliche Wille von den bevollmächtigten Angehörigen glaubhaft und übereinstimmend vorgetragen und v. a. mit konkreten früheren Äußerungen des Patienten gestützt wird, die auf Situationen mit klarem Bezug zum aktuell vorliegenden Krankheitsbild verweisen. Argumentativ ließe sich damit begründen, den Autonomieverpflichtungen Vorrang gegenüber den Wohltunsverpflichtungen einzuräumen und das Sterben des Patienten durch den Verzicht auf lebenserhaltende Behandlungsmaßnahmen zuzulassen.

■ **Kritische Reflexion**

Als möglicher Einwand gegen den favorisierten Verzicht auf lebenserhaltende Behandlungsmaßnahmen (Option 2) wäre im vorliegenden Fall zu diskutieren, ob der Patient sich nicht vielleicht doch mit den Einschränkungen würde arrangieren können, v. a. bei einem günstigen Rehabilitationsverlauf. So berechtigt dieser Einwand auch sein mag, ein Übergehen des konkret und glaubhaft übermittelten mutmaßlichen Willens vermag er kaum zu rechtfertigen. Er kann aber Anlass geben, die Verlässlichkeit der Mutmaßungen über den Patientenwillen noch einmal zu überprüfen. Hätte der ethische Konflikt vermieden werden können? Vermutlich kaum. Im Rahmen einer guten Vorausplanung im Sinne eines *Advance Care Planning* (in der Schmitten et al. 2016) wären – bei der Vorgeschichte – die Präferenzen des Patienten für den Fall eines schweren Schlaganfalls vermutlich präziser ermittelt und dokumentiert worden, was zwar den Konflikt nicht eliminiert, aber die begründete Abwägung etwas erleichtert hätte.

Fazit

- Klinische Ethikberatung versucht, das Gesundheitspersonal durch Einzelfallberatung, Fortbildungen und ethische Leitlinien bei schwierigen ethischen Entscheidungen zu unterstützen.
- Für die Entscheidungsunterstützung im Einzelfall haben sich ethische Fallbesprechungen im Team – ggf. mit Beteiligung von Patienten und Angehörigen – bewährt, die von Mitgliedern des Klinischen Ethikkomitees moderiert werden.
- Die Qualität der ethischen Entscheidungsfindung hängt neben dem gut organisierten Gesprächsprozess v. a. von der inhaltlichen Strukturierung der Fallbesprechung ab.
- Das Modell der prinzipienorientierten Falldiskussion bietet einen Leitfa-

den, um in schwierigen ethischen Entscheidungssituationen auf der Grundlage der vier klassischen medizinethischen Prinzipien – Wohltun, Nichtschaden, Respekt der Autonomie und Gerechtigkeit – eine ethisch gut begründete Lösung herauszuarbeiten.

Literatur

AG Ethikberatung im Gesundheitswesen, Neitzke G, Riedel A, Dinges S et al (2013) Empfehlungen zur Evaluation von Ethikberatung in Einrichtungen des Gesundheitswesens. Ethik Med 25:149–156

AG Ethikberatung im Krankenhaus in der Akademie für Ethik in der Medizin e.V. (AEM) (2011) Empfehlungen für die Dokumentation von Ethik-Fallberatungen. Ethik Med 23:155–159

Beauchamp TL, Childress JF (2019) Principles of biomedical ethics, 8. Aufl. Oxford University Press, Oxford

Dörries A, Hespe-Jungesblut K (2007) Die Implementierung Klinischer Ethikberatung in Deutschland. Ergebnisse einer bundesweiten Umfrage bei Krankenhäusern. Ethik Med 19(2):148–156

Dörries A, Neitzke G, Simon A, Vollmann J (Hrsg) (2010) Klinische Ethikberatung. Ein Praxisbuch für Krankenhäuser und Einrichtungen der Altenpflege, Bd 2, 2. Aufl. Kohlhammer, Stuttgart

Dörries A, Simon A, Marckmann G (2015) Ethikberatung im Krankenhaus – Sachstand und kritischer Ausblick. Ethik Med 27(3):249–253

Marckmann G (2021) Ökonomisierung im Gesundheitswesen als organisationsethische Herausforderung. Ethik in der Medizin 33(2):189–201

Marckmann G (2022) Grundlagen ethischer Entscheidungsfindung in der Medizin. In: Marckmann G (Hrsg) Praxisbuch Ethik in der Medizin. Medizinisch Wissenschaftliche Verlagsgesellschaft, Berlin, S 3–13

Marckmann G, Jox RJ (2013) Ethische Grundlagen medizinischer Behandlungsentscheidungen: Auftaktartikel zur Serie „Ethik in der Medizin". Bayerisches Ärzteblatt 9:442–445

Marckmann G, Mayer F (2009) Ethische Fallbesprechungen in der Onkologie: Grundlagen einer prinzipienorientierten Falldiskussion. Onkologe 15(10):980–988

McCullough LB, Ashton CM (1994) A methodology for teaching ethics in the clinical setting: a clinical handbook for medical ethics. Theor Med 15:39–52

Neitzke G (2010) Aufgaben und Modelle von Klinischer Ethikberatung. In: Dörries A, Neitzke G,

Simon A, Vollmann J (Hrsg) Klinische Ethik-
beratung. Ein Praxisbuch für Krankenhäuser und
Einrichtungen der Altenpflege. Kohlhammer,
Stuttgart, S 56–73

Richter G (2010) Ethik-Liasondienst und Ethikvisiten
als Modell der Klinischen Ethikberatung. In:
Dörries A, Neitzke G, Simon A, Vollmann J
(Hrsg) Klinische Ethikberatung. Ein Praxisbuch
für Krankenhäuser und Einrichtungen der Altenpflege. Kohlhammer, Stuttgart, S 73–84

Scheffold N, Paoli A, Gross J et al (2012) Ethikvisite
auf der Intensivstation. Mögliches Instrument
einer klinisch-ethischen Standordbestimmung in
der Intensivmedizin. Med Klin Intensivmed Notfallmed 107(7):553–557

in der Schmitten J, Nauck F, Marckmann G (2016)
Behandlung im Voraus planen (Advance Care
Planning): ein neues Konzept zur Realisierung
wirksamer Patientenverfügungen. Z Palliativmed
17:177–195

Schneiderman LJ, Gilmer T, Teetzel HD et al (2003)
Effect of ethics consultations on nonbeneficial life-sustaining treatments in the intensive care setting: a randomized controlled trial. JAMA
290(9):1166–1172

Schochow M, May AT, Schnell D, Steger F (2014)
Wird Klinische Ethikberatung in Kranken-
häusern in Deutschland implementiert? Dtsch
Med Wochenschr 139(43):2178–2183

Simon A, May AT, Neitzke G (2005) Curriculum
„Ethikberatung im Krankenhaus". Ethik Med
17(4):322–326

Steinkamp N, Gordijn B (2010) Ethik in Klinik und
Pflegeeinrichtung. Ein Arbeitsbuch, 3. Aufl.
Luchterhand, Neuwied

Vollmann J (2010) Methoden der ethischen Falldiskussion. In: Dörries A, Neitzke G, Simon A, Vollmann J (Hrsg) Klinische Ethikberatung. Ein
Praxisbuch für Krankenhäuser und Einrichtungen
der Altenpflege. Kohlhammer, Stuttgart, S 85–99

Vorstand der Akademie für Ethik in der Medizin e.V
(2023) Standards für Ethikberatung in Einrichtungen des Gesundheitswesens. Ethik in der
Medizin 35:313–324

Zentrale Kommission zur Wahrung ethischer Grundsätze in der Medizin und ihren Grenzgebieten
(Zentrale Ethikkommission) bei der Bundesärztekammer (2006) Ethikberatung in der klinischen
Medizin. Dtsch Ärztebl 103(24):A1703–A1707

Einwilligungsfähigkeit

Norbert Nedopil

Inhaltsverzeichnis

F. Erbguth, R. J. Jox (Hrsg.), *Angewandte Ethik in der Neuromedizin*, https://doi.org/10.1007/978-3-662-69739-9_4

▶ **Fallbeispiel**

Wie problematisch die Beurteilung der Einwilligungsfähigkeit sein kann, mag folgender Beispielfall zeigen:

Herr F. ist ein 65-jähriger Diplomingenieur, der wegen einer schweren Depression in die Klinik kam. Er war zuvor in einer anderen Klinik leitliniengerecht, jedoch ohne Erfolg mit Antidepressiva, Psychotherapie und einem Aktivierungsprogramm behandelt worden. Sein Zustand hatte sich gleichwohl verschlechtert, und eine zunehmende Suizidalität machte seine Verlegung in eine intensiv überwachte Station erforderlich. Dort wurde ihm als weitere Behandlungsoption eine Elektrokrampfbehandlung vorgeschlagen. Er wurde aufgeklärt und willigte in diese Behandlung ein. Eine wirksame Patientenverfügung lag nicht vor. Eine Betreuung bestand nicht.

Die Behandlung wurde durchgeführt. Dem Patienten ging es nach der zweiten Behandlung besser. Die Besserung hielt weiter an.

Nach der dritten Behandlung lehnte er eine Fortsetzung der Elektrokrampfbehandlung ab, mit der Begründung, dass er der Behandlung nur zugestimmt habe, weil er erwartet habe, am Elektrokrampf zu sterben; diese Erwartung habe sich nun nicht erfüllt. Er wolle aber nicht mehr leben.

War der Patient bei der Zustimmung zur Behandlung einwilligungsfähig oder nicht? ◀

4.1 Entwicklung der heutigen medizinethischen und rechtlichen Grundsätze

Ethik ist die Grundlage von Werteentscheidungen. Sie kommt zum Tragen, wenn Wertkonflikte gelöst werden müssen. Diese gibt es in der Medizin und insbesondere in Neurologie, Neurochirurgie und Psychiatrie zuhauf, z. B. wenn zwischen dem Bestreben nach Lebensverlängerung und der Angst vor Persönlichkeitsveränderungen oder zwischen dem Verweigern einer Behandlung aus persönlichen Gründen und dem Verlangen nach Behandlung aus gesellschaftlichen Notwendigkeiten entschieden werden muss. Solange in der Medizin Paternalismus das medizinische Handeln bestimmte und Paternalismus allgemein akzeptiert war, war auch medizinisches Handeln ethisch relativ konfliktfrei.

Paternalistisches Modell Danach liegen Fachkompetenz und Wertekompetenz beim Arzt: Der Wissende, der Fachmann, verfügt nicht nur über die entscheidenden Kenntnisse und Fertigkeiten, er ist auch ständig mit den Werteentscheidungen für seine Patienten befasst und damit auch für diese kompetent. Er ist somit in der Lage, bezüglich Diagnose, Therapie und auch darüber hinaus für andere Menschen zu entscheiden. Ärztliche Fürsorge oder Benefizienz war das tragende ethische Prinzip ärztlichen Handelns.

Die dahinterstehende philosophische Grundströmung stammt aus der platonisch-christlichen Überzeugung, nach der es absolut gesetzte Werte gibt, die zu erkennen man sich bemühen müsse, die man anstreben müsse und denen letztendlich der Wissende näherstünde als der Unwissende. In diesem Verständnis und nach dieser Überzeugung hat der Paternalismus durchaus seine Berechtigung. Die Ethik hat sich aber gewandelt.

Patientenautonomie Werte sind nicht mehr in metaphysisch-religiösen Vorstellungen, sondern im Menschen selbst begründet. Die Menschenwürde wurde zum Grundwert, die durch sie begründete Autonomie bestimmt damit auch den Umgang zwischen Patient und Arzt.

Technisch scheint der Wertewandel durchaus berechtigt, da es immer schwieriger wird, das Benefizenzprinzip durchzuhalten. Wenn – wie in der modernen Medizin – viele Methoden zum Ziel führen und manche Therapien nur unter Inkaufnahme hoher Risiken und Nebenwirkungen durchgeführt werden können, wird es zunehmend schwieriger, paternalistisch zu entscheiden, was *bonum facere* für den einzelnen Patienten bedeutet.

Aus historisch-soziologischer Sicht entstand der Wertewandel vom Paternalismus zur Autonomie im angloamerikanischen Sprachraum, in dem, früher als bei uns, demokratische Teilhabe am alltäglichen Geschehen und der Trend zu individuellen Freiheiten und Rechten zu einem wachsenden Misstrauen gegen jegliche Autorität und jegliches Expertentum führten. Ärzte blieben da nicht ausgeklammert. Patienten wurden zu Konsumenten des medizinischen Versorgungssystems; sie forderten eine größere Entscheidungsfreiheit und eine genauere Qualitätskontrolle ihrer medizinischen Versorgung.

In der allgemeinen medizinethischen Diskussion wurden die 1977 von Beauchamp und Childress aufgestellten Prinzipien mit unterschiedlichen Akzenten und Gewichtungen weitgehend übernommen:

Prinzipien der biomedizinischen Ethik (Beauchamp und Childress 2019)
- Non-Malefizienz oder *nihil nocere* oder Nichtschädigung
- Autonomie oder Selbstbestimmung
- Benefizienz oder Fürsorge
- Gerechtigkeit

Später wurden weitere Prinzipien in die arztethische Diskussion eingeführt, so die **Solidarität** (Sass 1989) oder das **Gemeinwohl** (Heifetz 1996).

Ethiker und Praktiker waren sich seit langem darüber im Klaren, dass nur in den wenigsten Fällen alle ethischen Prinzipien ärztlichen Handelns gleichzeitig verwirklicht werden können.

Allerdings stehen bei allen Abwägungen zwei Prinzipien nicht zur Disposition (Helmchen und Lauter 1995):

1. die Autonomie des Menschen, der sich dem Arzt anvertraut und
2. das Wohl dieses Menschen, das es zu fördern gilt und von dem Schaden abzuwenden ist.

Dem wurde auch juristisch unter Hinweis auf das Grundgesetz der Bundesrepublik Deutschland zunehmend Rechnung getragen. Die zentrale Rechtsgrundlage der Arzt-Patienten-Beziehung ist das **Selbstbestimmungsrecht** des Patienten über seine leiblich-seelische Integrität, das sich in Deutschland aus Art. 1 und 2 des Grundgesetzes sowie den vom Bundesverfassungsgericht daraus entwickelten Regeln ergibt (z. B. NJW 1979, 1925).

Bereits 1968 formulierte Huber, dass Verantwortung und Autonomie dadurch bestärkt werden, dass man sie behauptet und unterstellt. Diese normative Setzung ist im Lauf der letzten 40 Jahre verwirklicht worden. Gleichzeitig wuchs das Bewusstsein für die Notwendigkeit einer geregelten Vertretung der Interessen und des Willens der jeweils Betroffenen (Jürgens et al. 2011). Mit der zunehmenden Betonung der Autonomie in allen zwischenmenschlichen Bereichen, und insbesondere der Patientenautonomie im Arzt-Patient-Verhältnis, ist es zu einer weiteren Verrechtlichung der Beziehungen gekommen. Die Selbstbestimmung ist zu einem einklagbaren Recht geworden, welches auch in der UN-Behindertenrechtskonvention, die seit 2009 auch in Deutschland gilt (BGBL 2008 II S. 1419), betont wird. Voraussetzung für jedes ärztliche Handeln ist somit die (autonome) Einwilligung des von diesem Handeln Betroffenen.

4.2 Aufklärung und Einwilligung

Ärztliche Eingriffe, auch psychotherapeutische Eingriffe, sind Körperverletzungen oder auch Eingriffe in das Persönlichkeitsrecht der Selbstbestimmung eines Menschen, bei der Behandlung in einer geschlossenen Abteilung sind sie auch Freiheitsberaubung. Sie sind somit Rechtsverletzungen und prinzipiell strafbare Handlungen. Sie werden legitimiert durch die Einwilligung des einwilligungsfähigen Betroffenen, nachdem dieser angemessen aufgeklärt wurde. Eine gänzlich oder teilweise fehlerhafte Aufklärung macht die Einwilligung unwirksam und den Eingriff rechtswidrig (so schon der Bundesgerichtshof, BGH 1989, Versmed. 49, 1997, S. 1f.). Gesetzlich verankert wurden die Folgen eines Aufklärungsmangels auch in dem 2013 verabschiedeten Patientenrechtegesetz (§§ 630a bis 630h BGB).

§ 630d: Einwilligung

- (1) Vor Durchführung einer medizinischen Maßnahme, insbesondere eines Eingriffs in den Körper oder die Gesundheit, ist der Behandelnde verpflichtet, die Einwilligung des Patienten einzuholen. Ist der Patient einwilligungsunfähig, ist die Einwilligung eines hierzu Berechtigten einzuholen, soweit nicht eine Patientenverfügung nach § 1820 Absatz 2 BGB die Maßnahme gestattet oder untersagt. Weitergehende Anforderungen an die Einwilligung aus anderen Vorschriften bleiben unberührt. Kann eine Einwilligung für eine unaufschiebbare Maßnahme nicht rechtzeitig eingeholt werden, darf sie ohne Einwilligung durchgeführt werden, wenn sie dem mutmaßlichen Willen des Patienten entspricht.
- (2) Die Wirksamkeit der Einwilligung setzt voraus, dass der Patient oder im Fall des Absatzes 1 Satz 2 der zur Einwilligung Berechtigte vor der Einwilligung nach Maßgabe von § 630e Absatz 1 bis 4 aufgeklärt worden ist.
- (3) Die Einwilligung kann jederzeit und ohne Angabe von Gründen formlos widerrufen werden.

§ 630e: Aufklärungspflichten

- (1) Der Behandelnde ist verpflichtet, den Patienten über sämtliche für die Einwilligung wesentlichen Umstände aufzu-

klären. Dazu gehören insbesondere Art, Umfang, Durchführung, zu erwartende Folgen und Risiken der Maßnahme sowie ihre Notwendigkeit, Dringlichkeit, Eignung und Erfolgsaussichten im Hinblick auf die Diagnose oder die Therapie. Bei der Aufklärung ist auch auf Alternativen zur Maßnahme hinzuweisen, wenn mehrere medizinisch gleichermaßen indizierte und übliche Methoden zu wesentlich unterschiedlichen Belastungen, Risiken oder Heilungschancen führen können.

- (2) Die Aufklärung muss
  - 1. mündlich durch den Behandelnden oder durch eine Person erfolgen, die über die zur Durchführung der Maßnahme notwendige Ausbildung verfügt; ergänzend kann auch auf Unterlagen Bezug genommen werden, die der Patient in Textform erhält,
  - 2. so rechtzeitig erfolgen, dass der Patient seine Entscheidung über die Einwilligung wohlüberlegt treffen kann,
  - 3. für den Patienten verständlich sein.
  - Dem Patienten sind Abschriften von Unterlagen, die er im Zusammenhang mit der Aufklärung oder Einwilligung unterzeichnet hat, auszuhändigen.
- (3) Der Aufklärung des Patienten bedarf es nicht, soweit diese ausnahmsweise aufgrund besonderer Umstände entbehrlich ist, insbesondere wenn die Maßnahme unaufschiebbar ist oder der Patient auf die Aufklärung ausdrücklich verzichtet hat.
- (4) Ist nach § 630d Absatz 1 Satz 2 die Einwilligung eines hierzu Berechtigten einzuholen, ist dieser nach Maßgabe der Absätze 1 bis 3 aufzuklären.
- (5) Im Fall des § 630d Absatz 1 Satz 2 sind die wesentlichen Umstände nach Absatz 1 auch dem Patienten entsprechend seinem Verständnis zu erläutern, soweit dieser aufgrund seines Entwicklungsstandes und seiner Verständnismöglichkeiten in der Lage ist, die Erläuterung aufzunehmen, und soweit dies seinem Wohl nicht zuwiderläuft. Absatz 3 gilt entsprechend.

Diese Grundsätze der Einwilligung nach Aufklärung gelten auch für psychisch Kranke oder Patienten, die sich wegen ihres Gesundheitszustandes nicht äußern können. Bei ihnen gibt es die Ausnahmeregelung der Ersatzeinwilligung und des Notfalls (Unaufschiebbarkeit der Maßnahme). Allerdings hat die Aufklärung auch in solchen Situationen so weit zu erfolgen, wie es in Anbetracht des momentanen Verständnisses des Patienten möglich ist. Diese Prinzipien haben in der internationalen arztethischen Diskussion und auch in den zuständigen politischen Gremien zunehmend an Gewicht gewonnen, wie an verschiedenen Entschließungen der Vereinten Nationen (Gendreau 1997) oder der Organe der Europäischen Konvention für Menschenrechte (Dougin 1998) und zuletzt in der UN-Behindertenrechtskonvention (Jürgens et al. 2011) abzulesen ist.

4.3 Einwilligungsfähigkeit

Ein Patient kann aber einer Behandlung nur rechtswirksam zustimmen, wenn er einwilligungsfähig ist. Die Frage der Einwilligungsfähigkeit hat seit geraumer Zeit international an Bedeutung gewonnen (Amelung 1996; American Psychiatric Association 1997; Appelbaum und Grisso 1996; Duttge 2011; Kitamura et al. 1998; Vollmann et al. 2004).

Einwilligungsfähigkeit wird in der Rechtsprechung und der juristischen Literatur definiert als die Fähigkeit, Wesen, Bedeutung und Tragweite (Risiken) einer Maßnahme oder Handlung, die man an sich gestattet, (in groben Zügen) zu erfassen und das Für und Wider der Maßnahme abzuwägen (ursprünglich BGH-Urteil vom 28.11.1957 4 Str 525/57; BGHZ 29,33; Taupitz und Neikes 2009, S. 528). Sie hängt davon ab, dass der Betreffende seinen Willen in Bezug auf die Handlung, der er sich unterzieht, frei bilden kann. Die Einwilligung und damit Ein-

willigungsfähigkeit beziehen sich generell auf Handlungen im zwischenmenschlichen Bereich und nicht nur auf ärztliche Behandlungen, sie werden aber wohl in der Arzt-Patienten-Beziehung am häufigsten diskutiert. Demgegenüber ist für Rechtsgeschäfte die Geschäftsfähigkeit ausschlaggebend. Zwischen Einwilligungsfähigkeit und Geschäftsfähigkeit bestehen jedoch wesentliche Unterschiede:

Während Geschäftsunfähigkeit und ihre Auswirkungen in den §§ 104 und 105 des Bürgerlichen Gesetzbuches (BGB) definiert sind, gibt es solche gesetzlichen Definitionen für die Einwilligungs(un)fähigkeit nicht. Während Geschäftsfähigkeit nur dem Volljährigen zugebilligt wird, kann auch der Minderjährige für bestimmte Entscheidungen einwilligungsfähig sein; die Einwilligungsfähigkeit hängt von der Schwierigkeit und Komplexität der Entscheidung und der Reife oder dem Verständnis des Betroffenen ab, während Geschäftsfähigkeit bei jedem Erwachsenen angenommen wird, sofern ihm nicht Geschäftsunfähigkeit attestiert wird. Die Einwilligungsfähigkeit ist somit relativ, während es eine relative Geschäftsfähigkeit nicht gibt, sie ist also niemals relativ zur Schwierigkeit oder Tragweite eines Rechtsgeschäfts. Die Relativität der Einwilligungsfähigkeit lässt sich auch daran erkennen, dass sie in verschiedenen Gesetzen (z. B. Arzneimittelgesetz, Unterbringungsgesetze bzw. Psychisch-Kranken-Gesetze [PsychKGs], Kastrationsgesetz, Transsexuellengesetz) unterschiedlich aufgefasst und in der Rechtsprechung uneinheitlich ausgelegt wird. Dabei ist jedoch eine gewisse einheitliche Tendenz erkennbar:

- Je komplexer der Eingriff ist, in den eingewilligt werden soll, desto höher sind die juristischen Anforderungen, die an die Einwilligungsfähigkeit gestellt werden. Dies ist sehr leicht daran erkennbar, dass Minderjährige für gewisse Handlungen durchaus einwilligungsfähig sind,

4

z. B. können 14-jährige Jugendliche in sexuelle Handlungen einwilligen, 18-Jährige können in Arzneimittelversuche einwilligen und auch in eine Sterilisation. In eine Kastration zur Dämpfung des Geschlechtstriebes können aber erst 25-Jährige einwilligen. In ärztliche Behandlungen, die keine gravierenden Eingriffe bedeuten und keine gravierenden Folgen nach sich ziehen, können auch schon 14-Jährige einwilligen.

- Auch bei geschäftsunfähigen Erwachsenen gilt: Je schwerwiegender ein Eingriff, je nachhaltiger die Folgen, desto höher sind die Anforderungen, die an die Einwilligungsfähigkeit des Betroffenen gestellt werden müssen. Konkret heißt das, dass auch ein geschäftsunfähiger Patient für einen einfachen und risikoarmen Eingriff einwilligungsfähig sein kann, für einen komplizierten und risikoreichen aber nicht. Für den jeweiligen Eingriff zu einem konkreten Zeitpunkt kann die Einwilligungsfähigkeit aber grundsätzlich nur bejaht oder verneint, nicht aber vermindert sein.

- Darüber hinaus gibt es für bestimmte Eingriffe auch bei Einwilligungsunfähigen ein „Vetorecht" des Patienten. Dieses Vetorecht ist im Kastrationsgesetz festgeschrieben und gilt ebenso für die Sterilisation, für die Durchführung medizinischer Experimente, für Organspenden und für Schwangerschaftsabbrüche. Auch die Eltern oder ein Betreuer können sich in den genannten Fällen nicht über den natürlichen Willen der ihnen anvertrauten Kinder oder Betreuten hinwegsetzen. Entscheidend ist hier nicht die Einwilligungsfähigkeit, sondern der natürliche Wille eines Menschen, der eigentlich jedem Menschen ab seiner Geburt zugebilligt wird, da es hier auf Urteilsvermögen und Verstandesreife nicht ankommt (Amelung 1992a, b). Unter natürlichem Willen versteht man heute jene Willensbekundungen von Menschen, die nicht an besondere Entwicklungsstadien oder an kognitive Voraussetzungen geknüpft sind, sondern den Bedürfnissen des individuellen Menschen unabhängig von dessen Alter oder Verstandesreife entspringen.

Grundsätzlich gilt, dass der Geschäftsfähige auch einwilligungsfähig ist, Einwilligungsfähigkeit aber noch nicht mit Geschäftsfähigkeit gleichzusetzen ist.

Zwischen einer Einwilligung in das Erdulden einer Handlung und der Zustimmung zu einem Rechtsgeschäft besteht zudem ein Unterschied insofern, als dass die Einwilligung widerrufen werden kann, die Zustimmung zum Rechtsgeschäft nach dessen Gültigkeit jedoch nicht.

In Anlehnung an Amelung (1998) können für die Voraussetzungen der Einwilligungsfähigkeit folgende Überlegungen angestellt werden:

- Einwilligung bedeutet die Zustimmung zu einem persönlichen Opfer: Der Einwilligende opfert aus juristischer Sicht ein Rechtsgut und stimmt einer möglichen Beschädigung seines Körpers zu. Dieses Opfer wird erbracht, um einem Nachteil zu entgehen oder einen Vorteil zu erhalten. Der Einwilligende muss also ein subjektives Wertesystem besitzen, anhand dessen er solche Entscheidungen vornimmt. Er muss somit die Fähigkeit zur autonomen **Wertung** besitzen.

- Einwilligung bedeutet auch eine prognostische Entscheidung. Der Einwilligende muss die Frage beantworten, welcher Eingriff ihm in der Zukunft Vorteile bringen oder Nachteile verhindern wird. Er muss somit entweder über Informationen verfügen, die derartige prognostische Entscheidungen ermöglichen, oder er muss der Aufklärung über Tatsachen, die für seine Entscheidung erforderlich sind, folgen können. Darüber hinaus muss er eine Vorstellung über Kausalzusammenhänge entwickeln können.

- Letztendlich muss der Einwilligende nicht nur Alternativen erkennen können und einen subjektiven Wertmaßstab für die darin enthaltene Konfliktlösungsstrategie besitzen, sondern auch jene Alternative wählen können, von der er sich den meisten Nutzen verspricht.

Vergleichbare Voraussetzungen lassen sich auch der internationalen Literatur entnehmen: Die Fähigkeit zum Verstehen, zum Bewerten, zur rationalen Entscheidung (was wiederum die Fähigkeit zum folgerichtigen Denken, zum vergleichenden Beurteilen und zum Abwägen von Wahrscheinlichkeiten umfasst) und zur Kommunikation und Begründung einer Wahl gelten als die Grundlagen für Einwilligungsfähigkeit (Saks und Jeste 2006). Die genannten Voraussetzungen sind nicht nur die Grundbedingungen für eine vernünftige, autonome Entscheidung eines Patienten zu einer Behandlung, sie sind auch von großer Bedeutung für jeden Arzt, der im Notfall handeln muss, ohne den Patienten befragen zu können. Er beruft sich dann auf die mutmaßliche Einwilligung des Patienten und muss dabei die subjektiven Wertmaßstäbe des Betroffenen – soweit sie ihm bekannt sind – berücksichtigen, nicht etwa nur seine eigenen.

Bei Störungen, die sich auf die kognitiven, mnestischen und emotionalen Funktionen sowie auf die Willensbildung auswirken, kann jede dieser drei Voraussetzungen gestört sein:

- Die **Fähigkeit zur autonomen Wertung** kann u. a. unabhängig von der Ätiologie der Symptomatik gestört sein:
  - bei Orientierungsstörungen, wenn Unklarheit über die eigene Person oder Situation besteht,
  - bei Wahn, wenn die Einwilligung mit den Wahninhalten kollidiert,
  - bei Depression, wenn beispielsweise eine nihilistische Gedankeneinengung oder ein Todeswunsch die Wertung verzerrt,

  - bei Extrembelastungen und Unreife, z. B. wenn sich ein Jugendlicher aus Liebeskummer suizidieren will,
  - bei maniformen Syndromen, wenn etwa Euphorie und Selbstüberschätzung zu einer Veränderung des persönlichen Wertgefüges führen,
  - bei Sucht, wenn der Suchtmittelerwerb und die Suchtmittelzufuhr Vorrang vor allen anderen Werten erhalten.

- Die **Fähigkeit zum Erkennen von Tatsachen und Kausalverläufen** kann u. a. beeinträchtigt sein:
  - bei kognitiven Störungen, wenn die Tatsachen und Zusammenhänge, die für die Entscheidung erforderlich sind, nicht erfasst werden können,
  - bei mnestischen Störungen, wenn vergangene Fakten, frühere Intentionen und bisherige Entscheidungen nicht mehr vergegenwärtigt werden können,
  - bei Denkstörungen, wenn diese ein folgerichtiges, schlussfolgerndes Denken verhindern,
  - bei Debilität und Demenz, wenn die intellektuellen Fähigkeiten nicht ausreichen, sinnvolle Schlüsse aus objektiven Vorgaben zu ziehen,
  - bei Wahn, wenn es zu einer Beeinträchtigung der Schlussfolgerungen durch überwertige Ideen oder Wahninhalte kommt,
  - bei Depression, wenn nihilistische Ideen oder affektive Denkeinengung das Schlussfolgern beeinträchtigen.

- Die **Fähigkeit zur Konfliktlösung** aufgrund einer persönlichen Wertung, zur Entscheidung und deren Kommunikation kann u. a. gestört sein bei:
  - ausgeprägter Bewusstseinsstörung (Stupor, Bewusstlosigkeit, Koma),
  - Delir,
  - Erregungszuständen,
  - psychotischer Ambivalenz,
  - Demenz oder Wahn.

In der Literatur wird häufig versucht, Einwilligungsfähigkeit zu definieren und sich mit den Unklarheiten, die mit einer positiven Zuschreibung dieses juristischen Merkmals verbunden sind, auseinanderzusetzen (Simon 2015; Bauer und Vollmann 2002; Duttge 2011; Jox 2015; Vollmann et al. 2004). Jox (2015) hat ähnlich wie Saks und Jeste (2006) folgende fünf Voraussetzungen für die Annahme von Einwilligungsfähigkeit aufgeführt:

> **Voraussetzungen für die Annahme von Einwilligungsfähigkeit (Jox 2015)**
> - Verständnis: Der Betreffende muss den Sachverhalt, die Situation und die daraus abzuleitenden Konsequenzen verstehen.
> - Anwendung: Er muss sie auf seine eigene spezifische Situation anwenden können.
> - Abwägung: Er muss in der Lage sein, das Für und Wider einer Situation abzuwägen.
> - Entschließung: Er muss aufgrund der Abwägung einen Entschluss fassen können.
> - Er muss diesen Entschluss kommunizieren können.

Einer derartigen positiven Zuschreibung der Einwilligungsfähigkeit stehen einige praktische Probleme entgegen. So erfordert die positive Zuschreibung die Feststellung der Einwilligungsfähigkeit in jedem Einzelfall, es müssten dann also alle fünf von Saks und Jeste (2006) oder Jox (2015) aufgezählten Kriterien auf ihr Vorhandensein geprüft werden, was gar nicht so einfach ist. Darüber hinaus würde bei einem solchen Vorgehen Einwilligungsfähigkeit möglicherweise auch bei einem Menschen verneint, der bewusst und willentlich Unsinniges intendiert. Es wird nämlich nicht gefragt, ob eine Krankheit oder Störung ausschlaggebend ist für die jeweilige Willensäußerung oder nur eine Laune, die auch gesunde Menschen haben können.

4.4 Einwilligungsunfähigkeit

In den juristischen Gepflogenheiten wurden seit langem für dieses Problem Lösungen gefunden, die aus Sicht des Autors pragmatischer und vermutlich auch rechtlich sicherer sind. Im interdisziplinären Diskurs von Psychiatern und Juristen und daraus auch in den Gesetzestexten hat es sich bewährt, das, was üblich oder normal ist, als gegeben hinzunehmen und als „Norm" zu akzeptieren. Das Gesetz und die Rechtsanwender gehen somit davon aus, dass der (erwachsene) Mensch geschäfts-, testier-, ehe- oder schuldfähig ist, ohne die jeweiligen Begriffe zu definieren oder den Menschen grundsätzlich und in jedem Fall bezüglich dieser Fähigkeiten zu prüfen. Eine Überprüfung ist erst dann erforderlich, wenn Zweifel an diesen Fähigkeiten bestehen. Definiert wird deshalb die Ausnahme von der Regel, die Geschäfts-, Testier-, Ehe- oder Schuld**un**fähigkeit. Diese Ausnahme gilt es zu beweisen. Wenn dieser Beweis nicht gelingt, ist von einem Norm(al)zustand auszugehen.

Darüber hinaus ist für jede dieser Entscheidungen ein zweistufiges Vorgehen vorgesehen:
- Danach ist zunächst eine Krankheit oder Störung festzustellen, die einem juristischen Krankheitsbegriff zugeordnet werden muss (1. Stufe: Definition des Eingangsmerkmals. Er lautet bei der Einwilligungsfähigkeit unabhängig von der medizinischen Nomenklatur gemäß § 1896 BGB: psychische Krankheit, geistige oder seelische Behinderung).
- Erst wenn aufgrund dieser Störung eine für die Fragestellung relevante Funktionseinbuße vorliegt (2. Stufe), kann von der betreffenden Unfähigkeit ausgegangen werden (Müller & Nedopil 2017; Cording & Nedopil 2023).

Diese Prinzipien hat eine interdisziplinär zusammengesetzte Arbeitsgruppe der Arbeitsgemeinschaft für Neuropsychopharmakologie und Pharmakopsychiatrie (AGNP) übernommen und eine Konzeption zur Beurteilung der Einwilligungsunfähigkeit entwickelt (Nedopil et al. 1999). Demnach ist

- dem erwachsenen Menschen zunächst Einwilligungsfähigkeit zu unterstellen. Einwilligungsunfähigkeit ist zu definieren und Einwilligungsfähigkeit anzunehmen, falls Einwilligungsunfähigkeit nicht besteht.
- die Zweistufigkeit, die dem Gesetz nach beinahe bei jeder vergleichbaren Beurteilung erforderlich wird, auch in die Definition der Einwilligungsunfähigkeit aufzunehmen. Zweistufigkeit besagt, dass zunächst eine Krankheit festgestellt werden, d. h. der juristische Krankheitsbegriff erfüllt sein muss (1. Stufe; s. auch unten, Anmerkung zur „Terminologie des Betreuungsrechts") und erst, wenn dies der Fall ist, deren Auswirkungen auf die entsprechende Fähigkeit geprüft werden kann (2. Stufe). Damit wird verhindert, dass jede nach außen unsinnig erscheinende Willensäußerung als Indikator für Einwilligungsunfähigkeit angesehen wird.

Terminologie des Betreuungsrechts (§ 1814 BGB: Krankheit oder Behinderung)

Eine Differenzierung von Krankheiten oder Behinderungen wurde bei der Novellierung des Betreuungsrechtes 2023 vermieden. Gleichwohl stehen die Begriffe psychische Krankheit und Behinderungen noch im Gesetz. Unter psychischen Krankheiten versteht man alle psychischen Störungen, also z. B. auch Persönlichkeitsstörungen oder Anpassungsstörungen, deren psychosoziale Auswirkungen vergleichbar mit denen bei schweren psychischen Erkrankungen sind, wie z. B. bei schizophrenen Psychosen.

> **Einwilligungsunfähigkeit**
> Einwilligungsunfähig ist derjenige, der wegen Minderjährigkeit, psychischer Krankheit oder geistiger Behinderung (1. Stufe) unfähig ist,
> - ... den für die Entscheidung relevanten Sachverhalt zu verstehen (Verständnis).
> - ... ihn im Hinblick auf seine gegenwärtige Situation und die sich daraus ergebenden Folgen und Risiken zu verarbeiten (Verarbeitung).
> - ... zu erfassen, welchen Wert die betroffenen Interessen für ihn haben und zwischen welchen Möglichkeiten er wählen kann (wichtig ist die Bezugnahme auf die – nicht durch Krankheit verzerrte – Werthaltung des Betroffenen) (Bewertung).
> - ... den eigenen Willen auf der Grundlage von Verständnis, Verarbeitung und Bewertung der Situation zu bestimmen (Bestimmbarkeit des Willens) (2. Stufe).

In der Praxis kann in der Regel davon ausgegangen werden, dass die Zustimmung eines aufgeklärten erwachsenen Patienten, bei dem psychotische oder demenzielle Symptome oder eine ausgeprägte Intelligenzminderung nicht erkennbar sind, einer rechtsgültigen Einwilligung entspricht. Hier liegt augenscheinlich keine Störung (Eingangsmerkmal) vor, welche die Willensentscheidung beeinträchtigen könnte. Zudem stimmen die subjektiven Wertentscheidungen des Patienten mit den sachlich vernünftigen überein, sodass Zweifel an der Einwilligungsfähigkeit nicht aufkommen. Andererseits ist die Ablehnung einer Behandlung allein noch kein Hinweis für Einwilligungsunfähigkeit, kann aber ein erstes Indiz sein, die Einwilligungsfähigkeit zu prüfen.

4.5 Feststellung der Einwilligungsunfähigkeit

Zur Überprüfung der Einwilligungsfähigkeit wurden verschiedene Vorgehensweisen vorgeschlagen (Bauer und Vollmann 2002; Nedopil et al. 1999; Vollmann 2000). Eine solche Überprüfung bedarf aber in der Routine ärztlichen Handelns keines ausgeklügelten Instrumentariums, sondern kann in die alltägliche Praxis integriert werden. Sie ist auch nicht erforderlich, wenn weder Minderjährigkeit noch Hinweise für eine psychische Krankheit oder geistige Behinderung vorliegen.

Andernfalls ist eine Überprüfung schon dadurch möglich, den Patienten nach der Aufklärung darum zu bitten, in seinen eigenen Worten zu wiederholen, was er von der Aufklärung verstanden hat, und seine Ausführungen dokumentiert (s. auch Simon 2015). Ein etwas stärker formalisierter Zugang, der sich auch checklistenartig dokumentieren lässt und in unübersichtlichen und schwierigeren Fällen sicherer ist, kann darin bestehen, dass der Patient zunächst in verständlicher, ihm angemessener Sprache über die Grundsätze der Aufklärung und Einwilligung informiert wird.

Dieses Aufklärungsgespräch sollte folgenden Inhalt haben und in einer den Patienten angemessenen Form durchgeführt werden (Nedopil 2014):

■ 1. Schritt

Bevor sich Patienten medizinischen Maßnahmen, also einer Untersuchung oder einer Behandlung unterziehen, müssen sie über die Maßnahme informiert und aufgeklärt werden. Patienten müssen verstehen, wie die diagnostischen oder therapeutischen Maßnahmen ablaufen, welche Risiken sie bergen und welche Vorteile und Erfolge von ihnen zu erwarten sind. Sie müssen auch wissen, welche Möglichkeiten es als Alternative zu den vorgeschlagenen Maßnahmen gibt und welche Konsequenzen es hat, wenn die Maßnahmen nicht durchgeführt werden. Nach einer entsprechenden Aufklärung durch den Arzt können Patienten den ihnen vorgeschlagenen Maßnahmen zustimmen, sie können sie ablehnen oder ihre Zustimmung jederzeit widerrufen.

Patienten in Notsituationen oder mit fortschreitenden Erkrankungen können ihre Fähigkeit, eine solche Aufklärung zu verstehen, verlieren. Sie können dann keine vernünftigen Entscheidungen mehr darüber treffen, welche diagnostischen Untersuchungen oder therapeutischen Maßnahmen für sie die besten wären. In solchen Fällen muss ein anderer stellvertretend für sie die Entscheidungen treffen. Bevor durch einen Notfall oder im Laufe einer chronischen Krankheit eine solche Einwilligungsunfähigkeit eintritt, können Patienten zweierlei Dinge tun:

- Sie können jemanden bevollmächtigen, die Entscheidungen für sie zu treffen (Vorsorgevollmacht), oder dem Gericht eine Person als Betreuer vorschlagen (Betreuungsverfügung), damit eine Person ihres Vertrauens darüber wacht, dass Untersuchungen, Behandlungen und ggf. auch therapeutische Studien ordnungsgemäß durchgeführt werden.
- Sie können, solange sie noch einwilligungsfähig sind und genau wissen, was sie wollen, eine schriftliche Erklärung darüber abgeben, welche Behandlungen sie wünschen, welche unterlassen werden sollen und ggf. auch an welchen Therapiestudien sie bereit sind teilzunehmen (Patientenverfügung). Vorsorgevollmacht und Patientenverfügung ermöglichen es den Patienten, im gesunden Zustand zu entscheiden, welche Maßnahmen in jenen Fällen getroffen werden sollten, in denen sie selbst zu solchen Entscheidungen nicht mehr fähig sind. Sie ermöglichen den Patienten auch, zu bestimmen, wer gegenüber Ärzten und dem Pflegepersonal ihre Rechte vertreten soll.

■ **2. Schritt**

Um die Einwilligungsfähigkeit der Patienten, insbesondere Verständnis, Verarbeitung und Bewertung der vorgeschlagenen Maßnahmen zu überprüfen, werden die Patienten in einer Form, die ihrer Bildung und psychischen Befindlichkeit angemessen ist, darüber befragt, ob sie die Aufklärung verstanden haben, ob ihnen Wahlmöglichkeiten zur Verfügung standen und ob sie sich für die Untersuchung oder Behandlung entschieden haben. Folgende Fragen können als Anhaltspunkte für die Klärung der Einwilligungsunfähigkeit mit dem Patienten dienen. Sie sollten in einer dem jeweiligen Patienten angemessenen Sprache formuliert werden. Die Beantwortung der Fragen sollte in Zweifelsfällen dokumentiert werden.

Fragen an Patienten zum Verständnis des Aufklärungsgesprächs
- Worüber hat Sie der Arzt/die Ärztin aufgeklärt, bevor er/sie mit einer Untersuchung oder einer Behandlung beginnt?
- Können Sie als Patient, nachdem Sie aufgeklärt wurden, selbst entscheiden, ob Sie der Untersuchung oder Behandlung zustimmen?
- Können Sie als Patient Ihr Einverständnis mit einer bestimmten Behandlung widerrufen?

Bei Langzeitbehandlungen empfiehlt es sich, die Patienten zusätzlich zu den nachstehenden Fragen Stellung nehmen zu lassen:
- Welche Folgen kann eine fortschreitende Erkrankung für die Einwilligungsfähigkeit haben?
- Welche Möglichkeiten haben Patienten, wenn sie aufgrund eines Notfalls oder einer langen Krankheit fürchten müssen, eines Tages nicht mehr in der Lage zu sein, ihre eigene Entscheidung über eine Behandlung kundzutun?
- Was können sie in einer Vorsorgevollmacht bestimmen?

■ **3. Schritt**

Da mithilfe dieser Befragung die Bestimmbarkeit des Willens noch nicht hinreichend geprüft wird, muss durch die epikritische Beurteilung geklärt und dokumentiert werden, dass
- die Entscheidung der Patienten ihrer – nicht durch Krankheit verzerrten – Willensbildung entspricht,
- die Patienten sich nicht aus Unfähigkeit zu einer Willensbildung lediglich den äußeren Umständen und Einflüssen fügen.

Bei einwilligungsunfähigen Patienten bedürfen ärztliche Behandlungen der Ersatzeinwilligung des Bevollmächtigten oder Betreuers. Diese haben jedoch einen in einer Patientenverfügung festgelegten Willen zu respektieren und durchzusetzen, ebenso wie eine Behandlungsvereinbarung, die zwischen Arzt und Patienten zu einem Zeitpunkt abgeschlossen wurde, zu welchem der Patient mit Sicherheit einwilligungsfähig war. Derartige Vereinbarungen reflektieren den mutmaßlichen Willen des Patienten, der von ihm im einwilligungsfähigen Zustand geäußert wurde und bei jeder Behandlung eines einwilligungsunfähigen Patienten zu erkunden und nach dem sich zu richten ist.

Solche Festlegungen finden jedoch dort ihre Grenzen, wo sie mit Zwang durchgesetzt werden müssten. Zwangsmaßnahmen sind nach der aktuellen Gesetzeslage nur dann möglich, wenn sie in einer Vollmacht schriftlich vorherbestimmt und vom Betreuungsgericht genehmigt sind und der Patient ihre Notwendigkeit wegen seiner Störung aufgrund von Einwilligungsunfähigkeit nicht einsehen kann. Insofern sind zwei Fallkonstellationen zu berücksichtigen:

- Der einwilligungsunfähige, betreute Patient lehnt die vorgeschlagene Behandlung nicht ab. Der Betreuer muss vor der Durchführung der Behandlung stellvertretend der Behandlung zustimmen, nachdem er aufgeklärt wurde und feststellt, dass die Behandlung dem verfügten oder mutmaßlichen Willen des Patienten entspricht.
- Der einwilligungsunfähige, betreute Patient lehnt die vorgeschlagene Behandlung ab. Der Betreuer und der Arzt müssen versuchen, den Patienten zur Behandlung zu motivieren. Falls das nicht gelingt, ist es erforderlich, das Betreuungsgericht einzuschalten, falls die Voraussetzungen des § 1832 BGB vorliegen.

Darüber hinaus ist auch eine betreuungsrichterliche Zustimmung erforderlich, wenn bei einem einwilligungsunfähigen Patienten durch die Untersuchung, die Heilbehandlung oder den ärztlichen Eingriff die Gefahr besteht, daran zu sterben oder einen schweren oder länger dauernden Schaden zu erleiden (§ 1829 BGB) und kein Einvernehmen zwischen Arzt, Betreuer und Patienten bezüglich der Behandlung besteht. In der Psychiatrie ist eine betreuungsrichterliche Genehmigung immer einzuholen, wenn bei zivilrechtlich untergebrachten einwilligungsunfähigen Patienten eine Behandlung gegen deren Willen erforderlich wird. Ob dies nach der Neuregelung des § 1829 Abs. 3 BGB auch dann der Fall ist, wenn bei einwilligungsunfähigen, aber zustimmenden Patienten Langzeitbehandlungen über die Dauer der ursprünglichen Erkrankung hinaus fortgeführt werden sollen, ist in der Rechtsprechung noch nicht geprüft worden. Derartige Fallkonstellationen könnten sich sowohl bei einer Lithiumtherapie wie auch bei einer Langzeitbehandlung mit Neuroleptika oder Antikonvulsiva ergeben, in denen früher Genehmigungen durch das Betreuungsgericht erforderlich waren, zumindest dann, wenn der Patient ursprünglich der Behandlung nicht zugestimmt hat.

Fazit

- Einwilligungsfähigkeit ist definiert als die Fähigkeit, Wesen, Bedeutung und Tragweite (Risiken) einer Maßnahme oder Handlung, die man an sich gestattet, (in groben Zügen) zu erfassen und das Für und Wider der Maßnahme abzuwägen.
- Bei der Überprüfung der Einwilligungsfähigkeit empfehlen sich folgende drei Schritte:
  1. Angemessene Aufklärung,
  2. Befragung des Patienten zu Aufklärungsinhalt, Wahlmöglichkeiten und Entscheidung,
  3. Ausschluss einer krankheitsbedingten Unfähigkeit oder Verzerrung bezüglich der Willensbildung.

4.6 Exkurs: Freiverantwortlichkeit beim assistierten Suizid

Das Bundesverfassungsgericht (BVerfG) hat in seinem Urteil vom 26.02.2020 (BVerfGE 153, 182ff) den 2015 in Kraft getretenen § 217 StGB zur Strafbarkeit der geschäftsmäßigen Suizidassistenz für nichtig erklärt. Zugleich hat es betont, dass die Freiverantwortlichkeit der Entscheidung zur Selbsttötung eine unabdingbare Voraussetzung für die Zulässigkeit von Suizidassistenz ist. In Übereinstimmung mit dem Europäischen Gerichtshof für Menschenrechte (EGMR) führt das BVerfG aus, der Staat habe dafür Sorge zu tragen und sicherzustellen, dass der Entschluss, assistierten Suizid zu begehen, tatsächlich auf einem freien Willen beruht (Randnummern 232 und 305 im genannten Urteil). Wie das konkret geschehen kann und soll, ist bis zum Dezember 2024 nicht gesetzlich geregelt worden.

Mittlerweile haben neben Gesetzentwürfen von Parlamentariern, einem Diskussionsentwurf des Bundesministeriums für Gesundheit, Empfehlungen der Nationalen Akademie der Wissenschaften Leopoldina 2021, einem Eckpunktepapier der Deutschen Gesellschaft für Psychiatrie und Psychotherapie, Psychosomatik und Nervenheilkunde (DGPPN 2020), Positionspapiere verschiedener Expertenrunden und Fachleute (z. B. Nedopil 2022, 2023; Boppert 2022; Erbguth et al. 2022) die Diskussion angeregt und intensiviert.

Die Frage nach der Feststellbarkeit allgemein und der Feststellung der Freiverantwortlichkeit im Einzelfall fordert dabei die Kompetenz der forensischen Psychiatrie am meisten heraus. Willensäußerungen in verschiedenen rechtlichen Bereichen erfordern unterschiedliche Kompetenzen, um rechtskräftige Entscheidungen und entsprechendes Handeln herbeizuführen. Die Freiverantwortlichkeit ist ein neuer Begriff, mit dem Willensäußerungen beurteilt werden sollen, und es ist noch nicht wirklich geklärt, wo sie eingeordnet werden soll. Die Besonderheiten der Willenserklärung zum Sterben unterscheiden sich von den bereits bekannten Willensäußerungen (Geschäftsfähigkeit bei Rechtsgeschäften, Einwilligungsfähigkeit bei Eingriffen in die körperliche Unversehrtheit und in Selbstbestimmung, natürlicher Wille bei allen anderen Entscheidungen und bei der Ablehnung von Eingriffen) und ihren Voraussetzungen in folgenden Aspekten:

- Die Entscheidung zum Suizid ist – ab dem Beginn ihrer Umsetzung – nicht widerrufbar.
- Die Handlungskompetenz für den Suizid liegt beim Suizidalen (und nicht bei demjenigen, der Assistenz gewährt).
- Es gibt nur sehr begrenzt empirische und keine subjektiven Erfahrungswerte für das Ergebnis der Entscheidung.
- Die Entscheidung zum Suizid betrifft weit mehr das nahe soziale Umfeld als Willenserklärungen, die eine

Einwilligungsfähigkeit voraussetzen (z. B. Gesundheitsfürsorge).

- Die Willensentscheidung zum Suizid bedarf der „Festigkeit", d. h. eines dauerhaften Wunsches, sterben zu wollen, und der Überzeugung, damit subjektiv das Richtige zu tun

Gleichwohl macht es Sinn, auch bei dem neuen Begriff der Freiverantwortlichkeit nach Beurteilungsmethoden zu suchen, die sich bereits im interdisziplinären Dialog bewährt haben. In dem Urteil des BVerfG wird immer wieder auf den freien Willen des Betroffenen hingewiesen und somit auf jenen Willen, der auch bei der Geschäftsfähigkeit und der Einwilligungsfähigkeit von ausschlaggebender Bedeutung ist. Ebenso wenig wie die Einwilligungsfähigkeit ist die Freiverantwortlichkeit gesetzlich definiert und ebenso wie erstere kann auch diese nach vergleichbarer Methodik für die Praxis definiert werden.

Versucht man aus diesen Überlegungen zunächst die prinzipiellen Voraussetzungen für die Freiverantwortlichkeit abzuleiten, lassen sich in einem ersten Annäherungsschritt folgende Fähigkeiten und Einstellungen feststellen, die für eine Freiverantwortlichkeit ausschlaggeben sind:

1. Die Fähigkeit zum Erkennen von Tatsachen und Kausalverläufen und zum Ableiten von prognostischen Entscheidungen aus der Erkenntnis für sich selbst und andere. Der Betreffende muss in der Lage sein die Auswirkungen seines Handelns für sich und andere zu erkennen (→ Verständnis und die Fähigkeit zum Perspektivenwechsel)

2. Die Fähigkeit zum eigenständigen Abwägen zwischen dem Suizid und den Überlebensalternativen und zur Begründung dieser Abwägung (→ autonome Wertung).

3. Die Fähigkeit zur Entscheidung zwischen Alternativen aufgrund eines subjektiven Wertmaßstabs auf dem Boden eigener Erfahrungen (individuelle,

persönliche Wertung und Konfliktlösung (→ Verarbeitung).

4. Nachhaltigkeit und Dauerhaftigkeit der Entscheidung (→ innere Festigkeit).
5. Fähigkeit und Bereitschaft zu selbsttätigem Handeln (→ autonomes Handeln).

Versucht man, die Überlegungen zur Beurteilung der freien Willensbestimmung auf die Feststellung der Freiverantwortlichkeit zu übertragen, so ist auch in diesem Fall zunächst in Übereinstimmung mit den juristischen Gepflogenheiten festzuhalten, dass es mehr Sinn macht und praktikabler ist, das Fehlen der erforderlichen Voraussetzungen zum Kriterium einer fehlenden Freiverantwortlichkeit festzulegen und andernfalls diese anzunehmen. (Siehe auch Eckpunkte für eine Neuregelung der Suizidassistenz, Stellungnahme der DGPPN vom 01.06.2022; im Gegensatz dazu Cording und Saß 2022, Cording und Nedopil 2023),

Die aus diesen Überlegungen abzuleitende Definition lautet dann:

Unfähig zur Freiverantwortlichkeit ist, wem es an innerer Festigkeit bezüglich des Sterbewunsches oder an der Fähigkeit, seinen Willensentschluss selbsttätig in ein Handeln umzusetzen fehlt. Darüber hinaus ist auch derjenige unfähig zur Freiverantwortlichkeit, der wegen Minderjährigkeit, Krankheit oder Behinderung (1. Stufe) unfähig ist,

- den für die Entscheidung relevanten Sachverhalten zu verstehen (→ Verständnis),
- ihn im Hinblick auf seine gegenwärtige Situation und die sich daraus ergebenden Folgen und Risiken für sich selbst und andere zu verarbeiten (→ Verarbeitung),
- zu erfassen, welchen Wert die betroffenen Interessen für ihn haben (wichtig ist die Bezugnahme auf die – nicht durch Krankheit verzerrte – Werthaltung des Betroffenen) (→ Bewertung)
- den eigenen Willen auf der Grundlage von Verständnis, Verarbeitung und Be-

wertung der Situation zu bestimmen (→ Bestimmbarkeit des Willens) (2. Stufe).

Auch das Vorgehen zur Beurteilung der Unfähigkeit zur Freiverantwortlichkeit nimmt nach Auffassung des Autors Bezug auf Überprüfung der Einwilligungsunfähigkeit und sieht folgendermaßen aus. Nach Aufklärung, Beratung über denkbare Alternativen und Hilfsangebote sowie einer gewissen Reflexionsphase erfolgt in einem ersten Schritt der Ausschluss von Minderjährigkeit, psychischer Krankheit oder geistiger Behinderung (hierzu bedarf es der psychiatrischen Kompetenz).

Bei psychischer Krankheit oder geistiger Behinderung folgt der zweite Schritt, nämlich die Prüfung, ob dadurch Verständnis, autonome Wertung, Fähigkeit zur Konfliktlösung bei konkurrierenden Bestrebungen beeinträchtigt ist oder fehlt.

Unabhängig von der Feststellung im ersten Schritt, d. h. auch dann, wenn Minderjährigkeit (psychische) Krankheit oder (geistige) Behinderung nicht vorliegen, ist die Prüfung, ob es an innerer Festigkeit und Bereitschaft zur eigentätigen Handlung fehlt, erforderlich, da dann grundsätzlich Freiverantwortlichkeit nicht angenommen werden kann.

Hierzu sollten folgende Fragen abgeklärt werden:

- Hat der/die Betreffende die Aufklärung verstanden?
- Wurden die Alternativen reflektiert und begründet zurückgewiesen?
- Entspricht der Suizidwunsch einem überdauernden Wertgefüge?
- Ist der/die Betreffende zu einem Perspektivwechsel in der Lage?
- Unterliegt der/die Betreffende äußeren Einflüssen, Nachahmungsbedürfnissen oder einem Druck, dem er/sie nicht widerstehen kann?
- Will der/die Betreffende die Handlungskompetenz delegieren?

Literatur

Amelung K (1992a) Über die Einwilligungsfähigkeit (Teil I). ZStW 104:525–558

Amelung K (1992b) Über die Einwilligungsfähigkeit (Teil II). ZStW 104:821–833

Amelung K (1996) Germany. In: Koch HG, Reiter-Theil S, Helmchen H (Hrsg) Informed consent in psychiatry. Nomos, Baden-Baden, S 101–119

Amelung K (1998) Zwangsunterbringung/Zwangsbehandlung psychisch Kranker. In: Korff EA (Hrsg) Lexikon der Bioethik. Gütersloher Verlagshaus, Gütersloh, S 808–810

American Psychiatric Association (1997) Resource document on principles of informed consent in psychiatry. J Am Acad Psychiatry Law 25:121–125

Appelbaum PS, Grisso R (1996) Constructing competency: formulating standards of legal competence to make medical decisions. Ruttgers Law Rev 48:345–396

Bauer A, Vollmann J (2002) Einwilligungsfähigkeit bei psychisch Kranken. Nervenarzt 73(11):1031–1038

Beauchamp TL, Childress JF (2019) Principles of biomedical ethics, 8. Aufl. Oxford University Press, Oxford

Boppert M (Hrsg) (2022) Assistierter Suizid und Freiverantwortlichkeit, Bd 45. Nomos, Baden-Baden

Cording C, Nedopil N (Hrsg) (2023) Psychiatrische Begutachtung im Zivilrecht – Ein Handbuch für die Praxis, 2. Aufl. Pabst, Lengerich

Cording C, Saß H (2022, 2022) Zur Freiveranwortlichkeit der Entscheidung für einen assistierten Suizid. In: Cording C, Nedopil N (Hrsg) Psychiatrische Begutachtung im Zivilrecht – Ein Handbuch für die Praxis, 2. Aufl. Lengerich, S 187–201. Pabst Science Publishers

Deutsche Gesellschaft für Psychiatrie und Psychotherapie, Psychosomatik und Nervenheilkunde, Eckpunkte für eine mögliche Neuregelung der Suizidassistenz, Berlin, 2020. https://www.dgppn.de/_Resources/Persistent/fdf937e7b1dc3a96b9bf297fe5df8e743f190156/2020-06-25_Suizidassistenz_legislatives%20Schutzkonzept%20DGPPN%20-%20FIN.pdf. Zugegriffen am 26.07.2022

Dougin AM (1998) Legal protection in psychiatry. The jurisprudence of the organs of the European Convention of Human Rights. Eur. J Psychiatry 13(suppl 3):101s–106s

Duttge G (2011) Die Kategorie der Einwilligungsfähigkeit im Arztrecht. Biomed Law Ethics 5:23–31

Erbguth F, Röther J, Lorenzl S, Rogge A (2022) Bedeutung des assistierten Suizids für die Neurologie nach dem Urteil des Bundesverfassungsgerichts 2020. DGNeurologie 5(3):179–188

Gendreau C (1997) The rights of psychiatric patients in the light of the principles announced by the United Nations. Int J Law Psychiatry 20:259–278

Heifetz MD (1996) Ethics in medicine. Prometheus Books, Amherst

Helmchen H, Lauter H (1995) Dürfen Ärzte an Demenzkranken forschen? Thieme, Stuttgart

Jox RJ (2015) Entscheidungen bei einwilligungsunfähigen Patienten. In: Marckmann G (Hrsg) Praxisbuch Ethik in der Medizin. Medizinisch Wissenschaftliche Verlagsgesellschaft, Berlin, S 125–132

Jürgens A, Lesting W, Marschner R, Winterstein P (2011) Betreuungsrecht kompakt, 7. Aufl. CH Beck, München

Kitamura F, Tomoda A, Tsukada K et al (1998) Method for assessment of competency to consent in the mentally ill. Int J Law Psychiatry 21:223–244

Müller JL, Nedopil N (2017) Forensische Psychiatrie, 5. Aufl. Thieme, Stuttgart/New York

Nationalen Akademie der Wissenschaften Leopoldina (2021) Neuregelung des assistierten Suizids – Ein Beitrag zur Debatte. Diskussion Nr. 26, Halle an der Saale

Nedopil N (2014) Einwilligungsfähigkeit in ärztliche Behandlung. In: Cording C, Nedopil N (Hrsg) Zivilrechtliche Begutachtungen – Ein Handbuch für die Praxis. Pabst, Lengerich, S 164–172

Nedopil N (2022) Assistierter Suizid, Beurteilung der Fähigkeit zur freiverantwortlichen Entscheidung. In: Boppert M (Hrsg) Assistierter Suizid und Freiverantwortlichkeit, Bd 45. Nomos, Baden-Baden, S 53–66

Nedopil N (2023) Einwilligungsfähigkeit in ärztliche Behandlung. In: Cording C, Nedopil N (Hrsg) Psychiatrische Begutachtung im Zivilrecht – Ein Handbuch für die Praxis, 4. Aufl. Pabst, Lengerich, S 212–223

Nedopil N, Aldenhoff J, Amelung K et al (1999) Einwilligungsfähigkeit bei klinischen Prüfungen – Stellungnahme der Arbeitsgruppe „Ethische und Rechtliche Fragen" der Arbeitsgemeinschaft für Neuropsychopharmakologie und Pharmakopsychiatrie (AGNP). Pharmakopsychiatry 32:I–IV

Saks E, Jeste DV (2006) Capacity to consent to or refuse treatment and/or research: theoretical considerations. Behav Sci Law 24:411–429

Sass HM (1989) Medizin und Ethik. Reclam, Stuttgart

Simon A (2015) Patientenautonomie und Informed Consent. In: Marckmann G (Hrsg) Praxisbuch Ethik in der Medizin. Medizinisch Wissenschaftliche Verlagsgesellschaft, Berlin, S 35–41

Taupitz J, Neikes A (2009) Juristische Grundlagen. In: Foerster K, Dreßing H (Hrsg) Psychiatrische Begutachtung: Ein praktisches Handbuch für Ärzte und Juristen. Urban & Fischer, München, S 503–554

Vollmann J (2000) Einwilligungsfähigkeit als relationales Modell Klinische Praxis und medizinethische Analyse. Nervenarzt 71:709–714

Vollmann J, Kühl KP, Tilmann A et al (2004) Einwilligungsfähigkeit und neuropsychologische Einschränkungen bei dementen Patienten. Nervenarzt 75:29–35

4

Künstliche Intelligenz in der Neuromedizin

Frank Erbguth

Inhaltsverzeichnis

▶ **Fallbeispiel**

Um zu überprüfen, ob die 2. Auflage dieses Buches „Angewandte Ethik in der Neuromedizin" alle Aspekte der Thematik aufgreift, wurde dem System „ChatGPT 4.0" von OpenAI die Frage gestellt: *Welche sind – in Stichworten – die aktuellen ethischen Herausforderungen in der Neuromedizin?*

Das KI-System antwortete: *Die Neuromedizin steht vor einer Reihe ethischer Herausforderungen, die sich aus den einzigartigen Eigenschaften des Gehirns und der neuronalen Systeme sowie den potenziellen Auswirkungen neuer Technologien und Behandlungsmethoden ergeben. Hier sind einige der zentralen ethischen Fragen in Stichworten:*

- *Datenschutz und Patientendaten: Sicherung sensibler neurologischer Daten.*
- *Einwilligung und Autonomie: Informierte Zustimmung bei komplexen neurotechnologischen Verfahren.*
- *Gerechtigkeit und Zugang: Ungleicher Zugang zu fortschrittlichen neurologischen Behandlungen.*
- *Neuroenhancement: Ethische Fragen der kognitiven Leistungssteigerung durch Neurotechnologie.*
- *Brain-Computer Interfaces (BCIs): Risiken und Folgen für Privatsphäre und Identität.*
- *Gehirnüberwachung: Ethik der Überwachung und Manipulation von Gehirnaktivitäten.*
- *Künstliche Intelligenz: Einsatz von AI in Diagnose und Therapie, Bias und Verantwortlichkeit.*
- *Verantwortlichkeit: Haftungsfragen bei fehlerhaften neurologischen Behandlungen oder Geräten.*
- *Stigmatisierung und Diskriminierung: Risiken der Stigmatisierung von neurologischen Erkrankungen.*
- *End-of-Life-Entscheidungen: Ethische Dilemmata bei neurodegenerativen Erkrankungen.*
- *Dual-use-Problematik: Militärische und zivile Anwendungen von Neurotechnologie.*
- *Langzeitwirkungen: Unklare langfristige Auswirkungen neuer neurologischer Eingriffe und Behandlungen.*

Die gleiche Frage wurde dem System „Copilot" von Windows gestellt und erbrachte eine deutlich geringere Zahl von Stichpunkten. ◀

Die Liste der ChatGPT-Antwort umfasst damit so gut wie alle Themen, die im Buch besprochen werden. Aber: ChatGPT kennt die 1. Auflage dieses Buches. Auf die Frage, ob es ein deutsches Buch zur Ethik in der Neuromedizin gäbe, antwortete das System: *Es gibt ein deutsches Buch, das sich mit der Ethik in der Neuromedizin befasst: „Angewandte Ethik in der Neuromedizin" herausgegeben von Frank Erbguth und Ralf J. Jox. Dieses Praxisbuch behandelt die vielfältigen ethischen Fragestellungen, die in der Neuromedizin auftreten. Es richtet sich primär an Ärzte und Gesundheitsberufe, die in Bereichen wie Neurologie, Neurochirurgie, Psychiatrie und Neuroradiologie tätig sind.* Es wird dann das im Internet auffindbare Inhaltsverzeichnis der 1. Auflage benannt, kombiniert mit Ausschnitten aus Rezensionen.

Auf den ersten Blick könnte man aus der Antwort im Fallbeispiel — also die Nennung der ethischen Herausforderungen – als Herausgeber dieses Buches mit Blick auf die 2. Auflage erfreut den Schluss ziehen, dass offensichtlich alle relevanten Aspekte des Themas abgehandelt werden. Da aber für ChatGPT eine Reihe von Marketingtexten, Rezensionen usw. zur 1. Auflage im Internet legal auffindbar und für das System nutzbar sind, erscheint es so, als sei diese Antwort im Wesentlichen aus den Inhalten der 1. Auflage gespeist worden. Diese Möglichkeit lässt sich jedoch nicht überprüfen, da man den konkreten Such- und Konstruktionsalgorithmus der Antwort nicht nachvollziehen kann.

Damit ist ein grundlegendes Problem im gesamten KI-Bereich offensichtlich, nämlich die Intransparenz der Algorithmen, die zu einem bestimmten Ergebnis führen. Interessant war auch, dass sich bei erneuter Abfrage in geringem zeitlichen Abstand die Antwort von ChatGPT änderte und neue Aspekte genannt wurden.

5.1 Einleitung

Wie in vielen Medizinbereichen, so gelten auch in der Neuromedizin die sogenannte „künstliche Intelligenz" (KI; engl. „artificial intelligence", AI) und ihre unterschiedlichen Verfahren wie z. B. maschinelles Lernen und Deep Learning als revolutionäre Technologien. Durch KI-Systeme können riesige Datenmengen in kürzester Zeit verarbeitet werden. Dies ist in den „Neurofächern" besonders attraktiv, weil die Erkenntnisse schnell anwachsen, die Erkrankungen komplex sind und die Zahl der Betroffenen zunimmt (Platz 1 bzw. 2 bei der weltweiten Krankheitslast) (Hillis & Bizzo 2022, Wiegand et al. 2023). Die Zahl der (potenziellen) Anwendungen in Diagnostik, Prognostik und Therapie ist in den letzten Jahren exponentiell gestiegen; so wurden in den USA bereits mehr als 500 KI-Anwendungen in der klinischen Medizin registriert bzw. zugelassen – ein Großteil betrifft die Neuromedizin (Wehkamp et al. 2023). Das Potenzial der KI-Transformation zeigt sich auch an der Wachstumsrate entsprechender Start-up-Unternehmen und an den entsprechenden Aktivitäten großer aktiennotierter Technologiekonzerne.

Fast lautlos haben KI-Anwendungen bereits seit längerem Einzug in den Alltag gehalten: Man kennt den Umgang mit Spracherkennungssystemen von Siri und Alexa, die Fähigkeit von Computerprogrammen, Schach- oder Go-Weltmeister zu besiegen und die Möglichkeiten von Navigations-

Apps sowie Dating- und Partnersuch-Apps. In der Medizin wurde mittlerweile durch ChatGPT das erste und zweite deutsche medizinische Staatsexamen bestanden; ebenso wie in den USA das medizinische Examen „United Sates Medical Licensing Examination" (USMLE) (Jung et al. 2023).

Erwartungsgemäß reicht das Spektrum der Bewertungen der KI im Medizinbereich von unkritischer Euphorie (transformativer „Quantensprung") bis hin zu schweren kulturpessimistischen Bedenken (disruptives Potenzial) und der Diskurs wird schlagwortartig häufig unter dem polarisierenden Motto „Segen oder Fluch" geführt (Wiendl & Rödel 2024). Es sollen in dieser Übersicht die wichtigsten Begriffe geklärt werden, das Spektrum der Anwendungen in der Neuromedizin skizziert werden und die ethischen Implikationen im KI-Bereich diskutiert werden.

5.2 Begriffe und Definitionen

Künstliche Intelligenz (KI), Artificial intelligence (AI) Als Ober- und Sammelbegriff zeigt der Terminus an, dass Computersysteme bzw. Maschinen Prozesse ausführen, die zahlreichen Wesensmerkmalen der menschlichen bzw. biologischen Intelligenz entsprechen: z. B. Lernen aus Erfahrung, Problemlösen, Verarbeitung natürlicher Sprache, Mustererkennung, Entscheidungsfindung. Dabei werden die Prozessschritte „selbstständig" ausgeführt und bedürfen keiner eigenen Programmierung einzelner Schritte. Die Breite der unter die KI-Definition fallenden Anwendungen ist groß und reicht vom einfachen lernfähigen Spracherkennungssystem bis hin zu komplexen Prognosesystemen unter Nutzung großer Datenmengen aus unterschiedlichen Quellen.

Maschinelles Lernen (ML) ML ist ein Teilbereich der KI, bei dem Algorithmen entwickelt und trainiert werden, die durch Verarbeitung großer Datenmengen (Big Data) in die Lage versetzt werden, Vorhersagen zu entwickeln und Entscheidungen vorzugeben. Dabei werden Muster und Zusammenhänge identifiziert, aus denen Schlussfolgerungen gezogen werden. Die ML-Algorithmen umfassen überwachtes, unüberwachtes und bestärkendes Lernen (◘ Tab. 5.1, ◘ Abb. 5.1).

Deep Learning (DL) Bei dieser speziellen Form des ML werden tiefe neuronale Netzwerke inklusive ihrer Hierarchie imitiert, um in großen Datenmengen komplexe Muster zu erkennen. Die künstlichen „Neuronen-Imitationen" sind bei der Verarbeitung von Informationen und Daten in hierarchischen Schichten angeordnet. Angewandt wird die Technologie z. B. in Bild- und Spracherkennung, Sprachprozessierung (Natural Language Processing, NLP = Verstehen, Bearbeitung und Erzeugung natürlicher Sprache) oder bei selbstfahrenden Automobilen (◘ Abb. 5.2).

◘ **Tab. 5.1** Formen des maschinellen Lernens

	Prinzip	Beispiele
Unüberwachtes Lernen („unsupervised learning")	Die KI erkennt Muster oder Auffälligkeiten, ohne dass ein definiertes Lernziel vorgegeben wird	Identifikation von Zusammenhängen zwischen unbekannten Genvariationen und Erkrankungen, auffällige Häufungen von bestimmten Symptomen einer bestimmten Erkrankung aus epidemiologischen Daten
Überwachtes Lernen („supervised learning")	Der KI werden Datensätze mit Beispielen als Lernziel vorgegeben. Dadurch kann die KI lernen, Entitäten, Kategorien oder Parameter zu erkennen oder vorherzusagen	Erkennen von Hirngewebsveränderungen (Tumor, Schlaganfall usw.) in Bildgebungsverfahren, Erstellung von Prognosen, Generierung eines „normalen" Kontrastmittel-MRT aus Bildern mit niedrigdosierter KM-Gabe, Prognosestellung aus eingegebene multifaktoriellen Parametern
Bestärkendes Lernen („reinforcement learning")	Training der KI für ein bestimmtes Ziel im „Trial-and-Error-Verfahren" und Erfolgsrückmeldung („Belohnung vs. Bestrafung") mit dem Ziel stetiger Anpassung bzw. Verbesserung	Regulation einer pumpengesteuerten Zufuhr von Dopamin (intestinal) oder Apomorphin (s.c.) anhand des gemessenen jeweiligen motorischen Profils, Training von tiefer Hirnstimulation oder Roboterprothesen zur Optimierung der Motorik durch Aktionen, Reaktionen und Interaktion

Künstliche Ingelligenz
Algorithmen, die biologische Intelligenz nachahmen
Machine Learning
Algorithmen, die lernen, ohne explizit programmiert zu werden
Deep Learning
Große neuronale Netze

Mustererkennung ohne Vorgabe
Erkennen Muster ohne Hilfe von „labels"

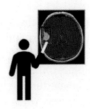

Erkennung von Zusammenhänger nach Vorgaben
Lernen anhand von „labels"

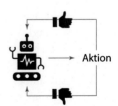

→ Aktion

Gezieltes Lernen mit Feedback (Belohnung und Bestrafung)
Lernen durch Belohnung und Bestrafung

◘ **Abb. 5.1**   Schematisierung der 3 unterschiedlichen Formen des Maschinenlernens

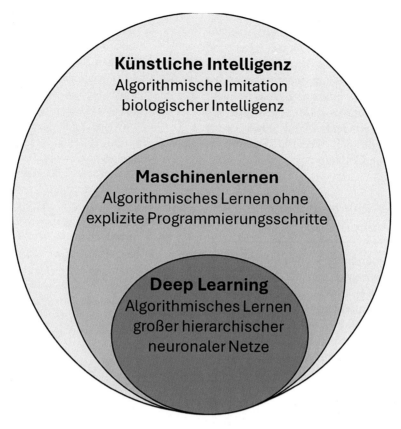

◘ Abb. 5.2 Abgrenzung und Beziehung von „künstliche Intelligenz", „Maschinenlernen" und „Deep learning"

Prompts Der englische Begriff bezeichnet Aufforderungen, die den Systemen eingegeben werden, um eine Aufgabe auszuführen, z. B. also wie im Fallbeispiel eine Frage an ChatGPT gestellt wird, eine Antwort zu generieren. Je differenzierter und klarer ein Prompt formuliert ist, desto präziser und valider kann die Antwort des Systems ausfallen. Der Begriff Chatbot bezeichnet ein textbasiertes Dialogsystem, das Chatten mit einem technischen System erlaubt.

Virtuelle Realität (VR) Meist über eine Brille erfolgt die computergenerierte Darstellung und Wahrnehmung einer scheinbaren 360° umspannenden Wirklichkeitsumgebung in Echtzeit mit der Möglichkeit der Inter-

aktion. Einzug hat das Verfahren in der Medizinerausbildung (z. B. Anatomie, Chirurgie) gehalten und wird beispielsweise auch in der Therapie psychischer Erkrankungen und in der Neurorehabilitation angewandt.

Digitale Gesundheitsanwendungen (DiGA) DiGA werden bei der Diagnostik, dem Monitoring und der Behandlung von Krankheiten mit dem Ziel einer selbstbestimmten gesundheitsförderlichen Lebensführung (z. B. Adhärenz, Monitoring von Kopfschmerzen) und digitaler Interaktion mit den Behandlern eingesetzt. Sie dienen als „digitale Helfer", die von den Patienten benutzt werden, um den Informationsaustausch zwischen ihnen und den medizinischen Leistungsanbietern zu strukturieren und zu verbessern.

In Deutschland ist eine DiGA ein CE-ge-kennzeichnetes Medizinprodukt, das seitens des Bundesinstituts für Arzneimittel und Medizinprodukte (BfArM) in eine Liste aufgenommen werden kann, womit es von den Kostenträgern erstattungsfähig wird (▶ https://diga.bfarm.de/de). Mehr als die Hälfte der in Deutschland zugelassenen DiGA bezieht sich auf die Fachgebiete Neurologie und Psychiatrie.

5.3 Anwendungen in der Neuromedizin

Wie in den anderen medizinischen Fachdisziplinen beziehen sich auch in der Neuromedizin die KI-Anwendungen auf den gesamten medizinischen Prozess der Diagnostik, Prognosestellung und Therapie. Dabei überlappen sich teilweise die einzelnen Bereiche, die hier aufgelistet und anschließend kursorisch näher beschrieben werden:

Kernbereich der Anwendung von KI in der (Neuro)medizin

– **Diagnostik**
  – Beschleunigung und Verbesserung der Diagnostik
  – Erweiterung des Zugangs zu diagnostischen Verfahren
  – Stärkung des Beitrags von Patienten zur Diagnosestellung
  – Standardisierung der Anwendung von Diagnosekriterien
  – Erlangung neuer Erkenntnisse mit etablierten diagnostischen Verfahren
  – Entwicklung neuer digitaler und multifaktorieller Biomarker
  – Integration riesiger Datenmengen aus unterschiedlichen diagnostischen Parametern
– **Prognostik**
  – Individualisierung prognostischer Informationen
  – Definition neuer prognostischer Marker
– **Therapie**
  – Individualisierung von Therapieentscheidungen
  – Automatisierung von Entscheidung zur Therapiesteuerung und -eskalation (Timing und Strategie)
  – Erweiterter Zugang zur Behandlung
  – Beschleunigung der Entwicklung neuer Behandlungsmethoden
  – Nutzung von virtueller Realität (VR)
  – Management von (administrativen) medizinischen Prozessen (Details ◘ Tab. 5.2)

◻ Tab. 5.2 Beispiele für KI-Anwendungen in der Neuromedizin

Bereich	Anwendungsbeispiele	Konkreter Nutzen
Mustererkennung (z. B. Bildgebung, Neurophysiologiedaten, klinische Parameter)	Histopathologie, Radiologie, EEG	Sensible Detektion und Analysen, Prognose von Verläufen, Indikationen für Interventionen
Individualisierte Präzisionsmedizin	Genetik, Immunkonstellationen, Pharmakogenomik	Anpassung an die individuellen Patientengegebenheiten und Risikobewertung
Patientenmanagement, Entscheidungsunterstützung	Notaufnahme-Triage, Terminplanung, Remote-Monitoring, elektronische Patientenakten Erkennen von Medikamentenwechselwirkungen, Leitlinienabgleich, Risikobewertung, Dosierungsoptimierung	Effiziente und zielsichere Priorisierung, schnellere Administration, Vor-Ort-Überwachung von Patienten Optimierung der Patientenversorgung, Risikoidentifizierung
Forschung	Optimierung von Strategien z. B. Medikamentenentwicklung, Studienoptimierung, Analyseautomatisierung, Vorbereitung/Erstellung von Publikationen	Ressourcenschonung, Zeitersparnis, Verringerung von Trial and Error
Telemedizin	Video-/Ferndiagnostik, Monitoring	Überbrückung schlechter Erreichbarkeit von Spezialkompetenz
Sprachanwendungen	Transkription medizinischer Sprachinhalte, Arzt-Patient-Kommunikation, Erkennung von Emotionen und subtilen Sprech- und Sprachstörungen	Erleichterung sprachlicher Dokumentation, Früherkennung von Defiziten

5.3.1 Diagnostik

Verkürzung und Verbesserung der Diagnostik
KI-Systeme wurden seit längerem von der „US Food and Drug Administration" (FDA) v. a. im neurologisch-neuroradiologischen Bereich für die CT- und MRT-Diagnostik zugelassen (FDA 2018a). Darunter die mit ML arbeitenden Softwaresysteme RapidAI oder Conta-CT/Viz.ai für die schnelle Erkennung großer interventionsbedürftiger Gefäßverschlüsse bei Schlaganfallpatienten durch Kalkulation der rettbaren Penumbra (mismatch) durch Vergleich von Perfusions- und Diffusionsparametern (FDA 2018b). Dadurch können Triage- und Indikationsentscheidungen sehr viel schneller getroffen wer-

den als durch die konventionelle Bildauswertung durch den Untersucher. Die KI-gestützte Auswertung der Bildgebung hat die Prozesszeiten (z. B. Latenz zwischen Ankunft und Leistenpunktion; door-to-groin-time) der mechanischen Thrombektomie deutlich verkürzen können (Morey et al. 2021). Diese Verfahren wurden auch in einigen der großen erfolgreichen Studien der Thrombektomie wie EXTEND, SWIFT-PRIME und DEFUSE 3 benutzt. Insgesamt eignet sich der Bereich der Muster- und Detailerkennung in der Neuroradiologie für die Optimierung des gesamten diagnostischen Spektrums der Neurologie und Psychiatrie (Vieira et al. 2017). Im Zusammenhang mit neuen MRT-Technologien wie dem „Neurite Orientation Dispersion and

Density Imaging" (NODDI), bei der Gewebemikrostrukturen analysiert werden können, besteht ein dynamisches gegenseitig befruchtendes Wechselspiel zwischen KI und der radiologischen Anwendung.

Erweiterung des Zugangs zu diagnostischen Verfahren Durch automatisierte Auswertungsverfahren lässt sich die Abhängigkeit von vor Ort tätigen Diagnostikspezialisten reduzieren. Dies wurde beispielsweise bei der Interpretation der Ergebnisse der optischen Kohärenztomografie (OCT) gezeigt. Die Erweiterung des Zugangs zu Diagnoseverfahren ist auch speziell für ländliche Gebiete unseres Gesundheitswesens, aber auch für das globale Gesundheitswesen von Relevanz (Schwalbe und Wahl 2020). In afrikanischen Ländern ist mittlerweile die Interpretation von EEG softwarebasiert mit Hilfe von Smartphones und Tablets möglich, mit einer zusätzlichen Validierung durch einen entfernten Epileptologen (Williams et al. 2019).

Stärkung des Beitrags von Patienten zur Diagnosestellung Durch KI-gestützte Anwendungen lässt sich der Beitrag der Patienten zur Diagnosestellung und zu einem Verlaufsmonitoring festgelegter Parameter verbessern. „Symptom-Checker"-Apps interpretieren die Beschwerden und Symptome der Patienten mit Hilfe eines Bayes-Wahrscheinlichkeitsnetzwerks und erleichterten in Studien die Diagnosestellung durch Allgemeinärzte (Miller et al. 2020). Auch konnten den Patienten Hinweise zur Dinglichkeit vermittelt werden, ärztliche Hilfe in Anspruch zu nehmen (Gilbert et al. 2020). Im neurologischen Bereich finden solche Diagnose- und Monitoringsysteme v. a. bei Kopfschmerzen, Epilepsie, Parkinson-Erkrankung und Multipler Sklerose Anwendung.

Standardisierung der Anwendung von Diagnosekriterien Mittels KI-Anwendungen lässt sich der Einfluss subjektiver Faktoren bei der Interpretation von Be-

funden verhindern. Dies betrifft beispielsweise die Identifizierung epileptiformer EEG-Muster, bei der in der „Augenscheinauswertung" suboptimale Interrater-Reliabilitäten zwischen 50 % und 70 % bestehen (Jing et al. 2020a). Der Einsatz von DL-Systemen zeigte hier eine durchgängige Überlegenheit, weil weniger Fehldiagnosen erstellt wurden (Jing et al. 2020b). Ähnlich gute Ergebnisse mit Auswertungsstandards fanden sich bei der Bewertung von Hirnvolumina oder Veränderungen der weißen Substanz aus Bilddaten, sowohl im Vergleich von Demenzerkrankten mit Normalpersonen als auch bei intraindividuellen Verläufen (Vernooij et al. 2018).

Erlangung neuer Erkenntnisse mit etablierten diagnostischen Verfahren In der Neuroradiologie ließen sich mit trainierten DL-Methoden aus der CT- und MRT-Bildgebung subtile Signalveränderungen erkennen, die am Ende bessere Detektionsergebnisse erbrachten als durch erfahrene Neuroradiologen. Auch mit anderen etablierten Diagnostikverfahren ließen sich durch DL-Anwendungen neue qualitative und quantitative Erkenntnisse gewinnen.

Entwicklung neuer digitaler und multifaktorieller Biomarker Durch Kombination unterschiedlicher Datenströme z. B. aus Bildgebung, Genetik, konventionellen Biomarkern, klinischen Daten und Verhaltensanalysen lassen sich neue multifaktorielle Biomarker erstellen, die eine hohe Vorhersagevalidität erreichen können. So werden beispielsweise sog. „Wearables" – also tragbare Messsysteme – bereits bei der Parkinson-Erkrankung oder anderen neurologischen Erkrankungen und Symptomen (Gangstörungen, motorische Aktivität, Sturzerkennung und -risiko, Tremor, Schlafparameter, Anfälle, Herzfrequenz und -rhythmus) eingesetzt. Hauptfokus dabei ist die Frühdiagnose (Klucken et al. 2019). Abgegriffen und verrechnet werden Informationen über Körperbewegungen, Feinmotorik (z. B. Tippgeschwindigkeit bei Bedienung der

Smartphone-Tastatur), Gang, Sprache, Schlafdaten, Kreislaufparameter oder vegetative Erscheinungen (Frazer et al. 2016; Loh et al. 2021). In der Psychiatrie bzw. in neuropsychiatrischen Grenzgebieten wurden mittels KI-Systemen bis zu 90 % erfolgreiche Erkennungen von Angststörungen, Aufmerksamkeitsdefizit-Hyperaktivitäts-Störungen, Schizophrenien, Depressionen, Autismus, Suchterkrankungen, beginnenden Delirien und posttraumatischen Belastungsstörungen erzielt (Meyer-Lindenberg 2018).

Integration riesiger Datenmengen aus unterschiedlichen diagnostischen Parametern Mit KI-Anwendungen lassen sich riesige diagnostische Datenmengen verarbeiten, die sonst konventionell nicht ausgewertet werden könnten. Beispielsweise lieferte ein im U.S. Department of Veterans Affairs entwickeltes DL-Modell zu 90 % korrekte Vorhersagen über die Entwicklung eines Nierenversagens mit Dialysepflicht; der eingespeiste Datensatz umfasste 703.782 Patienten mit 6.352.945.637 (!) medizinischen Einträgen und Parametern (Tomašev et al. 2019). Die Integration unterschiedlicher diagnostischer Testergebnisse mittels großer Datenmengen erlaubt im Sinne des „Omics"-Modells (Analyse von Gesamtheiten der Einzelelemente, z. B. Genomic, Radiomic, Transkriptomic, Metabolomic) einen kombinierten Blick auf eine Erkrankungssituation (Karczewski und Snyder 2018). So wurden Modelle entwickelt, allein aus MRT-Daten die genetischen Biomarker von Glioblastomen vorherzusagen, was die Zahl von notwendigen Hirnbiopsien verringern kann; dabei wurden Sensitivitäts- und Spezifitätswerte von etwa 95 % erreicht (Calabrese et al. 2020). Ähnliche Ansätze durch Zusammenführung großer Datenmengen demografischer, klinischer, radiologischer und genetischer Daten ermöglichte auch die treffsichere Unterscheidung zwischen Parkinson-Patienten und gesunden Kontrollpersonen (Sensitivität 97,8 %, Spezifität 99,8 %) (Dinov et al. 2016).

5.3.2 Prognostik

Individualisierung prognostischer Informationen Im Alltag der Neurologie werden konventionelle prädiktive Bewertungsskalen bereits breit genutzt, wie etwa der CHA2DS2-VAScScore zur Vorhersage des Schlaganfallsrisikos bei Vorhofflimmern. Durch KI können solche Vorhersagen durch Integration dynamischer Daten bei fast allen neurologischen und psychiatrischen Erkrankungen viel präziser erfolgen. Dies findet beispielsweise Anwendung in der Intensivmedizin bei der Vorhersage von Hirndruckkrisen, der Entwicklung eines irreversiblen Hirnfunktionsausfalls und des Organspendepotenzials oder bei der frühen Kalkulation der zu erwartenden Sterblichkeit eines konkreten Erkrankten (Trabitzsch et al. 2021).

Definition neuer prognostischer Marker Ähnlich wie bei der Entwicklung neuer diagnostischer Marker lassen sich mittels KI auch neue Marker für die Prognosestellung entwickeln. Dies wurde beispielsweise bei der Multiplen Sklerose und Epilepsie oder bei neurodegenerativen Erkrankungen für die Prognose des Verlaufs und des Therapieansprechens gezeigt.

5.3.3 Therapie

Individualisierung von Therapieentscheidungen Die logische Konsequenz von KI-basierten diagnostischen und prognostischen Erkenntnissen ist deren Übersetzung in individuelle Therapieentscheidungen. Dies gilt beispielsweise für das Therapieansprechen auf unterschiedliche Strategien bei Schlaganfällen (Schmidt & Winter 2022) oder Epilepsie (Yao et al. 2019). Auch sind internetbasierte KI-Intervention (v. a. mittels Chatbots) bei Depressionen möglich (Haaf et al. 2024).

Automatisierung von Entscheidung zur Therapiesteuerung und -eskalation (Timing und Strategie) Mit den genannten Methoden lassen sich auch in Systemen mit geschlossenen Regelkreisen Eingangssignale verarbeiten, überwachen und darauf Reaktionen generieren, z. B., indem Medikamentengaben auf der Intensivstation den abgegriffenen Abweichungen folgend titrieren werden (Al-Mufti et al. 2019). Auch bei der Anfallskontrolle, der tiefen Hirnstimulation und der Steuerung von Extremitätenprothesen durch EEG-Signale (implantierte oder externe Elektroden) lassen sich solche KI-gestützten adaptiven Systeme einsetzen. Im Jahr 2024 wurden bei vier Parkinsonpatienten mit hoher Symptomfluktuation mittels einer KI-unterstützen tiefen Hirnstimulation durch eine Verrechnung von klinischen und neuronalen Daten die Stimulationsparameter ständig angepasst (adaptive tiefe Hirnstimulation, aDBS). Dieses Verfahren war einer konventionellen Hirnstimulation überlegen (Oehrn et al. 2024).

Erweiterter Zugang zur Behandlung und Beschleunigung der Entwicklung neuer Behandlungsmethoden Ähnlich wie bei der Diagnostik lässt sich durch KI-Anwendungen auch der Zugang zu Behandlungen automatisieren und dadurch erweitern. Zudem lassen sie sich bei der Entwicklung neuer Therapien – z. B. der Medikamentenentwicklung – einsetzen und auch klinische Studien verbessern, beispielsweise durch eine optimierte Selektion von Studienteilnehmern (Fleming 2018).

Nutzung von virtueller Realität (VR) Durch die Simulation mittels KI-gestützter VR lassen sich diagnostische und therapeutische Verfahren in der Ausbildung verbessern. Als „psychisch krank" programmierte interaktive Avatare ermöglichen Trainingssimulationen für Therapeuten (Mavrogiorgou et al. 2024). Für Patienten eignen sich VR-Verfahren im neurorehabilitativen Trai-

ning und bei der Therapie von Angst- und posttraumatischen Belastungsstörungen. VT-Methoden haben hier bereits Eingang in die entsprechenden Leitlinien zur Behandlung von Angststörungen gehalten (Bandelow et al. 2021).

Management medizinischer und administrativer Prozesse In allen Managementschritten und Administration in der Versorgung unterschiedlichen neurologischer Erkrankungen können KI-Anwendungen eine Vielzahl von Prozessen effizienter und schneller abwickeln.

Die ◙ Tab. 5.2 zeigt Beispiele für KI-Anwendungen in der Neuromedizin.

5.4 Probleme, Grenzen und ethische Implikationen der KI

▪ Herausforderungen auf allen Ebenen
Im Jahr 2023 haben führende Technologieexperten in der Öffentlichkeit vor den Risiken der KI-Entwicklung gewarnt – darunter Sam Altmander (ChatGPT-Unternehmen OpenAI), Demis Hassabis (Google Schwesterfirma DeepMind) oder der KI-Forscher Geoffrey Hinton (Center for AI-Safety 2023). Die Unterzeichner des Appells bewerten die Gefahren durch KI ähnlich hoch wie bei Pandemien oder einem Atomkrieg. Dementsprechend solle der Kontrolle von KI eine ähnlich hohe Priorität eingeräumt werden wie den anderen Bedrohungen der menschlichen Existenz.

Diese generelle Dystopie verwundert, wenn sie durch KI-Entwickler geäußert wird, und wirkt in gewisser Weise weit entfernt, wenn man konkrete Anwendungen in der Neuromedizin im Auge hat, wie etwa die Kalkulation des Therapieerfolgs in der Schlaganfalldiagnostik. Jedoch tangieren auch diese vermeintlich harmlosen „Alltagsanwendungen" relevante Probleme und ethische Fragen (Zuchowski & Zuchowski 2022).

Sowohl die Probleme und ethischen Herausforderungen selbst als auch ihre Regulierung und Lösung lassen sich folgenden drei Ebenen zuordnen:

- **Makroebene:** übergeordnete und generelle Aspekte im gesellschaftlichen und staatlichen Bereich (z. B. gesetzliche Rahmenbedingungen),
- **Mesoebene:** Aspekte innerhalb von Institutionen (z. B. Krankenhaus, Arztpraxis, Pharma- oder Technologieunternehmen),
- **Mikroebene:** individuelle Aspekte der jeweiligen ·Anwendung (z. B. konkrete Arzt- Patient-Beziehung).

Dabei lassen sich ethische Abwägungen grundsätzlich auf allen Ebenen nach den vier Prinzipien der Medizinethik vornehmen, sowohl in ihrem Spannungsfeld als auch in ihrer Balance: (1) Nutzen vs. (2) Schaden vs. (3) Achtung von Autonomie vs. (4) Gerechtigkeit.

Einige ethische Probleme der KI sind im Kern von der gleichen Natur wie im konventionellen Bereich der Neuromedizin z. B. die Bedeutung von Einwilligungsfähigkeit (▶ Kap. 4), Neurogenetik (▶ Kap. 6), prädiktiver Diagnostik (▶ Kap. 7), von Zufallsbefunden (▶ Kap. 8), der Neuromodulation (▶ Kap. 12), der Gehirninterventionen (▶ Kap. 13), der Neuroprothesen (▶ Kap. 14), der Bewusstseinsstörungen (▶ Kap. 16), der neurodegenerativen Erkrankungen (▶ Kap. 18) – speziell der Demenz (▶ Kap. 17) sowie bei Entscheidungen am Lebensende (▶ Kap. 20). Allerdings tritt zu den jeweiligen „menschlichen" Entscheidungsabwägungen ein eigenständig arbeitendes „künstliches" System mit impliziten eigenen ethischen Herausforderungen hinzu, das Einfluss auf die menschlichen Entscheidungen nehmen kann.

Die Probleme und Grenzen der KI und ihre ethischen Implikationen sind in der folgenden Übersicht zusammengestellt und werden anschließend kursorisch skizziert.

Probleme, Grenzen, ethische Herausforderungen der KI

- Intransparenz der Algorithmen und Unerklärbarkeit der Ergebnisse („Black Box")
- Perpetuierung und Verstärkung von Verzerrungen (biases) der KI (z. B. soziale Diskriminierung von Minderheiten)
- Herkunft, Menge und Qualität der Daten bzw. digitale Infrastruktur
- Sicherheit, Fehler und Schädigungen durch die KI-Anwendungen
- Datenschutz, Sicherheit sensibler Daten, Verhinderung von Missbrauch durch inadäquate Nutzung bzw. Einflussnahme (z. B. durch Hacking)
- Zustimmung und Aufklärung
- Dominanz ökonomischer Interessen
- Verlässlichkeit, Vertrauen und Verantwortung
- Haftung
- Herabregulierung der „menschlichen Kompetenz"
- Einfluss auf die Arzt-Patient-Beziehung (Vertrauensverhältnis)
- Gerechter Zugang

Intransparenz („Black box") Die Ergebnisse der KI-Anwendungen sind in ihrer Entstehung zunächst nicht ausreichend nachvollziehbar oder erklärbar (wie im Fallbeispiel). Zwar sind auch die Details der Entstehung alltäglicher medizinische Ergebnisse wie etwa Labordaten dem Anforderer nicht im Detail bekannt (Frage: *Wie produziert das Analysegerät die Laborergebnisse?*). Im Gegensatz zu den dynamischen KI-Daten sind herkömmlich gewonnene Ergebnisse jedoch stabil und im Zweifelsfall grundsätzlich einsehbar, erklärbar und bei Fehlern durch Experten einfach „reparierbar". Zudem sind sie z. B. durch Ringversuche einer ständigen Qualitätskontrolle und Normierung unterworfen. Geforscht wird mittlerweile an einer „explainable AI" (xAI) die Methoden entwickelt, um die Ausgaben der KI-Algorithmen besser zu erklären, indem z. B. in der Radiologie zusätzlich zur reinen Bildklassifikation die vermeintlichen Auffälligkeiten farbig markiert werden. Damit wird zumindest ein Teil der Ausgabe des Modells besser nachvollziehbar (Allen 2024). Zum Thema der Transparenz gehört auch die Verantwortung der Nutzer, die digitale Herkunft von benutzten Materialien zu offenbaren. Nachdem sich mittels ChatGPT ganze Publikationen erstellen lassen, ist es unverzichtbar, die Verwendung von KI-basierten Systemen an wissenschaftlichen Leistungen und Publikationen zu offenbaren.

Perpetuierung und Verstärkung von Verzerrungen Da die Ergebnisse von KI-Anwendungen sowohl von der Qualität und der Gewichtung der Parameter des Dateneinstroms als auch von der Art des Trainings abhängen, können sie eingeflossene Unausgewogenheit, Vorurteile und Verzerrungen reproduzieren und amplifizieren. Dies kann beispielsweise zu unfairen Diskriminierungen nach Alter, Geschlecht, Hautfarbe oder Ethnie führen. Auch können sie zu Zirkelschlüssen und selbsterfüllenden Prophezeiungen führen (wie im Fallbeispiel). Zudem kann mangelnde Datenqualität (z. B. durch Artefakte, Eingabefehler) zu fehlerhaften Ergebnissen führen.

Herkunft, Menge und Qualität der Daten bzw. digitale Infrastruktur Für viele Anwendungen sind große Mengen an Daten notwendig; dies ist z. B. für seltene Erkrankungen nicht zu bewerkstelligen. Angesichts der zögerlichen Digitalisierung in Deutschland erscheinen viele Notwendigkeiten für die Implementierung von KI und der notwendigen Infrastruktur absehbar illusorisch: strukturierte elektronische Datenerfassung, adäquate Infrastruktur für Speicherung und Rechenleistungen. Daran mangelt es vielen (öffentlichen) Institutionen. Pointiert gefasst: Die deutschen Krankenhäuser verfügen über eine enorme Menge an Patienten- und Erkrankungsdaten, haben aber nicht die ausreichenden Mittel zu deren Nutzung. Demgegenüber stehen Technologiekonzerne, die im Moment noch nicht über solche Daten verfügen. Daher bemühen sich diese, sich an Medizininstitutionen zu beteiligen oder etwa Daten abzukaufen. Was die konkrete Implementierung von KI anlangt, ist auch eine angemessene Expertise bei den Anwendern wie etwa Ärzten und Patienten zu fordern, die im Moment sicher noch unzureichend ist.

Fehler der KI-Anwendungen Fehler der KI können zu falschen diagnostischen und prognostischen Ergebnissen mit fatalen Folgen führen. Auch „richtige" Ergebnisse müssen hinsichtlich ihrer Handlungskonsequenzen kritisch diskutiert werden, wenn sie – was implizit der Fall ist – keine 100 %-ige Sicherheit gewährleisten. Konkret: *Wieviel statistische Unsicherheit (Spezifität, Sensitivität) ist z. B. bei einer auf einer KI-Prognose zum Überleben auf einer Intensivstation akzeptabel, um einen Therapieabbruch durchzuführen?* Selbst bei weitverbreiteten Anwendungen der Texterstellung, z. B. ChatGPT bei wissenschaftlichen Arbeiten, finden sich plausibel klingende Erfindungen der KI – sog. „Halluzinationen". Diese finden sich etwa auch bei der Beantwortung der Frage nach der neurologischen Biografie des Autors. Diese Halluzinationen entstehen durch die probabilistischen linguistischen Modelle, denen keine „Wahrheitseigenschaft" zukommt (Alkaissi und McFarlane 2023).

Datenschutz, Missbrauch durch inadäquate Nutzung bzw. Einflussnahme Durch KI können kritische Persönlichkeitsdaten transparent werden, womit das Recht auf informationelle Selbstbestimmung verletzt wird. Ein eindrucksvolles Beispiel lieferte eine Studie, in den aus anonymen MRT-Schnittbildern mittels KI Gesichtsprofile erstellt wurden und durch Abgleich mit Internetphotos die Personen entanonymisiert und namentlich zugeordnet werden konnten (Schwarz et al. 2019). Kritisch sind auch die mangelnde Sicherheit und Manipulierbarkeit von KI-Systemen z. B. durch unbefugte Nutzung bis hin zu Cyberangriffen. Die Vulnerabilität elektronischer Patientenakten zeigte sich bereits bei mehreren Cyberangriffen auf Krankenhäuser und Arztpraxen. Unabsehbare Folgen hätten Manipulationen von außen auf kritische KI-Entscheidungsalgorithmen mit potenziell fatalen Folgen für Patienten, v. a. dann, wenn aufgrund der mangelhaften Transparenz der Algorithmen ein eventuelles Hacking nicht entdeckt oder nachvollzogen werden kann.

Ökonomie, Investitionen, Interessen und Ökologie Da die Implementierung der KI-Anwendungen z. T. hohe Investitionskosten erfordert, wird der Blick der Investoren unter einem Marktdruck zwangsläufig auf hohe Umsätze und Renditen gerichtet sein, womit gezielte Interessen z. B. von Technologie und Pharmafirmen („Big Pharma") einfließen. Dies könnte das Vertrauen der Akteure in die Modelle untergraben und deren Anwendung destabilisieren. Es muss gewährleistet sein, dass Lobbyismus begrenzt wird und Transparenz über die finanziellen Beteiligungen besteht. Ärzte, die entscheidenden „Stakeholder" des Gesundheitswesens, müssen aktiv an den KI-Prozessen beteiligt werden. Aus der Perspektive des Klimaschutzes ist es nicht zu unterschätzen, dass die komplexen Rechenleistungen, die die KI-Anwendungen benötigt, mit hohen Energiekosten und einem damit verbundenen hohen Kohlendioxidausstoß verbunden sind.

Verlässlichkeit, Vertrauen und Verantwortung Für die medizinische Behandlung ist Vertrauen in die Ärzte unerlässlich. Vertrauen entsteht nur, wenn Ärzte als verlässlich wahrgenommen werden. Wenn die Verlässlichkeit durch die Delegation relevanter Prozesse vom Arzt an die KI abwandert, kann dies – insbesondere bei Fehlentscheidungen – zu Vertrauenskrisen im Arzt-Patient-Verhältnis

führen. Somit sind auch die Verantwortlichkeiten konkret zuzuweisen und dem Patienten transparent zu machen. Es sind Qualitätsindikatoren festzulegen, die überprüfbar und kommunizierbar sein müssen (Lamadé et al. 2024). Dies kann die Akzeptanz von KI-Modellen bei den Patienten erhöhen. Die Verteilung der Verantwortung zwischen Entwickler, der einsetzenden Institution und dem Endanwender müssen geklärt werden.

Rechtliche Implikationen und Regulierungen Die autonomen Entwicklungsfähigkeiten und die mangelnde Nachvollziehbarkeit bei KI-Systeme bergen neue rechtliche Herausforderungen. Es ist eine Balance zwischen entwicklungshemmenden zeitintensiven Überregulierungen und notwendigen regulierten Sicherheitskorridoren anzustreben. Tangiert werden etwas Fragen der Produktsicherheit und -haftung. Die Europäischen Union (EU) hat 2024 mit ihrem „Artificial Intelligence Act" einen solchen Regulierungsrahmen vorgelegt (Europäische Union 2024). Die jeweiligen Auflagen sind abhängig vom Risiko der jeweiligen Anwendungen. Solche Regulationen finden auch in Form der „Allgemeinen Datenschutzverordnung" der EU oder durch den Aktionsplan der US-FDA für KI/ML-basierte Software als Medizinprodukte konkrete Anwendung. Auf individueller Ebene sind die Verantwortlichkeiten bei Fehlern von KI-Anwendungen im (Arzt)haftungsrecht noch nicht hinreichend geklärt.

Arzt-Patient-Beziehung und Herabregulierung der menschlichen Expertise und Kompetenz Mit der Übertragung diagnostischer oder anderer ärztlicher Entscheidungen auf KI-Systeme könnte die klinische Expertise und Kompetenz aufgrund einer flacheren Lernkurve bei Ärzten sinken. Die integrative Nutzung der „menschlichen Intelligenz" würde verkümmern (skills and knowledge degradation), da sie nicht mehr als notwendig erscheint – beispielsweise in der Notfalldiagnostik. Damit schwindet in einer

Abwärtsspirale auch die Expertise, die die Akteure als Korrektiv zur Kontrolle der KI benötigen. Generell wird die menschliche Begegnung zwischen Arzt und Patient ein entscheidendes Element in Diagnose und Therapie bleiben müssen, auch wenn die KI den Arzt in der Bewältigung seiner Aufgaben unterstützt. Auch wenn die KI in ihren medizinischen Kommunikationen emotional „angereichert" wird, dürfte es nicht zur „Überflüssigkeit" der ärztlichen Betreuung kommen, weil – zumindest im Moment noch – die Faktoren Mitmenschlichkeit und Einfühlungsvermögen nicht ersetzbar sind. Man denke an die von Patienten häufig gestellte Frage: „Wie würden Sie das bei Ihrem Ehepartner entscheiden?". Diese Frage wäre von einem Chatbot nicht authentisch zu beantworten.

Ärzte sollten sich aufgefordert fühlen, ihre Kommunikationsstrategien kritisch zu überdenken im Wissen um die digitale „Konkurrenz". So muss es nachdenklich stimmen, wenn MS-Patienten in einer verblindeten Antwort zu ihren Fragen den ChatGPT-Antworten deutlich mehr Empathie bescheinigten als den Antworten der „echten" Neurologen (Maida et al. 2024).

> **Fazit: Aufgaben und Lösungen**
>
> Auf den genannten 3 Ebenen (Makro-, Meso- und Mikroebene) ist ein transparenter partizipativer Diskurs über die Herausforderungen und Notwendigkeiten unter Einbeziehung der Akteure und Interessensgruppen zu fordern und zu fördern. Über diesen kritischen Begleitprozessen steht eine Verantwortungsethik, wie sie Hans Jonas propagiert hat. Jonas beschreibt in Anlehnung an Immanuel Kant in seinem Hauptwerk „Das Prinzip Verantwortung" (Jonas 1979) *„Handle so, dass die Wirkungen deiner Handlung verträglich sind mit der Permanenz echten menschlichen Lebens auf Erden. Oder negativ ausgedrückt: Handle so, dass die Wirkungen deiner Handlung nicht zerstörerisch sind für die künftige Möglichkeit solchen Lebens."*

Insofern besteht eine ethische Verantwortung für eine kritische und reflektierte Abwägung bei KI-Implementierung und Anwendung sowohl auf der Ebene der Politik, der Institutionen der Beteiligten und beim einzelnen Anwender. Allerdings ist nicht zu übersehen, dass die „Wachsamkeit" der einzelnen Beteiligten – also Ärzte oder Patienten – gegenüber Fehlentwicklungen der KI ihre Grenzen hat und nicht als alleiniges Sicherheitsbollwerk funktionieren kann (Adler-Milstein et al. 2024). Nichtsdestoweniger müssen neben den theoretischen und praktischen Aspekten der Nutzung von KI in der medizinischen Praxis auch die wirtschaftlichen, ethischen und regulatorischen Aspekte in die Ausbildung von Ärzten integriert werden.

Literatur

Adler-Milstein J, Redelmeier DA, Wachter RM (2024) The limits of clinician vigilance as an AI safety bulwark. JAMA 331(14):1173–1174. https://doi.org/10.1001/jama.2024.3620

Alkaissi H, McFarlane SI (2023) Artificial hallucinations in ChatGPT: implications in scientific writing. Cureus 15(2):e35179. https://doi.org/10.7759/cureus.35179

Allen B (2024) The promise of explainable AI in digital health for precision medicine: a systematic review. J Pers Med 14(3):277. https://doi.org/10.3390/jpm14030277. PMID: 38541019; PMCID: PMC10971237

Al-Mufti F, Kim M, Dodson V et al (2019) Machine learning and artificial intelligence in neurocritical care: a specialty-wide disruptive transformation or a strategy for success. Curr Neurol Neurosci Rep 19(11):89. https://doi.org/10.1007/s11910-019-0998-8

Bandelow B, Aden I, Alpers G et al (2021) Deutsche S3-Leitlinie Behandlung von Angststörungen, Version 2 (2021). www.awmf.org/leitlinien/detail/ll/051-028.html Zugegriffen am 05.05.2024

Calabrese E, Villanueva-Meyer JE, Cha S (2020) A fully automated artificial intelligence method for non-invasive, imaging-based identification of genetic alterations in glioblastomas. Sci Rep 10(1):11852. https://doi.org/10.1038/s41598-020-68857-8

Center for AI-Safety (2023) Statement on AI risk. AI experts and public figures express their concern about AI risk. https://www.safe.ai/work/statement-on-ai-risk

Dinov ID, Heavner B, Tang M et al. (2016) Predictive Big Data Analytics: A Study of Parkinson's Disease Using Large, Complex, Heterogeneous, Incongruent, Multi-Source and Incomplete Observations. PLoS One11(8):e0157077. https://doi.org/10.1371/journal.pone.0157077

Europäische Union (2024) EU Artificial Intelligence Act. https://artificialintelligenceact.eu/de/high-level-summary. Zugegriffen am 05.05.2024

Fleming N (2018) How artificial intelligence is changing drug discovery. Nature 557(7707):S55–S57. https://doi.org/10.1038/d41586-018-05267-x

Food and Drug Administration (2018a) FDA permits marketing of clinical decision support software for alerting providers of a potential stroke in patients. February 13, 2018. https://www.fda.gov/news-events/press-announcements/fda-permits-marketing-clinical-decision-support-software-alerting-providers-potential-stroke. Zugegriffen am 05.05.2024

Food and Drug Administration (2018b) Evaluation of automatic class III designation for ContaCT. Decision Summary. https://www.accessdata.fda.gov/cdrh_docs/reviews/DEN170073.pdf

Fraser KC, Meltzer JA, Rudzicz F (2016) Linguistic features identify Alzheimer's disease in narrative speech. J Alzheimers Dis 49(02):407–422

Gilbert S, Mehl A, Baluch A et al (2020) How accurate are digital symptom assessment apps for suggesting conditions and urgency advice? A clinical vignettes comparison to GPs. BMJ Open 10(12):e040269.https://doi.org/10.1136/bmjopen-2020-040269

Haaf R, Vock P, Wächtershäuser N et al (2024) Wirksamkeit in Deutschland verfügbarer internetbasierter Interventionen für Depressionen – ein systematisches Review mit Metaanalyse. Nervenarzt 95(3):206–215

Hillis JM, Bizzo BC (2022) Use of artificial intelligence in clinical neurology. Semin Neurol 42(1):39–47

Jing J, Herlopian A, Karakis I et al (2020a) Interrater reliability of experts in identifying interictal epileptiform discharges in electroencephalograms. JAMA Neurol 77(01):49–57

Jing J, Sun H, Kim JA et al (2020b) Development of expert-level automated detection of epileptiform discharges during electroencephalogram interpretation. JAMA Neurol 27(01):103–108

Jonas H (1979) Das Prinzip Verantwortung. Versuch einer Ethik für die technologische Zivilisation. Suhrkamp, Frankfurt am Main

Jung LB, Gudera JA, Wiegand TLT et al (2023) ChatGPT passes German state examination in medicine with picture questions omitted. Dtsch Arztebl Int 120. https://doi.org/10.3238/arztebl.m2023.0113

Karczewski KJ, Snyder MP (2018) Integrative omics for health and disease. Nat Rev Genet 19(5):299–310

Klucken J, Gladow T, Hilgert JG et al (2019) „Wearables" in der Behandlung neurologischer Erkrankungen – wo stehen wir heute? Nervenarzt 90:787–795

Lamadé A, Beekmann D, Eickhoff S et al (2024) Qualitätsindikatoren künstliche Intelligenz. Nervenarzt 95(3):242–246

Loh HW, Hong W, Ooi CP, Chakraborty S, Barua PD, Deo RC, Soar J, Palmer EE, Acharya UR (2021) Application of deep learning models for automated identification of Parkinson's disease: a review (2011–2021). Sensors (Basel) 21(21):7034. https://doi.org/10.3390/s21217034. PMID: 34770340; PMCID: PMC8587636

Maida E, Moccia M, Palladino R et al (2024) Digital Technologies, Web, Social Media Study Group of the Italian Society of Neurology (SIN). ChatGPT vs. neurologists: a cross-sectional study investigating preference, satisfaction ratings and perceived empathy in responses among people living with multiple sclerosis. J Neurol. https://doi.org/10.1007/s00415-024-12328-x

Mavrogiorgou P, Böhme P, Kramer M et al (2024) Virtuelle Realität in der Lehre mit psychisch kranken Patientenavataren. Nervenarzt 95(3):247–253

Meyer-Lindenberg A (2018) Künstliche Intelligenz in der Psychiatrie – ein Überblick. Nervenarzt 89:861–868

Miller S, Gilbert S, Virani V, Wicks P (2020) Patients' utilization and perception of an artificial intelligence-based symptom assessment and advice technology in a British primary care waiting room: exploratory pilot study. JMIR Hum Factors 7(3):e19713. https://doi.org/10.2196/19713. PMID: 32540836; PMCID: PMC7382011

Morey JR, Zhang X, Yaeger KA et al (2021) Real-world experience with artificial intelligence-based triage in transferred large vessel occlusion stroke patients. Cerebrovasc Dis 50(4):450–455

Oehrn CR, Cernera S, Hammer LH et al. (2024) Chronic adaptive deep brain stimulation versus conventional stimulation in Parkinson's disease: a blinded randomized feasibility trial. Nat Med Aug 19. doi: 10.1038/s41591-024-03196-z

Schmidt T, Winter J (2022) Künstliche Intelligenz in Prozessen des Gesundheitswesens – Chancen und Risiken am Beispiel der akuten Schlaganfallbehandlung. In: Pfannstiel MA (Hrsg) Künstliche Intelligenz im Gesundheitswesen. Springer Gabler, Wiesbaden. https://doi.org/10.1007/978-3-658-33597-7_21

Schwalbe N, Wahl B (2020) Artificial intelligence and the future of global health. Lancet 395(10236):1579–1586. https://doi.org/10.1016/S0140-6736(20)30226-9. PMID: 32416782; PMCID: PMC7255280

Schwarz CG, Kremers WK, Therneau TM, Sharp RR, Gunter JL, Vemuri P, Arani A, Spychalla AJ, Kantarci K, Knopman DS, Petersen RC, Jack CR Jr (2019) Identification of anonymous MRI research participants with face-recognition software. N Engl J Med 381(17):1684–1686. https://doi.org/10.1056/NEJMc1908881. PMID: 31644852; PMCID: PMC7091256

Tomašev N, Glorot X, Rae JW et al (2019) A clinically applicable approach to continuous prediction of future acute kidney injury. Nature 572(7767):116–119

Trabitzsch A, Pleul K, Barlinn K et al (2021) An automated electronic screening tool (DETECT) for the detection of potentially irreversible loss of brain function. Dtsch Arztebl Int 118(41):683–690

Vernooij MW, Jasperse B, Steketee R et al (2018) Automatic normative quantification of brain tissue volume to support the diagnosis of dementia: a clinical evaluation of diagnostic accuracy. Neuroimage Clin 20:374–379

Vieira S, Pinaya WH, Mechelli A (2017) Using deep learning to investigate the neuroimaging correlates of psychiatric and neurological disorders: Methods and applications. Neurosci Biobehav Rev 74(Pt A):58–75

Wehkamp K, Krawczak M, Schreiber S (2023) Qualität und Nutzen künstlicher Intelligenz in der Patientenversorgung (The quality and utility of artificial intelligence in patient care). Dtsch Arztebl Int 120:463–469

Wiegand TLT, Velezmoro LI, Jung LB et al (2023) Künstliche Intelligenz in der Neurologie Anwendungen, Algorithmen, Anforderungen. Nervenheilkunde 42:591–559

Wiendl H, Rödel V (2024) Zukunft der Neurologie. Disruptives und transformatives Potenzial von KI. Neurotransmitter 35(1–2):22–27

Williams JA, Cisse FA, Schaekermann M et al (2019) Guinea Epilepsy Project. Smartphone EEG and remote online interpretation for children with epilepsy in the Republic of Guinea: Quality, characteristics, and practice implications. Seizure 71:93–99

Yao L, Cai M, Chen Y et al (2019) Prediction of antiepileptic drug treatment outcomes of patients with newly diagnosed epilepsy by machine learning. Epilepsy Behav 96:92–97

Zuchowski ML, Zuchowski L (2022) Ethische Aspekte von KI-Anwendungen in der Medizin. In: Pfannstiel MA (Hrsg) Künstliche Intelligenz im Gesundheitswesen. Springer Gabler, Wiesbaden. https://doi.org/10.1007/978-3-658-33597-7_12

Ethische Fragen in der Neurodiagnostik

Inhaltsverzeichnis

Neurogenetik

Wolfram Henn

Inhaltsverzeichnis

F. Erbguth, R. J. Jox (Hrsg.), *Angewandte Ethik in der Neuromedizin*,
https://doi.org/10.1007/978-3-662-69739-9_6

6

▶ **Fallbeispiel**

Ein 55-jähriger Starkstromelektriker stellt sich zur genetischen Abklärung wegen langsam zunehmender Gleichgewichtsstörungen vor, die bei seinem zehn Jahre älteren Bruder bereits deutlich stärker bestehen. Bei der Familienanamnese berichtet er, dass eine seiner beiden klinisch gesunden, aus verschiedenen Ehen stammenden Töchter einen geistig behinderten Sohn habe; die andere sei in der 28. Woche schwanger.

Es stellt sich heraus, dass er eine Prämutation im X-chromosomalen FMR1-Gen trägt, die bei ihm selbst zu einem Tremor-Ataxie-Syndrom führt, sowie bei seinen Töchtern – die von ihm sein X-Chromosom geerbt haben müssen – zur obligaten Anlageträgerschaft für das Fragile-X-Syndrom. Hierdurch erklärt sich die geistige Behinderung des Enkelsohns.

Für den Ratsuchenden selbst, der nicht berentet werden will, wird über den Betriebsarzt eine Versetzung an einen nicht gefahrengeneigten Arbeitsplatz angestrebt. Ihm wird dringend empfohlen, seine Töchter über die familiäre Problematik mit ihrem Risiko von bis zu 50 % für eine geistige Behinderung bei Söhnen zu informieren und ihnen eine genetische Beratung nahezulegen. Seine mittlerweile in der 30. Woche schwangere Tochter will er aber erst nach der Geburt ihres Kindes informieren. ◀

6.1 Besonderheiten neurogenetischer Erkrankungen

Das Nervensystem ist das in seinen Strukturen und Funktionen bei Weitem komplexeste Organsystem des Menschen. Dementsprechend ist auch die für seine korrekte Anlage und Steuerung erforderliche genetische Kodierung besonders umfangreich; vermutlich sind unter den etwa 22.000 Genen genauso viele allein für das zentrale Nervensystem verantwortlich wie für alle anderen Organsysteme zusammengenommen. Eine Vielzahl von Genen kann auch eine Vielzahl von Defekten haben, wodurch ein bislang längst noch nicht umfassend charakterisiertes Spektrum neurogenetischer Anomalien und Krankheiten zustande kommt.

Zugleich aber ist das Repertoire des Nervensystems an klinisch zuzuordnenden Symptomen recht begrenzt, ebenso wie jenes der Neuromedizin an bildgebenden oder labordiagnostischen Methoden und Befunden. Dies macht die Ursachenfindung bei neurologischen Erkrankungen so außerordentlich schwierig und so vergleichsweise häufig erfolglos: Für eine Demenz oder eine Anfallserkrankung kommt ebenso ein breites Spektrum erblicher und nicht erblicher Ursachen in Betracht wie für eine Ventrikelerweiterung im CT oder eine Laktaterhöhung in der Laborchemie. Syndromale, also in charakteristischen Befundkonstellationen wiedererkennbare und einer bestimmten Ursache zuzuordnende Muster von Auffälligkeiten sind in der Neurologie seltener als in den meisten anderen Fachbereichen der Medizin.

Dementsprechend gelingt es häufig nicht, eine präzise diagnostische Zuordnung zu leisten. Diese Unklarheit ist für die betroffenen Patienten emotional sehr belastend, zum einen was den eigenen weiteren Krankheitsverlauf betrifft, zum anderen mit Blick auf eine mögliche Anlageträgerschaft auch anderer Familienmitglieder, insbesondere vorhandener oder künftiger Nachkommen. Wenn die Familienvorgeschichte nicht klar auf einen bestimmten Erbgang hinweist, bleibt vielfach schon die erste Frage unbeantwortet, ob es sich überhaupt um eine erbliche Erkrankung handelt. Die Wahrscheinlichkeit, eine periphere Neuropathie an Nachkommen zu vererben, liegt zwischen praktisch 0 % bei einer postinfektiösen Erkrankung und 50 % bei einer autosomal-dominanten hereditären Neuropathie. Dementsprechend ist gerade bei erwachsenen Patienten mit Kinderwunsch oder solchen, die bereits Nachkommen haben, das Bedürfnis nach einer verlässlichen diagnostischen Zuordnung oft extrem groß.

Ein Großteil der neurogenetischen Erkrankungen ist **neurodegenerativer** Natur, mit einem in sehr unterschiedlichem Tempo progredienten Verlauf nach der Erstmanifestation. Diese kann, wie etwa bei den spinalen Muskelatrophien, zwischen dem Säuglings- und Erwachsenenalter variieren, wobei innerhalb derselben Familie in der Regel ein ungefähr gleicher Krankheitsverlauf zu beobachten ist, bei aber doch mitunter erheblicher innerfamiliärer Schwankungsbreite (Arnold et al. 2015). Der fortschreitende, von bislang erst wenigen Ausnahmen etwa bei Enzymdefekten abgesehen, nicht kausal therapierbare Verlauf neurodegenerativer Erkrankungen stellt die Betroffenen selbst und ihre Angehörigen, aber auch die behandelnden Ärzte und Therapeuten, vor große psychosoziale und ethische Anforderungen hinsichtlich der Krankheitsbewältigung.

Von zentraler Bedeutung bei den neurogenetischen Erkrankungen ist ihre wesensbedingte **Familiarität**. In einigen Familien, beispielsweise solchen mit Heredoataxien oder Huntington-Erkrankung, ist bereits seit Generationen bekannt, dass ein bestimmtes Leiden „in der Familie liegt", sodass sich für den Einzelnen hier nur die Frage stellt, ob er oder sie nun von dieser Krankheit, die oft auch in der Außenwahrnehmung der Familie durch ihr soziales Umfeld als „Fluch" empfunden wird, betroffen sein wird oder nicht.

Als Folgeerscheinung der in der Gesellschaft tief verwurzelten Intuition, Krankheiten würden eine Art von „Strafe" für irgendwelches Fehlverhalten darstellen, sehen sich von familiären neurologischen Erkrankungen betroffene Familien häufig einer sozialen Ausgrenzung und Stigmatisierung ausgesetzt (Paulsen et al. 2013). Umgekehrt entstehen gerade bei dominant in Generationenfolge erblichen Krankheiten auch bei erwachsenen betroffenen Menschen selbst sehr oft irrationale Schuldgefühle, ihren Nachkommen „schlechte Anlagen" weitervererben zu können (Müller 2022).

Genetische Krankheitsanlagen mit voller Penetranz, deren Vorhandensein also sicher zur Ausprägung von klinischen Symptomen führt, sind ihrem biologischen Wesen nach zu jedem beliebigen Zeitpunkt ab der Zeugung feststellbar. Aus dieser zeitlichen Dissoziation zwischen diagnostizierbarer Krankheitsanlage und der Manifestation von Symptomen, die beispielsweise bei erblichen Demenzerkrankungen mehrere Jahrzehnte betragen kann, ergibt sich die Möglichkeit pränataler und prädiktiver Diagnosen, deren spezifischer ethischer Problematik ein eigenes Kapitel dieses Buches gilt (▶ Kap. 7).

6.2 Diagnostik neurogenetischer Erkrankungen

Am Anfang der diagnostischen Zuordnung einer zu einer erblichen Erkrankung passenden Symptomatik steht die Frage, ob es sich überhaupt um eine genetisch bedingte oder doch um eine erworbene Krankheit handelt. Wenn, wie sehr häufig, nicht schon die Familienvorgeschichte auf eine Erbkrankheit hindeutet, gehen der genetischen Diagnostik oft aufwändige und mitunter belastende funktionelle, bildgebende, immunologische bzw. laborchemische Untersuchungen voraus, zuweilen sogar invasive Maßnahmen wie Muskelbiopsien. Eine frühzeitig bei gegebenem Verdacht veranlasste genetische Abklärung kann dem Patienten durchaus eine Odyssee diagnostischer Enttäuschungen ersparen, vielleicht sogar belastende frustrane Therapieversuche, beispielsweise mit Immuntherapeutika aufgrund der Fehldiagnose einer entzündlichen Erkrankung.

Schon im Vorfeld einer Labordiagnostik können die Weichen durch die **Familienanamnese** gestellt werden. Allerdings ist es gerade im heutigen Zeitalter der Kleinfamilien eher selten, dass eine Vielzahl gleichartig erkrankter Familienmitglieder den sicheren Schluss auf eine Erblichkeit zulässt. Eine unauffällige Familienanamnese schließt keineswegs eine Erblichkeit aus, schon wegen der Möglichkeit von Neumutationen oder bei rezessiven Erkrankungen, die von symptomfreien, überdeckt anlagetragenden Eltern ererbt wurden. Recht oft sind Familienanamnesen auch nicht eindeutig interpretierbar, beispielsweise wenn eine Patientin mit Verdacht auf eine erbliche Ataxie berichtet, dass ihre Mutter im höheren Alter einen „etwas unsicheren Gang" gehabt habe. Letztlich kann praktisch immer nur eine definitive genetische Diagnose im Sinne eines Mutationsnachweises eine Erblichkeit der Erkrankung sichern. Umgekehrt ist außerhalb des Sonderfalls der prädiktiven Diagnostik auf eine in der Familie bereits genau bekannte Krankheit der Ausschluss einer Erblichkeit so gut wie unmöglich, weil es bislang und noch auf absehbare Zeit keine umfassenden, alle genetischen Ursachen einer klinischen Symptomatik umfassende Analysemöglichkeiten gibt (Synofzik et al. 2013).

In den vergangenen Jahrzehnten hat sich mit der zunehmenden Erforschung klinisch definierter Krankheitsbilder immer stärker die Erkenntnis durchgesetzt, dass viele scheinbar gut umrissene Entitäten in Wirklichkeit Sammelbegriffe einer Vielzahl genetischer, teilweise auch multifaktorieller oder nichtgenetischer Krankheiten sind:

- So galt beispielsweise die spinozerebelläre Ataxie (SCA), definiert als fortschreitende Bewegungsstörung mit Kleinhirnatrophie, noch vor 30 Jahren als einheitliches, wenn auch klinisch sehr variables Krankheitsbild. Inzwischen sind über 35 verschiedene, durch Defekte in unterschiedlichen Genen verursachte Einzelformen von SCA beschrieben wor-

den, es liegt also eine erhebliche genetische Heterogenität für ein klinisch definiertes Krankheitsbild vor (Krygier und Mazurkiewicz-Bełdzińska 2021).

- Auch für die hereditären spastischen Paraplegien (HSP) sind eine Vielzahl genetisch distinkter Einzelformen bekannt, von denen einige relativ häufig, andere extrem selten sind und weitere, trotz eindeutiger klinischer Symptomatik, keinem bisher bekannten Gen zugeordnet werden können (Ruano et al. 2014).

Gerade die Problematik der genetischen Heterogenität macht die Labordiagnostik zum einen aufwändig und zum anderen mitunter dennoch letztlich unergiebig.

6.2.1 Einzelgenanalyse

Vor einer genetischen Analyse kann einem selbst betroffenen Patienten oder einem aus einer belasteten Familie stammenden Ratsuchenden ein klares Ergebnis nur dann fest versprochen werden, wenn die der Erkrankung in dieser Familie zugrunde liegende Genveränderung bereits von anderen Familienmitgliedern genau bekannt ist, beispielsweise die in der Fallbeschreibung genannte FMR1-Prämutation. Dann und nur dann ist auch ein sicherer Ausschluss der familiären Belastung im Kontext einer pränatalen oder prädiktiven Diagnostik erreichbar.

Es liegt ein gewisser Zynismus in der Tatsache, dass eine sichere Entlastung eines möglicherweise risikotragenden Familienmitgliedes nur dann erreicht werden kann, wenn bei einer selbst von der Krankheit betroffenen Indexperson ein präziser Mutationsnachweis vorliegt: Die Chance des einen auf eine gute Nachricht setzt eine vorherige schlechte Nachricht für ein anderes Familienmitglied voraus. Entsprechendes Konfliktpotenzial wohnt Familienkonstellationen inne, bei denen eine für die Familienabklärung unverzichtbare Indexperson sich, aus welchen Gründen auch immer, der Untersuchung verweigert. Bei Indexpersonen mit eingeschränkter Einwilligungsfähigkeit ist nach dem Gendiagnostikgesetz (§ 14 Gendiagnostikgesetz, GenDG) die Diagnostik zugunsten einer Familienabklärung allein auf den Fall einer geplanten Schwangerschaft bei einem Familienmitglied limitiert; hier ist sicherlich ein wichtiges Arbeitsfeld für eine Entscheidungsassistenz für eine kognitiv eingeschränkte Indexperson (Henn 2015).

Wenn bei einer selbst erkrankten Person, also rechtlich betrachtet im „diagnostischen" Ansatz (so die Formulierung des Gendiagnostikgesetzes), eine präzise, auf eine bestimmte Genveränderung hinweisende Symptomatik besteht, kann auch angesichts erheblicher Kosten von bis zu mehreren tausend Euro die Untersuchung des Zielgens mit Finanzierung durch die Krankenkassen durchgeführt werden. Dies gilt auch dann, wenn – wie ja meist – ein Mutationsnachweis nicht unmittelbar in eine Therapie einmündet. Der dadurch ermöglichte Verzicht auf möglichweise teure und belastende Diagnostik in andere Richtungen, bis hin zu Hirnbiopsien, weiterhin die Chance einer Risikozuordnung für Familienangehörige bzw. eine Pränataldiagnostik und das keineswegs zu vernachlässigende emotionale Moment der Entlastung von der diagnostischen Unsicherheit („jetzt weiß ich endlich genau, was ich habe") stellen anerkanntermaßen hinreichend gewichtige Argumente für die genetische Diagnostik gegenüber den Kostenträgern dar.

Allerdings weist bei der Mehrzahl der neurogenetischen Erkrankungen die Symptomatik nicht so präzise auf ein einzelnes Verdachtsgen hin, dass ein Mutationsausschluss dort dem Ausschluss der Erkrankung gleichkäme. Häufig lässt sich die klinische Symptomatik, eventuell anhand des Familienstammbaums, auf wenige Verdachtsgene einengen, so etwa bei den myotonen Dystrophien (DM) auf die Subtypen DM1 und DM2. Hier muss eine Stufendiagnostik in der Reihenfolge der klinischen Plausibilität sowie der Häufigkeit der Mutationen im entsprechenden Gen in der Population, also den „Trefferchancen" der Diagnostik, sowie unter Berücksichtigung der absehbaren Kosten der einzelnen Stufen, durchgeführt werden.

6.2.2 Panel-Analysen

Bei klinisch mehr oder weniger einheitlichen, aber genetisch heterogenen Krankheiten wie etwa den spinozerebellären Ataxien (SCA), bei denen nicht ein bestimmtes Gen hinsichtlich der Häufigkeit seiner Veränderungen im Vordergrund steht, können Panel-Analysen gute Chancen für eine Zuordnung bei noch vertretbarem diagnostischem Aufwand bieten. Hier wird aus der typischerweise verwendeten Blutprobe des Patienten gleichzeitig nach typischen krankheitsursächlichen Veränderungen in mehreren „Kandidatengenen" gesucht. Bei den SCA sind dies beispielsweise zwischen fünf und acht Gene, jeweils mit einer technisch recht einfach überprüfbaren Form von Mutation (sog. CAG-Repeat-Strukturen). Hier bezieht sich die nach dem Gendiagnostikgesetz einzuholende Einwilligung der zu untersuchenden Person nicht auf die Analyse eines bestimmten einzelnen Gens, wohl aber auf eine Gruppe von hinsichtlich ihrer klinischen Bedeutung einander ähnlichen Genen.

Dementsprechend können bei einer auf die für die klinisch-neurologischen Befunde plausiblen Genen fokussierten Panel-Diagnostik zwar keine komplett unerwarteten Zufallsbefunde ohne Bezug zur bestehenden klinischen Fragestellung entstehen, durchaus sind aber hinsichtlich ihrer prospektiven Bedeutung unterschiedliche Ergebnisse möglich. So können beispielsweise eine SCA-Typ 3 und eine SCA-Typ 17 klinisch mit einer ähnlichen motorischen Symptomatik beginnen, die SCA17 führt aber langfristig mit hoher Wahrscheinlichkeit zu einer schweren Demenz, anders als die SCA3. Hier ist es Aufgabe der ärztlichen Aufklärung bzw. genetischen Beratung vor der Untersuchung, das Spektrum der denkbaren Ergebnismöglichkeiten so umfassend wie möglich darzustellen (Synofzik et al. 2013). Die Abwägung, zwischen der für eine informierte Einwilligung hinreichenden Genauigkeit der Aufklärung und der Vermeidung einer Überforderung der kognitiven Aufnahmefähigkeit der Ratsuchenden, ist für die Gesprächsführung durchaus herausfordernd und zwingt mitunter zu fachlich grenzwertigen Vereinfachungen.

Neben der – jedenfalls bei den Techniken für konventionelle Analyseansätze (Sanger-Sequenzierung) – für die Breite der Analyse limitierenden Anzahl der untersuchten Gene stellt sich schon beim Design aber auch bei der Inanspruchnahme krankheitsbezogener Analyse-Panels die Frage, in welchem Umfang darauf sehr seltene bzw. klinisch variante Krankheitsbilder mit abgebildet werden sollen. Die mit der Zahl untersuchter Gene erwünschtermaßen ansteigende Sensitivität des Tests wird tendenziell mit auch ethisch relevanten Problemen erkauft, namentlich einer erhöhten Wahrscheinlichkeit für in ihrer klinischen Wertigkeit nicht zuzuordnende und damit den Patienten letztlich nur verunsichernde „Genvarianten unklarer Signifikanz" sowie weiterhin die Möglichkeit in völlig andere Richtungen neue Fragen eröffnender Ergebnisse (Vos et al. 2011). Beispielsweise bedeutet bei einer Ataxie-Abklärung der Nachweis von Mutationen im ATM-Gen über die Zuordnung der neurologischen Problematik hinaus auch ein ggf. wesentlich erhöhtes Risiko für Leukämien und Brustkrebs. Folgerichtig wird eine hinreichend detailgenaue Aufklärung vor der Untersuchung mit dem Einbeziehen „exotischer" Genveränderungen für die klinische Fragestellung immer komplizierter und gerät schnell an die Grenze des-

sen, was auch ein kognitiv voll leistungsfähiger Patient aufnehmen und beurteilen kann.

6.2.3 Exom- und Genomanalysen

Mit der Technologie des NGS (*next-generation sequencing*) sinken auf der Ebene der technischen Datengewinnung die Analysekosten pro untersuchtem Gen gegenüber konventionellen Verfahren um weit über 90 %, sodass breit angelegte Multi-Gen-Panels verfügbar geworden sind (Bettecken et al. 2014). Diese können bis zu über 100 einzelne Gene umfassen, die auf einem Panel, jeweils bezogen auf eine klinische Fragestellung, angeordnet sind. Unabhängig von der hier nicht zu diskutierenden Frage nach der Kostenübernahme nimmt mit diesen Panels, die auch bislang sehr wenig analysierte Gene mit entsprechend unvollständigem Bestand der Datenbanken zu normalen bzw. krankhaften Varianten umfassen, die Wahrscheinlichkeit für unklare Genvarianten massiv zu. Völlig unerwartete, mit der Fragestellung nicht zusammenhängende Befunde sind aber, abhängig vom Design des Panels, doch eher selten.

Als bereits technisch gangbarer und aktuell rapide in die Routinediagnostik eingeführte Technologie noch breiterer Mutationssuche steht die in der Routineversorgung bereits etablierte Exomanalyse bzw. – noch weitgehend auf wissenschaftliche Fragestellungen beschränkt – die Genomanalyse zur Verfügung, also die Komplettuntersuchung aller kodierenden (Exom) bzw. sämtlicher (Genom) DNA-Sequenzen im menschlichen Erbmaterial. Hier werden also auf der Ebene der Datenerzeugung, zumindest vom Ansatz her, sämtliche Gene des Menschen unabhängig von der zu bearbeitenden Fragestellung sequenziert, und dann wird aus diesen Rohdaten auf bioinformatischer Ebene der im gegebenen Fall interessierende Teil der genetischen Informationen abgerufen (Gorcenco et al. 2020).

Spätestens damit vollzieht sich ein ethisch höchst bedeutsamer informationeller Paradigmenwechsel in der genetischen Diagnostik: Die Anzahl der aus einer Blutprobe technisch auswertbaren Gene ist nicht mehr limitiert und es entsteht die neue Gefahr, durch eine zu breit angelegte Diagnostik unwillkommene Befunde zu erzeugen – also Antworten auf Fragen zu produzieren, die der Patient gar nicht stellen wollte.

■ **Zusatzbefunde**

Bei breiten gendiagnostischen Ansätzen muss also nicht nur mit unklaren Genvarianten, sondern eventuell mit handfesten überraschenden Zufallsbefunden (*incidental findings*) gerechnet werden. Diese können ihrem Wesen nach nicht von der vor der Untersuchung gegebenen aufgeklärten Einwilligung des Patienten erfasst sein.

Hier ergibt sich ein ethisches Dilemma dann, wenn ein eigentlich mit der Untersuchung nicht beabsichtigter, aber klinisch möglicherweise dennoch wichtiger Befund erhoben wird. Vergleichbar ist diese Konstellation mit dem Auffinden eines tumorverdächtigen Herdes durch einen Radiologen im Rahmen einer Röntgenuntersuchung nach einem Unfall. In der Radiologie ist es wohl unstrittig, dass solche klinisch relevanten Zufallsbefunde dem Patienten zur Kenntnis zu bringen sind (s. auch ▶ Kap. 8). Bei humangenetischen Befunden mit ihren oft doch geringen therapeutischen Auswirkungen wird dies deutlich zurückhaltender betrachtet. Nach einer den derzeitigen Diskussionsstand wiedergebenden Empfehlung der Deutschen Gesellschaft für Humangenetik sollen vor genetischen Untersuchungen, welche Zusatzbefunde mit sich bringen können, die zu untersuchenden Personen vor drei Optionen gestellt werden:

> **Umgang mit Zusatzbefunden bei genetischen Untersuchungen (GfH 2013)**
> ▬ Es kann gänzlich auf die Mitteilung von Zusatzbefunden verzichtet werden.
> ▬ Die untersuchte Person kann sich jedweden, auch klinisch nicht zu Konsequenzen führenden Zusatzbefund mitteilen lassen.
> ▬ Dem untersuchenden Arzt bleibt die Interpretationshoheit überlassen, welche Zusatzbefunde klinisch so bedeutsam sind, dass sie mitteilungswürdig sind.

Nach eigener Erfahrung des Autors wird fast immer die letztgenannte Alternative gewählt, was wohl als Ausdruck des Vertrauens in den Arzt zu bewerten ist, seine zu untersuchenden Patienten mit dem für sie wesentlichen Wissen zu versorgen und sie gleichzeitig vor Überforderung durch ein Übermaß an unfiltrierter Information zu schützen. Diesem Vertrauen gerecht werden zu können, setzt aufseiten des Arztes eine hinreichende Fachkompetenz voraus. Derzeit wird angesichts der Zunahme von Exom-/Genomanalysen ein systematisches Bewertungssystem für Zusatzbefunde entwickelt, bei dem zunächst der analysierende Humangenetiker die klinisch klar irrelevanten Informationen ausblendet und aus seiner Sicht bedeutsame Zusatzbefunde erst nach Rücksprache mit dem zuweisenden klinischen Arzt, der ja den Patienten kennt, in den abschließenden genetischen Untersuchungsbefund aufnimmt. Eine Richtschnur für die Entscheidung über die Mitteilung gänzlich unerwarteter, der initialen klinischen Fragestellung nicht zugehöriger Befunde ist die „Whitelist" des American College of Medical Genetics, die sich an der präventiven bzw. therapeutischen Operationalsierbarkeit der Information orientiert (Miller et al. 2023).

6.3 Genetische Beratung bei neurogenetischen Erkrankungen

Nach dem deutschen Gendiagnostikgesetz ist eine genetische Beratung durch eine hierfür qualifizierte ärztliche Person

- im Zusammenhang mit diagnostischen, also aktuell symptomatisch erkrankten Patienten betreffenden Untersuchungen nach einem auffälligen Befund zu empfehlen,
- im Zusammenhang mit prädiktiven oder pränatalen Untersuchungen vor und nach der Diagnostik zwingend vorgeschrieben (GEKO 2011).

Ohnehin sind die Implikationen genetischer Diagnostik, die ja weit über die selbst untersuchte Person hinausreichen können, so komplex, dass die vom Gesetz geforderte Aufklärung über „Wesen, Bedeutung und Tragweite" der Diagnostik sicherlich bei jeder neurogenetischen Fragestellung im Rahmen einer qualifizierten genetischen Beratung erfolgen sollte. Dies wird weithin auch so praktiziert, zumal ethisch, vielleicht auch rechtlich, betrachtet ein übliches ärztliches Aufklärungsgespräch ohne Berücksichtigung der Besonderheiten erblicher Erkrankungen nicht für einen solide begründeten *informed consent* ausreichen dürfte (Henn 2014).

Aufklärung zur genetischen Diagnostik

- Ziel der genetischen Beratung soll es sein, in nondirektiver Weise die ratsuchende Person mit den Informationen zu versorgen, die für eine fundierte Entscheidung für oder gegen die Inanspruchnahme des angebotenen Gentests erforderlich sind.

- Hierzu gehört zunächst die Erörterung des Untersuchungsablaufs und der möglichen Ergebnisse, einschließlich der ja keineswegs seltenen unklaren Befunde.
- Weiterhin – und in ethischer Hinsicht vor allem – sind die möglichen Auswirkungen eines auffälligen Befundes auf den Patienten selbst und seine Familienangehörigen darzustellen.
- Die Begrenztheit therapeutischer Optionen ist v. a. bei neurodegenerativen Erkrankungen mit langfristig ungünstiger Prognose bedeutsam; insbesondere muss schon vor der Entscheidung über die Untersuchung der in den meisten Fällen falschen Hoffnung, dass eine Diagnose nur den ersten Schritt zu einer heilenden Therapie darstelle, entgegengewirkt werden.
- Umgekehrt müssen die bislang erst wenigen, aber absehbar zunehmenden therapeutischen Chancen im Falle bestimmter Diagnosen realistisch dargestellt werden.

Es ist sehr sinnvoll, wenn der Patient eine Vertrauensperson zum Beratungsgespräch mitbringt; bei kognitiv eingeschränkten Patienten ist dies ohnehin geboten, und falls der Patient unter gesetzlicher Betreuung steht, muss das persönliche genetische Beratungsgespräch auch mit dem Betreuer stattfinden (AWMF 2011).

Im Beratungsgespräch schließt sich an die technische Beschreibung eine Erörterung gemeinsam mit dem Patienten (der, falls aktuell klinisch nicht selbst betroffen, auch als Ratsuchender bezeichnet wird) über die möglichen Ergebnisse der Untersuchung und deren Folgeerscheinungen an, typischerweise in Form von Szenarien:

> **Mögliche Folgen der genetischen Diagnostik**
> - Was wäre, wenn ein Nachweis der vermuteten erblichen Erkrankung tatsächlich stattfände?
> - Was, wenn die Vermutung ausgeschlossen würde und die Diagnose unklar bliebe?
> - Was, wenn ein unklares Ergebnis oder aber ein unerwarteter Zusatzbefund resultieren würde?

Insofern ist die Entscheidungsfindung zur Inanspruchnahme eines Gentests in der genetischen Beratung stark von konsequentialistischen ethischen Konzepten geprägt.

■ **Recht auf Wissen und auf Nichtwissen/ Nondirektivität**

Angesichts der in den meisten Fällen noch eher geringen therapeutischen Konsequenzen, aber der möglicherweise großen Auswirkungen einer genetischen Diagnose auf andere Menschen – in der Terminologie des Gendiagnostikgesetzes ihre „Tragweite" – stehen in genetischen Beratungen Überlegungen zur Bedeutung einer Diagnose für Geschwister und mehr noch für Nachkommen des Patienten mitunter stärker im Vordergrund als deren Folgen für ihn selbst. Hier kann die geforderte Nondirektivität, welche das „Recht auf Nichtwissen" des Patienten widerspiegelt, auf eine harte Probe gestellt werden (Clarke 1991; GEKO 2022). Der Nachweis einer autosomal-dominanten Heredoataxie beispielsweise bedeutet für einen Patienten, dass seine Nachkommen, vielleicht ohne es bislang auch nur zu ahnen, ein Risiko von bis zu 50 % für eine künftig auftretende, vielleicht prognostisch ungünstige gleichartige Erbkrankheit haben. Diese Vorstellung ist oft mit irrationalen Schuldgefühlen beladen und stellt manche

Patienten vor das Dilemma, für sich selbst eigentlich die Diagnose gar nicht wissen zu wollen, zugleich aber nur durch genau diese Abklärung anderen Familienangehörigen über die prädiktive Diagnostik die Chance einer Risikozuordnung, vielleicht letztlich auch Entlastung, geben zu können. Hier mag man darüber geteilter Meinung sein, ob sich im Zusammenhang mit einer nicht kausal therapierbaren erblichen Erkrankung eine moralische Pflicht des Patienten konstituieren lässt, sich zugunsten der Chance auf Wissen von Angehörigen genetisch testen zu lassen.

Besonders schwierig und keineswegs selten sind Interferenzen zwischen biologischer Verwandtschaft und persönlichen Konflikten innerhalb einer Familie. Es kommt vor, dass Patienten sich aufgrund persönlicher Streitigkeiten mit bestimmten Familienangehörigen weigern, diesen ihren Befund mitzuteilen (Henn und Schindelhauer-Deutscher 2007). Rechtlich gibt es sicherlich keine Handhabe, eine solche innerfamiliäre Kommunikation durchzusetzen; nach persönlicher ethischer Einschätzung des Verfassers käme ein Bruch der ärztlichen Schweigepflicht im Sinne der nicht gewollten Information von Familienangehörigen über ihren möglichen genetischen Status nur dann in Betracht, wenn ihnen durch das Verschweigen ihres Risikos eine aussichtsreiche Therapiemöglichkeit vorenthalten würde. Dies ist, anders als beispielsweise bei erblichen Krebsdispositionen, bei neurogenetischen Erkrankungen zumindest derzeit nur äußerst selten der Fall.

Solche weit über die eigentlichen medizinischen Aspekte der zu erörternden Krankheit hinausgehenden Fragestellungen sind wichtige Arbeitsfelder für eine psychotherapeutische Begleitung im Entscheidungsprozess, aber durchaus auch für eine Ethikberatung (Henn 2015).

6.4 Therapieansätze für neurogenetische Erkrankungen

Bisher kann erst bei sehr wenigen neurogenetischen Krankheiten die Diagnose zu einer nachhaltigen kausalen Therapie hinleiten; diese bergen aber wegen der teils enormen Behandlungskosten erheblichen sozialethischen Konfliktstoff.

Ein Beispiel ist Morbus Pompe (Glykogenose Typ II). Bei dieser autosomal-rezessiv erblichen neuromuskulären Erkrankung kann das fehlende Enzym α-1-4-Glucosidase substituiert und die ansonsten unausweichliche Progredienz der Krankheit aufgehalten werden. Die Therapiekosten können aber über 300.000 € jährlich liegen, mit lebenslangem Behandlungsbedarf. Da die Behandlung wissenschaftlich validiert und alternativlos ist, besteht für alle versicherten Patienten ein unbestrittener Rechtsanspruch auf die Therapie (LSG NRW 2013). Der verschreibende Arzt ist von der Budgetierung befreit, da sonst ein einziger Patient durch seine Therapiekosten für seine Praxis existenzbedrohend sein könnte. Nichtsdestoweniger lastet auf den behandelnden Ärzten, teils auch auf den Patienten, ein erheblicher, utilitaristisch anmutender Rechtfertigungsdruck.

Erst am Beginn ihrer klinischen Anwendung, aber mit offenkundig breiterem künftigem Anwendungsspektrum als Ersatztherapien für fehlende Genprodukte versehen sind Gentherapien, welche gestörte Genaktivitäten bereits auf der Ebene des Codes bzw. der Transkription korrigieren. Bis in die allgemeine Öffentlichkeit bekannt geworden sind v. a. die Gentherapien bei autosomal-rezessiv erbliche SMN1-assoziierter spinaler Muskelatrophie (SMA) (Ziegler et al. 2020). Hierzu stellen sich ethisch und gesundheitspolitisch hochbedeutsame Fragen zu Verteilungsgerechtigkeit und zur systemischen Finanzierbarkeit im künftig größerem Maßstab. In der Individualmedizin kommen bereits jetzt konflikthafte Fragestellungen auf, bei denen es um die Indikationsstellung zu einer absehbar nur begrenzt wirksamen, aber extrem kostspieligen Gentherapie geht, so etwa bei einem durch Muskeldegeneration und Kontrakturen bereits massiv beeinträchtigten Kind mit einer SMA.

Vor diesem konfliktbeladenen Hintergrund können Eltern eines betroffenen Kindes, die eine weiterer Kinderwunsch mit einem Wiederholungsrisiko von 25 % für ein zweites „teures" Kind haben, unter Druck geraten, aus „sozialer Verantwortung" eine Pränataldiagnostik in Anspruch zu nehmen oder auf weiteren Nachwuchs zu verzichten.

Die Kosten der Enzymersatz- und Gentherapien spielen wegen der Seltenheit der zu behandelnden Erkrankungen unter den Gesamtkosten des Gesundheitswesens derzeit nur eine marginale Rolle. Dies könnte sich aber ändern und neue Verteilungsdebatten auslösen, wenn vergleichbar teure Therapien auch für andere, häufigere neurologische Erkrankungen verfügbar werden sollten (Katsigianni und Petrou 2022).

Fazit

- Neurogenetische Erkrankungen tragen aufgrund ihres oft progredienten Verlaufs, der begrenzten, aber künftig zunehmenden Therapieoptionen und ihrer Familiarität ein hohes psychosoziales Belastungspotenzial, bis hin zur Stigmatisierung betroffener Familien.
- Die komplexe genetische Labordiagnostik kann unklare Ergebnisse und Zufallsbefunde erbringen.
- Die Vermittlung der komplexen Sachverhalte, die Erörterung der Konsequenzen von Diagnosen und die Unterstützung bei der innerfamiliären Risikokommunikation erfordern humangenetische, oft aber auch ethische Expertise und Beratung.

Literatur

Arnold WD, Kassar D, Kissel JT (2015) Spinal muscular atrophy: diagnosis and management in a new therapeutic era. Muscle Nerve 51:157–167

AWMF (2011) S2-Leitlinie Humangenetische Diagnostik und genetische Beratung. http://www.awmf.org/leitlinien/detail/ll/078-015.html. Zugegriffen am 20.03.2016

Bettecken T, Pfeuter A, Sudbrack R et al (2014) Next-Generation-Sequencing in der diagnostischen Praxis. Med Genetik 26:21–27

Clarke A (1991) Is nondirective genetic counselling possible? Lancet 338:998–1001

GEKO (2011) Richtlinie der Gendiagnostik-Kommission über die Anforderungen an die Qualifikation zur und die Inhalte der genetischen Beratung. Bundesgesundheitsblatt 54:1248–1256

GEKO/Gendiagnostik-Kommission (2022) Richtlinie der Gendiagnostik für die Anforderungen an die Inhalte der Aufklärung bei genetischen Untersuchungen zu medizinischen Zwecken gemäß § 23 Abs. 2 Nr. 3 GenDG. Bundesgesundheitsbl 2022 65:963–968

GfH (2013) Stellungnahme der Deutschen Gesellschaft für Humangenetik zu genetischen Zusatzbefunden in Diagnostik und Forschung. Med Genetik 13:284–286

Gorcenco S, Ilinca A, Almasoudi M et al (2020) New generation genetic testing entering the clinic. Parkinsonism Relat Disord 73:72–84

Henn W (2014) Multiparameter-Genomanalyse und informationelle Selbstbestimmung. Med Genetik 26:273–277

Henn W (2015) Postnatale genetische Diagnostik. In: Marckmann G (Hrsg) Praxisbuch Ethik in der Medizin. Medizinisch-wissenschaftliche Verlagsgesellschaft, Berlin, S 303–312

Henn W, Schindelhauer-Deutscher HJ (2007) Kommunikation genetischer Risiken aus der Sicht der humangenetischen Beratung: Erfordernisse und Probleme. Bundesgesundheitsblatt 50:174–180

Katsigianni EI, Petrou P (2022) A systematic review of economic evaluations of enzyme replacement therapy in Lysosomal storage diseases. Cost Eff Resour Alloc 20:51

Krygier M, Mazurkiewicz-Bełdzińska M (2021) Milestones in genetics of cerebellar ataxias. Neurogenetics 22(4):225–234

LSG NRW (2013) Landessozialgericht Nordrhein-Westfalen, Beschluss vom 28. Juni 2013. Az. L 11 SF 74/13 ER

Miller DT, Lee K, Abul-Husn NS et al (2023) ACMG SF v 3.2 list for reporting of secondary finding in clinical exome and genome sequencing: a statement of the American College of Medical Genetics and Genomics (ACMG). Genet Med 25:100866. https://doi.org/10.1016/j.gim.2023.100866

Müller H (2022) Genetische Beratung: Die Angehörigen nicht vergessen! Schweizerische Ärztezeitung 103:272

Paulsen JS, Nance M, Kim JI et al (2013) A review of quality of life after predictive testing for and earlier identification of neurodegenerative diseases. Prog Neurobiol 110:2–28

Ruano L, Melo C, Silva MC, Coutinho P (2014) The global epidemiology of hereditary ataxia and spastic paraplegia: a systematic review of prevalence studies. Neuroepidemiology 42:174–183

Synofzik M, Schöls L, Riess O (2013) Hereditäre Ataxien. Med Genetik 25:235–248

Vos J, Jansen AM, Menko F et al (2011) Family communication matters: the impact of telling relatives about unclassified variants and uninformative DNA-test results. Genet Med 13:333–341

Ziegler A, Wilichowski E, Schara U et al (2020) Handlungsempfehlungen zur Therapie der spinalen Muskelatrophie mit Onasemnogene Abeparvovec-AVXS-101. Der Nervenarzt. https://doi.org/10.1007/s00115-020-00919-8

Prädiktive Diagnostik neurodegenerativer Erkrankungen

Patrick Weydt und Sarah Bernsen

Inhaltsverzeichnis

F. Erbguth, R. J. Jox (Hrsg.), *Angewandte Ethik in der Neuromedizin*,
https://doi.org/10.1007/978-3-662-69739-9_7

▶ **Fallbeispiel**

Ein 36-jähriger zweifacher Familienvater stellt sich in Begleitung seiner Lebensgefährtin zur neurologisch-genetischen Beratung vor. Sein 3 Jahre älterer Bruder ist seit 2 Jahren an Amyotropher Lateralsklerose (ALS) erkrankt und wird mit Riluzol behandelt. Die Mutter und ein Onkel des Ratsuchenden sind bereits an ALS verstorben. Bei seinem Bruder wurde kurz zuvor eine SOD1-Mutation als Ursache der ALS nachgewiesen und neben Riluzol mit einem Antisenseoligonukleotid (Tofersen) behandelt. Der Ratsuchende berichtet auf Nachfragen, seit mehreren Jahren eine „Neigung zu Muskelkrämpfen in den Waden" sowie gelegentlich leichte, vorübergehende Muskelzuckungen an den unteren Extremitäten und am Rumpf, wie er sie auch bei seinem Bruder beobachtet habe, bemerkt zu haben. Ansonsten sei er beschwerdefrei. Er mache sich jetzt Sorgen, ob die ALS auch bei ihm ausgebrochen sei.

In der eingehenden klinisch-neurologischen Untersuchung zeigen sich keine Paresen oder Reflexsteigerungen. Es findet sich kein Hinweis auf eine bulbäre oder pseudobulbäre Symptomatik, und in der Untersuchungssituation zeigen sich keine Faszikulationen. Aufgrund der anamnestisch geschilderten Beschwerden und der familiären Belastung wird auf Wunsch des Ratsuchenden eine elektrophysiologische Untersuchung veranlasst, welche einen nur diskreten chronisch neurogenen Umbau in den Waden und rechten Arm ergibt. Neurofilament im Serum zeigt sich gegenüber dem altersentsprechenden Normwert leicht erhöht.

Der Ratsuchende zeigt sich an einer genetischen Untersuchung auf eine SOD1-Mutation interessiert und entschließt sich zur entsprechenden Diagnostik. Diese wird aufgrund der fehlenden klinischen Symptomatik als prädiktive Diagnostik gemäß Gendiagnostikgesetz durchgeführt. Auf die angebotene psychotherapeutische Begleitung verzichtet er. Nach eingehender Beratung und angemessener Bedenkzeit wird ihm das Ergebnis mitgeteilt. Bei ihm liegt, wie bei seinem Bruder, eine SOD1-Mutation vor.

Bei der Ergebnismitteilung reagieren der Ratsuchende und seine Begleiterin gefasst auf die negative, aber nicht ganz unerwartete Nachricht. Die Beratungsinhalte umfassen neben Informationen zum Vererbungsrisiko für die minderjährigen Kinder auch Fragen zur Prognose hinsichtlich des Krankheitsbeginns und der Lebenserwartung. Außerdem fragt der Ratsuchende, ob er jetzt, wie sein Bruder, Tofersen und Riluzol erhalten könne oder solle.

Es wird auf die Diskrepanzen der klinischen und genetischen Diagnosestellung eingegangen und dem Ratsuchenden die Teilnahme an einer Beobachtungs- und Behandlungsstudie für präsymptomatische Träger einer SOD1-Mutation (ATLAS-Studie, NCT04856982) angeboten, neben regelmäßigen klinischen und elektrophysiologischen Kontrollen. ◀

7.1 Besonderheiten neurodegenerativer Erkrankungen

7.1.1 Grundlagen

Obwohl der Begriff „neurodegenerative Erkrankung" weitverbreitet ist, fehlt eine allgemein akzeptierte Definition (Przedborski et al. 2003). In der Praxis wird darunter eine heterogene Gruppe von Krankheiten verstanden, die durch den unaufhaltsam fortschreitenden Niedergang (Degeneration) von anatomisch oder funktionell definierten Nervenzellverbänden (Neuronen) gekennzeichnet sind.

Die klinischen Charakteristika der verschiedenen neurodegenerativen Erkrankungen erklären sich aus den initial jeweils präferenziell betroffenen neuronalen Subpopulationen. Nach dem gegenwärtigen Stand der Wissenschaft sind die meisten neurodegenerativen Erkrankungen „sporadisch", d. h., es lässt sich keine offenkundige familiäre Belastung, z. B. in Form einer positiven Familienanamnese, eruieren. Bei praktisch allen neurodegenerativen Erkrankungen ist aber ein variabler Anteil genetisch bedingter Formen bekannt, die oft einem autosomal-dominanten Erbgang folgen und sich klinisch oder apparativ – abgesehen von einem meist jüngeren Erstmanifestationsalter – nicht von den sporadischen Formen unterscheiden lassen.

Obwohl das klinische Erscheinungsbild und der Verlauf der einzelnen neurodegenerativen Krankheitsentitäten sehr unterschiedlich sein können, ist davon auszugehen, dass die zugrunde liegenden Pathomechanismen eng verwandt sind (Wilson et al. 2023).

Allen neurodegenerativen Erkrankungen ist außerdem gemeinsam, dass die Inzidenz altersabhängig ist und dass sie einen chronisch-progredienten, d. h. allmählich fortschreitenden Verlauf zeigen, oft ohne dass sich ein klarer Zeitpunkt als Symptombeginn festlegen ließe.

Verlaufsbeobachtungen an Trägern hochpenetrant vererbter monogenetischer Formen und populationsbasierte Kohortenstudien auf der einen Seite und die neuropathologische Aufarbeitung von auffälligem Autopsiegewebe von neurologisch Gesunden auf der anderen Seite tragen erheblich zum Verständnis der frühen und präsymptomatischen Krankheitsphasen bei.

Da neurodegenerative Erkrankungen eine große und zunehmende Belastung für die Gesellschaft und das Gesundheitssystem darstellen, werden umfangreiche Ressourcen von Industrie und öffentlicher Hand aufgewandt, um dieser wachsenden Herausforderung zu begegnen (BMBF 2010; WHO 2008).

Dies hat maßgeblich zu den raschen Fortschritten bei der Entwicklung und Verfügbarkeit von molekulargenetischen, neuropsychologischen und apparativen Methoden zur Diagnostik neurologischer Er-

krankungen beigetragen. Dadurch eröffnen sich auch vielfältige neue Wege zur Frühdiagnostik neurodegenerativer Erkrankungen.

Durch den zunehmenden Erkenntnisgewinn insbesondere der Frühstadien u. a. durch den Einsatz von Biomarkern zeigt sich, dass dem symptomatischen Erkrankungsstadium eine präklinische Phase vorausgeht, die je nach Aggressivität der Erkrankung nur wenige Wochen oder Monate sein kann, meist aber mehrere Jahre bis Jahrzehnte umfasst (z. B. bei der Alzheimer-Krankheit und der Parkinson-Krankheit). Durch die Definition von präklinischen und Prodromalphasen wird der Erkrankungsbeginn von vielen neurodegenerativen Erkrankungen vorverlegt vom hohen in den mittleren Lebensabschnitt.

Trotz der diagnostischen Fortschritte einzelner neurodegenerativer Erkrankungen bleiben die therapeutischen Möglichkeiten zur Behandlung und Beeinflussung von neurodegenerativen Erkrankungen limitiert.

Aus diesem Ungleichgewicht ergibt sich zunehmend die Notwendigkeit, sich im klinischen Alltag mit den Folgen der diagnostisch-therapeutischen Diskrepanz auseinanderzusetzen. Konkret:

- Welchen Sinn ergäbe es für Ratsuchende und Ärzte, eine neurodegenerative Krankheit zu diagnostizieren oder anzukündigen, der nicht adäquat vorgebeugt werden kann?
- Welchen Nutzen und welche Risiken bergen die neuen Möglichkeiten für Ratsuchende?
- Wie ist angesichts der raschen Veränderungen und Fortschritte mit den daraus resultierenden Ungewissheiten umzugehen?

Die mit Abstand häufigsten neurodegenerativen Erkrankungen sind Alzheimer-Erkrankung und Morbus Parkinson (WHO 2008). Nicht zuletzt aufgrund der relativ hohen Prävalenz und der fehlenden Heilungsmöglichkeiten sind diese

Erkrankungen in der Bevölkerung stark stigmatisiert. Umfragen zeigen regelmäßig, dass auf einer Liste der Gesundheitssorgen der Deutschen die Angst vor Demenz an zweiter Stelle nach Krebs steht (s. z. B. ▶ https://caas.content.dak.de/caas/v1/media/54028/data/82bf0cafeac5eb60b5a-b75aa61b012c1/231204-download-bericht-angstvor-psychischer-erkrankung.pdf.

Paradigmatische Krankheiten wie Amyotrophe Lateralsklerose (ALS) und Huntington-Erkrankung sind deutlich seltener, erlauben aber aufgrund ihrer klinischen bzw. genetischen Eigenheiten aufschlussreiche Einblicke in ethische Grundkonflikte, die sich wiederum auf neurodegenerative Erkrankungen im Allgemeinen übertragen lassen.

7.1.2 Ausgewählte neurodegenerative Erkrankungen

Um die ethischen Herausforderungen und Konflikte, die sich bei der prädiktiven Diagnostik neurodegenerativer Erkrankungen ergeben, praxisnah zu erörtern, ist es sinnvoll, neben der Alzheimer-Erkrankung als mit Abstand häufigster Entität aus dieser Gruppe beispielhaft auch die beiden vergleichsweise seltenen, aber dafür klinisch bzw. genetisch besonders gut definierten Erkrankungen ALS und Huntington-Erkrankung genauer zu beleuchten.

Eine Übersicht zu den wichtigsten Charakteristika dieser Entitäten bietet ◘ Tab. 7.1.

◘ **Tab. 7.1** Charakteristika ausgewählter neurodegenerativer Erkrankungen. (Nach Roberts und Uhlmann 2013; Bertram und Tanzi 2005; Masters et al. 2015; Bates et al. 2015)

Merkmal	Alzheimer-Erkrankung	Amyotrophe Lateral-sklerose	Huntington-Erkrankung
Leitsymptom	Demenz	Atrophien und Paresen	Bewegungsstörung, Demenz, psychiatrische Symptome
Typischer Krankheits-beginn	> 60 J. (juvenile Formen < 5 % der Fälle)	> 40 J., aber Früh-formen und juvenile Formen sind auch be-schrieben	Variabel und abhängig von der CAG-Trakt-Expansion 35–44 J. (juvenile Formen < 10 % der Fälle)
Neuroana-tomische Prä-dilektion	Kortex und Hippokampus	Motorkortex und Vorderhörner des Rückenmarks	Striatum, Basalganglien, Kortex
Lebenszeitrisiko **ohne** familiäre Belastung	1:6	1:400	De-novo-Mutationen in Einzelfällen beschrieben (bei familiärer Belastung [auto-somal-dominant] 50 %)
Prävalenz	1500:100.000	4–10:100.000	4–10:100.000
Genetik	> 75 % sporadisch	ca. 90 % sporadisch	Autosomal-dominant
Biomarker			
Labor	Tau, Aβ in Liquor und Serum	Neurofilament in Li-quor und Serum, Trop-onin T im Serum	-
Klinisch	CERAD, MoCA	ALS-FRS	UHDRS

◘ Tab. 7.1 (Fortsetzung)

Merkmal	Alzheimer-Erkrankung	Amyotrophe Lateral-sklerose	Huntington-Erkrankung
Bildgebung	MR-Volumetrie, MR-Spektroskopie, PET	MR-Volumetrie	MR-Volumetrie
Spezifische Therapie (ggf. Studien mit ClinicalTrials.gov Identifier)	Acetylcholinesterase-inhibitor, NMDA-Antagonist, Monoklonale Antikörper gegen ß-Amyloid (Aducanumab, Lecanemab)* (u. a. Tau-Antikörper in Phase 2, NCT05399888)	Riluzol, Edaravone*, Tofersen bei SOD1-Mutation (Antisense trials in Phase 3 bei FUS-Mutation, NCT04768972, Antisense trials Phase 1, NCT05633459)	Small molecule, Phase 2, NCT05358717 u. a. Tominersen (ASO gegen Huntingtin)

*keine Zulassung in Deutschland (Lecanemab wurde von der European Medicines Agency (EMA) zugelassen, ist aber in Deutschland noch nicht verfügbar)
ALS=Amyotrophe Lateralsklerose, ASO=Antisenseoligonukleotid, CERAD= Consortium to Establish a Registry for Alzheimer's Disease, FRS=Functional Rating Scale, FUS= Fused in Sarcoma, MOCA=Montreal Cognitive Assessment, MR=Magnetresonanz, NMDA=N-Methyl-D-Aspartat, PET= Positronen-Emissions-Tomografie, SOD=Superoxid-Dismutase, UHDRS= Unified Huntington's Disease Rating Scale

Alzheimer-Erkrankung

Die Alzheimer-Erkrankung ist die häufigste, bekannteste und damit auch gefürchtetste neurodegenerative Erkrankung (◘ Tab. 7.1). Nach den Daten der Framingham-Studie liegt das Lebenszeitrisiko für einen gesunden 65-Jährigen, eine Alzheimer-Erkrankung oder eine andere Demenz zu entwickeln, bei bis zu 1:6 (Seshardi et al. 2006).

Es gibt sehr seltene monogenetische Formen, wie z. B. die Präsenilin-Mutationen, und ApoE4-Genvarianten sind gut etablierte genetische Risikofaktoren, aber die weit überwiegende Zahl der Fälle ist sporadisch und ihr Auftreten somit bislang nicht vorhersehbar (Klein et al. 2011).

Bei Alzheimer gibt es, analog zu anderen neurodegenerativen Erkrankungen, eine neue Konzeptualisierung des Erkrankungsmodells als ein Kontinuum, ausgehend von einer jahre- bis jahrzehntelangen asymptomatischen Phase mit langsamem Übergang zu frühsymptomatischen Stadien mit *Sub-jective* und *Mild Cognitive Impairment* (SCI, MCI) und folgend Konversion in ein demenzielles Syndrom.

In der Diagnosestellung kam es durch die Berücksichtigung von Biomarkern zu einem Paradigmenwechsel hin zu einer Betrachtung der Alzheimer-Krankheit als primär biologischer und nicht klinisch-pathologischer Entität; die Diagnosesicherung bleibt nun nicht mehr der posthumen neuropathologischen Untersuchung vorbehalten.

Die Anerkennung früherer klinischer Erscheinungsformen der Alzheimer-Krankheit (MCI und SCI) hat die klinische Erkennungsschwelle verschoben, um ein früheres Eingreifen in klinische Studien zu ermöglichen. Ausgehend von der Annahme, dass ein früheres therapeutisches Eingreifen in den zugrunde liegenden Krankheitsprozess mit größerer Wahrscheinlichkeit erfolgreich ist, ist die frühzeitige Erkennung klinischer Merkmale von entscheidender Bedeutung geworden.

Durch den Nachweis von positiven Biomarkern (Amyloid-positiv) werden Studien an kognitiv nicht oder nur wenig beeinträchtigten Teilnehmern möglich, welche über Krankheitsmodifikation und Präventionsstrategien Aufschluss geben können. Es wird intensiv an der Entwicklung krankheitsmodifizierender Therapien geforscht, bei denen Biomarker nicht nur als diagnostische Kriterien eingesetzt werden, sondern auch als therapeutische Ziele und Ergebnismessung.

Ein erster kausaler Therapieansatz mit einem ß-Amyloid-Antikörper wurde 2021 erstmalig in den USA zugelassen aufgrund von Biomarker-Daten, bei fehlendem Nachweis einer relevanten klinischen Wirkung, ein weiterer monoklonaler Amyloid-Antiköper folgte 2023. Weitere ß-Amyloid-Antikörper sind in der klinischen Prüfung, ebenfalls Antikörper gegen Tau-Protein. In Europa sind diese Medikamente aufgrund eines fehlenden eindeutigen klinischen Benefits und hohem Nebenwirkungsrisiko mit Ausnahme von Lecanemab nicht zugelassen (Stand 12/2024).

Parallel zu diesen Entwicklungen in der Forschung liegt der Schwerpunkt zunehmend auf einer wirksamen Demenzprävention durch Interventionen in der Lebensführung. Die jüngsten Leitlinien der Weltgesundheitsorganisation (WHO) betonen die Bedeutung modifizierbarer Risikofaktoren, indem sie sich an Erwachsene mit normaler Kognition und MCI richten.

Ähnlich wie bei Herz-Kreislauf-Erkrankungen und allgemeinen Alterungsprozessen ist bereits gut belegt, dass z. B. geistige und körperliche Aktivität und die Behandlung von vaskulären Risikofaktoren (z. B. arterielle Hypertonie) das Lebenszeitrisiko für Demenzen günstig beeinflussen (Schulz und Deuschl 2015).

Amyotrophe Lateralsklerose

ALS ist eine Multisystemerkrankung mit einer Prädilektion für die Neurone des motorischen Systems (◻ Tab. 7.1). Das Lebenszeitrisiko, an ALS zu erkranken, liegt bei 1:350 für Männer und 1:440 für Frauen (Ryan et al. 2019).

Die Symptome sind hochspezifisch, klar definiert und in der klinischen Untersuchung meist gut herauszuarbeiten: Charakteristischerweise finden sich parallel Zeichen einer Beteiligung des 1. Motoneurons (Tonuserhöhung, Spastik, Reflexsteigerung) und des 2. Motoneurons (Paresen, Atrophien, Faszikulationen) (Al-Chalabi und Hardiman 2013; Goutman et al. 2022). Weitere wichtige Merkmale sind der fokale Beginn und das kontinuierliche Fortschreiten der Paresen (Ravits und La Spada 2009). Die kognitiven Fähigkeiten bleiben klassischerweise unbeeinträchtigt, auch wenn zunehmend Überlappungssyndrome mit der frontotemporalen Demenz erkannt werden. Die ALS kann Erwachsene in jedem Alter treffen, und die meisten Patienten versterben 3–5 Jahre nach Symptombeginn. Von den hier besprochenen neurodegenerativen Erkrankungen hat die ALS den aggressivsten Verlauf. Trotz des klar definierten klinischen Phänotyps und des vergleichsweise abrupten Symptombeginns liegen zwischen Symptombeginn und definitiver Diagnosestellung oft 6–18 Monate (Mitchell et al. 2010).

Die weit überwiegende Mehrzahl der ALS-Fälle sind „sporadisch", d. h., sie treten nicht familiär gehäuft auf. Allerdings lässt sich bei etwa 5–10 % der Fälle ein autosomal-dominanter Erbgang nachweisen und die raschen Fortschritte bei der Identifizierung der zugrunde liegenden Genmutationen hat dazu geführt, dass inzwischen auch bei einer zunehmenden Zahl von scheinbar sporadischen Fällen eine genetische Ursache identifiziert werden kann (Weydt et al. 2013).

Die präsymptomatische Phase ist bei der ALS noch nicht so gut charakterisiert wie bei anderen neurodegenerativen Erkrankungen. Es wurde gezeigt, dass bereits früh metabolische Störungen nachzuweisen sind (Dorst et al. 2023). Analog dem MCI bei Alzheimer Krankheit wird als Prodromalstadium ein *Mild Motor Impairment* (MMI) beschrieben, welches eine Spannbreite von Jahren bis nur wenigen Wochen haben kann, entsprechend dem aggressiven Krankheitsverlauf.

Eine Besonderheit der ALS ist, dass mit dem Glutamatantagonisten Riluzol seit vielen Jahren eine in großen plazebokontrollierten klinischen Studien robust validierte krankheitsmodifizierende Medikation zur Verfügung steht (Ludolph und Jesse 2009). Der Überlebenseffekt von Riluzol liegt im Bereich von wenigen Monaten, aber ergänzende retrospektive Studien legen nahe, dass ein früher Behandlungsbeginn zusätzlichen Nutzen bringt (Ludolph und Jesse 2009). Weitere Medikamente für die sporadische ALS befinden sich in der klinischen Prüfung.

Für die Behandlung von ALS-Erkrankten mit SOD1-Mutation ist Tofersen zugelassen, ein Antisenseoligonukleotid (ASO). Trotz der Seltenheit einzelner Mutationen bekommt die genetische Testung Erkrankter und die prädiktive Testung von Angehörigen eine besondere Bedeutung, da auch für weitere ALS-relevante Mutationen Präparate zur Stummschaltung von Genen in der klinischen Erprobung sind (■ Tab. 7.1). Die Identifikation von asymptomatischen Genträgern kann helfen, die präsymptomatischen Phasen besser zu verstehen und zu charakterisieren sowied Präventions- und Modifikationsansätze zu erproben.

Huntington-Erkrankung

Die Huntington-Erkrankung gehört zu den häufigsten autosomal-dominant vererbten neurodegenerativen Erkrankungen des Erwachsenenalters (■ Tab. 7.1). Die Prävalenz beträgt etwa 4–7 pro 100.000 Personen europäischer Abstammung, was bedeutet, dass es in Europa etwa 30.000–50.000 Betroffene gibt (in Deutschland ist von etwa 3000–6000 Betroffenen auszugehen). Wird die Definition eines „Betroffenen" auf Risikoträger, also Verwandte ersten Grades von Patienten

erweitert, erhöhen sich diese Zahlen auf mehr als das 3-fache.

Unter den neurodegenerativen Erkrankungen nimmt die Huntington-Erkrankung eine gewisse Sonderstellung ein, da sie nicht klinisch oder neuropathologisch, sondern über das Vorliegen der entsprechenden Genmutation (eine pathologische CAG-Expansion im HTT-Gen) definiert ist (Reilmann und Landwehrmeyer 2022;). Bei der Huntington-Krankheit wurde 2022 ein neues integriertes Stadiensystem publiziert (HD-ISS). Es dient als Rahmen, um die klinische Forschung zu standardisieren und Interventionsstudien zu einem früheren Zeitpunkt im Krankheitsverlauf zu ermöglichen (Tabrizi et al. 2022 PMID: 35716693). Das HD-ISS für die Huntington-Krankheit umfasst eine biologische Forschungsdefinition und eine evidenzbasierte Stadieneinteilung, die sich auf biologische, klinische und funktionelle Bewertungen stützt. Zuvor war für die klinische Diagnosestellung, neben dem Vorliegen der Huntington-Genmutation, der Nachweis eindeutiger motorischer Symptome gefordert, ungeachtet der Tatsache, dass sich bereits vorher unspezifische motorische und nichtmotorische Symptome manifestieren können (Reilmann et al. 2014). Nun kann bereits anhand von Biomarkern ein präklinischer Prozess der Huntington-Krankheit diagnostiziert werden. Ebenfalls schlug eine Task Force der *Movement Disorder Society* (MDS) vor, kognitive Veränderungen als wichtige Komponente bei der Diagnose der Huntington-Krankheit hinzuzufügen, die nicht-motorische und motorische Erkrankungsprogression im Sinne eines Kontinuums begreift (Tabrizi et al. 2022; Ross et al. 2019).

Der Symptombeginn ist schleichend und setzt typischerweise zwischen dem 30. und 50. Lebensjahr ein. Es sind allerdings erhebliche Abweichungen möglich; so gibt es Fallberichte über Erstmanifestationen vom 1. bis zum 80. Lebensjahr. Der Verlauf selbst zieht sich meist über 15–20 Jahre hin und ist von schwere und zunehmenden Einschränkungen der körperlichen und geistigen Fähigkeiten gekennzeichnet. Interessanterweise sind sich die Patienten in der Frühphase der Erkrankung ihrer Symptome oft kaum bewusst, was zu Spannungen mit dem familiären und beruflichen Umfeld führen kann (Sitek et al. 2014).

Trotz großer Fortschritte beim Verständnis der zugrunde liegenden pathologischen und genetischen Mechanismen ist die Krankheit nicht heilbar, und die Interventionsmöglichkeiten beschränken sich bislang auf Symptomkontrolle und palliative Maßnahmen. Da die genetische Ursache Teil der Krankheitsdefinition und somit immer eindeutig geklärt ist, stellen Strategien zur Hemmung der Bildung von Huntington-Genprodukten, trotz ersten Rückschlägen mit Huntingtin-reduzierenden Ansätzen, besonders vielversprechende Therapieperspektiven dar (Estevez-Fraga et al. 2022). Entsprechende klinische Studien laufen aktuell auch in Deutschland und werden von den Patienten verständlicherweise sehr aufmerksam verfolgt und diskutiert (▶ www.hdbuzz.net).

7.2 Präsymptomatische Phase neurodegenerativer Erkrankungen

Eine Konsequenz des chronischen Verlaufs neurodegenerativer Erkrankungen ist die Tatsache, dass die Symptome allmählich beginnen und dass der symptomatischen Phase eine vermutlich Jahre bis Jahrzehnte andauernde präklinische bzw. präsymptomatische Phase vorangeht (Klein et al. 2011). Die Charakterisierung und Vorhersage von Beginn, Dauer und Ablauf der präsymptomatischen Phase neurodegenerativer Erkrankungen sind Gegenstand der Forschung.

So sind u. a. bei der Alzheimer-Krankheit und bei Morbus Parkinson Prodromal-phasen bekannt, die oft mehrere Jahre vor dem Beginn des Syndroms durch klinische Phänomene wie z. B. *periodic limb movement disorder* oder Hypo-/Anosmie gekennzeichnet sind. Ebenfalls können vor klinischen Phänomenen Auffälligkeiten in bildgebenden, serologischen und Liquor-Biomarkern gefunden werden. Verlaufsbeobachtungen an präsymptomatischen Trägern hochpenetranter monogener Mutationen und neuropathologische Untersuchungen an Autopsiematerial von neurologisch Gesunden haben diese theoretischen Überlegungen für verschiedene Krankheitsentitäten in den vergangenen Jahren überzeugend gestützt (Braak und Del Tredici 2015; Tabrizi et al. 2011; Benatar et al. 2022).

Es werden mehrere Phasen unterschieden, die fließend ineinander übergehen. Ihr zeitlicher Ablauf ist in ◘ Abb. 7.1 veranschaulicht. Eine Herausforderung ist oftmals die unscharf verwendete Terminologie der präsymptomatischen Phase, die der Konversion in die symptomatische Phase durch diagnosebestimmende Symptome vorausgeht. Ein Vorschlag für einen begrifflicher Rahmen wurde von Benatar et al. 2019 erstellt. Die Erkrankung wird zunächst in eine präsymptomatische und symptomatische Phase unterteilt. Die präsymptomatische Phase wird in ein präklinisches bzw. asymptomatisches Stadium und ein Prodromalstadium unterteilt. Die Transition von einem Risikostadium zu einem präklinischen Stadium, die früheste präsymptomatische Phase der Erkrankung, wird definiert durch den Nachweis von pathologischen Biomarkern. Ein Prodromalstadium wird als spätere präsymptomatische Phase beschrieben und ist durch das Auftreten erster subtiler, unspezifischer klinischer Symptome gekennzeichnet mit im Verlauf Konversion in die symptomatische Phase.

Die Kenntnis über Prodromalsymptome verbessert das Krankheitsverständnis, trägt zur besseren Einschätzung der Transition in die symptomatische Phase bei und bietet die

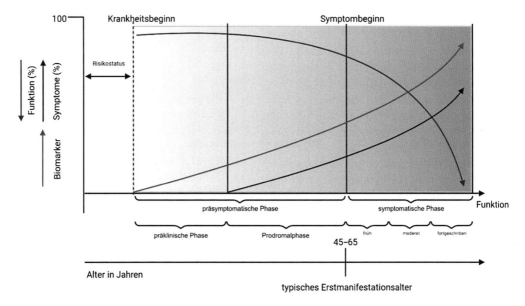

Abb. 7.1 Zeitlicher Ablauf der Phasen neurodegenerativer Erkrankungen. (Mod. nach Bates et al. 2015; Benatar et al. 2019)

Möglichkeit zur Forschung an präventiven und krankheitsverzögernden Maßnahmen. Auch zeigt sich immer deutlicher, dass ein früher Therapiebeginn zu favorisieren ist.

Die Aufnahme von Biomarkern in die Diagnosekriterien (u. a. bereits bei Alzheimer, Huntington) verändert die Definition des Erkrankungsbeginns und erleichtert Studien und Einleitung spezifischer Therapien. Je mehr Fokus auf Biomarker und frühe präklinische Stadien gelegt wird, umso wichtiger ist jedoch in der Kommunikation bei prädiktiver Diagnostik, zwischen einem erhöhten Risiko für eine Erkrankung, einem präsymptomatischen Stadium und einer definitiven Diagnose anhand eines klinischen Syndroms zu unterscheiden.

Verlauf neurodegenerativer Erkrankungen
- **Präsymptomatische Phase:**
- **(i) Präklinische Phase:** Der Patient ist asymptomatisch, d. h., auch in der gezielten neurologischen Untersuchung lassen sich keine Krankheitssymptome feststellen, Biomarker können bereits auffällig sein
- **(ii) Prodromalphase:** Der Patient bemerkt selbst noch keine Symptome, aber klinisch bestehen bereits Auffälligkeiten (z. B. MCI, MMI)
- **Symptomatische Phase:** Setzt nach dem Symptombeginn ein

7.2.1 Biomarker

Biomarker im medizinischen Sinne sind definiert als objektiv messbare Eigenschaften des Patienten, die Rückschlüsse auf normale oder pathologische biologische Prozesse oder auf pharmakologische Effekte einer Intervention erlauben (Biomarkers Definitions Working Group 2001). Die Einbeziehung von Biomarkern, die pathologische Veränderungen im Gehirn aufspüren, hat zu einer Neudefinition der frühesten Stadien, d. h. der präklinischen Stadien, neurodegenerativer Erkrankungen und deren Diagnosekriterien geführt.

Es ist darüber hinaus sinnvoll, zwischen Trait- und State-Markern zu unterscheiden (Klein et al. 2011).

Trait-Marker sind unveränderliche Merkmale, z. B. Genmutationen, und ermöglichen Aussagen über die Möglichkeit einer zukünftigen Erkrankung.

State-Marker sind dynamisch, z. B. bestimmte Protein- oder Metabolitenkonzentrationen in Liquor oder Serum, und dienen meist der Verlaufsbeobachtung einer Erkrankung; dabei können sie durchaus vor dem Auftreten klinischer Symptome verändert sein.

Die Modalitäten von Biomarkern sind vielfältig und unterscheiden sich u. a. hinsichtlich der Invasivität und der präsymptomatischen Stadien, die sie optimal erfassen (Klein et al. 2011). Bei neurodegenerativen Erkrankungen finden insbesondere Verwendung:

- Laborparameter aus Liquor und Serum,
- Bildgebungsmethoden (MRT und PET),
- neuropsychologische Tests und klinische Skalen (z. B. UHDRS, CERAD, ALS-FRS).

Wenn in naher Zukunft kostengünstige und wenig invasive Prädiktionstests zur Verfügung stehen, stellen sich ungeklärte Fragen, mit denen sich Betroffene, die Gesellschaft und vor allem beratende Personen intensiv auseinandersetzen müssen.

Die Einführung blutbasierter Testverfahren zur Prädiktion neurodegenerativer Erkrankungen bei asymptomatischen Personen geht mit einem entsprechend erhöhten allgemeinen Beratungsbedarf sowie erheblichen gesellschaftlichen Auswirkungen einher. Die damit verbundene vermehrt stattfindende Konversion von Gesunden zu präsymptomatischen Patienten bietet neben der Einleitung von primär- und sekundärpräventiven Maßnahmen und, wenn vorhanden, kausalen Therapieansätzen, die Gefahr einer erheblichen psychosozialen Belastung, da die Transition in symptomatische Stadien nicht sicher vorhersagbar ist.

7.2.2 Prädiktive genetische Diagnostik

Bei monogenetischen Erbgängen mit hoher Penetranz ist eine prädiktive genetische Diagnostik prinzipiell ab der Empfängnis möglich. Die Bedeutung der Ergebnisse einer solchen Diagnostik geht oft weit über den Ratsuchenden selbst hinaus. Der Umgang mit prädiktiven genetischen Fragestellungen und der Ablauf einer prädiktiven genetischen Beratung sind im Gendiagnostikgesetz (GenDG) explizit geregelt. Den sich dabei ergebenden komplexen ethischen und rechtlichen Fragen ist ein eigener Beitrag gewidmet (▶ Kap. 6).

7.3 Abwägung von Nutzen und Schaden bei Früherkennungsmaßnahmen

Grundsätzlich scheint eine effektive Früherkennung neurodegenerativer Erkrankungen ein naheliegendes und erstrebenswertes Ziel zu sein. Das Prinzip, dass eine Krankheit umso besser behandelt werden kann, je früher sie erkannt wird, erscheint so selbstverständlich, dass man kaum Anlass sieht, es zu hinterfragen. Die Erfahrungen mit Krebsvorsorgeuntersuchungen zeigen jedoch, dass Früherkennungsmaßnahmen keineswegs ethisch unproblematisch sein müssen (Marckmann 2014).

Eine weitere wichtige Ebene ist die Motivation, sich testen zu lassen. Die Motivation, eine Diagnose für eine Krankheit zu erhalten, die bereits spürbare Symptome aufweist, bringt oft Erleichterung, auch wenn die therapeutischen Möglichkeiten begrenzt sein können. Insbesondere bei Demenz kann eine Motivation für eine Diagnose darin bestehen, die Zukunft zu planen.

Die Risiken, die abzuwägen sind, lassen sich drei Kategorien zuteilen:

1. Risiken durch die Untersuchung selbst: Diese sind bei den bislang angesprochenen Maßnahmen, die zur Frühdiagnose von neurodegenerativen Erkrankungen herangezogen werden, meist gering, z. B. wie im Falle einer Lumbalpunktion, oder sogar vernachlässigbar, wie bei Blutabnahmen, bildgebenden Verfahren oder neuropsychologischen Untersuchungen.

2. Risiken durch falsch-positive oder durch falsch-negative Befunde: Die Bedeutung dieser Risiken ist aufgrund von fehlenden Erfahrungen schwer zu beurteilen. Zur Abschätzung von positiv prädiktivem Wert, Spezifität und Sensitivität der Früherkennungsmaßnahmen liegen bislang bei Weitem noch keine ausreichenden Daten vor, und es besteht großer Forschungsbedarf. Grundsätzlich lässt sich aber festhalten, dass für Screening-Maßnahmen ein hoher positiv prädiktiver Wert in Settings mit niedriger Prävalenz neurodegenerativer Erkrankungen (z. B. im niedergelassenen Bereich) schwieriger zu erreichen ist als beispielsweise in spezialisierten Zentren (Jessen und Dodel 2014).

3. Risiken durch Überdiagnose und Übertherapie: Angesichts der begrenzten Therapieoptionen stellt dies (bedauerlicherweise, möchte man sagen) noch keine praxisrelevante Problematik dar. Durch die neue ß-Amyloid-Antikörpertherapie der Alzheimer-Erkrankung, die nebenwirkungsreich und kostenintensiv ist, aber nur einen allenfalls geringen klinischen Effekt hat, kann dies bei zunehmender Verfügbarkeit zu einem gesellschaftlichen und sozioökonomischen Problem werden, das bislang nicht ausreichend adressiert ist.

Grundsätzlich besteht, wie bei allen diagnostischen Maßnahmen, das Risiko, Zufallsbefunde zu erheben, z. B. eine Person trägt eine Variante von unklarer Signifikanz, die nicht pathogen sein muss, aber im Laufe der Zeit zu einer pathogenen Variante "hochgestuft" werden kann, wenn mehr Informationen bekannt werden. Zu den ethischen und rechtlichen Aspekten dieser Thematik ▶ Kap. 8.

Es besteht ein wichtiger Unterschied zwischen einer endgültigen Diagnose und einer Risikobewertung. Während erstere bedeutet, dass die Krankheit bzw. ein Frühstadium der Erkrankung tatsächlich vorliegt, gibt letzteres eine Wahrscheinlichkeit an, einen Risikostatus, der es wahrscheinlich macht, die Krankheitssymptome zu entwickeln, aber nicht sicher. Während zum Beispiel ein diagnostischer Test die Person informiert und bestätigt, dass sie Anzeichen und Symptome einer Krankheit hat, informiert ein prädiktiver Test die asymptomatische Person über eine Wahrscheinlichkeit, die Krankheit in der Zukunft zu entwickeln.

Dieser Unterschied zwischen dem Vorhandensein und dem Risiko macht unterschiedliche Strategien für die Mitteilung und den Erhalt einer Diagnose sowie für die Risikobewertung auf zwei verschiedenen Ebenen erforderlich.

Asymptomatische Personen werden teilweise im Forschungskontext getestet. Durch die Verfügbarkeit von Biomarker-Tests ist es jedoch denkbar, dass besorgte Personen (mit und ohne Familienanamnese) Ärzte um einen Test bitten werden.

Die Schlussfolgerung, Früherkennungsmaßnahmen außerhalb von Forschungsprojekten seien grundsätzlich nicht sinnvoll, verkennt allerdings das drängende Bedürfnis vieler Patienten und Ratsuchenden, unabhängig von Therapieoptionen Aussagen zu ihrer individuellen gesundheitlichen Zukunft zu erhalten (Jessen und Dodel 2014). Solche Informationen können, wenn sie angemessen kommuniziert werden, nicht nur entlastend wirken, sondern auch ein wichtiger Baustein zur Lebensplanung sein und z. B. zumindest eine zusätzliche Motivation zur Modifikation des Lebensstils geben (Schulz und Deuschl 2015; Zügel und Weydt 2015).

Die Risikokommunikation auf der Grundlage von Biomarker-Ergebnissen, wie z. B. dem Neurofilament, ist komplexer als die Weitergabe von Gentestergebnissen, da derzeit noch größere Unsicherheit über die klinischen Auswirkungen dieser Biomarker-Daten besteht und sich solche Biomarker als State-Marker im Gegensatz zu genetischen Ergebnissen (Trait-Marker) wahrscheinlich im Laufe der Zeit verändern. Die Biomarker-Beratung muss daher unter Umständen wiederholt werden, insbesondere wenn neue Ergebnisse vorliegen. Ähnlich wie bei bewährten Praktiken in der genetischen Beratung sollte die Einwilligung in voller Kenntnis der Sachlage und frei von Zwang erfolgen und muss möglicherweise vor der Offenlegung neuer Biomarkerdaten erneut überprüft werden.

Ein unmittelbarer Nutzen im Sinne einer verbesserten krankheitsmodifizierenden Therapie ergibt sich aktuell bei kaum einer der besprochenen Erkrankungen.

Eine wichtige Ausnahme ist das Screening auf spinale Muskelatrophie (SMA), das durch mehrere verfügbare kausale Therapieoptionen nun Bestandteil der Früherkennungsuntersuchungen bei Neugeborenen ist, um eine frühzeitige Therapie, idealerweise vor Beginn der klinischen Symptome, zu ermöglichen.

Aufgrund der dynamischen Entwicklungen im Bereich der neurodegenerativen Erkrankungen, z. B. im Bereich der Alzheimer-Frühdiagnostik und -Therapie, kann es dennoch zukünftig zu einem Umdenken kommen in der prädiktiven Testung, wenn erfolgreichere Therapieoptionen zur Verfügung stehen.

Gegenstand der Forschung ist bislang, wie sich eine präsymptomatische Tofersen-Gabe bei ALS-Risikopersonen mit SOD1-Mutation auswirkt (ATLAS-Studie, NCT04856982).

7.4 Recht auf Wissen und auf Nichtwissen/Nondirektivität

Patientenautonomie ist eines der höchsten Güter in der Medizin, und das Recht auf informationelle Selbstbestimmung umfasst neben dem Recht auf Wissen auch ein Recht auf Nichtwissen. Im Gendiagnostikgesetz ist dies unter GenDG § 1 und GenDG § 9 festgeschrieben; für nichtgenetisches Wissen, wie es z. B. aus Biomarker-Untersuchungen erwachsen kann, ist dies nicht so explizit ausgeführt.

In der Praxis ist es ist für den Arzt oft sehr schwierig, das Recht auf Wissen und das Recht auf Nichtwissen miteinander zu vereinbaren. Oft wird das Wissen, dass überhaupt ein Risiko besteht, von den Betroffenen als wesentlich belastender erfahren als die Größe des Risikos selbst. In der Praxis hat sich hier eine nondirektive Gesprächsstrategie bewährt, bei welcher der beratende Arzt nicht unidirektional Informationen kommuniziert, sondern ergebnisoffen aufklärt und dabei aufmerksam entsprechend dem Bedarf des Ratsuchenden entspricht. Dies erfordert neben einem vielseitig und gut informierten Arzt ausreichend Zeit, nach eigener Erfahrung 1–3 h. Ein gelungenes Aufklärungsgespräch ist dadurch gekennzeichnet, dass es eine individuell angepasste Balance zwischen Wissen und Nichtwissen findet.

7.5　Präventionsstrategien und Therapieansätze für neurodegenerative Erkrankungen

Fast alle der hier diskutierten Aspekte der prädiktiven Diagnostik sind sehr stark von der Verfügbarkeit therapeutischer Konsequenzen beeinflusst. Gegenwärtig sind die krankheitsmodifizierenden Optionen noch sehr begrenzt und spärlich. Der Wert von Lebensstilmodifikationen zur Prävention neurodegenerativer Erkrankungen ist zwar gut belegt, aber da die positiven Effekte von Bewegung, Ernährung und geistiger Aktivität und Modifikation exogener Faktoren nahezu universell sind, ändert eine prädiktive Diagnostik wenig an den entsprechenden Beratungsinhalten. Der zu erwartende Anstieg neurodegenerativer Erkrankungen durch den demografischen Wandel erfordert jedoch weiterhin eine konsequente Kommunikation und Umsetzung primär- und sekundärpräventiver Strategien. Es wäre zu befürworten, dass mehr Personen über das individuelle Risiko geschult sind, um damit langfristig eine Reduktion und zeitliche Verlagerung von sporadischen neurodegenerativen Erkrankungen zu erzielen.

Sobald spezifische Therapieansätze verfügbar sind, muss diese Zurückhaltung sicherlich überdacht werden, wie dies bereits bei der SMA geschehen ist und sich bei den genetischen Behandlungsoptionen einzelner Mutationen bei der ALS abzeichnet.

Wie schwierig es ist, Vorhersagen zum zukünftigen Beratungsbedarf zu machen, zeigen die überraschenden Erfahrungen, die mit der Einführung der prädiktiven genetischen Untersuchung auf die Huntington-Mutation gemacht wurden: Während Umfragen angedeutet hatten, 70–80 % der Huntington-Risikopersonen hätten an prädiktiven Untersuchungen Interesse, haben nur 5–25 % diese Option in Anspruch genommen, als sie verfügbar wurde (Hayden 2000).

Darüber hinaus wirft das veränderte Konzept von neurodegenerativen Erkrankungen mit der Verwischung der Diagnosegrenzen zwischen manifesten und prämanifesten Stadien regulatorische Fragen auf, die erst langsam adressiert werden. Bei der Chorea Huntington als monogenetischer Erkrankung mit hoher Penetranz tritt dieser Bedarf am deutlichsten zu Tage. Aktuell werden klinische Studien nahezu ausschließlich an symptomatischen (manifesten) Mutationsträgern durchgeführt. Erste Studien fangen an, dem neuen Konzept Rechnung zu tragen, und prüfen spezifische Behandlungsansätze bereits in präsymptomatischen Krankheitsstadien.

7.6　Quintessenz

Die Häufigkeit von Demenzen und anderen neurodegenerativen Erkrankungen nimmt mit zunehmendem Alter und damit auch mit der zunehmenden Überalterung der Bevölkerung rasch zu. Fortschritte bei der biomarkerbasierten Diagnostik ermöglichen es in begrenztem Maße, eine neurodegenerative Erkrankung frühzeitig zu erkennen oder ihren Ausbruch bereits ab dem mittleren Lebensabschnitt vorherzusagen. Dies wirft in der Diagnosemitteilung und Beratung neue ethische Fragen auf, entsprechend der anderen Lebenssituation und -planung, ermöglicht aber auch die Erforschung von Therapieinterventionen in den Frühphasen.

Die therapeutischen Möglichkeiten sind im Vergleich dazu noch eng begrenzt, aber das Feld entwickelt sich sehr dynamisch. Bei Patienten und Ratsuchenden entsteht dadurch ein zunehmendes Bedürfnis, sich mit den Möglichkeiten einer prädiktiven Diagnostik auseinanderzusetzen. Neben dem Recht auf Wissen besteht ein Recht auf Nichtwissen, und diese beiden Güter müssen informiert gegeneinander abgewogen werden. Eine qualifizierte Beratung setzt einen vielseitig und gut informierten Arzt voraus. Der Berater muss über die aktuellen diagnostischen und therapeutischen Möglichkeiten in einem sich rasch entwickelnden Feld informiert sein und dies anschaulich vermitteln können. Wenn diese Voraussetzungen gegeben sind, kann ein Beratungsgespräch zu prädiktiven Fragestellungen und ggf. eine prädiktive Diagnostik den Ratsuchenden unabhängig von konkreten therapeutischen Konsequenzen stützen und entlasten.

Fazit

- Die diagnostischen Fortschritte stehen bislang in keinem Verhältnis zu der Entwicklung therapeutischer Möglichkeiten zur Behandlung oder Beeinflussung von neurodegenerativen Erkrankungen. Aus diesem Ungleichgewicht ergibt sich zunehmend die Notwendigkeit, sich im klinischen Alltag mit den Folgen der diagnostisch-therapeutischen Diskrepanz auseinanderzusetzen.
- Das neue Verständnis von neurodegenerativen Erkrankungen als Kontinuum führt bei bislang fehlender oder limitierter therapeutischer Konsequenz zu ethischen Fragen bezüglich der Offenlegung des Risikostatus bzw. des Prodromalstadiums.
- Patientenautonomie ist eines der höchsten Güter in der Medizin, und das Recht auf informationelle Selbstbestimmung umfasst neben dem Recht auf Wissen auch ein Recht auf Nichtwissen.

- In der Praxis ist es ist für den Arzt oft sehr schwierig, das Recht auf Wissen und das Recht auf Nichtwissen miteinander zu vereinbaren. Oft wird das Wissen, dass überhaupt ein Risiko besteht, von den Betroffenen als wesentlich belastender erfahren als die Größe des Risikos selbst.

Literatur

Al-Chalabi A, Hardiman O (2013) The epidemiology of ALS: a conspiracy of genes, environment and time. Nat Rev Neurol 9:617–628

Bates GP, Dorsey R, Gusella JF et al (2015) Huntington disease. *Nature Reviews Disease Primers* 15005–21. https://doi.org/10.1038/nrdp.2015.5

Benatar M, Turner MR, Wuu J (2019) Defining presymptomatic amyotrophic lateral sclerosis. Amyotroph Lateral Scler Frontotemporal Degener 20(5–6):303–309. https://doi.org/10.1080/2167842 1.2019.1587634. Epub 2019 Mar 20. PMID: 30892087; PMCID: PMC6613999

Benatar M, Granit V, Andersen PM, Grignon AL, McHutchison C, Cosentino S, Malaspina A, Wuu J (2022) Mild motor impairment as prodromal state in amyotrophic lateral sclerosis: a new diagnostic entity. Brain 145(10):3500–3508. 10.1093/brain/awac185. PMID: 35594156; PMCID: PMC9586537.

Bertram L, Tanzi RE (2005) The genetic epidemiology of neurodegenerative disease. J Clin Invest 115(6):1449–1457

Biomarkers Definitions Working Group (2001) Biomarkers and surrogate endpoints: preferred definitions and conceptual framework. Clin Pharmacol Ther 69(3):89–95

BMBF (2010) Rahmenprogramm Gesundheitsforschung der Bundesregierung, S 1–56

Braak H, Del Tredici K (2015) The preclinical phase of the pathological process underlying sporadic Alzheimer's disease. Brain 138(Pt 10):2814–2833

Dorst J, Weydt P, Brenner D, Witzel S, Kandler K, Huss A, Herrmann C, Wiesenfarth M, Knehr A, Günther K, Müller K, Weishaupt JH, Prudlo J, Forsberg K, Andersen PM, Rosenbohm A, Schuster J, Roselli F, Dupuis L, Mayer B, Tumani H, Kassubek J, Ludolph AC (2023) Metabolic alterations precede neurofilament changes in presymptomatic ALS gene carriers. EBioMedicine 90:104521. https://doi.org/10.1016/j.ebiom.2023.104521. Epub 2023 Mar 12. PMID: 36917918; PMCID: PMC10024076.

Estevez-Fraga C, Tabrizi SJ, Wild EJ (2022) Huntington's disease clinical trials corner: November 2022. J Huntingtons Dis 11(4):351–367. https://doi.org/10.3233/JHD-229006

GBD 2019 Dementia Forecasting Collaborators (2022) Estimation of the global prevalence of dementia in 2019 and forecasted prevalence in 2050: An analysis for the Global Burden of Disease Study 2019. The Lancet Public Health 7:e105–e125

Goutman SA, Hardiman O, Al-Chalabi A, Chió A, Savelieff MG, Kiernan MC, Feldman EL (2022) Recent advances in the diagnosis and prognosis of amyotrophic lateral sclerosis. Lancet Neurol. 21(5):480–493. https://doi.org/10.1016/S1474-4422(21)00465-8. Epub 2022 Mar 22. PMID: 35334233; PMCID: PMC9513753

Hayden MR (2000) Predictive testing for Huntington's disease: the calm after the storm. Lancet 356(9246):1944–1945

Jessen F, Dodel R (2014) Prädiktion der Alzheimer-Demenz. Nervenarzt 85(10):1233–1237

Klein C, Hagenah J, Landwehrmeyer B et al (2011) Das präsymptomatische Stadium neurodegenerativer Erkrankungen. Nervenarzt 82(8):994–1001

Ludolph AC, Jesse SE (2009) Evidence-based drug treatment in amyotrophic lateral sclerosis and upcoming clinical trials. Ther Adv Neurol Disord 2(5):319–326

Marckmann G (2014) Krebsfrüherkennung aus Sicht der Public-Health-Ethik. Bundesgesundheitsbl 57:327–333

Masters CL, Bateman R, Blennow K, Rowe CC et al (2015) Alzheimer's disease. Nature Reviews Disease Primers 15056 EP. https://doi.org/10.1038/nrdp.2015.56

Mitchell JD, Callagher P, Gardham J et al (2010) Timelines in the diagnostic evaluation of people with suspected amyotrophic lateral sclerosis (ALS)/motor neuron disease (MND) – a 20-year review: can we do better? Amyotroph Lateral Scler 11(6):537–541

Mühlbäck A, Hoffmann R, Pozzi NG et al (2024) Psychiatrische Symptome der Huntington-Krankheit. Nervenarzt. 95(9):871–884. German. https://doi.org/10.1007/s00115-024-01728-z. Epub 2024 Aug 30. PMID: 39212681; PMCID: PMC11374876.

Przedborski S, Vila M, Jackson-Lewis V (2003) Neurodegeneration: what is it and where are we? J Clin Invest 111(1):3–10

Ravits JM, La Spada AR (2009) ALS motor phenotype heterogeneity, focality, and spread: deconstructing motor neuron degeneration. Neurology 73:805–811

Reilmann R, Landwehrmeyer B (2022) Huntington Krankheit kompakt, 1. Aufl., ISBN: 9783132439047

Reilmann R, Leavitt BR, Ross CA (2014) Diagnostic criteria for Huntington's disease based on natural history. Mov Disord 29(11):1335–1341

Roberts JS, Uhlmann WR (2013) Genetic susceptibility testing for neurodegenerative diseases: ethical and practice issues. Prog Neurobiol 110:89–101

Ross CA, Reilmann R, Cardoso F et al (2019) Movement disorder society task force viewpoint: Huntington's disease diagnostic categories. Mov Disord Clin Pract 6(7):541–546

Ryan M, Heverin M, McLaughlin RL, Hardiman O (2019) Lifetime risk and heritability of amyotrophic lateral sclerosis. JAMA Neurol 76(11):1367–1374

Schulz JB, Deuschl G (2015) Einfluss des Lebensstils auf neurodegenerative Erkrankungen. Nervenarzt 86(8):954–959

Seshadri S, Beiser A, Kelly-Hayes M et al (2006) The lifetime risk of stroke: estimates from the Framingham Study. Stroke 37(2):345–350

Sitek EJ, Thompson JC, Craufurd D, Snowden JS (2014) Unawareness of deficits in Huntington's disease. J Huntington's Dis 3(2):125–135

Tabrizi SJ, Scahill RI, Durr A et al (2011) Biological and clinical changes in premanifest and early stage Huntington's disease in the TRACK-HD study: the 12-month longitudinal analysis. Lancet Neurol 10(1):31–42]

Tabrizi SJ, Schobel S, Gantman EC, Mansbach A, Borowsky B, Konstantinova P, Mestre TA, Panagoulias J, Ross CA, Zauderer M, Mullin AP, Romero K, Sivakumaran S, Turner EC, Long JD, Sampaio C, Huntingtons' disease regulatory science consortium (HD-RSC) (2022 Jul) A biological classification of Huntington's disease: the Integrated Staging System. Lancet Neurol. 21(7):632–644. https://doi.org/10.1016/S1474-4422(22)00120-X

Weydt P, Hübers A, Ludolph AC, Weishaupt JH (2013) Genetische Diagnostik der amyotrophen Lateralsklerose. medgen 25(3):352–357

WHO (World Health Organization) (2008) The global burden of disease: 2004 update. World Health Organization. https://www.who.int/publications/i/item/9789241563710 (Zugriff 11.11.2024)

Wilson DM 3rd, Cookson MR, Van Den Bosch L, Zetterberg H, Holtzman DM, Dewachter I (2023) Hallmarks of neurodegenerative diseases. Cell. 186(4):693–714. https://doi.org/10.1016/j.cell.2022.12.032. PMID: 36803602

Zügel M, Weydt P (2015) Sport und Bewegung bei Patienten mit seltenen neurodegenerativen Erkrankungen: Was ist zu viel, was ist zu wenig? Dtsch Z Sportmed 66:300–307

Zufalls(be)funde in Diagnostik und Forschung

Caroline Rödiger

Inhaltsverzeichnis

© Der/die Herausgeber bzw. der/die Autor(en), exklusiv lizenziert an Springer-Verlag GmbH, DE, ein Teil von Springer Nature 2024
F. Erbguth, R. J. Jox (Hrsg.), *Angewandte Ethik in der Neuromedizin*,
https://doi.org/10.1007/978-3-662-69739-9_8

▶ **Fallbeispiel**

Herr A. ist Privatdozent an einer Medizinischen Fakultät und erklärt sich bereit, an der MRT-Studie eines Kollegen teilzunehmen. Im Rahmen des Aufklärungsgesprächs wird ihm eine Probandeninformation vorgelegt, aus der hervorgeht, dass Teilnehmer „in jedem Fall über Zufallsbefunde informiert werden und vorab auf ihr Recht auf Nichtwissen verzichten müssen". Herr A. willigt in dieses Vorgehen ein. Nach der MRT-Untersuchung seines Kopfes wird ihm mitgeteilt, dass auf den Schnittbildern ein „seltsamer Fleck" zu erkennen sei. Eine spätere diagnostische Abklärung ergibt, dass es sich bei der Auffälligkeit um ein zerebrales Aneurysma handelt. Herr A. sieht sich nun mit einer Vielzahl an Fragen konfrontiert. Soll er sich behandeln lassen oder besser abwarten? Muss er die Anomalie seinem Versicherer mitteilen und damit riskieren, dass der Vertrag über die Lebens- und Berufsunfähigkeitsversicherung nicht zustande kommt? Hat die Aufdeckung sogar Auswirkungen auf sein Arbeitsverhältnis? ◀

8.1   Einführung

Dank der rasanten Fortentwicklung bildgebender Verfahren sind in den vergangenen Jahren zahlreiche neue Möglichkeiten in Diagnostik und Forschung eröffnet worden. Weit verbreiteten Einsatz findet v. a. die Magnetresonanztomografie (MRT), ein nichtinvasives Verfahren, anhand dessen zahlreiche neurologische Erkrankungen wie z. B. Hirntumore, Epilepsie oder multiple Sklerose frühzeitig erkannt werden können. Da von ihm nach aktuellem Erkenntnisstand keine gesundheitlichen Risiken ausgehen, findet es auch über ein weites Spektrum wissenschaftlicher Fragestellungen hinweg Anwendung. Mit dem rapiden Anstieg der Zahl an MRT-Untersuchungen stoßen Ärzte und Forscher jedoch regelmäßig auf Probleme, die zwar nicht von der Technologie als solcher verursacht werden, aber mit ihrem Einsatz unmittelbar zusammenhängen, wie das Fallbeispiel illustrieren soll.

Bevor die dort skizzierten Fragen näher beleuchtet werden, bedarf es zunächst einer eingehenden Auseinandersetzung mit dem Begriff „Zufalls(be)funde".

8.2   Zum Begriff der Zufalls(be) funde

Anomalien, nach denen der Arzt bzw. Forscher nicht gezielt gesucht hat, die ihm aber im Rahmen der diagnostischen bzw. wissenschaftlichen Untersuchung dennoch ins Auge fallen, werden in Literatur und Praxis überwiegend als Zufallsbefunde bezeichnet.

Zufall Der Begriff des Zufalls ist dabei jedoch allenfalls im etymologischen Sinne als etwas, das einem schlicht zufällt, zu verstehen und längst nicht mehr in seiner primären Bedeutung als unerwartetes Ereignis. Aufgrund der Masse an Erfahrungsberichten und Publikationen über *incidental findings* muss inzwischen von Ärzten und Forschern erwartet werden, dass sie für die Aufdeckung von Anomalien sensibilisiert sind. Zwar kann im Ausnahmefall eine Aufdeckung gemacht werden, die für den einzelnen Arzt oder Forscher „überraschend" erscheint wie z. B. bei einer golfballgroßen Raumforderung. Ein solches Ereignis ändert jedoch nichts daran, dass *incidental findings* als solche, d. h. unabhängig ihrer konkreten Erscheinung, keine Seltenheit mehr sind und mit ihnen v. a. im Kontext der Forschung stets zu rechnen ist.

Befund Der Begriff des Befundes wird in einer Vielzahl unterschiedlicher Zusammenhänge gebraucht, im medizinischen Kontext umschreibt er jedoch die im Rahmen einer ärztlichen Untersuchung gewonnenen Erkenntnisse, die zur Erstellung einer Diagnose genutzt werden. Stellt daher ein Arzt bei einer Untersuchung eine Anomalie fest, die mit den Beschwerden, deretwegen er konsultiert wird, in keiner Verbindung steht, so handelt es sich dabei folgerichtig um einen Zufallsbefund.

Eine im wissenschaftlichen Kontext aufgedeckte, aber nicht von der Suchintention des Forschers umfasste Anomalie ist hingegen von einem „Zufallsbefund" aus rechtlichen und sachlichen Gründen abzugrenzen. So zielen die vom Forscher vorgenommenen Maßnahmen – mit Ausnahme der therapeutischen Experimente – nicht auf die ärztliche Behandlung ab, sondern auf den wissenschaftlichen Erkenntnisgewinn (Laufs et al. 2021). Dem Forscher obliegt dabei keine ärztliche Fürsorgepflicht. Insbesondere ist er bei Aufdeckung einer Anomalie nicht zur Erstellung eines Befundes verpflichtet, zu der er u. U. aus fachlichen und technischen Gründen ohnehin nicht in der Lage wäre. So besitzen zum einen nicht alle Forscher einen medizinischen Hintergrund, d. h. die medizinischen Kenntnisse und Fähigkeiten, die zur Erstellung eines Befundes erforderlich sind. Zum anderen werden im Rahmen der Studie regelmäßig Schnittbilder produziert, deren Qualität sich nicht für eine diagnostische Begutachtung eignet (Weckbach et al. 2014).

Es sollte daher vermieden werden, im wissenschaftlichen Kontext wie z. B. auch im Fallbeispiel von einem Zufalls**befund** zu sprechen, und – nicht zuletzt zur Vorbeugung gegen ein therapeutisches Missverständnis – ein anderes „Etikett" benutzt werden. Anomalien, die außerhalb des Studienziels liegen und deren klinische Relevanz zum Zeitpunkt der Aufdeckung nicht eingeschätzt werden kann, werden in diesem Beitrag daher schlicht als Zufalls**funde** bezeichnet.

8.3 Potenzielle Konsequenzen einer Aufdeckung

Die Enthüllung einer Anomalie mag auf den ersten Blick ein glücklicher Umstand sein, da eine mögliche Erkrankung frühzeitig erkannt, behandelt und eventuell sogar geheilt werden kann. In zahlreichen anderen Fällen ist sie jedoch der Auslöser einer Vielzahl gesundheitlicher und rechtlicher Probleme.

8.3.1 Gesundheitliche Folgen

Teilt der Arzt bzw. Forscher einen Zufalls(be)fund mit, so kann dies auf der einen Seite die Möglichkeit eröffnen, sich – sofern erforderlich – frühzeitig behandeln zu lassen und etwaige Heilungschancen zu erhöhen. Auf der anderen Seite kann eine solche Mitteilung beim Patienten bzw. Probanden zu einem Schockerlebnis führen, im Kontext der Forschung vereinzelt sogar zu reaktiven psychischen Störungen, da bis zum Ergebnis einer spezifischen diagnostischen Untersuchung eine für manche Personen unerträgliche Ungewissheit über das Vorliegen einer Erkrankung besteht (Heinemann et al. 2007). Die Häufigkeit an Zufallsfunden schwankt deutlich und ist v. a. von probandenbezogenen Merkmalen (Alter, Gewicht etc.) und der Art des eingesetzten bildgebenden Verfahrens abhängig (Morin et al. 2009; Royal und Peterson 2008).

So stellten sich beispielsweise bei näherer Untersuchung der im Rahmen der Rotterdam-Studie angefertigten MRT-Bilder u. a. folgende Anomalien heraus (Vernooij et al. 2007):

Art und Anzahl der Anomalien in der Rotterdam-Studie – Untersuchung von 2000 Probanden mittels zerebraler MRT (Auszug)

- Asymptomatisch abgelaufene Hirninfarkte: 145 (7,2 %)
- Zerebrale Aneurysmen: 35 (1,8 %)
- Gutartige primäre Hirntumore: 31 (1,6 %)
- Chiari-Malformation (Typ 1): 18 (0,9 %)

Darüber hinaus sind typische Abnormitäten auch Arachnoidalzysten (◘ Abb. 8.1) und kavernöse Malformationen (Royal College of Radiologists 2011; Puls und Hosten 2010).

Bei klinisch relevanten Anomalien müssen im Einzelfall komplexe medizinische Entscheidungen im Hinblick auf Therapiemaßnahmen und Operationsmöglichkeiten getroffen werden. Als besonders schwierig gestaltet sich dabei, wie auch im Fallbeispiel angedeutet, der Umgang mit zerebralen Aneurysmen, da sich je nach Art, Größe und Lage nur schwer abwägen lässt, wann eine

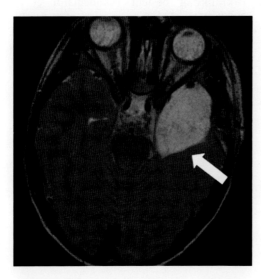

◘ **Abb. 8.1** MRT-Schnittbild des Gehirns – Arachnoidalzyste (*Pfeil*). (Aus Weckbach et al. 2014)

operative Entfernung das kleinere Gesundheitsrisiko darstellt als das Aneurysma mit seinem Rupturrisiko als solches (Neumann-Haefelin 2011). Darüber hinaus sind auch die Aufdeckung und Diagnose von – nach aktuellem Stand der Forschung – unheilbaren Krankheiten wie z. B. multipler Sklerose oder Chorea Huntington als besonders problematisch einzustufen. Bevor es zum Ausbruch einer solchen neurodegenerativen Erkrankung kommt, kann allein das Wissen um die Disposition eine große psychische Belastung darstellen und weitreichende Auswirkungen auf die Lebensplanung der Person haben.

8.3.2 Rechtliche Implikationen

Darüber hinaus kann die Mitteilung eines Zufalls(be)fundes den Patienten bzw. Probanden vor große Herausforderungen stellen. Im Folgenden werden die wichtigsten Probleme im Bereich des Versicherungs- und Arbeitsrechts skizziert.

Versicherungsrechtliche Aspekte

Das Wissen um einen Zufalls(be)fund kann den Abschluss eines Lebens-, Berufsunfähigkeits- oder Krankenversicherungsvertrags erheblich beeinflussen. Erkundigt sich der Versicherer im Rahmen der Vertragsverhandlungen – wie in der Personenversicherung allgemein üblich – nach Krankheiten, Gesundheitsstörungen oder Beschwerden, kann die Anomalie einen sog. erheblichen Gefahrumstand bilden, der nach § 19 Abs. 1 S. 1 Versicherungsvertragsgesetz (VVG) anzuzeigen ist. Dabei ist darauf hinzuweisen, dass der bloße Verdacht einer Erkrankung allerdings nicht ausreichend ist, um eine Anzeigepflicht zu begünden (OLGR Koblenz 2001). Eine im Kontext der Forschung aufgedeckte Anomalie als solche stellt daher (noch) kein anzeigepflichtiges Ereignis dar. Werden durch die Mitteilung des Zufallsfundes aber psychische Störungen oder eine andere Erkrankung ausgelöst

(► Abschn. 8.3.1), kann dies eine Anzeigepflicht begründen. Abgesehen davon kann
eine solche Pflicht auch dann bestehen,
wenn die Person die Anomalie diagnostisch
abklären lässt, um sich Gewissheit über
deren klinische Relevanz zu verschaffen.
Denn ein erheblicher Gefahrumstand i. S. d.
§ 19 Abs. 1 S. 1 VVG liegt auch dann vor,
wenn die vorliegenden Tatsachen geeignet
sind, die Entscheidung des Versicherers über
den Vertragsabschluss als solchen oder den
Vertragsschluss mit einem bestimmten Inhalt zu beeinflussen (BGH 1984). Daher
kann eine Anzeigepflicht etwa auch dann
bestehen, wenn sich die Anomalie bei einer
weitergehenden diagnostischen Untersuchung als gutartig herausstellen sollte (OLG
Celle 2008). Verschweigt die Person eine an-
zeigepflichtige Anomalie, um den Vertragsabschluss oder günstige vertragliche Konditionen nicht zu riskieren, kann dies schwerwiegende rechtliche Konsequenzen haben.
Zum einen berechtigt dies den Versicherer
gemäß § 19 Abs. 2 VVG vom Vertrag zurück-
zutreten. Zum anderen könnte ihr sogar arg-
listige Täuschung vorgeworfen werden, was
den Versicherer nach § 22 VVG zur Anfech-
tung des Vertrags berechtigen würde mit der
Folge, dass er gemäß § 812 Abs. 1 S. 1
Bürgerliches Gesetzbuch (BGB) die Leistungen für in der Vergangenheit regulierte
Versicherungsfälle zurückverlangen dürfte.

Arbeitsrechtliche Aspekte

Zufalls(be)funde können zudem auch
wesentliche Auswirkungen unter arbeits-
rechtlichem Blickwinkel haben. Denn
Arbeitgeber haben stets großes Interesse an
der Beschäftigung gesunder Arbeitnehmer –
zum einen mit Blick auf das hiermit verbundene Gefährdungsrisiko für andere Mitarbeiter, Dritte und den Arbeitnehmer
selbst, zum anderen auch wegen der mit
einem potenziellen Arbeitsausfall verbundenen Kosten, die u. a. aus der Pflicht
zur Entgeltfortzahlung resultieren.

Aktuelles Arbeitsverhältnis Bei einem laufenden Arbeitsverhältnis kann die Aufdeckung einer Anomalie im schlimmsten Fall
eine Kündigung zur Folge haben. Eine sog.
krankheitsbedingte Kündigung ist jedoch an
strenge Voraussetzungen geknüpft: So muss
die Anomalie als solche oder das Wissen um
sie zu häufigen Kurzerkrankungen, einer lang
andauernden Erkrankung oder krankheitsbedingter dauernder Arbeitsunfähigkeit führen oder aber Anlass einer krankheitsbedingten Minderung der Leistungsfähigkeit
sein. Von einer solchen Minderung ist auszugehen, wenn der Arbeitnehmer „eine dem
Vertragsinhalt quantitativ und qualitativ entsprechende Leistung auf Dauer nicht erbringe[n]" kann (BAG 1991). Abgesehen
hiervon muss eine krankheitsbedingte Kündigung sozial gerechtfertigt sein. Nach ständi-
ger Rechtsprechung ist dies der Fall, wenn
eine negative Prognose hinsichtlich des
voraussichtlichen Gesundheitszustandes vorliegt, die bisherigen und zu erwartenden Auswirkungen des Gesundheitszustands zu einer
Beeinträchtigung der betrieblichen Interessen
führen und eine Interessenabwägung ergibt,
dass es aufgrund dieser betrieblichen Beeinträchtigung zu einer billigerweise nicht mehr
hinzunehmenden Belastung des Arbeitgebers
kommt (BAG 1992). Verliert der Arbeitnehmer zudem infolge seiner Erkrankung wie
z. B. Epilepsie die betriebliche Fahrerlaubnis,
kann darin nicht nur ein personenbedingter
Grund für eine ordentliche Kündigung
gemäß § 1 Abs. 2 Kündigungsschutzgesetz gesehen werden, sondern sogar ein wichtiger
Grund zur außerordentlichen Kündigung
nach § 626 Abs. 1 BGB liegen (BAG 2008).

Künftiges Arbeitsverhältnis Darüber hinaus
kann sich ein Zufalls(be)fund auch auf ein
künftiges Arbeitsverhältnis auswirken. So
darf sich ein potenzieller Arbeitgeber insoweit nach Krankheiten erkundigen, als zum
Zeitpunkt des Dienstantritts bzw. in abseh-
barer Zeit z. B. „durch eine geplante Opera-

tion, eine bewilligte Kur oder auch durch eine zur Zeit bestehende akute Erkrankung" mit einer Arbeitsunfähigkeit der Person zu rechnen ist (BAG 1984). Von „Arbeitsunfähigkeit" ist auszugehen, wenn die Person aufgrund ihrer Krankheit nicht in der Lage ist, die nach dem Arbeitsvertrag zugewiesene Arbeit zu verrichten, oder wenn sie ihre Tätigkeit nur unter der Gefahr fortsetzen könnte, dass sich ihr Zustand in absehbar naher Zeit verschlechtert (BAG 1985).

Im Fall von Zufallsfunden ist (zunächst) unklar, ob überhaupt eine Krankheit, also ein regelwidriger Körper- oder Geisteszustand, der einer Heilbehandlung bedarf, vorliegt (BAG 1983). Der Fund als solcher begründet daher wie im Versicherungsrecht (▶ Abschn. 8.3.8.1) noch keine Anzeigepflicht. Stellt sich jedoch im Rahmen einer ärztlichen Untersuchung heraus, dass eine klinisch relevante Anomalie vorliegt, entsprechende Behandlungsmaßnahmen erforderlich sind und der Bewerber arbeitsunfähig ist oder sein wird, muss er die Erkrankung preisgeben. Das ist etwa dann der Fall, wenn ein Anfallsleiden diagnostiziert wird, das den Bewerber in der vorgesehenen Tätigkeit wie z. B. beim Steuern eines Kraft-, Bahn- oder Flugfahrzeugs beeinträchtigen würde.

Darüber hinaus obliegt dem Bewerber eine eigenständige Offenbarungspflicht nur dann, wenn seine Einsatzfähigkeit durch seinen schlechten Gesundheitszustand so stark gemindert ist, dass er für die anvisierte Tätigkeit nicht mehr ausreichend geeignet ist (BAG 1964). Kommt er dieser Pflicht nicht nach, hat der Arbeitgeber wegen arglistiger Täuschung nach § 123 BGB und auch nach § 119 Abs. 2 BGB ein Anfechtungsrecht, wenn dem Einstellungsbewerber eine sog. verkehrswesentliche Eigenschaft fehlt. Nach Einschätzung des Bundesarbeitsgerichts ist das bei Anfallsleiden der Fall, soweit sie den Arbeitgeber in seiner Leistungsfähigkeit ständig erheblich beeinträchtigen (BAG 1974).

8.4 Mitteilungs- und Sorgfaltspflichten

Vor dem Hintergrund der beschriebenen Konsequenzen kommt der Frage, ob ein Zufalls(be)fund mitgeteilt werden muss und welche darüber hinausgehenden Pflichten dem Arzt und Forscher obliegen, entscheidende Bedeutung zu. Da sich das Arzt-Patient- und das Forscher-Proband-Verhältnis in rechtserheblicher Hinsicht voneinander unterscheiden (▶ Abschn. 8.2), müssen der Behandlungs- und der Forschungskontext im Folgenden getrennt betrachtet werden.

8.4.1 Diagnostik

Der Arzt hat aufgrund „der ihm gegenüber dem Patienten obliegenden Fürsorgepflicht […] all die Auffälligkeiten zur Kenntnis und zum Anlass für die gebotenen Maßnahmen zu nehmen, die er aus berufsfachlicher Sicht seines Fachbereichs unter Berücksichtigung der in seinem Fachbereich vorausgesetzten Kenntnisse und Fähigkeiten sowie der Behandlungssituation feststellen muss […]. Vor in diesem Sinne für ihn erkennbaren ‚Zufallsbefunden' darf er nicht die Augen verschließen." (BGH 2011). Mit diesem Leitsatz bestätigt der Bundesgerichtshof, dass sich die berufsspezifischen Sorgfaltspflichten auch auf Zufallsbefunde erstrecken. Sie sind insoweit mit allen anderen diagnostischen Ergebnissen vergleichbar und fallen unter die „klassischen Erkenntnisse des Arztes" (Laufs et al. 2021). Auf sie finden daher allgemein die im Arzt-Patient-Verhältnis geltenden Bestimmungen, insbesondere §§ 630a ff. BGB und die Berufsordnungen der Landesärztekammern, Anwendung.

Deckt der Arzt eine Anomalie auf, so muss er eine diagnostische Abklärung vornehmen oder, soweit er nicht über die notwendigen (neuro)radiologischen Kenntnisse und Möglichkeiten verfügt, eine solche veranlassen. Zufallsbefunde sind – wie auch alle anderen Befunde – dem Patienten grundsätzlich mitzuteilen, es sei denn, es bietet sich im Einzelfall an, die vermutete Diagnose zunächst abzusichern (Rudnik-Schöneborn et al. 2014).

Im Hinblick auf die mit einer Mitteilung eines Zufallsbefundes verbundenen potenziellen Nachteile hat er zudem das sich aus dem allgemeinen Persönlichkeitsrecht ergebende **Recht des Patienten auf Nichtwissen** (BGH 2014) zu beachten. Schutz vor ungewollter Kenntnisnahme durch Dritte wie z. B. dem Versicherer oder Arbeitgeber bietet zudem die ärztliche Schweigepflicht (Laufs et al. 2021). Ausnahmen hiervon sind lediglich nach den „Grundsätzen über die Abwägung widerstreitender Pflichten oder Interessen" möglich. So darf der Arzt beispielsweise die Verkehrsbehörde verständigen, „wenn sein Patient mit einem Kraftwagen am Straßenverkehr teilnimmt, obwohl er wegen seiner Erkrankung nicht mehr fähig ist, ein Kraftfahrzeug zu führen, ohne sich und andere zu gefährden" (BGH 1968). Ein solcher Fall läge beispielsweise vor, wenn sich im Rahmen der diagnostischen Untersuchung eine epileptische Erkrankung herausstellen sollte.

8.4.2 Forschung

Wie bereits angedeutet, sind die im Arzt-Patient-Verhältnis geltenden Bestimmungen und Grundsätze aufgrund der Verschiedenheit der Rechtsverhältnisse auf den Forschungskontext nicht ohne Weiteres anwendbar. Dies bedeutet jedoch nicht, dass der Forscher mit Zufallsfunden willkürlich verfahren dürfte.

Allgemeine rechtliche Rahmenbedingungen

In Ermangelung eines „Humanforschungsgesetzes" in Deutschland ergeben sich Hinweise auf Rechte und Pflichten im Umgang mit Zufallsfunden insbesondere aus der Datenschutz-Grundverordnung (DS-GVO) und dem Strafgesetzbuch (StGB).

Auskunftsrecht des Probanden Dem Probanden ist nach Art. 15 Abs. 1 Hs. 2 DS-GVO **auf Antrag** Auskunft über die ihn betreffenden personenbezogenen Daten, d. h. die gewonnenen gesundheitlichen Informationen inkl. möglicher Zufallsfunde, zu erteilen. Der Antrag unterliegt keiner bestimmten Form und kann auch mündlich erklärt werden. Dem Probanden muss die Auskunft „in präziser, transparenter, verständlicher und leicht zugänglicher Form in einer klaren und einfachen Sprache" gegeben werden (Art. 12 Abs. 1 S. 1 Hs. 1 DS-GVO). Die Daten können schriftlich oder auch elektronisch übermittelt werden (Art. 12 Abs. 1 S. 2 DS-GVO), sofern gewährleistet wird, dass unberechtigte Dritte hiervon keine Kenntnis nehmen können. Im Kontext der Forschung empfiehlt sich daher, die gesammelten (Bild)daten in entsprechend kenntlich gemachten Dateiordnern („MRT-Bilder", „Messergebnisse", „Vermerke" etc.) anzubieten und deren Lesbarkeit durch eine entsprechende Viewer-Software wie z. B. DICOM sicherzustellen. Denkbar ist daher die Übermittlung der Daten in einer ZIP-Datei per verschlüsselter E-Mail oder durch Upload auf einer durch Passwort geschützten Website. Die personenbezogenen Daten sind dabei „unverzüglich, in jedem Fall aber innerhalb eines Monats" zur Verfügung zu stellen (Art. 12 Abs. 3 S. 1 DS-GVO).

Mitteilungspflicht des Forschers zum Schutz Dritter Zwar hat der Proband grundsätzlich auch das Recht, einen Zufallsfund gerade nicht mitgeteilt zu bekommen (▶ Abschn. 8.4.1). Dieses Recht gilt jedoch nicht absolut. So ist ihm im Ausnahmefall – auch gegen seinen Willen – ein Zufallsfund mitzuteilen, wenn die Anomalie nach § 323c Abs. 1 Var. 2 StGB eine „gemeine Gefahr", also eine konkrete Gefährdung einer unbestimmten Mehrzahl von Personen oder bedeutender Sachwerte oder eines für die Allgemeinheit repräsentativen Einzelnen, bedeuten sollte (Schönke und Schröder 2019). Wann bei Zufallsfunden eine hinreichend „konkrete Gefährdung" vorliegt, kann jedoch nicht pauschal beantwortet werden und stellt den Forscher vor erhebliche Abgrenzungsschwierigkeiten. Eine konkrete Gefährdung kann etwa dann vorliegen, wenn sich im Rahmen der Studie Anzeichen für ein Anfallsleiden ergeben sollten und dem Probanden berufsbedingt eine nicht unerhebliche Anzahl an Personen anvertraut sind, wie es z. B. bei einem Piloten, Bahn- oder Busfahrer der Fall ist. Voraussetzung für eine Mitteilungspflicht wäre jedoch zusätzlich, dass der Forscher auch um diese beruflichen Umstände weiß. Die Entscheidung zwischen einer (vom Probanden gewünschten) Nichtmitteilung und einer Mitteilung zum Schutz Dritter ist so mit erheblichen Rechtsunsicherheiten verbunden.

Schutz der Vertraulichkeit persönlicher Daten   Ferner sind nach Art. 32 DS-GVO zum Schutz der Vertraulichkeit der Gesundheitsdaten inkl. Zufallsfunde „geeignete organisatorische und technische Maßnahmen" zu treffen. Die gesammelten Daten sind v. a. zu pseudonymisieren, damit auf der einen Seite unbefugte Dritte (insbesondere der Versicherer und Arbeitgeber, aber auch Personen „aus eigenen Reihen" wie z. B. Kollegen oder Studenten) keine Kenntnis darüber erlangen können, auf der anderen Seite die Mitteilung der Daten inkl. Zufallsfunde nicht unmöglich gemacht wird.

Umgang in der Praxis

In den letzten 20 Jahren wurden zahlreiche Empfehlungen zum Umgang mit Zufallsfunden publiziert, die teils sehr ausdifferenzierte Kategorisierungs- und Mitteilungssysteme vorsehen. So schlugen Illes et al. vor, die Mitteilung von Zufallsfunden an vorhandene finanzielle, personelle und materielle Ressourcen zu knüpfen (Illes et al. 2008). Nach Einschätzung von Wolf et al.

2008 sollten Probanden auch in Abhängigkeit davon informiert werden, ob eine Mitteilung für sie von voraussichtlich „hohem", „möglichem" oder „unwahrscheinlichem" Nutzen ist. Nach einem weiteren System sollte sich eine Mitteilung danach richten, ob oder wie dringlich eine Überweisung in ärztliche Behandlung empfohlen wird (Hegenscheid et al. 2013). Mittlerweile wurde von diesen Modellen jedoch abgerückt.

Denn solche Kategorisierungs- und Mitteilungssysteme setzen voraus, dass über den Zufallsfund zum Zeitpunkt der Aufdeckung bereits eine klinische Aussage getroffen werden kann. Wie bereits ausgeführt, werden die Schnittbilder aber ausschließlich zu wissenschaftlichen Zwecken produziert und eignen sich – insbesondere bei einer geringen bildmorphologischen Spezifität (Weckbach et al. 2014) – in der Regel nicht zur Erstellung einer Diagnose. Würde der Forscher dennoch eine diagnostische Aussage treffen, bestünde eine nicht unerhebliche Gefahr der Erstellung einer falschen Diagnose und damit das Risiko, in einen Rechtsstreit verwickelt zu werden (Rödiger 2022).

Ausnahmslose Mitteilung von Zufallsfunden   Vor diesem Hintergrund empfiehlt sich eine strikte Mitteilungsstrategie, d. h. Personen an der Forschungsstudie ausschließlich unter der Voraussetzung teilnehmen zu lassen, dass sie sich vorab mit der Mitteilung potenzieller Zufallsfunde einverstanden erklären. Zu diesem Zweck müssen die Teilnehmer in der Einwilligungserklärung freiwillig auf die Ausübung ihres Rechts auf Nichtwissen verzichten. Dieses Vorgehen hat aus rechtlicher Sicht einen entscheidenden Vorteil: Durch die ausnahmslose Mitteilung von Zufallsfunden werden auf Forscherseite Haftungsrisiken erheblich minimiert. Denn die für den Forscher nur schwer zu beantwortende Frage, ob ein Fund möglicherweise eine „gemeine Gefahr" i. S. d. § 323c Abs. 1 Var. 2 StGB darstellt und zum Schutz Dritter – auch gegen den Willen des Probanden – mitgeteilt werden muss, stellt sich erst gar nicht (Rödiger 2022). Darüber hinaus entfallen auch praktische Probleme, die sich etwa dann ergeben, wenn die Anomalie zu einem späteren Zeitpunkt aufgedeckt werden sollte und der Proband auf telefonischem und elektronischem Weg nicht erreichet werden kann.

Ausgestaltung der Einwilligungserklärung Aus rechtlicher Sicht darf der Forscher die Teilnahmevoraussetzungen selbst festlegen, soweit sie nicht die Validität der Studie gefährden und grundlegende Prinzipien der Humanforschung wie z. B. die Risiko-Nutzen-Abwägung verletzen. Aufgrund des starken Magnetfeldes dürfen daher beim Einsatz bildgebender Verfahren nur jene Personen eingebunden werden, die keine entfernbaren metallischen Implantate (Herzschrittmacher, dauerhafte Piercings etc.) besitzen. Abgesehen von den technisch bedingten Zulassungsvoraussetzungen steht es dem Forscher frei, seine Studie auf Personen mit bestimmten Merkmalen wie z. B. die einer bestimmten Alters- oder Gewichtsklasse zu beschränken. Zu diesen Einschlusskriterien zählt auch die Beschränkung auf Personen, die freiwillig auf die Ausübung des Rechts auf Nichtwissen verzichten. So ist die Ausübung subjektiver Rechte allgemein verzichtbar (Kandler 2008). Den an der Studie interessierten Personen steht zudem kein **Recht** auf Studienteilnahme zu (Spranger 2013); sie dürfen ihre Teilnahme lediglich anbieten. Daher kann im vorliegenden Fall auch nicht von einer „Diskriminierung" gesprochen werden, da eine solche nur dann vorläge, wenn **Probanden**, d. h. zu der Studie bereits zugelassene Personen, in rechtserheblicher Weise unterschiedlich behandelt würden.

Keine Gefährdung der Validität der Studie Abgesehen davon, dass der Ausschluss von Personen mit metallischen Implantaten oder Klaustrophobie bereits zu einer leichten Verzerrung von Studienergebnissen führt (Spranger 2013), ist die Anzahl derjenigen, die ihr Recht auf Nichtwissen

ausüben wollen, „äußerst gering" (Hoffmann und Schmücker 2011). So haben beispielsweise im Rahmen der SHIP-Studie lediglich 2 von 2500 Probanden von ihrem Recht auf Nichtwissen Gebrauch gemacht (Hegenscheid et al. 2013). Im Hinblick auf den geringen Prozentsatz kann wohl kaum von einer Gefährdung der Durchführbarkeit und Validität der Studie gesprochen werden (Hoffmann und Schmücker 2011), nicht zuletzt deshalb, da das Recht auf Nichtwissen regelmäßig aus Gründen ausgeübt wird, die in keinerlei Zusammenhang mit dem Forschungsziel stehen. Bedenken gegenüber diesem Zulassungsverfahren könnten sich allenfalls im Kontext der Angstforschung ergeben, da dort gerade jene zu Angst neigenden Personen ausgeschlossen würden, die man untersuchen möchte, z. B. solche, die an einer hypochondrischen Störung leiden und aus Gründen des Selbstschutzes keine Kenntnis über Zufallsfunde erlangen möchten. Bislang liegen jedoch keine empirischen Ergebnisse vor, die diese Hypothese stützen.

8.5 Praktische Empfehlungen

Im Gegensatz zur Diagnostik, in deren Rahmen der Umgang mit Zufalls**befunden** umfassend geregelt ist, bestehen im Hinblick auf Zufalls**funde** weiterhin Unsicherheiten. Daher sollen folgende Empfehlungen für das Aufklärungsgespräch zwischen Forscher und Proband abgegeben werden:

> **Empfehlungen zur Aufklärung von Probanden**
> - Der Forscher sollte in einer für medizinische Laien verständlichen Weise erklären, worum es sich bei Zufallsfunden handelt und – nicht zuletzt zur Vorbeugung gegen falsche Erwartungen – dabei hervorheben, dass der Proband im Rahmen der Studie keinen persönlichen Nutzen erwarten darf.

- Es sollte ausdrücklich betont werden, dass bei Aufdeckung einer Anomalie regelmäßig keine Aussage über die klinische Relevanz getroffen werden und ein Befund erst im Rahmen einer weitergehenden diagnostischen Untersuchung erstellt werden kann.
- Der Forscher sollte über die sich aus einer Mitteilung ergebenden potenziellen gesundheitlichen sowie versicherungs- und arbeitsrechtlichen Konsequenzen umfassend informieren.

Fazit
- Wie mit Zufalls(be)funden zu verfahren ist, richtet sich nach der zwischen den Beteiligten bestehenden Rechtsbeziehung, d. h. im diagnostischen Kontext nach dem Arzt-Patient-Verhältnis und im wissenschaftlichen Kontext nach dem Forscher-Proband-Verhältnis, für die jeweils unterschiedliche rechtliche Vorgaben gelten.
- Dem Probanden sind nach Art. 12, 15 DS-GVO auf Antrag alle zu seiner Person gesammelten (Bild)daten inkl. Zufallsfunde auf einem Datenträger oder elektronisch mit einer entsprechenden Viewer-Software (z. B. DICOM) unverzüglich, spätestens aber innerhalb eines Monats zur Verfügung zu stellen.
- Durch die ausnahmslose Mitteilung von Zufallsfunden werden auf Forscherseite Haftungsrisiken, die sich im Zusammenhang mit der Mitteilungspflicht zum Schutz Dritter ergeben, wesentlich minimiert. Voraussetzung hierfür ist jedoch, dass eine entsprechende Verzichtserklärung auf das Recht auf Nichtwissen in die Einwilligungserklärung aufgenommen wird.

Literatur

BAG (Bundesarbeitsgericht) Urteil vom 07.02.1964 – 1 AZR 251/63, BAGE 15,261

BAG (Bundesarbeitsgericht) Urteil vom 28.03.1974 – 2 AZR 92/73, AP BGB § 119 Nr. 3

BAG (Bundesarbeitsgericht) Urteil vom 01.06.1983 – 5 AZR 536/80, BAGE 43,54

BAG (Bundesarbeitsgericht) Urteil vom 07.06.1984 – 2 AZR 270/83, NZA 1985, 57

BAG (Bundesarbeitsgericht) Urteil vom 09.01.1985 – 5 AZR 415/82, BAGE 48,1

BAG (Bundesarbeitsgericht) Urteil vom 26.09.1991 – 2 AZR 132/91, NZA 1992, 1073

BAG (Bundesarbeitsgericht) Urteil vom 21.05.1992 – 2 AZR 399/91, NZA 1993, 497

BAG (Bundesarbeitsgericht) Urteil vom 05.06.2008 – 2 AZR 984/06, JuS 2008, 1129

BGH (Bundesgerichtshof) Urteil vom 08.10.1968 – VI ZR 168/67, NJW 1968, 2288

BGH (Bundesgerichtshof) Urteil vom 25.06.1983 – V ZR 113/82, BGH MDR 1984, 1009

BGH (Bundesgerichtshof) Urteil vom 21.12.2011 – VI ZR 284/09, NJW 2011, 1672

BGH (Bundesgerichtshof) Uretil vom 20.05.2014 – VI ZR 381/13, NJW 2014, 2190

Hegenscheid K, Seipel R, Schmidt C et al (2013) Potentially relevant incidental findings on research whole-body MRI in the general adult population: frequencies and management. Eur Radiol 23:816–826

Heinemann T, Hoppe C, Listl S et al (2007) Zufallsbefunde bei bildgebenden Verfahren in der Hirnforschung. Ethische Überlegungen und Lösungsvorschläge. Dtsch Ärztebl 104:A1982–A1987

Hoffmann M, Schmücker R (2011) Die ethische Problematik der Zufallsbefunde in populationsbasierten MRT-Studien. Preprints of the Centre for Advanced Study in Bioethics 22:1–23

Illes J, Kirschen M, Edwards E et al (2008) Practical approaches to incidental findings on brain imaging research. Neurology 70:384–390

Kandler H-C (2008) Rechtliche Rahmenbedingungen biomedizinischer Forschung am Menschen. Das Zusatzprotokoll zum Übereinkommen über Menschenrechte und Biomedizin über biomedizinische Forschung. Springer, Berlin/Heidelberg/New York

Laufs A, Katzenmeier C, Lipp V (2021) Arztrecht, 8. Aufl. C.H. Beck, München

Morin S, Cobbold J, Lim A et al (2009) Incidental findings in healthy control research subjects using whole-body MRI. Eur J Radiol 72:529–533

Neumann-Haefelin T (2011) Das inzidentelle Aneurysma: Wann behandeln – wann abwarten? J Neurol Neurochir Psychiatr 12:148–151

OLG (Oberlandesgericht) Koblenz Urteil vom 16.03.2001 – 10 U 187/00, OLGR Koblenz 2001, 376

OLG (Oberlandesgericht) Celle Urteil vom 12.06.2008 – 8 U 3/08, NJOZ 2008, 3099

Puls R, Hosten N (2010) Ganzkörper-MRT-Screening. Befunde und Zufallsbefunde. ABW Wissenschaftsverlag, Berlin

Rödiger A (2022) Zum Umgang mit incidental findings in der neurowissenschaftlichen Forschung mit bildgebenden Verfahren. utzverlag, München

Royal College of Radiologists (2011) Management of incidental findings detected during research imaging. https://www.rcr.ac.uk/management-incidental-findings-detected-during-research-imaging. Zugegriffen am 21.10.2024

Royal J, Peterson B (2008) The risks and benefits of searching for incidental findings in MRI research scans. J Law Med Ethics 36:305–314

Rudnik-Schöneborn S, Langanke M, Erdmann P et al (2014) Ethische und rechtliche Aspekte im Umgang mit genetischen Zufallsbefunden – Herausforderungen und Lösungsansätze. Ethik Med 26:105–119

Schönke A, Schröder H (2019) Strafgesetzbuch Kommentar, 30. Aufl. C.H. Beck, München

Spranger T (2013) Incidental findings in neuroimaging research. In: Lanzerath D, Rietschel M, Heinrichs B et al (Hrsg) Incidental findings. Scientific, legal and ethical issues. Medizin-Ethik, Bd 26. Deutscher Ärzteverlag, Köln, S 19–26

Vernooij M, Ikram M, Tanghe H et al (2007) Incidental findings on brain MRI in the general population. N Engl J Med 357:1821–1828

Weckbach S, Schlett C, Bertheau H et al (2014) Der radiologische Zufallsbefund. Internist 55:1019–1025

Wolf S, Lawrenz F, Nelson C et al (2008) Managing incidental findings in human subjects research: analysis and recommendations. J Law Med Ethics 36:219–248

Ethische Fragen bei Neurointerventionen

Inhaltsverzeichnis

Neuroenhancement

Andreas Fellgiebel, Annika Steinmetz und Klaus Lieb

Inhaltsverzeichnis

F. Erbguth, R. J. Jox (Hrsg.), *Angewandte Ethik in der Neuromedizin*,
https://doi.org/10.1007/978-3-662-69739-9_9

9

Ein 25-jähriger Student stellt sich vor. Er hat eine sportliche Figur, macht aber einen müden Eindruck. Er berichtet, er habe sein Abitur seinerzeit mit sehr gutem Erfolg bestanden, und sein Ziel, Rechtsanwalt in einer namhaften Kanzlei zu werden, habe er immer ehrgeizig verfolgt. Er sei bislang erfolgreich gewesen und habe alle Leistungsnachweise in der Regelzeit mit überdurchschnittlichem Erfolg erbracht. Nun stehe er vor dem 1. Staatsexamen. Er bereite sich seit geraumer Zeit mit Repetitorien und im Eigenstudium darauf vor, habe allerdings Angst zu scheitern, was für ihn schlimme Folgen hätte. Seine Eltern hätten ihn bisher unterstützt; nun sei sein Vater aber arbeitslos geworden, sodass seinen Eltern eine weitere finanzielle Unterstützung nicht mehr möglich sei. Er müsse das Examen unbedingt im „ersten Anlauf" bestehen. In den vergangenen Nächten habe er nur noch wenig geschlafen und die meiste Zeit gelernt. Er trinke v. a. nachts unzählige Tassen Kaffee, habe mittlerweile Magenschmerzen bekommen, er habe Herzklopfen und zittere vermehrt. Körperlich sei er bislang immer gesund gewesen. Trotz des erhöhten Kaffeekonsums fielen ihm die Augen inzwischen beim Lernen zu. Er wisse nicht mehr weiter, bittet um Rat und fragt nach pharmakologischen Möglichkeiten, sich bis zum Examen gesund, fit und wach zu halten. Hier zeigt sich das typische Problem, dass die Einnahme von Stimulanzien („unzählige" Tassen Kaffee nachts) den Teufelskreis aus erhöhten Leistungsanforderungen, Stress, Schlaflosigkeit, Konzentrationsschwäche eher nur anheizt, eine Steigerung der Lernfähigkeit aber weder von noch mehr Stimulanzien noch durch zusätzliche Substanzen zur Beruhigung zu erwarten ist. Der Student wird darüber aufgeklärt, dass keine sinnvolle pharmakologische Neuroenhancement-Strategie zur Verfügung steht, die seinen Bedürfnissen gerecht werden könnte. Der von ihm eingeschlagene Teufelskreis wird ihm „psychoedukativ" verdeutlicht. Auch wird er auf die Tatsache hingewiesen, dass Lerninhalte in der Tiefschlafphase konsolidiert werden und die Aufrechterhaltung des Wach-Schlaf-Rhythmus mit Einhaltung gesunder Ruhezeiten für sein Lernziel deutlich förderlicher ist als die eingeschlagene Strategie. ◄

9.1 Grundlagen

Unter **Neuroenhancement** (nachfolgend: NE) wird ganz allgemein die Einnahme von psychoaktiven Substanzen oder der Einsatz anderer neurowissenschaftlicher Techniken (z. B. transkranielle Magnetstimulation) mit dem Ziel der geistigen Leistungssteigerung ohne medizinische Indikation verstanden. Für die Einnahme psychoaktiver Substanzen zur geistigen Leistungssteigerung wird auch der Begriff des **pharmakologischen Neuroenhancements** (nachfolgend: PN; ◘ Tab. 9.1) verwendet. Es wurde vorgeschlagen, dieses Verhalten unter den Begriff des „**instrumentellen Substanzgebrauchs**" zu subsumieren, wozu u. a. auch

◘ **Tab. 9.1** Substanzen, die typischerweise zum PN eingesetzt werden

Gruppe	Substanzen/ Substanzklassen
Koffein	Kaffee Energy-Drinks Koffeintabletten
OTC-Arzneimittel	Johanniskraut Ginkgo biloba
Verschreibungspflichtige Medikamente	Methylphenidat Amphetamine Modafinil Antidementiva Antidepressiva
Illegale Drogen	Metamphetamin (Crystal Meth) Dexamphetamin Ecstasy (MDMA) Kokain

OTC over the counter (rezeptfrei)

Medikamente zur Gewichtsreduktion zählen, nicht aber Substanzgebrauch aus Gründen der Abhängigkeit (Schleim 2021). Neben einer Verbesserung der kognitiven Leistungsfähigkeit (Konzentration, Gedächtnis), also *cognitive enhancement* im engeren Sinne, wird unter PN auch der Einsatz psychoaktiver Substanzen zur Reduktion von Müdigkeit und Schlaf sowie zur Verbesserung der Stimmung, zur Angstreduktion oder Unterdrückung negativer Erinnerungen subsumiert. Hier spricht man auch von **mood enhancement**. Mit dem Begriff „Hirndoping" wird, in Anlehnung an den Dopingbegriff im Sport, die Einnahme von „verbotenen" Substanzen von Gesunden bezeichnet, wozu verschreibungspflichtige Medikamente wie z. B. Methylphenidat (Ritalin®), Modafinil (Vigil®) und verschiedene Amphetaminpräparate (z. B. Lisdexamphetamin [Vyvanse®]) sowie illegale Drogen wie Amphetamine, Ecstasy und Kokain gerechnet werden (Lieb 2010) (◘ Tab. 9.1). Diese Substanzen sind nicht für Gesunde bestimmt und auch nicht frei erhältlich.

Im Hinblick auf die neuroethischen Implikationen von PN lässt sich die Behandlung diagnostizierter neuropsychiatrischer Störungen (ADHS, Demenz) vom Einsatz leistungssteigernder Substanzen bei Gesunden kategorial abgrenzen. Erstere Indikationen fallen in den Bereich des heilberuflichen Handelns, eine ethische Orientierung liefern hier etwa die *Prinzipien der biomedizinischen Ethik*. Folgende, erstmals 1979 propagierten vier moralischen „Basisprinzipien" haben international breite Anerkennung gefunden (Beauchamp und Childress 1979):

Moralische Basisprinzipien nach Beauchamp und Childress

- Respekt der Autonomie des Patienten.; Forderung des informierten Einverständnisses
- Schadenvermeidung (*non-maleficence*) – der Arzt soll dem Patienten keinen Schaden zufügen
- Fürsorge (*beneficence*) – der Arzt soll Krankheiten behandeln oder präventiv vermeiden, Beschwerden lindern und das Wohlergehen seines Patienten befördern
- Gerechtigkeit (*justice*) – gerechte Verteilung von Nutzen, Risiken und Kosten

Die Grundlagen moralischen ärztlichen Handelns gelten auch für den Einsatz von PN bei Patienten und werden als im Wesentlichen unstrittig vorausgesetzt. Dies bedeutet nicht, dass damit die konkrete Handhabung in den Anwendungsfällen geregelt wäre, wie sich an der teilweise hitzigen Diskussion um den „Missbrauch" von PN bei Kindern mit ADHS (Aufmerksamkeitsdefizit-Hyperaktivitäts-Störungen) leicht illustrieren lässt (Kazda et al. 2021). Da die ärztliche Tätigkeit ihrem Selbstverständnis nach auf die Vermeidung und Behandlung von Krankheiten ausgerichtet ist, lässt sie sich durch den Rückgriff auf diese Prinzipien im Kontext von PN bei Gesunden nicht zwanglos rechtfertigen.

Etwa die Hälfte der befragten Ärzte gab an, nicht ausreichend mit dem Thema vertraut zu sein (Franke et al. 2014a). 7 % der

Ärzte waren in der vergangenen Woche, 19 % im vergangenen Monat und 41 % im vergangenen Jahr von mindestens einem Klienten gefragt worden, ob er oder sie Substanzen zur Verbesserung der geistigen Leistungsfähigkeit verschreiben würde. Bei einer solchen Verschreibung fühlten sich die Ärzte deutlich unwohler als bei der Verschreibung von Viagra bei Potenzstörungen, wobei dies v. a. von der Sicherheit der Substanz, der Verfügbarkeit von Alternativen und dem Alter der Klienten abhing.

Die derzeitige Situation der Anwendung von PN bei Gesunden – Prävalenz, Motivation der Einnahme und Wissensstand über PN, die tatsächliche Effektivität sowie die moralischen Implikationen der aktuellen Debatte – bilden den Gegenstand dieses Kapitels. PN bei Gesunden, einem Bereich mit steigendem Angebot und steigender Nachfrage, ist ethisch kritisch zu bewerten. Die Unsicherheit, ob PN bei Gesunden prinzipiell abzulehnen oder unter bestimmten Bedingungen zu befürworten sei, betrifft nicht nur Ärzte und Neurowissenschaftler, sondern auch das Individuum selbst in seiner Freiheit zu selbstbestimmtem Handeln und in seiner Teilhabe an der „Leistungsgesellschaft" und der Gesellschaft als Ganzes.

Mitunter werden Betablocker und teilweise Beruhigungsmittel, vor allem Benzodiazepine oder auch Cannabis hinzugezählt und als „Downer" bezeichnet. Diese Substanzen sollen die Konsumenten „runterbringen", die bedingt durch die hohen kognitiven Anforderungen übermäßig angetrieben und gestresst sind. Zudem wirken beide gegen Nervosität und Unruhe, sodass gut nachvollziehbar sein sollte, dass beide Substanzen von Personen in Berufen eingenommen werden, die mit Nervosität zu tun haben; in diesem Zusammenhang fällt das Stichwort des Lampenfiebers (Franke 2020).

9.2 Epidemiologie

Angesichts des heutzutage bestehenden Leistungsdrucks und der wachsenden Anforderungen unserer Leistungsgesellschaft ist der Wille, die intellektuelle Leistungsfähigkeit zu steigern, mit dem Ziel in der Gesellschaft „mitzuhalten", nachvollziehbar und zeigt sich in einem wachsenden Angebot sowie einer steigenden Nachfrage nach entsprechenden Präparaten. Angesichts des zunehmenden Drucks und steigender Erwartungen in Lern- und Arbeitswelt nimmt NE an Bekanntheit zu, und damit auch die Bereitschaft zum Konsum (Wissenschaftliche Dienste Deutscher Bundestag 2018).

9.2.1 Verwendete Substanzen

Es lassen sich folgende Substanzkategorien unterscheiden (◼ Tab. 9.1):
- frei verkäufliche Substanzen und Präparate wie Koffein oder Ginkgo biloba,
- verschreibungspflichtige Medikamente, die zur Behandlung unterschiedlicher Störungen zugelassen sind, wie Methylphenidat oder Modafinil,
- illegale Drogen wie Metamphetamin, Kokain oder Ecstasy.

9.2.2 Studien zum pharmakologischen Neuroenhancement

Schüler und Studierende

Für Studierende in Deutschland wurde eine Online-Befragung zum nichtmedizinischen Koffeinkonsum für PN entwickelt, die Fragen zu Kaffee, koffeinhaltigen Getränken und Energydrinks, Koffeintabletten und methylxanthinhaltigem Tee hinsichtlich der Häufigkeit und weiterer Kontextfaktoren enthielt. 683 Studierende nahmen teil. Nahezu alle Teilnehmer wussten über PN Bescheid (97,7 %). 88,1 % gaben an, einige rezeptfreie Substanzen zu verwenden. Zu PN-Zwecken wurde von 72,9 % Kaffee konsumiert, gefolgt von Energydrinks (68,2 %) und Colagetränken (62,4 %). Methylxanthinhaltiger Tee wurde ebenfalls für PN-Zwecke verwendet (schwarzer Tee 52,3 %, grüner Tee 51,7 %). 1,8 % gaben an, illegale Substanzen oder verschreibungspflichtige Medikamente zu verwenden (Franke et al. 2021).

Eine andere Befragung von 704 Studierenden an deutschen Universitäten, zeigte, dass Koffein die am häufigsten verwendete Substanz für PN war. Die Studie weist auf eine Prävalenzrate von verschreibungspflichtigen und illegalen Substanzen von 5,4 % hin, wobei die Prävalenz unter den verschiedenen Substanzen stark variierte (9,3 % Cannabis vs. 0,5 und 1,7 % bei anderen verschreibungspflichtigen/illegalen Substanzen). 83,1 % der befragten Studenten waren der Meinung, dass verschreibungspflichtige und illegale Substanzen von Studenten ohne medizinische Indikation konsumiert werden, um die kognitiven Funktionen zu verbessern (Darwig et al. 2022).

Es ist davon auszugehen, dass sich die Umstände für Studierende während der COVID-19-Pandemie in Bezug auf Studien- und Lebensbedingung und verschiedene psychologische sowie soziale Faktoren stark verändert haben. Da diese Faktoren mit pharmakologischem Neuroenhancement (PN) in Verbindung stehen, gingen Dietz und Kollegen davon aus, dass der Gebrauch von PN unter Universitätsstudenten während der Pandemie höher war als zuvor. Die Ergebnisse zeigten jedoch einen unerwarteten Rückgang der PN-Prävalenz: Die 12-Monats-Prävalenz von PN betrug 10,4 % im Jahr 2019, 11,3 % im Jahr 2020 und 8,0 % im Jahr 2021. Die Autoren führen diesen Rückgang auf den verminderten Cannabiskonsums für PN-Zwecke zurück. Ihre Ergebnisse liefern einen Hinweis darauf, dass die Prävalenz von PN in hohem Maße mit der Prävalenz des Cannabiskonsums für PN-Zwecke verflochten sind (Dietz et al. 2022).

Eine große US-amerikanische Metaanalyse über den generellen Missbrauch von (Psycho)stimulanzien an über 100.000 Studierenden zeigt eine 1-Jahres-Prävalenzrate von 5–35 % an Highschools, Colleges und Universitäten (Wilens et al. 2008).

Berufstätige

Eine Studie untersuchte den Einfluss psychischer Belastungen am Arbeitsplatz auf PN-Konsum bei 4166 Beschäftigten der Berufsgruppen **Ärzte, Werbefachleute, Publizisten und Softwareentwickler** (Müller et al. 2020). Die Lebenszeitprävalenz des PN betrug 8,4 %, die 12-Monats-Prävalenz 2,9 %. Wobei Werbefachleute und Softwareentwickler erhöhte Prävalenzen aufwiesen. Für Männer konnten Zusammenhänge mit psychosozialen Arbeitsbedingungen, Unterstützung durch Kollegen, Rollenklarheit, emotionalen Anforderungen und Arbeitsplatzunsicherheit gezeigt werden. Burnout-Symptome und depressive Symptomatik waren assoziiert mit erhöhtem NE.

In mehreren Untersuchungen wurde PN bei **Chirurgen** untersucht. Chirurgen gehören neben Piloten zu einer Berufsgruppe, die häufig sehr lange konzentriert arbeiten muss und bei der kleine Fehler fatale Auswirkungen haben können. Hier zeigte sich bei den 1145 antwortenden Chirurgen, dass etwa 9 % schon mindestens einmal in ihrem Leben ein verschreibungspflichtiges oder illegales Stimulans zur Verbesserung der kognitiven Leistungsfähigkeit eingenommen hatten. Bei der anonymisierten Befragung (s. oben) waren es 20 % (Franke et al. 2013). Noch höher lag der Konsum von koffeinhaltigen Getränken und Koffeintabletten (Franke et al. 2015). Positiv assoziiert war die Einnahme mit beruflichem Druck bei der Arbeit und im Privatleben. Es liegen keine Informationen darüber vor, ob die Chirurgen die Substanzen vor (langdauernden) Operationen, im Nachtdienst oder in anderen Kontexten eingenommen hatten. Daher muss in weiteren Untersuchungen geklärt werden, welche (positiven oder negativen) Auswirkungen eine solche Anwendung von PN auf die berufliche Leistungsfähigkeit von Ärzten hat. Eine weitere Studie untersuchte PN bei 582 Chirurgen in Deutschland, Österreich und der Schweiz. Die Lebenszeitprävalenz von PN betrug 5,7 %. Es konnte ein Zusammenhang von PN und Stresserleben gefunden werden, nicht aber mit Stresserholung oder gesundheitsbezogenen Resilienzfaktoren (Chmitorz et al. 2022).

Eine der ersten Studien zum PN unter **Angestellten** wurde von der Deutschen Angestellten Krankenkasse (DAK) durchgeführt (Schwerpunktthema „Doping am Arbeitsplatz", IGES Institut 2009, Krämer 2010). Hier wurden 3017 Erwerbstätige im Alter von 20–50 Jahren per Online-Fragebogen befragt. 4,7 % gaben an, selbst schon ohne medizinische Notwendigkeit Medikamente zur Verbesserung der geistigen Leistungsfähigkeit oder der psychischen Befindlichkeit eingenommen zu haben; 1–1,9 % der Teilnehmer wurden als „Hirndoper" mit regelmäßigem PN eingestuft. An einer zweiten Untersuchung der DAK im Jahr 2014 beteiligten sich (von 10.213 angeschriebenen) 5.017 Erwerbstätige im Alter von 20–50 Jahren (Rücklaufquote 41,9 %; Marschall 2015). Die 12-Monats-Prävalenz von PN betrug hier 3,2 %, regelmäßige Verwender waren 1,97 %. 83,4 % der Erwerbstätigen standen PN grundsätzlich ablehnend gegenüber.

Im Jahr 2007 veröffentlichten Barbara Shahakian und Sharon Morein-Zamir den Artikel *Professors Little Helpers* in der Zeitschrift *Nature*, in dem sie den zunehmenden Gebrauch von PN unter **Wissenschaftlern** und die ethischen Implikationen diskutierten (Shahakian und Morein-Zamir 2007). Die Zeitschrift führte daraufhin unter den Lesern eine Befragung zum PN durch, an der sich 1.400 Leser beteiligten. 20 % gaben an, schon einmal PN betrieben zu haben.

In einer anonymisierten online Befragung von 1021 **Handelsblattlesern** (83 % männlich, **41 % Manager**) lag die Lebenszeitprävalenz für PN für jedwede Substanz bei 88 %, die für illegale oder verschreibungspflichtige PN bei 19,0 %. Als Gründe für die Einnahme wurden angegeben Verbesserung der kognitiven Leistungsfähigkeit und der Stimmung sowie Verbesserung des Selbstvertrauens (Dietz et al. 2016).

Ältere Menschen

Eine Befragung von 1672 Älteren (Rücklaufquote 36,1 %) ab dem 60. Lebensjahr, die ein Seniorenstudium an der Universität Mainz absolvierten, ergab, dass 15,3 % Ginkgo biloba einnahmen, die meisten taten dies zur Steigerung der geistigen Leistungsfähigkeit (Franke et al. 2014c).

Studienergebnisse zusammengefasst

Pharmakologisches Neuroenhancement

Die Prävalenzraten des PN liegen zwischen 1 % und 39 %, bei Kaffee und Energy Drinks auch deutlich darüber.

Ursächlich für die breite Streuung sind u. a. die unterschiedlichen Studienpopulationen (Schüler, Studierende, verschiedene Berufsgruppen), unterschiedliche abgefragte Substanzen (OTC-Arzneimittel, verschreibungspflichtige Medikamente, illegale Drogen), das unterschiedliche Abfragen bzgl. des Einnahmeverhaltens (jemals, regelmäßig, täglich etc.). Zudem problematisch für die wissenschaftliche Auswertung sind Heterogenität der Definitionen, die Heterogenität der Befragungsmethoden, die erwähnte unterschiedliche Qualität der Stichprobenziehungen und uneinheitliche Frageformulierungen (Schäfer 2020).

9.3 Motivation und Wissensstand zum pharmakologischen Neuroenhancement bei Gesunden

Die beschriebenen eigenen Befragungen von Studierenden, die Stimulanzien wie Amphetamine oder Methylphenidat zum Hirndoping eingenommen hatten, sowie von Studierenden, die solche Substanzen nie eingenommen hatten, ergaben zwei Konsummuster:

> **Pharmakologisches Neuroenhancement bei Studierenden – Konsummuster**
> - Ein Muster ist charakterisiert durch den vorübergehenden bzw. punktuellen Missbrauch von Stimulanzien, gezielt und ausschließlich zum Hirndoping während Phasen hoher Leistungsanforderungen (Franke et al. 2011)
> - Das zweite Muster ist charakterisiert durch regelmäßigeres und kombiniertes Hirndoping und Substanzmissbrauch sowie -abhängigkeit bzgl. Stimulanzien und verschiedener legaler und illegaler Drogen

In mehreren Studien wurden gleichlautend als häufigste Motive für den Einsatz von PN genannt:

> **Häufigste Gründe und Motive für pharmakologisches Neuroenhancement**
> - Verbesserung der Aufmerksamkeitsleistung
> - Steigerung von Wachheit und Gedächtnisleistungen
> - Allgemeine geistige Leistungssteigerung

Dabei scheint weniger der Konkurrenzdruck als vielmehr der individuelle Wunsch nach Verbesserung der eigenen Leistung und damit nach Selbstoptimierung eine Rolle zu spielen bzw. der Wunsch, eine als belastend erlebte Situation bewältigen zu können. Beruflicher Erfolg hängt auch davon ab, dass Wissen fortwährend aktualisiert und passgenau eingesetzt wird und eine hohe Aufmerksamkeitsleistung erbracht werden kann. Schüler, Studierende und Arbeitnehmer stehen unter dem Druck schnell, produktiv und effektiv zu sein und haben diese Tendenzen häufig als eigene Ziele verinnerlicht (Lieb 2010). Hohe Anforderungen im Arbeitsalltag können zur psychischen Belastung werden.

Ein Teil der Konsumenten fällt dabei in die sog. Kategorie „fatigue-figther", d. h., Substanzen werden konsumiert, um Wachheit zu verbessern oder Müdigkeit zu unterdrücken, nicht primär mit dem Anspruch der geistigen Leistungssteigerung (Brand et al. 2016).

Schüler nutzten PN, um beim Lernen wach zu bleiben (69,3 %), die Konzentration zu verbessern (55,5 %), Stress abzubauen (40,9 %) und das Gedächtnis zu verbessern (39,6 %). 74,4 % der Anwender waren der Ansicht, dass PN diese Erwartungen erfüllt. Die mit dem Drogenkonsum verbundenen Faktoren waren häufiges Rauschtrinken, Alkoholkonsum, ein Studentenjob und männliches Geschlecht. Studierende berichteten über PN mit verschreibungspflichtigen Medikamenten, Drogen und v. a. Soft-Enhancern, hauptsächlich zur Verlängerung der Wachzeiten (Brumboiu et al. 2021).

9.3.1 PN als maladaptive Coping-Strategie

Neben dem Wunsch nach Steigerung der geistigen Leistungsfähigkeit wird PN eingesetzt zur besseren Stressresistenz, zur Steigerung der Motivation, Reduktion von Müdigkeit, Ausgeglichenheit, im Kampf gegen Burnout und sonstigen körperlichen und psychischen Komplikationen unter Dauerstress. In diesem breiteren Kontext lässt sich PN psychologisch auch beschreiben als maladaptives Coping oder insuffizienten Versuch eines pharmakologischen Resilienz-Enhancements. Diese Annahme wird unterstützt durch eine longitudinale Untersuchung bei 704 Studierenden, die neben dem PN-Konsumgewohnheiten auch bezüglich Stress und Resilienz untersucht wurden. Hier zeigte sich, dass ein höheres Stressniveau und geringere Resilienz mit vermehrtem PN-Konsum assoziiert waren (Darwig et al. 2022).

Eine repräsentative Querschnittsbefragung von 1128 in Deutschland lebenden Erwachsenen erbrachte, dass der nichtmedizinische Einsatz verschreibungspflichtiger Medikamente zu PN-Zwecken bei Personen mit geringerer Stressresistenz häufiger vorzukommen scheint. Maßgeschneiderte Resilienzinterventionen, die die Fähigkeit zur Anpassung an und zur Erholung von Stressfaktoren verbessern, können möglicherweise den Einsatz verschreibungspflichtiger Medikamente bei PN verhindern (Bagusat et al. 2018).

9.4 Wirksamkeit von pharmakologischem Neuroenhancement bei Gesunden

Die bisher durchgeführten Studien an Gesunden haben gezeigt, dass die eingesetzten Substanzen – mit großen individuellen Unterschieden – Wachheit und Konzentration, insbesondere nach Phasen langen Schlafentzugs, verbessern können (Übersicht in Franke et al. 2014b; Repantis et al. 2010). Dennoch werden die Effekte deutlich überschätzt und sind zum großen Teil durch Placebowirkungen erklärbar. Mit anderen Worten: Die Erwartung, die mit der Einnahme verknüpft wird, spielt eine große Rolle bei der Wirkung.

Beim Vergleich der verfügbaren Substanzen bezüglich ihrer Wirksamkeit ergeben sich keine sehr großen Unterschiede. Es gibt sogar mehrere Studien, die zeigen, dass Koffein, Modafinil und Methylphenidat ähnliche Effekte in der Verbesserung einfacher kognitiver Fähigkeiten haben. Dennoch kann davon ausgegangen werden, dass je nach Stärke der Wirkung im Gehirn auch die Effekte zunehmen, und zwar in der Reihenfolge Koffein → Modafinil → Methylphenidat → Amphetamine → Kokain. Dies geht aber parallel mit zunehmenden Nebenwirkungen und Risiken einher.

Während die frei erhältlichen (z. B. Koffein) und apothekenpflichtigen Substanzen (z. B. Koffeintabletten) keine relevanten Nebenwirkungen haben, gehen die verschreibungspflichtigen Medikamente (z. B. Modafinil und Methylphenidat) und noch stärker die illegalen Drogen mit nicht unerheblichen Nebenwirkungen einher. Aufgrund dieser Sicherheitsrisiken sind sie auch verschreibungspflichtig (Methylphenidat unterliegt sogar der noch strengeren Betäubungsmittelverschreibungspflicht). Dies bedeutet, dass der Konsum von illegalen Drogen wie Amphetaminen und Kokain verboten und der Konsum von Stimulanzien wie Modafinil und Methylphenidat nur Patienten mit Narkolepsie bzw. Aufmerksamkeitsdefizit-Hyperaktivitäts-Syndrom (ADHS) erlaubt ist. Auch wer sich diese Substanzen über das Internet besorgt, handelt illegal.

Es gibt keine Evidenzbasierung für die weit verbreitete Annahme, Ginkgo biloba steigere die kognitive Leistungsfähigkeit bei Älteren und wirke so etwa präventiv gegenüber altersassoziiertem kognitivem Abbau oder gar einer Demenzentwicklung.

PN beim Gesunden: Gefahren der eingesetzten Substanzen

- Sie haben individuell sehr unterschiedliche Nebenwirkungen wie Steigerung von Unruhe und Aggressivität sowie Schlaflosigkeit.
- Bei Personen mit einer genetischen Disposition dafür oder mit früher durchgemachten psychischen Erkrankungen wie Depressionen, Angststörungen oder Psychosen können sie solche Erkrankungen erneut auslösen oder zumindest ihren Verlauf verschlechtern.
- Am problematischsten ist die Gefahr der Abhängigkeit.
- Die Einnahme von Stimulanzien kann einen Teufelskreis aus erhöhten Leistungsanforderungen, Stress, Schlaflosigkeit, Konzentrationsstörungen anheizen, sodass weitere Substanzen konsumiert werden müssen, um wieder „runterzukommen".
- Gesunde neigen nach der Einnahme zu einer Überschätzung der Wirkung bzw. der eigenen Leistungsfähigkeit, was zu leichtsinnigem oder risikoreichem Verhalten führen kann (z. B. im Straßenverkehr).

Die Abhängigkeit ist besonders ausgeprägt bei den illegalen Substanzen und wird davon beeinflusst, wie die Substanzen eingenommen werden. Wenn z. B. Amphetamine geschnupft oder gespritzt werden, ist die Abhängigkeitsgefahr besonders hoch, da die Droge durch diese Einnahmeform sehr schnell ins Gehirn gelangt, wo sie pulsartig Botenstoffe wie Dopamin und Noradrenalin freisetzt. Damit hat die Substanz dann nicht nur einen Enhancement-Effekt auf kognitive Leistungen, sondern führt auch zu Euphorie, was die wiederholte Einnahme fördert.

9.5 Ethische Implikationen von pharmakologischem Neuroenhancement

PN wurde bereits im 2. Weltkrieg genutzt. Zwischenzeitlich hat die Entwicklung weiterer Substanzen im Bereich des PN und ihr Einsatz bei ZNS-Erkrankungen das Wissen darüber vergrößert und den Zugang erleichtert. Aus den bisherigen Befunden wird deutlich, dass die gegenwärtig zur Verfügung stehenden verschreibungspflichtigen und illegalen Substanzen von einem nicht unerheblichen Teil der Bevölkerung zumindest punktuell konsumiert werden. Die eher positiven Einstellungen gegenüber PN und der andauernde gesellschaftliche Trend zur Selbstoptimierung legen den Schluss nahe, dass Nachfrage und Angebot von PN in Zukunft weiter steigen werden. Da das Wissen über Effektivität, Sicherheit, Verträglichkeit und Suchtpotenzial von PN bei Gesunden, welches eine wichtige Voraussetzung auch für eine ausgewogene Bewertung möglicher zukünftiger PN-Indikationen darstellt, noch sehr eingeschränkt ist, sehen die Verfasser in diesem Bereich erheblichen Forschungsbedarf.

Die ethische Debatte um das Thema PN bei Gesunden betrifft zunächst die folgenden Fragen:

- Ist es prinzipiell legitim oder moralisch vertretbar, als Gesunder PN zu betreiben?
- Sollte ein Arzt einem Gesunden zum Zwecke der Leistungssteigerung ein entsprechendes Präparat empfehlen oder verschreiben können?

Schon an diesen grundsätzlichen Fragen scheiden sich die Geister. Es gibt rigorose Gegner, die PN prinzipiell ablehnen, weil es nicht zu vertreten oder widernatürlich sei, gesunde Zustände oder Funktionen medikamentös zu verändern. Dies falle auch nicht in die Zuständigkeit des Arztes. Sicherlich wäre z. B. nicht anzuraten, der Anti-Aging-Mentalität zu verfallen und glauben zu wollen, den kognitiven Alterungsprozess mittels PN medikamentös aufhalten zu können. Die Aufgabe des Arztes sehen die Verfasser in diesem Fall v. a. in der Aufklärung und Beratung über den gesunden Alterungsprozess und die Möglichkeiten eines *„successful aging"*, das dem Jugendwahn abschwört, aber durch geschickte Anpassungsprozesse der Selektion, Optimierung und Kompensation eine gute Lebensqualität bis ins hohe Alter ermöglichen kann. Anderseits ließe sich aus Sicht der Verfasser durchaus ein zukünftiges Szenario konstruieren, in welchem ältere Menschen ein für diese Indikation als effektiv, sicher und verträglich erwiesenes Präparat zur Verbesserung der Aufmerksamkeitsleistung einnehmen (im Sinne einer Kompensation) und damit beispielsweise sicherer am Straßenverkehr teilnehmen können – ein möglicher Benefit sowohl für die individuelle Teilhabe als auch für die allgemeine Verkehrssicherheit.

Auch wenn die Verfasser folglich einem PN nicht grundsätzlich ablehnend gegenüberstehen – unter der Voraussetzung, dass es bzgl. des Nutzen-Schaden-Profils so günstig ist, dass also eine unbedenkliche Einnahme möglich wäre (was Zukunftsmusik ist) – gibt es in der derzeitigen Diskussion eine Reihe weiterer kritischer Argumente, die für eine individuelle Entscheidung zum PN als auch für die gesellschaftliche Perspektive von Relevanz sind (s. Diskussion in Morein-Zamir und Shakian 2011).

Die besondere Wertschätzung der Leistung einer Person ist immer geknüpft an den persönlichen Anteil an der Leistung (Prüfungserfolg, Gewinn eines wissenschaftlichen Preises etc.), an die persönliche Arbeit, den Fleiß, die Ausdauer, die Beharrlichkeit, das Talent. „Nur" durch die Einnahme einer leistungsfördernden Substanz eine bessere Leistung zu erzielen als ein Konkurrent, wird als unfair betrachtet und

schmälert das Ansehen des Erfolgs enorm. Vergleichbar dem Sport ist PN bei Prüfungen und anderen Wettbewerben aus Sicht der Verfasser sicherlich inakzeptabel.

Es ist aus diesem Grund denkbar, dass zukünftige, wirksame PN eine Offenlegung oder gar ein Verbot der Einnahme zu bestimmten Zwecken (Wettbewerb, Prüfung), wie beim Doping im Sport, rechtfertigen könnten. Dies wird sich allerdings in der Praxis sehr schwer umsetzen lassen, wie wir beim Thema Doping im Leistungssport in den letzten Jahren regelmäßig vor Augen geführt bekommen.

Aspekte der Gerechtigkeitsdebatte im Zusammenhang mit PN

- Wie sähe es in einer Welt des PN mit der Work-Life-Balance aus, wenn Job-Konkurrenten ohne müde zu werden und ohne Leistungsknick 3 Tage lang durcharbeiten?
- Was könnte eine ungezügelt leistungsorientierte „PN-Kultur" für zukünftiges Familienleben bedeuten?
- Was, wenn „alle" PN betreiben?
- Könnten Eltern nicht dazu getrieben werden, ihren gesunden Kindern PN zu verabreichen, damit diese in der Schule unter all den anderen „PN-Usern" überhaupt bestehen können? (Ein nicht ganz unrealistisches Szenario, das schon heute eine Facette der ethischen Diskussion um die Behandlung von ADHS bei Kindern bildet.)
- Wie ist der Zugang zu PN geregelt (Verteilungsgerechtigkeit)?
- Wie wird mit dem Problem des gesellschaftlichen Leistungsdrucks umgegangen, der Personen unter psychologischen Druck setzen oder „zwingen" könnte, leistungssteigernde Medikamente einzunehmen, um etwa im Konkurrenzkampf am Arbeitsplatz zu bestehen?

- Wie gestaltet sich ein wahrscheinlicher, nicht sicherer Zugang zu PN, etwa über den Internethandel?
- Wie sind die sich hieraus ergebenden Gesundheits- und Missbrauchsgefahren zu problematisieren?

Fazit

Die Verfasser lehnen PN nicht prinzipiell ab, betrachten den zunehmenden Hype der Selbstoptimierung – eine treibende Kraft der PN-Nachfrage und -Entwicklung – aber nicht als einen Lebenszweck. Für die Medizin besteht hier die Gefahr, dass die Krankheitsbegriffe und Diagnosen den steigenden Optimierungsansprüchen angepasst und die „Normwerte" in diese Richtung verschoben werden. Sie halten weitere Forschung für dringend notwendig und begrüßen eine informierte öffentliche Diskussion um den Nutzen und die Risiken des PN auf der individuellen und gesellschaftlichen Ebene, um mögliche und sinnvolle zukünftige Anwendungsgebiete zu evaluieren.

Nach Ansicht der Verfasser ist es momentan aufgrund des Risiko-Nutzen-Profils der derzeit verfügbaren Präparate nicht angemessen, PN mit verschreibungspflichtigen Präparaten *off label* zu empfehlen oder zu verschreiben. Hier sollte eine Beschränkung auf die Beratung über die leistungssteigernde Wirkung von Koffein erfolgen. Es gibt Studien, die gezeigt haben, dass 600 mg Koffein zumindest hinsichtlich einfacher kognitiver Leistungen bei gleichzeitig unvergleichlich höherer Sicherheit vergleichbar gut wirksam waren wie 400 mg Modafinil oder 20 mg Amphetamin (Wesensten et al. 2005).

Literatur

Bagusat C, Kunzler A, Schlecht J et al (2018) Pharmacological neuroenhancement and the ability to recover from stress – a representative cross-sectional survey among the German population. Subst Abuse Treat Prev Policy 13(1):37. https://doi.org/10.1186/s13011-018-0174-1

Beauchamp TL, Childress JF (1979) Principles of biomedical ethics. Oxford University Press, New York

Brand W, Wolff W, Ziegler M (2016) Drugs as instruments: describing and testing a behavioral approach to the study of neuroenhancement. Front Psychol 7:1226. https://doi.org/10.3389/fpsyg.2016.01226. eCollection 2016

Brumboiu I, Porrovecchio A, Peze T et al (2021) Neuroenhancement in French and Romanian University students, motivations and associated factors. Int J Environ Res Public Health 18(8):3880. https://doi.org/10.3390/ijerph18083880

Chmitorz A, Ottenhausen M, Kalasauskas D et al (2022) Pharmacological Neuroenhancement, Perceived Stress, and Resilience in Spine Surgeons-A Cross-Sectional Survey. World Neurosurg 158:e265–e276. https://doi.org/10.1016/j.wneu.2021.10.160. Epub 2021 Nov 1. PMID: 34737099.

Darwig J, Gaum PM, Pauli R et al (2022) The relevance of pharmacological neuroenhancement for stress and resilience-A multistudy report. Front Public Health 10:971308. https://doi.org/10.3389/fpubh.2022.971308. eCollection 2022

Dietz P, Soyka M, Franke AG (2016) Pharmacological neuroenhancement in the field of economics – poll results from an online survey. Front Psychol 7. https://doi.org/10.3389/fpsyg.2016.00520

Dietz P, Werner AM, Reichel JL et al (2022) The prevalence of pharmacological neuroenhancement among university students before and during the COVID-19-pandemic: results of three consecutive cross-sectional survey studies in Germany. Frontiers in Public Health 10:601

Franke AG (2020) Neuroenhancement in der Arbeitswelt-Wirksamkeit, Nebenwirkungen und Verbreitung der verfügbaren Neuroenhancer. in: Zukünftige Arbeitswelten, Thomas Freiling, Ralph Conrads, Anne Müller-Osten, Jane Porath (Hrsg.), Springer-Verlag, https://doi.org/10.1007/978-3-658-28263-9_4

Franke AG, Hildt E, Lieb K (2011) Muster des Missbrauchs von (Psycho-)Stimulantien zum pharmakologischen Neuroenhancement bei Studierenden. Suchttherapie 12:167–172

Franke AG, Bagusat C, Dietz P et al (2013) Use of illicit and prescription drugs for cognitive or mood enhancement among surgeons. BMC Med Apr 9(11):102

Franke AG, Papenburg C, Schotten E et al (2014a) Attitudes towards prescribing cognitive enhancers among primary care physicians in Germany. BMC Fam Pract 15:3

Franke AG, Bagusat C, Rust S et al (2014b) Substances used and prevalence rates of pharmacological cognitive enhancement among healthy subjects. Eur Arch Psychiatry Clin Neurosci 264(Suppl 1):S83–S90

Franke AG, Heinrich I, Lieb K, Fellgiebel A (2014c) The use of Ginkgo biloba in healthy elderly. Age (Dordr) 36:435–444

Franke AG, Bagusat C, McFarlane C et al (2015) The use of caffeinated substances by surgeons for cognitive enhan- cement. Ann Surg 261:1091–1095

Franke AG, Koller G, Krause D et al (2021) Just "like coffee" or neuroenhancement by stimulants? Front Public Health. https://doi.org/10.3389/fpubh.2021.640154

Kazda L, Bell K, Thomas R et al (2021) Overdiagnosis of attention-deficit/hyperactivity disorder in children and adolescents – a systematic scoping review. JAMA Netw Open 4:e215335. https://doi.org/10.1001/jamanetworkopen.2021.5335

Krämer K (2010) Doping am Arbeitsplatz. Suchtmagazin. Fach- Zeitschrift für Suchtarbeit und Suchtpolitik 2:32–38

Lieb K (2010) Hirndoping. Warum wir nicht alles schlucken sollten. Artemis & Winkler, Düsseldorf

Marschall J (2015) Verwendung von pharmakologischem Neuroenhancement durch Erwerbstätige in Deutschland – Prävalenz, Risikogruppen und arbeitsweltbezogene Risikofaktoren. Suchtmed 17:199–217

Morein-Zamir S, Shakian BJ (2011) Pharmaceutical cognitive enhancement. In: Illes J, Sahaian BJ (Hrsg) The Oxford handbook of neuroethics. Oxford University Press, Oxford

Müller G, Freude G, Kersten N (2020) Neuroenhancement in Deutschland am Beispiel von vier Berufsgruppen. Gesundheitswesen 82(12):971–976

Repantis D, Schlattmann P, Laisney O, Heuser I (2010) Modafinil and methylphenidate for neuroenhancement in healthy individuals: a systematic review. Pharmacol Res 62:187–206

Schäfer M (2020) Pharmakologisches Neuroenhancement in Deutschland. Suchttherapie 21(03):148–156. https://doi.org/10.1055/a-1059-3751

Schleim S (2021) Neuroenhancement as instrumental drug use: putting the debate in a different frame. Front Psychiatry. https://doi.org/10.3389/fpsyt.2020.567497

Shahakian B, Morein-Zamir S (2007) Professors little helpers. Nature 450(7173):1157–1159

Wesensten NJ, Killgore WD, Balkin TJ (2005) Performance and alertness effects of caffeine, dextroamphetamine, and modafinil during sleep deprivation. J Sleep Res 14(3):255–266

Wilens TE, Adler LA, Adams J et al (2008) Misuse and diversion of stimulants prescribed for ADHD: a systematic review of the literature. J AM Acad Child Adolesc Psychiatry 47:21–31

Wissenschaftliche Dienste Deutscher Bundestag (2018) Information zu Neuroenhancement. WD 9 – 3000 – 060/18. https://www.bundestag.de/resource/blob/572364/c62698c6de2b0c74477a44c-c24a83c97/WD-9-060-18-pdf-data.pdf. Zugriffsdatum am 31.10.2023

9

Arzneimittelanwendungen außerhalb oder vor der offiziellen Zulassung: ethische Herausforderungen von Off-Label-Use, Compassionate Use und individuellen Heilversuchen

Holger Langhof und Daniel Strech

Inhaltsverzeichnis

F. Erbguth, R. J. Jox (Hrsg.), *Angewandte Ethik in der Neuromedizin*,
https://doi.org/10.1007/978-3-662-69739-9_10

10

Anfang der 1990er-Jahre leidet ein 30-jähriger Mann an einer fokalen Epilepsie und erhält als Basismedikation täglich 200 mg Phenobarbital. Die behandelnden Ärzte schlagen dem Patienten als Add-on-Therapie die tägliche Einnahme von 2000 mg Vigabatrin vor. Vigabatrin ist zu diesem Zeitpunkt in Deutschland jedoch noch nicht zugelassen. Unter der neuen Therapie kommt es aufgrund einer Vaskulitis zu einer akuten ischämischen Optikusneuropathie mit linksseitiger Visusminderung und Kopfschmerzen (Hopf und Philipowich 2008). Unter der Gabe von Prednison erfolgt zunächst eine Besserung der Symptomatik; eine Unterbrechung der Vigabatringabe erfolgt jedoch nicht. Erst eine durch die Reduktion des Prednison ausgelöste Exazerbation der Symptomatik veranlasst die Ärzte dazu, Vigabatrin abzusetzen, wodurch eine weitere Verschlechterung verhindert wird (Hart 2007; Hopf und Philipowich 2008; Vogeler 2008). ◀

10.1 Zulassungsüberschreitender Einsatz von Arzneimitteln – ein Überblick

Bevor in Deutschland ein neu entwickeltes Arzneimittel als verkehrsfähig gilt und somit in der klinischen Praxis angewendet und durch einen Arzt verschrieben werden kann, bedarf es einer formalen behördlichen Zulassung. Die Zulassungspflicht wird in § 21 des deutschen Arzneimittelgesetzes (AMG) geregelt und orientiert sich im Wesentlichen an einem positiven Nutzen-Risiko-Verhältnis des Arzneimittels. Darüber hinaus müssen durch entsprechende Daten die Qualität, Wirksamkeit und Unbedenklichkeit eindeutig belegt sein. Diese Daten können ausschließlich durch vorangegangene Forschung gewonnen werden. Daher müssen zum Zeitpunkt der Zulassung zwingend valide Ergebnisse klinischer Studien zu

patientenrelevanten Endpunkten vorliegen, um ausreichend verlässliche Aussagen über das Arzneimittel und vor allem über den Nutzen und mögliche Risiken treffen zu können. Erhält dann ein Arzneimittel die Zulassung, so ist diese stets indikationsbezogen. Da die klinischen Studien, die für die Zulassung erforderlich sind, in der Regel nur eine einzige oder einige wenige Indikationen abdecken, wird entsprechend auch die Zulassung nur für diese beantragt bzw. erteilt. Darüber hinaus besteht jedoch die Möglichkeit, Arzneimittel auch außerhalb der formalen behördlichen Zulassung anzuwenden.

Die hier nur grob skizzierte Regulierung der Arzneimittelzulassung, wie sie das AMG vorsieht, deckt drei spezielle Formen der Arzneimittelanwendung jedoch nicht ab, die in der klinischen Praxis von Relevanz sind. Diese sind die

— Anwendung eines zugelassenen Arzneimittels für eine andere Indikation, als mit der Zulassung erteilt wurde (Off-Label-Use);

— Anwendung eines noch nicht zugelassenen Arzneimittels, das bereits in ersten klinischen Studien indikationsbezogen geprüft wurde und im Rahmen spezieller Abgabeprogramme bestimmtem Patientengruppen zur Verfügung gestellt wird (Compassionate Use; Arzneimittel-Härtefall-Programme);

— Anwendung eines nicht zugelassenen Arzneimittels, das bislang noch nicht in klinischen Studien geprüft wurde, an einem einzelnen Patienten (individueller Heilversuch).

Diese drei Anwendungsmöglichkeiten sind in Deutschland im Rahmen der Arzneimitteltherapie formal zulässig, obwohl sie grundsätzlich von der Zulassungspflicht abweichen. Daher unterliegen sie speziellen medizinischen, ethischen und rechtlichen Anforderungen. Teilweise bestehen auch

Unklarheiten hinsichtlich der eindeutigen Zuordnung von Therapien in den Bereichen Off-Label-Use, Compassionate Use und Heilversuchen bzw. deren Unterscheidung untereinander. Daher wird im Folgenden ein kurzer Überblick über die derzeitige rechtliche Situation dieser drei Therapieformen in Deutschland gegeben. Neben der Unterscheidung der drei Anwendungen untereinander ist jedoch auch im therapeutischen Kontext die Abgrenzung zur klinischen Forschung wichtig; denn sowohl der zulassungsüberschreitende Einsatz von Arzneimitteln als auch die Anwendung völlig neuer Substanzen unterscheiden sich vom etablierten Standard meistens durch eine nur unzureichende Evidenzlage. Die sich daraus ergebenden ethischen Konfliktpotenziale werden im zweiten Teil des Kapitels erörtert. Das gesamte Kapitel befasst sich maßgeblich mit der Arzneimitteltherapie und -forschung. Ähnliche Aspekte, insbesondere die dargestellten ethischen Konfliktfelder, gelten jedoch analog für Medizinprodukte, chirurgische Verfahren oder andere medizinische Interventionen.

10.2 Situation von Off-Label-Use, Compassionate Use und Heilversuch in Deutschland

Einen Überblick über die drei zulassungsüberschreitenden Anwendungen gibt ◨ Tab. 10.1.

▪ Off-Label-Use

Der Begriff Off-Label-Use bezieht sich explizit auf die für das Arzneimittel erteilte Zulassung. Demnach meint Off-Label-Use jede Verwendung eines Arzneimittels in einem anderen Rahmen, als er mit der offiziellen Zulassung erteilt wurde. In Grunde kann dies verschiedene von der Zulassung abweichende Aspekte betreffen, wie z. B. die Dosierung oder die Darreichungsform. Im engeren Sinne jedoch bezieht sich der Begriff Off-Label-Use in der Regel auf die beiden Aspekte Indikation und Patientengruppe (BfArM 2014; G-BA 2015).

Der Einsatz von Arzneimitteln außerhalb ihrer eigentlichen Zulassung ist prinzipiell in allen medizinischen Disziplinen vertreten und kann eine Vielzahl von In-

◨ **Tab. 10.1** Off-Label-Use, Compassionate Use und individueller Heilversuch – ein Überblick

	Off-Label-Use	Compassionate Use	Individueller Heilversuch
Arzneimittel zulassungspflichtig nach AMG	Ja	Ja	Ja
Status der Zulassung	Zulassung erteilt in einem anderen Indikationsgebiet	Noch nicht zugelassen, Zulassung beantragt	Nicht zugelassen; Zulassung nicht beantragt
Indikationsbezogene klinische Studie(n) bereits abgeschlossen oder noch in der Durchführung	Nicht zwingend	Ja, zwingend erforderlich	Nein
Zugang	Verschreibung durch Haus- oder Facharzt	Anmeldung zur Teilnahme am Programm direkt beim pharmazeutischen Hersteller	Anwendung durch Haus- oder Facharzt
Registrierung Genehmigung erforderlich	Nein	Ja	Nein

dikationen betreffen. Besonders häufig werden Arzneimittel jedoch im Off-Label-Use eingesetzt, wenn es nur wenige Alternativen einer zugelassenen Therapie gibt. In der Pädiatrie z. B. ist der Anteil an Arzneimittelanwendungen im Off-Label-Use relativ hoch: Auswertungen aus Daten einer gesetzlichen Krankenkasse zeigen, dass bei Neugeborenen und Säuglingen der Anteil an zulassungskonform verordneten Wirkstoffen bei lediglich 20 % bzw. 39 % liegt und selbst bei älteren Kindern werden nur bis maximal 70 % der Wirkstoffe gemäß ihrer Zulassung eingesetzt (vgl. Mühlbauer et al. 2009, S. 28). Auch bei den seltenen Erkrankungen („orphan diseases") wird oft auf den Off-Label-Use zurückgegriffen, insbesondere wenn überhaupt kein Arzneimittel indikationsspezifisch zugelassen ist (Dresser und Frader 2009).

Die Gründe für den teilweise sehr umfangreichen Off-Label-Use in bestimmten Patientensubpopulationen sind vielfältig (vgl. Lelgemann und Francke 2008, S. 510):

— Um die Zulassung eines Arzneimittels zu erweitern, müssten klinische Studien durchgeführt werden, um die Wirksamkeit auch in einem erweiterten Indikationsgebiet zu belegen.
— Durch die geringe Anzahl an Patienten kann die Durchführung aussagekräftiger Studien unter Umständen stark erschwert sein.
— Die Durchführung dieser Studien ist oft mit einem hohen finanziellen Aufwand verbunden.
— Seltene Erkrankungen stellen zudem aus Sicht der Hersteller einen eher unattraktiven, weil zu kleinen Markt dar.

Die fehlenden Anreize der Hersteller, das Indikationsspektrum zu erweitern, können mitunter dazu führen, dass sich ein medizinischer Standard außerhalb der Zulassung etabliert. So ist beispielsweise Valproinsäure, formal zugelassen als Antiepileptikum, mittlerweile als Mittel der ersten Wahl zur Prophylaxe der Migräne im Erwachsenenalter als medizinischer Standard anerkannt und in Leitlinien aufgenommen worden (Diener et al. 2022). Eine offizielle Zulassung für diese Indikation gibt es in Deutschland jedoch nicht.

Erstattungsfähigkeit Der Gemeinsame Bundesausschuss (G-BA) hat dem anerkannten Standard der Nutzung von Valproinsäure zur Migräneprophylaxe aber inzwischen Rechnung getragen durch die Aufnahme in den Teil A der Anlage VI der Arzneimittelrichtlinie. Damit ist auch die Erstattungsfähigkeit von Valproinsäure im Off-Label-Use durch die gesetzliche Krankenversicherung (GKV) geregelt.

Ausschlaggebend für die Erstattungsfähigkeit von Off-Label-Therapien sind ihr Einsatz für die Behandlung einer schwerwiegenden Krankheit sowie fehlende oder nur unzureichende Therapiealternativen. Darüber hinaus müssen wissenschaftliche Daten vorliegen, auf deren Grundlage eine Aussicht auf den Erfolg der Behandlung plausibel begründbar ist (vgl. Brucklacher et al. 2013). Die Erstattungsfähigkeit setzt nach § 35c, Abs. 1 SGB V ferner voraus, dass eine wissenschaftliche Bewertung der Off-Label-Therapie durch Expertengruppen erfolgt. Diese werden vom Bundesministerium für Gesundheit (BMG) berufen und haben ihren Sitz beim BfArM (Bundesinstitut für Arzneimittel und Medizinprodukte). Auf der Grundlage der Bewertungen entscheidet der G-BA über die Aufnahme in die Anlage VI der Arzneimittelrichtlinie. Im Falle der Valproinsäure konnte anhand von Studien die Wirksamkeit bei Erwachsenen belegt werden (BfArM 2008), sodass eine Erstattung durch die GKV grundsätzlich ermöglicht wurde. Allerdings hatte kein pharmazeutischer Unternehmer eine Anerkennung des bestimmungsgemäßen Gebrauchs (Produkthaftung des pharmazeutischen Unternehmers) abgegeben, so dass faktisch kein Valproat-Medikament zur Migräneprophylaxe von Erwachsenen zu

Lasten der GKV verordnet werden konnte. Nicht erstattungsfähige Wirkstoffe, die im Off-Label-Use angewendet werden, werden in den Teil B der Anlage VI der Arzneimittelrichtlinie aufgenommen. Hier findet sich ebenfalls Valproinsäure: Für die Migräneprophylaxe bei Kindern und Jugendlichen wird Valproinsäure wegen wahrscheinlicher Unwirksamkeit nicht empfohlen und darf bei gebährfähigen Frauen wegen der Teratogenität nicht verordnet werden (Diener et al. 2022). Eine Anwendung im Off-Label-Use zu Lasten der GKV ist daher nicht möglich.

■ **Compassionate Use**

Vom Off-Label-Use zu unterscheiden ist der sog. Compassionate Use. Die für die Arzneimittelzulassung erforderlichen Studien unterliegen einer ausgeprägten Regulierung und sind in einem hohen Maße standardisiert. Dies dient der Generierung valider Daten, die eine angemessene Beurteilung des Nutzen-Risiko-Verhältnis sowie der Qualität, Wirksamkeit und Unbedenklichkeit des Arzneimittels ermöglichen. Dies trägt jedoch auch dazu bei, dass teilweise sehr lange Zeiträume zwischen der ersten klinischen Erprobung eines neuen Wirkstoffs und der Zulassung bzw. Markteinführung liegen. In den USA lag beispielsweise für neuropharmakologische Arzneimittel in den Jahren 2003–2007 die durchschnittliche Dauer vom Beginn der klinischen Prüfungen bis zur Genehmigung bei knapp neun Jahren, wobei im Schnitt rund sieben Jahre für die klinischen Prüfungen und beinahe weitere zwei Jahre für die behördliche Zulassungsphase anfielen (Kaitin 2010).

In sog. „Härtefällen" können jedoch Patienten auch mit Medikamenten behandelt werden, die sich noch in der Phase der klinischen Prüfung befinden, über die also bereits erste Daten vorliegen, die jedoch noch keine Zulassung haben. Compassionate Use, die „Anwendung aus Mitgefühl", ist dann eine Möglichkeit der indikationsbezogenen Therapie, ohne dass die Patien-ten an den (mitunter parallel laufenden) klinischen Studien teilnehmen. In Deutschland wird dies durch die „Verordnung über das Inverkehrbringen von Arzneimitteln ohne Genehmigung oder ohne Zulassung in Härtefällen" (Arzneimittel-Härtefall-Verordnung, AMHV) geregelt. Ausgangspunkt für eine solche Behandlung ist die Definition eines Härtefalls: Nach § 2 Abs. 2 der Verordnung liegt dieser vor, wenn „eine Gruppe von Patientinnen oder Patienten, die an einer Erkrankung leiden, welche zu einer schweren Behinderung führen würde oder lebensbedrohend ist, nicht mit einem Arzneimittel zufriedenstellend behandelt werden kann, das zum Inverkehrbringen im Geltungsbereich des Arzneimittelgesetzes genehmigt oder zugelassen ist." (AMHV 2010). Dies kann z. B. auf onkologische Erkrankungen zutreffen, wenn alle verfügbaren Therapien ausgereizt sind, neurodegenerative Erkrankungen wie die multiple Sklerose, aber auch auf seltene Erkrankungen, für die gar keine oder nur sehr begrenzte Therapiemöglichkeiten verfügbar sind. Darüber hinaus muss sich das betreffende Medikament in der klinischen Erprobungsphase oder bereits im formalen Zulassungsverfahren befinden, aber noch nicht abschließend zugelassen sein (ebd.). Compassionate Use findet dann im Rahmen von zeitlich befristeten Programmen statt (in der Regel ein Jahr, maximal bis zur Markteinführung). Diese Programme müssen bei der zuständigen Bundesoberbehörde angezeigt werden. Die Kosten für den Compassionate Use hat in Deutschland grundsätzlich der Hersteller zu tragen (ebd.).

Besonderes Augenmerk bekam diese Art der Arzneimittelanwendung während der COVID-19-Pandemie (Rizk et al. 2021). Zum Beispiel hatte bereits im April 2020 die Europäische Arzneimittelagentur EMA empfohlen, den antiviralen Wirkstoff Remdesivir zur Behandlung hospitalisierter und maschinell beatmeter COVID-19-Patienten einzusetzen (EMA 2020a). Nur einen Monat später wurde diese Empfehlung ausgeweitet auf Patienten mit nichtinvasiver Beatmung (EMA 2020b). Der Wirkstoff, ursprünglich entwickelt zur Behandlung von Hepatitis C, Ebola- und Marburg-Fieber, war zu diesem Zeitpunkt in wenigen klinischen Studien der Phasen I und II erprobt worden (Grein et al. 2020). Zeitgleich wurden zahlreiche weitere experimentelle Wirkstoffe weltweit in Compassionate-Use-Programmen eingesetzt; allein Novartis hatte im Zeitraum März–August 2020 rund 6000 Patienten in solche Programme eingeschlossen (Aliu et al. 2021).

■ **Individueller Heilversuch**

Individuelle Heilversuche sind Therapieversuche mit noch nicht zugelassenen, experimentellen Arzneimitteln, die grundsätzlich der Pflicht zur Zulassung oder Genehmigung unterliegen (Vogeler 2008; Heberlein 2012; VFA 2015). Der oben skizzierte Compassionate Use findet grundsätzlich nur in Rahmen von anzeigepflichtigen Programmen statt, in welche eine Gruppe von Patienten aufgenommen werden kann. Im Rahmen der Therapiefreiheit kann ein Arzt aber in begründeten Einzelfällen von der Standardtherapie abweichen und experimentelle Wirkstoffe einsetzen (vgl. Vogeler 2008, S. 700). Heilversuche sind in Deutschland rechtlich nicht gesondert geregelt; die für klinische Prüfungen relevanten Paragrafen des AMG (§§ 40 ff.) finden auf individuelle Heilversuche keine Anwendung, auch die AMHV schließt die Behandlung im Einzelfall aus (§ 1 Abs. 2).

Für Aufsehen gesorgt hat der im Fallbeispiel vorgestellte Epilepsie-Patienten, der zu Beginn der 1990er-Jahre mit dem damals neuen und noch nicht zugelassenen Vigabatrin behandelt wurde (Hart 2007; Hopf und Philipowich 2008; Vogeler 2008). Der Patient hat in der Folge Schadenersatzansprüche gegen die für den Heilversuch verantwortlichen Ärzte geltend gemacht. Die Klage wurde letztlich durch den Bundesgerichtshof (BGH) abgewiesen, der jedoch Maßstäbe für die Durchführung von individuellen Heilversuchen gesetzt hat (BGH 2007). Für den Arzt bestehen bei Heilversuchen besondere Sorgfaltspflichten, um berufs- und haftungsrechtliche Konsequenzen zu vermeiden (Hart 2007, 2014). Hinsichtlich der Aufklärung und Einwilligung des Patienten, aber auch der Durchführung haben nach Ansicht des BGH strengere Maßstäbe zu gelten, als bei einer Standardtherapie (Vogeler 2008).

Formal kann von vier Legitimationsebenen eines individuellen Heilversuchs ausgegangen werden (vgl. Hart 2014, S. 50). Der Heilversuch muss wissenschaftlich plausibel sein, nach einer allgemeinen Nutzen-Risiko-Einschätzung einen therapeutischen Nutzen erwarten lassen, nach einer konkreten und individuellen Nutzen-Risiko-Einschätzung einen individuellen therapeutischen Nutzen erwarten lassen und schließlich durch die informierte Einwilligung des Patienten legitimiert sein.

> **Vier Legitimationsebenen des Heilversuchs (nach Hart 2014)**
> 1. Wissenschaftliche Plausibilität
> 2. Allgemein zu erwartender therapeutischer Nutzen
> 3. Individuell zu erwartender therapeutischer Nutzen
> 4. Einwilligung nach Aufklärung

Dabei ist stets die individuelle Behandlungssituation eines einzelnen Patienten handlungsleitend (vgl. Vogeler 2008, S. 701). Der experimentelle Charakter und die bei unerprobten Wirkstoffen meist fehlenden Daten zur Wirksamkeit sowie möglichen Nebenwirkungen machen den Heilversuch zu einer ultima ratio, einer Notlösung, wenn alle anderen Therapieversuche im Rahmen des medizinischen Standards versagt haben. Der Arzt hat die Pflicht, den Patienten ausführlich über die Unsicherheiten in Bezug auf den möglichen Therapieerfolg und die nicht in Gänze abschätzbaren Nebenwirkungen aufzuklären.

Zusätzlich muss während des Heilversuchs eine regelmäßige Evaluation der Behandlung erfolgen, sodass unerwünschte Wirkungen zeitnah erkannt und entsprechende Maßnahmen eingeleitet werden können.

10.3 Ethische Implikationen von Off-Label-Use, Compassionate Use und Heilversuchen

Die drei Konzepte Off-Label-Use, Compassionate Use und Heilversuch lassen sich sowohl untereinander als auch vom medizinischen Standard klar abgrenzen. Zentral ist bei diesen Unterscheidungen jeweils der formale Status der Zulassung nach dem AMG. Implikationen für die Praxis ärztlichen Handels – sowohl in rechtlicher als auch in ethischer Hinsicht – ergeben sich jedoch u. a. aus der Abgrenzung zur klinischen Forschung. Allgemein gesprochen ist Forschung nach Auffassung des Bundesverfassungsgerichts „jede Tätigkeit, die nach Inhalt und Form als ernsthafter planmäßiger Versuch zur Ermittlung der Wahrheit anzusehen ist" (BVerfG 1973). Diese Definition umfasst im Wesentlichen zwei Kriterien:
1. eine der Forschung inhärente Systematik, d. h. Planung sowie
2. die initiale Absicht, neues Wissen zu generieren. Dazu zählen u. a. eine forschungsleitende Fragestellung, Hypothesen, ein vorab festgelegter Ablauf der Forschung, die systematische Erfassung von Daten sowie eine sich an die Forschung anschließende Auswertung der Daten.

Der Rechtsauffassung des Bundesverfassungsgerichts folgend ist ärztliches Handeln mit rein therapeutischer Zielsetzung eindeutig von der Forschung abgrenzbar (vgl. Fuchs et al. 2010, S. 62). Das trifft sowohl auf den Off-Label-Use, als auch Compassionate Use und Heilversuche zu. Denn allen gemeinsam ist, dass der Zweck der Heilbehandlung im Vordergrund steht und nicht das Generieren wissenschaftlicher Erkenntnisse. Trotzdem ergeben sich durch die Anwendung der drei Therapieformen ethische Konfliktfelder innerhalb des Therapie-Forschung-Kontinuums, die im Folgenden dargestellt werden:

Beachtung internationaler wissenschaftlicher Standards Forschung mit Arzneimitteln wird in Deutschland im AMG durch die §§ 40 ff. geregelt und unterliegt zugleich den international anerkannten und in EU-Recht adaptierten Standards der Good Clinical Practice (GCP) (Europäische Kommission 2014). Die Einhaltung dieser Standards sollen neben dem Schutz der Probanden v. a. auch die Validität der in der Forschung generierten Daten gewährleisten (ICH 1996). Die Arzneimittelanwendung außerhalb der formalen Zulassung bietet jedoch grundsätzlich die Möglichkeit, neben dem primär therapeutischen Zweck auch neue Erkenntnisse zu erzeugen, die das Potenzial zur wissenschaftlichen Anschlussfähigkeit bieten (vgl. Fuchs et al. 2010, S. 62). Die primäre Absicht, durch Heilversuche oder Off-Label-Use wissenschaftliche Erkenntnisse zu erlangen, dabei aber die für klinische Studien erforderliche Genehmigung durch die Bundesoberbehörden und das Votum einer Ethikkommission zu umgehen, stellt hingegen nach § 96, Nr. 11 AMG einen Straftatbestand dar.

Wettbewerb mit klinischer Forschung Trotzdem können v. a. der Off-Label-Use und die individuellen Heilversuche kompetitiv zur Teilnahme an der klinischen Forschung wirken: Patienten, die bereits über Heilversuche mit einem experimentellen Wirkstoff in einer bestimmten Indikation behandelt wurden, werden wahrscheinlich nicht mehr an einer Studie mit dem gleichen Wirkstoff teilnehmen, entweder aus mangelnder Motivation oder weil sie durch eine vorherige Therapie die Einschlusskriterien für die Studie nicht mehr erfüllen. Diese Patienten „fehlen" dann in möglichen späteren Studien, weil sie nicht mehr rekrutiert werden können. Insbesondere bei Erkrankungen mit geringer Prävalenz kann dies die wissenschaftliche Forschung und damit auch den medizinischen Fortschritt in einzelnen Indikationen behindern oder sogar gänzlich verhindern.

Individueller und gesellschaftlicher Nutzen Ein weiteres Dilemma liegt in der Diskrepanz zwischen individuellem und gesellschaftlichem Nutzen (Walker et al. 2014): Aus Sicht des schwer kranken Patienten mit möglicherweise infauster Prognose mag ein individueller Heilversuch als ultima ratio, als „letzter Strohhalm", durchaus wünschenswert sein, selbst bei einem hohen Maß an Unsicherheit über die Wirkungen und Nebenwirkungen und das geringe Nutzenpotenzial. Problematisch ist hier aber, dass es durch die dadurch möglicherweise induzierte Forschungsverhinderung und Evidenzschwächung zu einer Gefährdung weiterer Patienten kommen kann, die in Zukunft mit einem vielleicht in seinem Nutzen- und/oder im Schadensausmaß über- oder unterschätzen Medikament behandelt werden. Das Fehlen eines Melderegisters für individuelle Heilversuche und die nicht obligatorische Dokumentation und Veröffentlichung der Ergebnisse, wie sie bei klinischer Forschung erforderlich sind, ist v. a. dann problematisch, wenn ein vielversprechender Wirkstoff schwere Nebenwirkungen auslösen kann, diese aber nicht systematisch erfasst werden.

Die eingangs vorgestellten Legitimationsebenen von Heilversuchen (wissenschaftliche Plausibilität, beabsichtigter therapeutischer Nutzen, Nutzen-Risiko Abwägung und Einwilligung) dienen v. a. der rechtlichen Absicherung des Arztes. Aus ethischer Perspektive lassen sich noch zwei weitere Ebene ausmachen: Ein verpflichtendes Register, in dem sämtliche Heilversuche gelistet werden, ähnlich wie es bei Compassionate-Use-Programmen besteht. Damit verbunden werden sollte zugleich eine Dokumentations- und Evaluationspflicht des

Heilversuchs (Faust et al. 2023). Denn auch wenn der Heilversuch nicht primär zur Datengewinnung durchgeführt wurde, können diese Daten von Wert sein: Öffentlich verfügbare Berichte können unnötige Wiederholungen von missglückten Heilversuchen minimieren. Zum anderen könnten die Daten für zukünftige Studienplanungen von Wert sein, auch wenn die Bundesoberbehörden wie PEI oder BfArM (Paul-Ehrlich Institut, Bundesinstitut für Impfstoffe und biomedizinische Arzneimittel) keine vorausgegangenen Heilversuche verlangen, um erste Studien an Menschen zu genehmigen.

Finanzierung Auch die solidarische Finanzierung solcher Maßnahmen bei insgesamt begrenzten Ressourcen stellt ein ethisches Problem dar: Neben der direkten gesundheitsbezogenen Gefahr durch die mangelnde Evidenzlage ist bei einer Kostenübernahme der Therapie durch die GKV auch an den finanziellen Schaden für die Solidargemeinschaft zu denken, die mit ihren Beiträgen eine unwirksame und nicht evidenzbasierte Therapie finanzieren (Walker et al. 2014). Hier findet sich eine Analogie zu dem Dilemma, vor dem Ärzte stehen, wenn Patienten trotz einer zu erwartenden Aussichtslosigkeit eine lebensverlängernde Therapie einfordern (Winkler et al. 2012). Winkler et al. schlagen dazu einen Algorithmus aus fünf Kriterien vor, um das Dilemma zu lösen. Auf Heilversuche angewendet, wären demnach die (1) Wirksamkeit der Therapie, (2) das Nutzen-Schaden-Verhältnis der Therapie, (3) das Verständnis des Patienten über die mögliche Aussichtslosigkeit der Therapie sowie (4) der Wunsch des Patienten, die Therapie dennoch zu erhalten, zu beurteilen. Auch wenn alle diese Punkte für eine Therapie sprechen, müsste als fünfter Punkt eruiert werden, ob und in welchem Ausmaß die Therapie im Einzelfall die Generierung von zulassungs- und erstattungsrelevanten Daten verhindern kann und so einen potenziellen Schaden Dritter beinhaltet.

Evaluierung von individuellem und gesellschaftlichem Nutzen und Schaden von Heilversuchen (in Anlehnung an Winkler et al. 2012)

1. Wie wahrscheinlich ist die Wirksamkeit der Therapie?
2. Wie ist das Nutzen-Schaden-Verhältnis zu beurteilen?
3. Hat der Patient den potenziellen Nutzen aber auch potenzielle Schäden umfassend verstanden?
4. Möchte der Patient auch nach der Nutzen-Schaden-Abwägung den Heilversuch durchführen?
5. Ist eine indirekte Gefährdung Dritter durch die Erschwerung oder Verhinderung klinischer Forschung auszuschließen?

Begriffsambiguität Dies führt zu einem weiteren Problem: Der Begriff Compassionate Use suggeriert, dass ein neues Arzneimittel einen erwartbaren Nutzen beinhaltet, der dem Patienten nicht vorenthalten, sondern aus Mitgefühl ermöglicht werden soll. Um jedoch den Nutzen eines Arzneimittels glaubwürdig zu belegen, sind in aller Regel randomisierte und kontrollierte klinische Studien erforderlich, in denen das neue Arzneimittel gegen die zu dem Zeitpunkt vorhandene Standardbehandlung getestet wird. Mit anderen Worten: Vor Abschluss der klinischen Prüfungen der Phase III lassen sich meist keine validen Aussagen über den Nutzen eines neuen Arzneimittels treffen. Verschiedene Studien zeigen den oft zu optimistischen Erwartungshorizont mit Hinblick auf die Überlegenheit neuer gegenüber etablierten Therapien (Whitfield et al. 2010; Lewis et al. 2014). Besser als der irreführende Begriff des Mitgefühls (compassion) ist daher der neutralere Begriff des erweiterten Zugangs zu Arzneimitteln in der Erprobungsphase (expanded access) (Whitfield et al. 2010).

Etablierung neuer Standards Neben der fehlenden Bereitschaft von Patienten, als Probanden teilzunehmen, können Off-Label-Use und Heilversuche die Forschung auch durch die Etablierung neuer Standards verhindern: Durch eine Vielzahl von Heilversuchen oder einen regelmäßigen Off-Label-Use kann eine neue Therapie den Eindruck hinterlassen, sie sei ausreichend effektiv. Sie findet dann als neuer Standard Anwendung. Sobald jedoch eine solche Anwendung als der medizinische Standard für eine bestimmte Indikation angesehen wird, bestehen Schwierigkeiten, diese dann in einer randomisierten und kontrollierten klinischen Studie (RCT) zu testen. Es könnte gegen das in der Studienbegutachtung weitverbreitete Equipoise-Prinzip verstoßen, einer Kontrollgruppe eine Therapiemaßnahme zuzuteilen, die nicht dem ärztlichen Standard entspricht (Freedman 1987). § 630a Abs. 2 BGB sieht vor, dass die Behandlung eines Patienten nach den zum Behandlungszeitpunkt geltenden Standards zu erfolgen hat. Dies ist im Kontext von Off-Label-Use und Heilversuchen insofern problematisch, als dass die Etablierung eines Standards dann nicht auf validen Ergebnissen klinischer Forschung basiert und somit nicht evidenzbasiert ist, gleichzeitig jedoch die Durchführung evidenzgenerierender Studien verhindert. Das tatsächliche Nutzen- und Risikoausmaß ist dann nicht bekannt und es besteht somit die Gefahr, dass erst nach Jahren der Routineversorgung das eigentlich unvorteilhafte Nutzen-Risiko-Verhältnis der entsprechenden Maßnahmen aufgedeckt wird. Arzneimittel, die im Off-Label-Use eingesetzt werden, bergen auffällig häufig das Risiko unerwünschter Nebenwirkungen (Eguale et al. 2015). Ein Beispiel, das den hohen Bedarf an einer evidenzbasierten Medizin verdeutlicht, ist u. a. die paradoxe Wirkung des Antikonvulsivums Tiagabin, das nur als Zusatztherapie zugelassen ist und bei einer Off-Label-Anwendung als Monotherapie zu neu auftretenden Krampfanfällen führen kann (Flowers et al. 2006). Unter Umständen wird die Wirksamkeit der Therapie mit einem neuen Arzneimittel aber auch unterschätzt und gleichzeitig die Nebenwirkungen überschätzt, woraufhin das Arzneimittel in der geprüften Indikation nicht angewendet wird, obwohl das Nutzen-Schaden-Verhältnis in einer ausreichend großen Patientenkohorte eigentlich wesentlich günstiger ausgefallen wäre.

Hier zeigt sich die Diskrepanz zwischen notwendiger Regulierung der Arzneimittelzulassung auf der einen Seite und dem raschen Fortschritt der Medizin auf der anderen Seite: Ein für den Patienten nachgewiesen nützliches Arzneimittel nicht zu geben, nur weil es für die Indikation nicht zugelassen ist, würde grundlegende medizinethische Prinzipien, wie das Wohltunsgebot, den Respekt der Patientenautonomie oder auch Gerechtigkeitsaspekte verletzen. Das entscheidende Problem im Fall von Heilversuchen ist jedoch bereits per Definition, dass der Nutzen eben nicht nachgewiesen ist und somit immer nur sehr fehleranfällige Evidenz als Grundlage der Entscheidung zur Therapie verwendet werden kann.

Evidenz zu Sicherheit und Wirkung Weiterhin ist zu beachten, dass die bei Heilversuchen zur Verfügung stehende Evidenz, verschiedene, gerade in den letzten Jahren sehr intensiv diskutierte Herausforderungen mit sich bringt (Prinz et al. 2011). Problematisch sind in diesem Kontext Daten, die z. B. aus Tierversuchen gewonnen werden. Hier ist von einem bedeutsamen Publikationsbias auszugehen, also dem bevorzugten Publizieren erfolgversprechender Studienergebnisse. Auch wenn das genaue Ausmaß dieser verzerrten Informationsbasis zum möglichen Nutzen neuer, bislang nicht am Menschen getesteten Therapieansätze noch nicht ausreichend geklärt ist, geben doch verschiedene Studien, wie aus der Schlaganfallforschung, Hinweise auf den Umfang des Problems (Sena et al. 2010). Den Patienten hierüber in angemessener Form aufzuklären, bedarf einer hohen Kompetenz in der Kommunika-

tion komplexer medizinischer Sachverhalte. Der Arzt steht hier vor einem Dilemma: Auf der einen Seite möchte er dem Patienten eine weitere Behandlungsperspektive eröffnen. Auf der anderen Seite kann er nur sehr ungenaue Aussagen darüber treffen, ob und wie genau die Therapie wirken wird und mit welchen Nebenwirkungen zu rechnen ist. Selbst vor dem Hintergrund, dass Heilversuche oftmals bei infausten Prognosen und weit fortgeschrittenen Stadien schwerer und möglicherweise letal verlaufener Erkrankungen durchgeführt werden, muss hier sehr sorgsam abgewogen werden. Hier liegt die Herausforderung darin, dass der Patient möglicherweise Hoffnung in eine Therapie legt, die sich am Ende als nicht wirksam erweist, dadurch aber die Chance auf eine frühzeitig einsetzende und effektive palliative Therapie verpasst (vgl. Lewis et al. 2014, S. 843).

Fazit

Ist nun grundsätzlich der zulassungsüberschreitende Einsatz von Arzneimitteln als unethisch zu bezeichnen? Grundsätzlich sprechen gute Gründe dafür, in besonderen Situationen zu versuchen, einzelnen Patienten mit solchen Therapien zu helfen (Shah et al. 2015). Selbst wenn die Behandlung mit einem Grad an Unsicherheit versehen ist und mögliche, unbekannte Gefahren beinhaltet, kann es in Fällen einer schweren, letal verlaufenden Erkrankung legitim sein, einem Patienten durch einen Heilversuch eine Therapieoption zu bieten. Unter Berücksichtigung der ethischen Herausforderungen, wie sie in diesem Kapitel dargestellt wurden, lassen sich jedoch klare Bedingungen formulieren.

In jedem Fall sollte sorgfältig abgewogen werden zwischen den Zielen einer individuellen Behandlungssituation einerseits und möglichen (nicht-intendierten) Folgen für Dritte andererseits. Zu beachten ist hierbei insbesondere, dass die klinische Forschung nicht be- oder gar verhindert wird. Fehlende wissenschaftliche

Erkenntnisse, ob positiv oder negativ, stellen eine Gefährdung zukünftiger Patienten dar. Ebenso wenig darf Forschung umgegangen werden, indem „Alternativerkenntnisse" über Heilversuche gewonnen werden. Dies würde sowohl gegen grundlegende Forschungsstandards als auch gegen das AMG verstoßen.

Darüber hinaus erfordert die Anwendung von Arzneimitteln im Off-Label-Use oder in Heilversuchen auf Seiten des Arztes eine hohe Kompetenz im Hinblick auf den Umgang mit den teilweise unsicheren präklinischen Daten sowie der Einschätzung von Risiken schwerer Wechsel- und Nebenwirkungen. Zusätzlich muss der Arzt in der Lage sein, diese komplexen medizinischen Sachverhalte adäquat zu kommunizieren, sodass eine umfassende Aufklärung des Patienten gewährleistet wird. Dies schließt in jedem Fall auch die Darstellung etwaiger palliativer Maßnahmen mit ein.

Hier muss die Frage gestellt werden, inwiefern die derzeitigen Aus- und Fortbildungsmaßnahmen für Ärzte ausreichend qualifizieren. Wie in bei anderen medizinischen Maßnahmen, die eine hohe und kontinuierlich neu zu schulende Sachkompetenz erfordern (wie z. B. der Umgang mit radioaktiven Stoffen), ist hier ein hohes Maß an Sensibilisierung seitens der durchführenden Ärzte erforderlich. Wie dargestellt, sind die Entscheidungsfindung und Aufklärung im Kontext zulassungsüberschreitender Therapiemaßnahmen äußerst komplex. Hier könnten gezielte Fortbildungen und Leitlinien den Ärzten zu mehr Handlungssicherheit und Professionalität verhelfen, um in den oftmals schwierigen Situationen einen ethisch vertretbaren Umgang mit diesen Therapien sicherzustellen und so Schaden von Patienten und Dritten abzuwenden.

Literatur

Aliu P, Sarp S, Fitzsimmons P (2021) Increasing use of compassionate use/managed access channels to obtain medicines for use in COVID-19. Clin Pharmacol Ther 110(1):26–28

AMHV (2010) Verordnung über das Inverkehrbringen von Arzneimitteln ohne Genehmigung oder ohne Zulassung in Härtefällen (Arzneimittel-Härtefall-Verordnung). B. d. J. u. f. Verbraucherschutz

BfArM (2008) Bewertung der Expertengruppe Off-Label im Bereich Neurologie/Psychiatrie nach § 35b Abs. 3 SGB V zur Anwendung von Valproinsäure bei der Migräneprophylaxe im Erwachsenenalter. http://www.bfarm.de/SharedDocs/Downloads/DE/Arzneimittel/Zulassung/BereitsZugelAM/offlabel/Bewertungen/Neuro/Valproinsaeure_Erwachsene.pdf?__blob=publicationFile&v=4. Zugegriffen am 12.11.2015

BfArM (2014) Retrieved 12.11.2015, 2015. http://www.bfarm.de/DE/Arzneimittel/zul/BereitsZugelAM/offLabel/_node.html. Zugegriffen am 12.11.2015

BGH (2007) Urteil vom 27. März 2007 – VI ZR 55/05: Zur Arzthaftung wegen Behandlungs- und Aufklärungsfehlern im Zusammenhang mit einem Heilversuch mit einem neuen, erst im Laufe der Behandlung zugelassenen Arzneimittel

Brucklacher U, Brockmeyer NH, Riedel C (2013) Off-label-Use und G-BA. Hautarzt 64(10):736–742

BVerfG (1973). Hochschul-Urteil. 1 BvR 424/71, 1 BvR 325/72

Diener H-C, Förderreuther S, Kropp P et al (2022) Therapie der Migräneattacke und Prophylaxe der Migräne, S1-Leitlinie, DGN und DMKG. In: Deutsche Gesellschaft für Neurologie (Hrsg.), Leitlinien für Diagnostik und Therapie in der Neurologie. www.dgn.org/leitlinien. Zugegriffen am 01.12.2023

Dresser R, Frader J (2009) Off-label prescribing: a call for heightened professional and government oversight. J Law Med Ethics 37(3):476–486, 396

Eguale T, Buckeridge DL, Verma A, Winslade NE, Benedetti A, Hanley JA, Tamblyn R (2015) Association of off-label drug use and adverse drug events in an adult population. JAMA Intern Med:1–9

EMA (2020a) EMA provides recommendations on compassionate use of remdesivir for COVID-19. Press release 03/04/2020, https://www.ema.europa.eu/en/news/ema-provides-recommendations-compassionate-use-remdesivir-covid-19. Zugriffsdatum am 1.12.2023

EMA (2020b) EMA recommends expanding remdesivir compassionate use to patients not on mechanical ventilation. News 11/05/2020, https://www.ema.europa.eu/en/news/ema-recommends-expanding-remdesivir-compassionate-use-patients-not-mechanical-ventilation

Europäische Kommission (2014) Regulation (EU) No 536/2014 of the European Parliament and of the council of 16 April 2014 on clinical trials on medicinal products for human use, and repealing Directive 2001/20/EC

Faust A, Woydack L, Strech D (2023) Should the governance of individual treatment attempts ("Individuelle Heilversuche") include praxis evaluation? Results from qualitative stakeholder interviews. Health Policy 130:104752

Flowers CM, Racoosin JA, Kortepeter C (2006) Seizure activity and off-label use of tiagabine. N Engl J Med 354(7):773–774

Freedman B (1987) Equipoise and the ethics of clinical research. N Engl J Med 317(3):141–145

Fuchs M, Heinemann T, Heinrichs B, Hübner D, Kipper J, Rottländer K, Runkel T, Spranger TM, Vermeulen V, Völker-Albert M (2010) Forschungsethik. Eine Einführung. J.B. Metzler, Stuttgart/Weimar

G-BA (2015) Anwendung eines Arzneimittels außerhalb der genehmigten Anwendungsgebiete (Off-Label-Use). https://www.g-ba.de/institution/themenschwerpunkte/arzneimittel/off-label-use/. Zugegriffen am 12.11.2015

Grein J, Ohmagari N, Shin D, Diaz G, Asperges E, Castagna A, Feldt T, Green G, Green ML, Lescure FX, Nicastri E, Oda R, Yo K, Quiros-Roldan E, Studemeister A, Redinski J, Ahmed S, Bernett J, Chelliah D, Chen D, Chihara S, Cohen SH, Cunningham J, D'Arminio Monforte A, Ismail S, Kato H, Lapadula G, L'Her E, Maeno T, Majumder S, Massari M, Mora-Rillo M, Mutoh Y, Nguyen D, Verweij E, Zoufaly A, Osinusi AO, DeZure A, Zhao Y, Zhong L, Chokkalingam A, Elboudwarej E, Telep L, Timbs L, Henne I, Sellers S, Cao H, Tan SK, Winterbourne L, Desai P, Mera R, Gaggar A, Myers RP, Brainard DM, Childs R, Flanigan T (2020) Compassionate Use of Remdesivir for Patients with Severe Covid-19. N Engl J Med 382(24):2327–2336

Hart D (2007) Arzthaftung wegen Behandlungs- und Aufklärungsfehlern im Zusammenhang mit einem Heilversuch mit einem neuen, erst im Laufe der Behandlung zugelassenen Arzneimittel. MedR 25:631–633

Hart D (2014) Heilversuch. In: Lenk C, Duttge G, Fangerau H (Hrsg) Handbuch Ethik und Recht der Forschung am Menschen. Springer, Heidelberg, S 47–55

Heberlein A (2012) Helfen um jeden Preis? – Historisch fundierte Gründe für das Konzept des „kontrollierten individuellen Heilversuchs" für risikoreiche „individuelle Heilversuche" zur Behandlung einwilligungsunfähiger psychisch kranker Menschen. Ethik Med 25(1):19–31

Hopf HC, Philipowich G (2008) Zwischen Hoffen und Haften. Dtsch Ärztebl 105(11):552–554

ICH (1996) ICH Harmonised Tripartite Guideline for Good Clinical Practice E6 (R1)

Kaitin KI (2010) Deconstructing the Drug Development Process: The New Face of Innovation. Clin Pharmacol Ther 87(3):356–361

Lelgemann M, Francke R (2008) Seltene Erkrankungen in professionellen Versorgungssystemen. Bundesgesundheitsbl Gesundheitsforsch Gesundheitsschutz 51(5):509–518

Lewis JR, Lipworth W, Kerridge I, Doran E (2014) Dilemmas in the compassionate supply of investigational cancer drugs. Intern Med J 44(9):841–845

Mühlbauer B, Janhsen K, Pichler J, Schoettler P (2009) Off-label use of prescription drugs in childhood and adolescence: an analysis of prescription patterns in Germany. Dtsch Arztebl Int 106(3):25–31

Prinz F, Schlange T, Asadullah K (2011) Believe it or not: how much can we rely on published data on potential drug targets? Nat Rev Drug Discov 10(9):712–712

Rizk JG, Forthal DN, Kalantar-Zadeh K, Mehra MR, Lavie CJ, Rizk Y, Pfeiffer JP, Lewin JC (2021) Expanded Access Programs, compassionate drug use, and Emergency Use Authorizations during the COVID-19 pandemic. Drug Discov Today 26(2):593–603

Sena ES, van der Worp HB, Bath PMW, Howells DW, Macleod MR (2010) Publication bias in reports of animal stroke studies leads to major overstatement of efficacy. PLoS Biol 8(3):e1000344

Shah SK, Wendler D, Danis M (2015) Examining the ethics of clinical use of unproven interventions outside of clinical trials during the Ebola epidemic. Am J Bioeth 15(4):11–16

VFA (2015) Behandlung mit Medikamenten, die noch nicht zugelassen sind. https://www.vfa.de/de/patienten/artikel-patienten/behandlung-mit-medikamenten-die-noch-nicht-zugelassen-sind.html. Zugegriffen am 12.11.2015

Vogeler M (2008) Die Haftung des Arztes bei der Anwendung neuartiger und umstrittener Heilmethoden nach der neuen Rechtsprechung des BGH. MedR Medizinrecht 26(12):697–707

Walker MJ, Rogers WA, Entwistle V (2014) Ethical justifications for access to unapproved medical in-

10

terventions: an argument for (limited) patient obligations. Am J Bioeth 14(11):3–15

Whitfield K, Huemer KH, Winter D, Thirstrup S, Libersa C, Barraud B, Kubiak C, Stankovski L, Grahlert X, Dreier G, Geismann S, Kuchinke W, Strenge-Hesse A, Temesvari Z, Blasko G, Kardos G, O'Brien T, Cooney M, Gaynor S, Schieppati A, Serrano M, de Andres F, Sanz N, Hernandez R, Kreis G, Asker-Hagelberg C, Johansson H, Asghar A, Husson JM, Demotes J, Gluud C (2010) Compassionate use of interventions: results of a European Clinical Research Infrastructures Network (ECRIN) survey of ten European countries. Trials 11:104

Winkler EC, Hiddemann W, Marckmann G (2012) Evaluating a patient's request for life-prolonging treatment: an ethical framework. J Med Ethics 38(11):647–651

Placebo- und Noceboeffekte – Grundlagen, praktische und ethische Implikationen

Ulrike Bingel

Inhaltsverzeichnis

© Der/die Herausgeber bzw. der/die Autor(en), exklusiv lizenziert an Springer-Verlag GmbH, DE, ein Teil von Springer Nature 2024
F. Erbguth, R. J. Jox (Hrsg.), *Angewandte Ethik in der Neuromedizin*,
https://doi.org/10.1007/978-3-662-69739-9_11

▶ **Fallbeispiel**

Eine 43-jährige Patientin mit einer vordiagnostizierten „Fibromyalgie" wird wegen radikulärer Schmerzen im rechten Bein zur Abklärung einer möglichen OP-Indikation in der Neurologie aufgenommen. Es erfolgt eine Schmerztherapie mit Novaminsulfon und Ibuprofen. Im MRT (2. Tag) kommt eine moderate foraminale Enge auf zur Symptomatik passender Höhe zur Darstellung. Insbesondere abends und nachts beklagt die Patientin die Schmerzmedikation als nicht ausreichend, sodass wiederholt derselbe und bereits entsprechend angestrengte Dienstarzt um eine Bedarfsmedikation gebeten wird.

Diese gibt der als „nervig" wahrgenommenen Patientin in der 3. Nacht eine auf der Station bevorratete rote Placebotablette und erklärt, diese „Spezialmedikation" habe schon vielen Patienten geholfen. Die Patientin berichtet in der morgendlichen Visite über eine gute Wirkung und wünscht, das Medikament auch tagsüber zu bekommen, sodass ihr weiterhin die Placebotabletten gegeben werden.

Bei ihrer Entlassung möchte die Patientin wissen, wie der Name des Präparates sei und ob es auch im Arztbrief erwähnt werde, weil sie es sich für Notfälle besorgen wolle. Nun wird der Oberarzt zu Rate gezogen, der ein langes Gespräch mit der Patientin über die tatsächliche Natur der Tablette führt. Obwohl die Placebobehandlung zu einer guten Linderung geführt hat, ist das Vertrauen der Patientin in das Behandlungsteam nachhaltig gestört, was auch der sehr bemühte und um Vertrauen ringende Oberarzt nicht wieder verbessern kann. ◀

11.1 Placebo- und Noceboantwort

Unter Placeboeffekten werden positive physiologische oder psychologische Veränderungen nach der Einnahme von Medikamenten ohne spezifischen Wirkstoff oder nach Scheineingriffen verstanden. Der klassischerweise aus klinischen Studien bekannte Placeboeffekt setzt sich aus unterschiedlichen Faktoren, wie dem natürlichen Verlauf von Erkrankungen, statistischen Phänomenen wie der Regression zur Mitte und der sog. **Placeboantwort**, zusammen. Diese beschreibt solche Symptomveränderungen, welche durch die Erwartungshaltung von Patienten bezüglich der Wirkung einer Therapie, assoziative Lernprozesse sowie die Qualität der Arzt-Patienten-Kommunikation hervorgerufen werden (Enck et al. 2013). Neurowissenschaftliche Untersuchungen dokumentieren eindrücklich, dass diesen Placeboantworten komplexe neurobiologische und peripher-physiologische Vorgänge zugrunde liegen. Von entscheidender klinischer Bedeutung ist, dass Placeboantworten nicht nur im Rahmen von Placebobehandlungen auftreten, sondern auch in Gegenwart pharmakologischer oder anderer spezifischer Behandlungen und den Gesamterfolg einer Therapie substanziell beeinflussen können. Metaanalysen von klinischen placebokontrollierten Studien zufolge können, je nach Indikationsgebiet, bis zu 70 % der Symptomverbesserungen auf Placeboantworten zurückgeführt werden (Schedlowski et al. 2015).

Im Gegensatz dazu wird unter einer **Noceboantwort** das Neuauftreten oder die Verschlimmerung von Symptomen oder unerwünschten Wirkungen verstanden, welche allein durch die negative Erwartung oder Vorerfahrung des Patienten, aber nicht durch die medizinische (pharmakologische) Behandlung selbst entstehen. Noceboantworten haben großen Einfluss auf die Wirksamkeit und Verträglichkeit von medizinischen Behandlungen. Auch hier belegen Metaanalysen, dass ein großer Anteil von Nebenwirkungen nicht auf die pharmakologische Substanz selbst, sondern die damit verknüpfte Vorerfahrung oder Erwartung zurückzuführen ist.

Das vorliegende Kapitel bietet einen Einblick in die psychologischen und neurobiologischen Grundlagen von Placebo- und Noceboantworten und beleuchtet klinische und ethische Implikationen.

11.2 Erwartungs- und Lernprozesse als zentrale psychologische Mechanismen der Placeboantwort

Aus psychologischer Sicht lassen sich Placeboantworten auf zwei zugrunde liegende Schlüsselmechanismen zurückführen, welche sich gegenseitig beeinflussen können:

- **Erwartungsprozesse:** Es besteht eine durch kontextuelle Hinweisreize oder direkte verbale Instruktion geformte Erwartung an den Behandler, das Behandlungsumfeld und die Wirksamkeit der Therapie. Es handelt sich bei Placeboeffekten also nicht um die Wirkung von Milchzuckertabletten, Kochsalzlösungen oder Scheinakupunktur, sondern um die daran geknüpfte positive Erwartung auf Befindlichkeit und Grunderkrankung. Diese positive Erwartung von z. B. Schmerzlinderung im Fall der Placeboanalgesie ist mit einer Reihe von weiteren psychologischen Effekten verbunden, welche ihrerseits einen positiven Einfluss auf körperliche Prozesse haben, wie die Reduktion von Angst und Stress, eine erhöhte Kontrollüberzeugung sowie die Verbesserung der gerichteten Aufmerksamkeit.
- **Lernen/Konditionierung:** Viele Placeboantworten lassen sich auch mit den Theorien der klassischen Konditionierung erklären. Hierbei führt die wiederholte Assoziation eines neutralen Stimulus (z. B. Aussehen und Geschmack einer Tablette = konditionierter Stimulus, CS) mit der pharmakologischen Wirkung des Präparats (z. B. Schmerzlinderung = un-

konditionierter Stimulus, US) zur sog. „konditionierten Reaktion", welche nach wiederholter Kombination zwischen CS und US auch allein durch das wirkstofffreie Präparat (CS) ausgelöst werden kann. Erhalten beispielsweise gesunde Versuchspersonen an mehreren Tagen hintereinander intravenös Morphin während eines tonischen Schmerzreizes, so löst danach auch eine Kochsalzlösung, welche über dasselbe Infusionssystem im gleichen experimentellen oder klinischen Setting verabreicht wird, eine signifikante Schmerzlinderung aus, selbst wenn diese explizit als Kontrollbedingung angekündigt wird (Amanzio und Benedetti 1999). Diese konditionierte analgetische Reaktion kann durch die Gabe von Naloxon gehemmt werden, was die Beteiligung körpereigener Opioide an der konditionierten Reaktion belegt. Solche konditionierten pharmakologischen Reaktionen, welche auch **ohne** eine gerichtete Erwartung des Patienten entstehen können, wurden in verschiedensten körperlichen Systemen (Schmerzsystem, motorisches System, Immunsystem, autonomes Nervensystem etc.) demonstriert. Besonders faszinierend sind konditionierte Reaktionen im Immunsystem, welches keiner willentlichen Kontrolle unterstellt ist. Auch hier kann die wiederholte Kopplung z. B. des Immunsuppressivums Ciclosporin A (US), welches IL-2 und IFN-γ hemmt, mit grüner Erdbeermilch (CS) dazu führen, dass grüne Erdbeermilch allein (ohne Ciclosporin) zu einer signifikanten Hemmung von IL-2 und IFN-γ führt (Schedlowski und Pacheco-Lopez 2010).

Interessanterweise ist der Einfluss der Faktoren Erwartung und Lernen/Konditionierung auf die Entstehung der Placeboantwort in verschiedenen körperlichen Systemen unterschiedlich. Während Schmerz, Stimmung (Depression) und Motorik sowohl experimentell als auch klinisch stark durch z. B. verbal induzierte Erwartungseffekte zu beeinflussen sind, konnte sich bislang kein Einfluss von Erwartungseffekten auf autonome Körperfunktionen wie die Ausschüttung von Hormonen oder Immunfunktionen demonstrieren lassen. Dennoch sind diese aber durch Konditionierungsvorgänge beeinflussbar.

11.3 Wirksamkeit von Placebos

Auch wenn sich in vielen Indikationsgebieten (z. B. Chemotherapien) klinische Studien mit Placebobehandlungsarmen und/oder Wartegruppen ohne Behandlung ethisch und juristisch verbieten, lässt sich gerade aus diesem Vergleich auf die Wirksamkeit von Placebobehandlungen schließen, da dieser für spontane Fluktuationen und den natürlichen Verlauf der Grunderkrankung kontrolliert. So lässt sich die schmerzlindernde Wirkung von Placebobehandlungen mittlerweile sogar metaanalytisch belegen (Vase et al. 2002, 2009; Hrobjartsson und Gotzsche 2001). Auch für psychiatrische Indikationen wie beispielsweise Major-Depression ist die Wirksamkeit von Placebobehandlungen gegenüber einer Nichtbehandlung belegt (Krogsboll et al. 2009; Rutherford et al. 2012).

11.4 Neurobiologische Mechanismen von Placeboantworten

Placeboanalgesie Die Placeboanalgesie ist nicht nur ein sehr robuster, sondern auch der am besten untersuchte Placeboeffekt. Schon in den 1970er-Jahren wiesen erste Untersuchungen darauf hin, dass die Placeboanalgesie mit der Ausschüttung von endogenen Opioiden einhergeht (Levine et al. 1978). Aktuellen experimentell gestützten Modellen der Placeboanalgesie zufolge beruht diese auf einer kognitiv getriggerten (Erwartung/Lernen) Aktivierung des deszendierenden, schmerzhemmenden Systems, wobei der dorsolaterale präfrontale Kortex (DLPFC), das rostrale anteriore Zingulum (rACC) und subkortikale Kerngebiete wie das periaquäduktale Grau (PAG) eine besondere Rolle spielen. Die Aktivierung des schmerzhemmenden Systems bedingt eine verminderte Aktivierung schmerzrelevanter Areale, wie dem insulären oder somatosensorischen Kortex, welche nach jüngsten Untersuchungen mit spinaler funktioneller MRT (fMRT) auf eine Modulation der nozizeptiven Signalverarbeitung bereits auf Höhe des spinalen Hinterhorns zurückzuführen ist. Sowohl pharmakologische Interventionen mit dem Opioidantagonisten Naloxon in Kombination mit fMRT als auch Untersuchungen mit Opioidliganden-Positronenemissionstomografie (PET, z. B. [11C] Carfentanil-PET) belegen die substanzielle Beteiligung des endogenen Opioidsystems für die Schmerzhemmung während der Placeboanalgesie. Aktuelle Befunde deuten darauf hin, dass unter bestimmten Umständen (wiederholte Vorbehandlung mit einem Nichtopioidanalgetikum) auch das körpereigene Cannabinoidsystem an der Placeboanalgesie beteiligt sein kann (Wager und Atlas 2015).

Eine solche systemspezifische Aktivierung neurobiologischer und peripherphysiologischer Kaskaden konnte für eine Vielzahl von Placeboantworten in anderen körperlichen Systemen gezeigt werden, wobei im Folgenden exemplarisch die Befunde für Angst und Depression sowie für das motorische System berichtet werden.

Placeboanxiolyse So geht die angstlösende Wirkung von Placeboanxiolytika mit Veränderungen in denselben zentralen Netzwerken einher wie die Gabe von Diazepam (Petrovic et al. 2005), wobei das Ausmaß der

Aktivierungsänderung in Arealen der Emotionsregulation sowohl mit der Behandlungserwartung als auch mit der tatsächlichen angstlösenden Wirkung korreliert. Ähnliche Befunde konnten für die zentralnervösen Korrelate der Wirkung von Placebos im Vergleich zum selektiven Serotoninwiederaufnahmehemmer Fluoxetin bei Patienten mit Depression gezeigt werden (Mayberg et al. 2002). Interessanterweise beeinflusst sogar die individuelle genetische Ausstattung in relevanten Neurotransmittersystemen das Ansprechen auf Placebobehandlungen von Angst und Depression.

Placeboantwort im motorischen System Es konnte gezeigt werden, dass die Verbesserung der Motorik bei Parkinson-Patienten mit der Aktivierung des extrapyramidalen dopaminergen Systems einhergeht. PET-Untersuchungen an Parkinson-Patienten mit dem Dopaminagonisten [^{11}C]Racloprid zeigten eine Zunahme dopaminerger Neurotransmission im Striatum nach der Gabe von Placebos, welche die Patienten für Levodopa hielten (de la Fuente-Fernandez et al. 2001). Diese Zunahme korrelierte mit der klinischen Verbesserung der Patienten, gemessen mit der UPDRS (*Unified Parkinson Disease Rating Scale*). Auch intraoperativ erhobene Einzelzellableitungen aus dem Nucleus subthalamicus zeigten eine Normalisierung der neuronalen Aktivität in diesem Bereich nach der scheinbaren Gabe von Levodopa (Benedetti et al. 2004, 2009). Ob jedoch diese Aktivierung des dopaminergen Systems spezifisch ist für die Verbesserung der Motorik bei Parkinson-Patienten ist unklar, möglicherweise spielt das dopaminerge Belohnungssystem auch für andere Placeboeffekte, z. B. im Schmerzsystem, eine Rolle (Schweinhardt et al. 2009).

Analog konnten physiologische Korrelate von Placeboeffekten in einer Vielzahl anderer körperlicher Systeme charakterisiert werden, wie z. B. dem kardiovaskulären System, dem respiratorischen System, dem gastrointestinalen System, dem Immunsystem.

11.5 Der Beitrag von Placeboantworten zu aktiven pharmakologischen und anderen Behandlungen

Parallel zu dem enormen Wissenszuwachs hinsichtlich der neurobiologischen Mechanismen von Placeboeffekten wird zunehmend deutlich, dass Placeboantworten in erheblichem Maß zur Wirksamkeit von medizinischen Behandlungen beitragen. Dies illustrieren die sog. „Open-Hidden-Paradigmen", welche die Wirksamkeit von Medikamenten in ihrer „offenen" und ihrer „verdeckten" Vergabe vergleichen und damit den Einfluss von kognitiven Effekten (Erwartung) auf die Medikamentenwirkung darlegen.

Ein Vergleich dieser beiden Vergabebedingungen zeigt,

- dass eine offene Applikation von Analgetika eine deutlich bessere schmerzreduzierende Wirkung erzielt als die verdeckte und
- dass eine negative Erwartung (oder Vorerfahrung) die Wirksamkeit von eigentlich potenten Analgetika wie Remifentanil komplett aufheben kann.

Ähnliche Befunde ergaben sich für die Wirksamkeit von Rizatriptan in der Behandlung der akuten Migräneattacke:

Rizatriptan-Studie an Patienten mit episodischer Migräne (Kam-Hansen et al. 2014) Es wurden in einer prospektiven, randomisierten, placebokontrollierten Untersuchung sechs konsekutive Migräneattacken mit der Studienmedikation behandelt. Diese bestand entweder aus 10 mg Rizatriptan oder Placebo, welche jeweils entweder als „Placebo", „Placebo oder Rizatriptan" oder „Rizatriptan" gelabelt wurde, sodass der Einfluss unterschiedlicher Erwartungen von negativ bis positiv auf die Wirksamkeit der Studienmedikation untersucht werden konnte. Es zeigte sich, dass Rizatriptan gepoolt über alle

11

Bedingungen etwas wirksamer war als Placebo. Allerdings zeigte sich sowohl für Placebo auch für Rizatriptan eine statistisch signifikante Modulation durch die Instruktion – mit zunehmender Wirksamkeit bei zunehmender positiver Erwartung. Hierbei war die Wirkung von Rizatriptan, welches als Placebo dargeboten wurde, vergleichbar mit Placebo, welches als Rizatriptan dargeboten wurde. Insgesamt machte der Effekt von Placebo ca. 50 % der Gesamtwirkung aus. Bemerkenswerterweise war auch die Gabe von Placebos, welche wahrheitsgemäß als Placebos dargeboten wurden, wirksamer als eine Nichtbehandlung, was möglicherweise auf konditionierte Effekte zurückzuführen ist, da die Patienten nicht naiv für die Behandlung mit Triptanen oder anderen Analgetika waren.

Aufgrund dieser aktuellen Befunde wird neuerdings sogar auf Leitlinienebene (Klinger 2010) diskutiert, wie Placeboantworten im klinischen Bereich nutzbringend eingesetzt werden können, um die Wirksamkeit und Verträglichkeit von schmerztherapeutischen Behandlungen zu optimieren.

11.6 Ausnutzung von Placeboeffekten und Vermeidung von Noceboeffekten im klinischen Alltag

Interessanterweise gibt ca. die Hälfte von dazu befragten Hausärzten an, im letzten Jahr Patienten mit Placebos behandelt zu haben. Hierbei werden sog. „reine" Placebos ohne pharmakologischen Wirkstoff (Kochsalzinfusionen, Milchzuckertabletten) von sog. „unreinen" Placebos unterschieden. Hierunter werden Medikamente verstanden, die zwar einen pharmakologischen Wirkstoff enthalten, welcher aber nach aktueller Studienlage keine Wirksamkeit für das Zielsymptom des Patienten hat. Typische Bei-

spiele hierfür sind z. B. Vitaminpräparate, pflanzliche Produkte sowie die Gabe von Antibiotika bei viralen Infekten (Meissner et al. 2012).

Hierbei kann es bereits förderlich sein, Patienten intensiver und gezielter über ihre Erkrankung und Behandlung aufzuklären, um positive Erwartungen zu wecken und negative Erwartungen und Befürchtungen zu vermeiden. Denn auch wenn man spontan glauben mag, „verdeckte" Behandlungen kämen nur im Rahmen experimenteller Untersuchungen wie dem Open-Hidden-Paradigma vor, ist davon auszugehen, dass viele Behandlungen im klinischen Alltag im weiteren Sinne „verdeckte" Behandlungen sind, da die Patienten oft nur ein eingeschränktes Wissen bzgl. einer Pharmakotherapie, deren Wirkweise und der zu erwartenden Wirkung haben.

Weitere mögliche praktische Ansätze, die sich aus der bestehenden Literatur ergeben, sind in der folgenden Übersicht zusammengefasst:

Anwendung von Placebomechanismen im klinischen Alltag (nach Enck et al. 2013; Bingel und Schedlowski (2014)

- **Optimierung der Therapieerwartung:**
  - Patientenverständliche Aufklärung über Grunderkrankung und Behandlung; hierbei sollten an die individuelle Situation des Patienten angepasste Therapieziele formuliert und der Nutzen sowie positive Effekte der Behandlung in den Vordergrund gestellt werden, bevor mögliche unerwünschte Wirkungen besprochen werden
  - Patientenverständliche Information über die Wirkweise von Behandlungen und Medikamenten, Vermeiden unrealistischer Erwartungen

- „Offene" Medikamentengaben, stationär und ambulant
- Wiederauffrischen des Wissens um die pharmakologische Behandlung, deren Wirkweise und zu erwartende Wirkung im Verlauf, Anpassung individueller Therapieziele
- Berücksichtigung von individuellen Präferenzen des Patienten bei der Wahl von Medikamenten oder anderen Behandlungen, wenn vertretbar
- Ausnutzung von Lernmechanismen
- Kopplung der Medikamentenbehandlung mit sensorischen Ereignissen (Gefühl, Geschmack, Geruch etc.)
- Assoziation der Gabe von Medikamenten mit angenehmen Gefühlen und Erwartungen
- Kombination von Medikamentengaben mit anderen nichtmedikamentösen Maßnahmen, die das Zielsymptom ändern (z. B. Entspannungstechniken in der Schmerztherapie)
- Als individueller Heilversuch oder in der Zukunft: placebokontrollierte Dosisreduktion (*interspersed placebos*)
- **Allgemeine Maßnahmen:**
  - Behandlung einer Komorbidität Angst und/oder Depression, da diese vermutlich mit Placeboeffekten interferieren
  - Empathische und authentische Arzt-Patienten-Kommunikation

Auch wenn diese Maßnahmen bis dato nicht in großen kontrollierten klinischen Studien untersucht wurden, legen experimentelle und kleinere klinische Studien deren Nutzen für den Patienten nahe. Eine große Herausforderung im Hinblick auf die gezielte Aus-

nutzung von Placeboantworten im klinischen Alltag ist ihre große interindividuelle Varianz. Die Identifikation möglicher psychologischer, genetischer oder anderer physiologischer Prädiktoren von Placeboantworten ist daher Gegenstand aktueller Forschungsbemühungen.

Insgesamt haben die aktuellen neurowissenschaftlichen und klinischen Befunde zu Placeboantworten weitreichende Implikationen für den klinischen Alltag. Dabei sollte das Ziel sein, mit dem Einsatz der zugrunde liegenden Mechanismen, **zusammen** mit etablierten pharmakologischen und anderen Behandlungen synergistische Effekte zu erzielen, um so den klinischen Benefit für die Patienten zu maximieren. Hierfür ist eine umfassende, verständliche und positive Elemente betonende Aufklärung über die Erkrankung und die angestrebten Therapien sowie eine wertschätzende, einfühlsame Arzt-Patienten-Beziehung essenziell. Gleichzeitig müssen unerwünschte Wirkungen, welche durch negative Erwartungen (Nocebo) getriggert werden, vermieden werden, um Wirksamkeit und Adhärenz zu verbessern.

11.7 Ausblick: Wie können Placebos ethisch vertretbar angewandt werden?

Das ethische Dilemma in der „traditionellen" Anwendung von Placebobehandlungen liegt darin, dass der Patient über das Wesen der Placebobehandlung im Unklaren gelassen wird. Der schmerzgeplagte postoperative Patient z. B. erhält nachts eine Kochsalzinfusion anstatt eines wirksamen Analgetikums, wird aber nicht über den wahren Inhalt der Infusion informiert. Aktuellen experimentellen und klinischen Untersuchungen zufolge gibt es aber verschiedene Szenarien, die dieses Dilemma umgehen, indem der Patient mit Placebos behandelt und auch über das Wesen der Placebobehandlung informiert wird.

11.7.1 Offene Placebogaben (*open-label placebo, OLP*)

Erste klinische Proof-of-concept-Studien zeigen, dass auch eine offene Darreichung von Placebos wirksam sein kann: Die erste Studie wurde an Patienten mit Reizdarmsyndrom durchgeführt, welche in eine No-treatment-Gruppe (mit gematchter Interaktion zwischen dem Studienpersonal und den Patientinnen und Patienten) bzw. in eine Gruppe mit einer 3-wöchigen Placebobehandlung (zweimal täglich) randomisiert wurden. Auch basierend auf den beschriebenen aktuellen wissenschaftlichen und klinischen Erkenntnissen zur Wirkweise und Wirksamkeit von Placebobehandlungen erhielten die Patienten folgende Informationen:

> **Patienteninstruktionen zur offenen Placebogabe**
> 1. Placebos sind wirksam.
> 2. Der Körper kann automatisch auf die Einnahme von Placebobehandlungen reagieren, wie der Pavlov-Hund, der mit dem Glockenton zu speicheln beginnt.
> 3. Eine positive Einstellung zu Placebos kann helfen, ist aber keine Voraussetzung.
> 4. Eine gewissenhafte, regelmäßige Einnahme ist von großer Bedeutung.

Die offene Gabe von Placebos kombiniert mit der oben beschriebenen Instruktion führte zu einer signifikanten stärkeren globalen Verbesserung (IBS, *global improvement score*) und der Symptomschwere nach drei Wochen. Der Einfluss auf die Lebensqualität verfehlte die Signifikanz knapp. Diese Untersuchung zeigte erstmals, dass auch eine offene Gabe von Placebos wirksam sein kann (Kaptchuk et al. 2010).

Diese ermutigenden Ergebnisse wurden mittlerweile in verschiedensten Indikationen, insbesondere chronischen Schmerzerkrankungen, aber auch tumorassoziiertem Fatigue Syndrom, Prüfungsangst, perimenopausalen Beschwerden und Depression repliziert, sodass bereits erste metaanalytische Untersuchungen der Effektivität von offenen Placebobehandlungen erfolgten (von Wernsdorff et al. 2021). Insgesamt zeigten diese Studien signifikante und klinisch relevante Effekte einer offenen Placebogabe insbesondere auf subjektive, sog. „Patient-reported Outcomes" wie Schmerz, Stimmung und Fatigue. Aktuelle Studien untersuchen die genauen psychologischen und neurobiologischen Mechanismen, die diesen Verbesserungen zugrunde liegen, Langzeiteffekte, und welche Patientinnen und Patienten von einer OLP-Gabe besonders profitieren können. Auch die Bedeutung der mit der OLP Gabe verbundenen Instruktion wird derzeit untersucht. Sollten aktuelle klinische Studien diese positiven Ergebnisse bestätigen, könnte die offene Gabe von Placebos neben der Ausnutzung von Placebomechanismen eine ethisch gut vertretbare Strategie sein, welche je nach Indikation als Monotherapie oder in Kombination mit etablierten therapeutischen Strategien zum Wohl des Patienten eingesetzt werden kann. Surveys belegen, dass viele Patientinnen grundsätzlich einer Behandlung mit OLP offen gegenüberstehen, insbesondere wenn diese von einem Arzt bzw. einer Ärztin empfohlen wird (Forkmann et al. 2023).

11.7.2 Ausnutzung von pharmakologischen Konditionierungseffekten mithilfe von Placebos

Ein Sonderfall der offenen Placebogabe von stellt der Einsatz von Placebos in pharmakologischen Konditionierungsprotokollen dar. Hierbei wird zunächst für einen definierten Zeitraum die volle Dosis des Verumpräparats verabreicht. Danach werden intermittierend Verum- durch Placebogaben ersetzt. Entscheidend ist hierbei, dass die Darreichungsform (z. B. Farbe, Form und Geschmack der Tablette) identisch bleibt. Sowohl tierexperimentelle als auch klinische Proof-of-concept-Studien beispielsweise mit immunsuppressiven, antiallergischen Therapien oder auch der Gabe von Methylphenidat bei Aufmerksamkeitsdefizit-Hyperaktivitäts-Störungen (ADHS) demonstrieren, dass durch diese Strategie eine Wirksamkeit trotz effektiver Dosisreduktion erhalten bleiben kann (Doering und Rief 2012). Allerdings sind die optimalen Behandlungsprotokolle (z. B. Wie lange muss mit Verum anbehandelt werden? In welchem Abstand wird Verum durch Placebo ersetzt?) Gegenstand aktueller Forschungsbemühungen. Da aber solche konditionierten Reaktionen auch auftreten, wenn der Patient über die Placebogabe informiert ist, stellt die offene Gabe ebenfalls eine gut vertretbare Anwendung von Placebos dar.

11.8 Quintessenz

Unter Placebo- und Noceboantworten werden positive psychologische oder physiologische Veränderungen verstanden, welche durch die Erwartungshaltung und Lernprozesse der Patienten induziert werden und mit messbaren neurobiologischen und peripher-physiologischen Vorgängen einhergehen. Auch wenn Placebo- und Noceboantworten klassischerweise im Zusammenhang mit der Einnahme von Scheinmedikamenten untersucht wurden, treten diese auch ohne die Verabreichung von Placebos auf und **beeinflussen inhärent die Wirksamkeit und Verträglichkeit jeder medizinischen Behandlung**. Die Darreichung von **reinen** Placebos ist im praktischen Alltag sowohl aus juristischen als auch aus ethischen Gründen höchst problematisch (Miller und Colloca 2009), jeden-

falls dann, wenn der Patient irregeführt und nicht über das Wesen der Placebobehandlung informiert wird. Unbedingt sollten aber die zugrunde liegenden Mechanismen von Placeboantworten (Erwartung, assoziative Lernvorgänge, gezielte Arzt-Patienten-Kommunikation) genutzt werden, um die Wirksamkeit, Verträglichkeit und Adhärenz bestehender pharmakologischer und anderer Therapien zum Wohl des Patienten zu optimieren.

Allgemeine weiterführende Informationen zu diesem Themengebiet sowohl für Behandler als auch Patienten finden Sie auch auf der Webseite des DFG geförderten Sonderforschungsbereichs 289 Treatment Expecation: ▶ www.treatment-expectation.de.

Fazit
- Erwartung und Lernvorgänge sind psychologische Schlüsselmechanismen von Placebo- und Noceboantworten.
- Die Forschung der vergangenen Jahre hat demonstriert, dass Placeboantworten zentrale und peripher-physiologische Korrelate haben. Diese involvieren sehr ähnliche, wenn nicht dieselben physiologischen Systeme, die auch Angriffspunkt pharmakologischer Therapien sind.
- Placebo- und Noceboantworten treten auch ohne die Verabreichung von Placebos auf, beeinflussen inhärent jede medizinische Behandlung und maßgeblich deren Wirksamkeit und Verträglichkeit.
- Auch wenn Placebobehandlungen sowohl in experimentellen als auch klinischen Studien mit ausgeprägtem klinischem Benefit verbunden sein können, ist die Darreichung von reinen Placebos im praktischen Alltag aus juristischen und ethischen Gründen höchst problematisch (Miller und Colloca 2009), jedenfalls dann, wenn der Patient irregeführt und nicht über das Wesen der Placebobehandlung informiert wird.

- Die Ausnutzung der zugrunde liegenden Mechanismen von Placeboantworten (Erwartung, assoziative Lernvorgänge, gezielte Arzt-Patienten-Kommunikation) hingegen ist auch unter ethischen Gesichtspunkten unbedingt zu fordern, um die Wirksamkeit, Verträglichkeit und Adhärenz bestehender pharmakologischer und anderer Therapien zum Wohl des Patienten zu optimieren.

Literatur

Amanzio M, Benedetti F (1999) Neuropharmacological dissection of placebo analgesia: expectation-activated opioid systems versus conditioning-activated specific subsystems. J Neurosci 19:484–494

Benedetti F, Colloca L, Torre E et al (2004) Placebo-responsive Parkinson patients show decreased activity in single neurons of subthalamic nucleus. Nat Neurosci 7:587–588

Benedetti F, Lanotte M, Colloca L et al (2009) Electrophysiological properties of thalamic, subthalamic and nigral neurons during the anti-parkinsonian placebo response. J Physiol 587:3869–3883

Bingel U, Schedlowski M (2014) Die Bedeutung von Placebomechanismen in der Schmerztherapie. Akt Neurol 41(5):287–293

Doering BK, Rief W (2012) Utilizing placebo mechanisms for dose reduction in pharmacotherapy. Trends Pharmacol Sci 33:165–172

Enck P, Bingel U, Schedlowski M, Rief W (2013) The placebo response in medicine: minimize, maximize or personalize? Nat Rev Drug Discov 12:191–204

Forkmann K, Müßgens D, Hashim A et al (2023) Worth a try – A survey on the general acceptance of open-label placebos. J Psychosom Res 165:111096. https://doi.org/10.1016/j.jpsychores.2022.111096

Hrobjartsson A, Gotzsche PC (2001) Is the placebo powerless? An analysis of clinical trials comparing placebo with no treatment. N Engl J Med 344:1594–1602

Kam-Hansen S, Jakubowski M, Kelley JM et al (2014) Altered placebo and drug labeling changes the outcome of episodic migraine attacks. Sci Transl Med 6:218ra215

Kaptchuk TJ, Friedlander E, Kelley JM et al (2010) Placebos without deception: a randomized controlled trial in irritable bowel syndrome. PLoS One 5:e15591

Klinger R (2010) The potential of the analgetic placebo effect – s3-guideline recommendation on the clinical use for acute and perioperative pain management. AINS 45:22–29

Krogsboll LT, Hrobjartsson A, Gotzsche PC (2009) Spontaneous improvement in randomised clinical trials: meta-analysis of three-armed trials comparing no treatment, placebo and active intervention. BMC Med Res Methodol 9:1

de La Fuente-Fernandez R, Lim AS, Sossi V et al (2001) Apomorphine-induced changes in synaptic dopamine levels: positron emission tomography evidence for presynaptic inhibition. J Cereb Blood Flow Metab 21:1151–1159

Levine JD, Gordon NC, Fields HL (1978) The mechanism of placebo analgesia. Lancet 2:654–657

Mayberg HS, Silva JA, Brannan SK (2002) The functional neuroanatomy of the placebo effect. Am J Psychiatry 159:728–737

Meissner K, Hofner L, Fassler M, Linde K (2012) Widespread use of pure and impure placebo interventions by GPs in Germany. Fam Pract 29:79–85

Miller FG, Colloca L (2009) The legitimacy of placebo treatments in clinical practice: evidence and ethics. Am J Bioeth 9:39–47

Petrovic P, Dietrich T, Fransson P et al (2005) Placebo in emotional processing-induced expectations of anxiety relief activate a generalized modulatory network. Neuron 46:957–969

Rutherford BR, Mori S, Sneed JR et al (2012) Contribution of spontaneous improvement to placebo response in depression: a meta-analytic review. J Psychiatr Res 46:697–702

Schedlowski M, Pacheco-Lopez G (2010) The learned immune response: Pavlov and beyond. Brain Behav Immun 24:176–185

Schedlowski M, Enck P, Rief W, Bingel U (2015) Neuro-bio-behavioral mechanisms of placebo and nocebo responses: implications for clinical trials and clinical practice. Pharmacol Rev 67:697–730

Schweinhardt P, Seminowicz DA, Jaeger E et al (2009) The anatomy of the mesolimbic reward system: a link between personality and the placebo analgesic response. J Neurosci 29:4882–4887

Vase L, Riley JL, Price DD (2002) A comparison of placebo effects in clinical analgesic trials versus studies of placebo analgesia. Pain 99:443–452

Vase L, Petersen GL, Riley JL 3rd, Price DD (2009) Factors contributing to large analgesic effects in placebo mechanism studies conducted between 2002 and 2007. Pain 145:36–44

Wager TD, Atlas LY (2015) The neuroscience of placebo effects: connecting context, learning and health. Nat Rev Neurosci 16:403–418

von Wernsdorff M, Loef M, Tuschen-Caffier B et al (2021) Effects of open-label placebos in clinical trials: a systematic review and meta-analysis. Sci Rep 11(1):3855. https://doi.org/10.1038/s41598-021-83148-6

11

Klinische und ethische Aspekte der Neuromodulation

Christian Ineichen, Heide Vogel und Markus Christen

Inhaltsverzeichnis

Die Originalversion des Kapitels wurde revidiert. Ein Erratum ist verfügbar unter
https://doi.org/10.1007/978-3-662-69739-9_22

▶ **Fallbeispiel**

Der 37-jährige blickt auf ein Leben bestimmt durch eine wiederkehrende Depression (F33.2 Rezidivierende depressive Störung, gegenwärtig schwere Episode ohne psychotische Symptome) zurück. Nach dem Abbruch eines Germanistikstudiums ist die depressive Symptomatik zunehmend lebensbestimmend geworden mit einer schweren Antriebslosigkeit und einer Anhedonie, die es ihm verunmöglicht, Freude an schönen Erlebnissen beispielsweise als Familienvater zu empfinden. Ein Hauptsymptom war initial eine ausgeprägte Schlafstörung gewesen (Ein-/Durchschlafstörung), eine Antriebsminderung, Niedergeschlagenheit und Verzweiflung; zeitweise waren auch Suizidgedanken und -pläne aufgetreten. Damals hatte er zunächst eine Psychotherapie begonnen, später verbunden mit einer antidepressiven Medikation mittels Mirtazapin. Es folgten eine Vielzahl von Therapieversuchen mit verhaltenstherapeutischen Ansätzen und einer Schematherapie, sowie verschiedene medikamentöse Therapiestrategien mit um die 20 Medikamenten (Antidepressiva, verschiedene add-on Medikamente inkl. Lithium und Ketamin), einer repetitiven transkranielle Magnetstimulation und eine Elektrokrampftherapie ohne signifikantes Ansprechen.

Nach wiederholten Krankheitsphasen begleitet von einer Arbeitsunfähigkeit sowie zunehmenden Schwierigkeiten, eine Alltagsstruktur im Rahmen der schweren Antriebslosigkeit aufrechtzuerhalten, entschied sich der 37-Jährige für eine weitere Therapieeskalation mit der tiefen Hirnstimulation (THS). Nach einem intensiven Abklärungsprozess erfolgte die Elektrodenimplantation zur THS. Bereits nach einigen Wochen zeigte sich eine anhaltende Antriebssteigerung und Verbesserung der Stimmung, was in der Folge einen Wiedereinstieg in die Arbeitswelt und eine aktive Teilnahme am Familienleben ermöglichte. Als psychosoziale Auswirkung insbesondere im Rahmen der Normalisierung des Antriebs manifestierten sich dyadische Konflikte, welche auch das Familienleben beeinflussten. Psycho-therapeutisch begleitet gelang es zunehmend im Rahmen eines „Findungsprozesses" die von der Ehefrau als neu erlebten Eigenschaften ihres Mannes, der seine Meinung vehement äusserte und Initiative in unterschiedlichen Lebensbereichen zeigte, mit einer Wiederaufnahme von Hobbys zu integrieren. Als stimulationsbedingte Nebenwirkungen traten leichte Sprechstörungen auf, die durch die Anpassung der Stimulationsparameter positiv modifiziert werden konnten. ◀

12.1 Was ist Neuromodulation?

Menschliches Handeln geht einher mit spezifischen Prozessen im Gehirn. Diese Einsicht kann man vertreten, ohne bereits in den vielschichtigen Debatten Position beziehen zu müssen, wie genau das Gehirn menschliches Verhalten verursacht oder inwieweit das Gehirn das Handeln des Menschen determiniert. Mit Sicherheit besteht aber eine komplexe Wechselbeziehung zwischen Gehirn und Umwelt: die Art und Weise, wie wir leben, wirkt sich auf das Gehirn aus – und dieses wiederum beeinflusst, welche Erfahrungen wir machen können. Das gilt auch für den kranken Menschen.

Herzinsuffizienz beispielsweise wirkt sich langfristig auf die Leistungsfähigkeit des Gehirns aus und führt zu kognitiven Störungen wie verminderte Gedächtnisleistung oder Aufmerksamkeit – was wiederum in Verhaltensmustern resultiert, die eine Herzinsuffizienz verschlimmern. Wird eine Herzinsuffizienz therapiert, wird damit auch das Gehirn auf positive Weise beeinflusst. Ebenso ist bekannt, dass eine erfolgreiche Psychotherapie zu messbaren Veränderungen im Gehirn führt. Es gibt also zahlreiche therapeutische Möglichkeiten, indirekt auf das Gehirn einzuwirken, sodass dort funktionelle und strukturelle Veränderungen resultieren. Man wird diese Interventionen aber kaum als Neuromodulation verstehen wollen, denn sie zielen nicht direkt auf Prozesse im Gehirn ab.

Von Neuromodulation spricht man dann, wenn mittels elektrischer oder chemischer Mittel **direkt** auf neuronale Prozesse therapeutisch (oder im Sinne eines Enhancement) eingewirkt wird (Krames et al. 2009, ► Kap. 1). Ort der Intervention ist meist das zentrale Nervensystem, doch auch die direkte Einwirkung auf periphere Nerven wird zuweilen als Neuromodulation bezeichnet.

Holsheimer (2003) nennt 3 Zusatzbedingungen, damit eine Intervention als Neuromodulation gilt:

1. Die Intervention erstreckt sich über eine gewisse Zeitspanne – entweder andauernd oder in häufiger Wiederholung. Eine operativ oder durch MRT-gesteuerten fokussierten Ultraschall erzeugte Läsion zählt demnach nicht dazu.
2. Die Art der Intervention führt zu einer lokal begrenzten unmittelbaren Wirkung auf neuronale Prozesse. Die systemische Gabe von Psychopharmaka (mit auch peripherer Wirkung) zählt demnach auch nicht dazu.
3. Die klinischen Effekte der Intervention sind durch Steuerung des Wirkmechanismus kontrollierbar und können damit zum Wohl des Patienten beeinflusst werden.

Es könnte die Reversibilität des Eingriffs als Eigenschaft von Neuromodulation angefügt werden – allerdings ist zweifelhaft, inwieweit angesichts neuroplastischer Prozesse eine Neuromodulation wirklich reversibel im strengen Sinne ist (s. z. B. Udupa et al. 2016).

Therapien aus dem Bereich der Neuromodulation werden seit etwa Mitte des 20. Jahrhunderts entwickelt. Meist handelt es sich um invasive Verfahren, beispielsweise werden Elektroden zur elektrischen Modulation neuronaler Schaltkreise oder Mikropumpen zur lokalen Abgabe neuropharmakologischer Wirkstoffe implantiert (❑ Tab. 12.1). Aufgrund des meist invasiven Charakters werden Verfahren der Neuromodulation erst angewendet, wenn andere (z. B. medikamentöse) Therapien keine Wirkung mehr erzielen oder zu untragbaren Nebenwirkungen führen. Zunehmend gewinnen nichtinvasive Verfahren wie die transkranielle Magnetstimulation oder die transkranielle Gleichstromstimulation ebenfalls therapeutisch an Bedeutung – allerdings ist die Evidenzlage für viele Anwendungen noch unklar (Lefauchauer et al. 2020; Fregni et al. 2021).

Seltener eingesetzte Methoden mit teilweise unklarer Evidenzlage (z. B. transkutane elektrische Nervenstimulation, Motorkortex-Stimulation, Gastrostimulation) sind hier nicht aufgeführt.

❑ **Tab. 12.1**   Wichtige Verfahren der (invasiven) Neuromodulation

Name	Kurzbeschreibung	Häufige Indikationen
Sinnes-prothesen	Aufgrund der Cochlea-Implantate häufigste Anwendung von Neuromodulation (> 1.000.000 Patienten; Zeng 2022) Zunehmend kommen auditorische Hirnstamm- und Retina-Implantate zum Einsatz; Cochlea-Implantate reizen den Hörnerv analog zur tonotopischen Organisation des Innenohrs (d. h. unterschiedliche Schallfrequenzen werden an verschiedenen Orten im Innenohr erfasst).	Taubheit, Blindheit

(Fortsetzung)

◨ **Tab. 12.1** (Fortsetzung)

Name	Kurzbeschreibung	Häufige Indikationen
Rückenmark-stimulation	Zweithäufigste Anwendung von Neuromodulation (zwischen 14.000–50.000 Implantationen jährlich; Reddy et al. 2020; Sdrulla et al. 2018). Im Bereich der Nervenstränge des Rückenmarks wird eine Elektrode implantiert, die von einem Stimulator angesteuert wird; der genaue Wirkmechanismus ist noch unklar, vermutet wird eine Art Überlagerung des Schmerzsignals durch eine Kaskade von Neurotransmittern, die im Dorsalhorn ausgeschüttet werden.	Diverse Formen von chronischem Schmerz
Tiefe Hirn-stimulation	Rasch zunehmende Form von Neuromodulation (244.000–300.000 Patienten, Mocking et al. 2021; Hariz et al. 2023). ▶ Abschn. 12.3	◨ Tab. 12.2
Vagusnerv-stimulation	Häufig angewandtes Neuromodulationsverfahren (> 100.000 Patienten; Toffa et al. 2020), z. T. auch nichtinvasiv. Implantieren einer Elektrode meist im Bereich des Halses, in der Regel beim linksseitigen Nerv; der genaue Wirkmechanismus ist unbekannt.	Epilepsie, zunehmend auch Depression
Arzneimittel-infusions-systeme	Implantiertes System, das meist im Rückenmarkbereich Schmerzmedikamente oder andere Wirkstoffe gezielt abgibt.	Diverse Formen von chronischem Schmerz, Spasmen
Sakralnerv-stimulation	Eine implantierte Elektrode reizt den im Kreuzbein austretenden Sakralnerv; zum Wirkmechanismus existieren unterschiedliche Theorien.	Harn- oder Stuhl-inkontinenz, Schmerz
Motorische Stimulation	Implantierte Elektroden reizen periphere Nerven zur Kontrolle bestimmter motorischer Funktionen, z. B. nach Querschnittlähmung oder Schlaganfall.	Lähmungen, Spasmen

12

▢ Tab. 12.2 Wichtige Indikationen von THS[a] mitsamt Kurzbeschreibung

Indikation	Zielgebiete	Häufigkeit	Summarische Beurteilung
Morbus Parkinson	STN, GPi, Vim, PPN	Derzeit klar häufigste THS-Indikation mit vermutlich weltweit insgesamt > 150.000 Eingriffen (Krack et al. 2019)	Zielgebiete haben unterschiedliche Wirksamkeit hinsichtlich der Parkinson-Symptome. Es besteht ein allgemeiner Konsens darüber, dass Patienten mit fortgeschrittener Erkrankung, motorischen Fluktuationen und Dyskinesien, sowie Patienten mit refraktärem und ausgeprägtem Tremor von einer THS profitieren. Gerade die ersten beiden Kriterien werden jedoch aufgrund von guten Therapieeffekten auch bei jüngeren Patienten in Frage gestellt.
Tremor (diverse Formen), u. a. essenzieller Tremor	Vim, PSA	Ebenfalls häufige THS-Indikation mit mehreren hundert publizierten Fällen	Die Toleranzentwicklung und das Auftreten langfristiger unerwünschter Wirkungen wie Dysarthrie und Gangataxie bei einer Untergruppe von Patienten nach mehreren Jahren chronischer Stimulation stellen weiterhin ein Problem dar (Krack et al. 2019).
Dystonie	GPi (posteroventrolateraler Teil), STN, Thalamus	Zweithäufigste Indikationsgruppe für GPi-THS, deutlich > 100 publizierte Fälle	Therapieerfolg hängt vermutlich vom Typ der Dystonie ab. Klasse-I Evidenz bezüglich Wirksamkeit und relativer Sicherheit von GPi-THS bei der Behandlung von isolierter segmentaler und generalisierter Dystonie. Wichtige Prädiktoren für den Therapieerfolg sind das Alter bei der Operation, die Dauer der Dystonie und der genetische Hintergrund (Krack et al. 2019).
Schmerz (diverse Formen), u. a. Cluster-Kopfschmerzen	Diverse	Eine der ersten THS-Indikationen, > 100 publizierte Fälle alleine für Cluster Headache (Nowacki et al. 2020)	Obwohl nozizeptive Schmerzen in der Regel mit Opiaten gut kontrolliert werden können, wird bei Patienten mit schweren refraktären neuropathischen Schmerzen eine THS des Thalamus oder des Cingulums in Betracht gezogen. Studienlage sehr heterogen bezüglich der Wirksamkeit (die meisten scheinkontrollierten Studien lieferten negative Ergebnisse), meist liegen keine randomisierten und kontrollierten Studien vor – dies wohl auch aufgrund der Vielzahl an Schmerzformen, die mittels THS angegangen werden (Knotkova et al. 2021).
Epilepsie	Diverse (ANT, CM-Pf, HIP)	Eine der ersten THS-Indikationen, mehrere hundert publizierte Fälle	Initiale Hoffnungen wurden nach der Veröffentlichung von Studien zur THS des ANT gedämpft, die zwar die Wirksamkeit zeigten, aber auch deutlich machten, dass die Mehrheit der Patienten nicht anfallsfrei werden würde. Closed-loop-Stimulation ist eine vielversprechende Therapieform gerade für die Behandlung der Epilepsie.

(Fortsetzung)

◻ Tab. 12.2 (Fortsetzung)

Indikation	Zielgebiete	Häufigkeit	Summarische Beurteilung
Tourette-Syndrom	CM-Pf, GPi u. a.	> 100 publizierte Fälle (und vermutlich weniger als 300 Fälle; Baldermann et al. 2016)	Eines der Hauptprobleme der THS bei dieser Indikation ist die Komplexität der Symptome, die aus einer Vielzahl von Tics und psychiatrischen Störungen bestehen. Entsprechend ist der Wirksamkeitsnachweis komplex und die sorgfältige Patientenselektion besonders wichtig.
Zwangs-störungen	NAc, VC/VS, ALIC, BNST, slMFB u. a.	> 300 publizierte Fälle (Mar-Barrutia et al. 2021)	Aufgrund Studienlage sollte die THS bei behandlungsresistenter Zwangsstörung, bei Stimulation in der ventrale anteriore Kapselregion (einschließlich BNST und NAc), weiterhin als experimentelle Therapie angesehen werden (Wu et al. 2021).
Depression	SCC, NAc, VC/VS, slMFB, u. a.	> 446 publizierte Fälle (Khairuddin et al. 2020)	Eines der Hauptprobleme der THS bei der Depression ist das heterogene Krankheitsbild. Entsprechend ist der Wirksamkeitsnachweis komplex. Gemäß einer aktuellen Studie erreicht die THS eine durchschnittliche Ansprechrate von 60 % (Figee et al. 2022).

[a] Nicht alle hier vorgestellten Indikationen (Depression, gewisse Schmerzformen) sind zugelassen
STN Nucleus subthalamicus, *GPi* Globus pallidus internus, *Vim* ventraler intermediärer Nucleus des Thalamus, *PPN* Nucleus pedunculopontinus, *PSA* posteriores subthalamisches Areal, *CM-Pf* Nucleus centromedianus-parafaszikulärer Komplex, *NAc* Nucleus accumbens, *VC/VS* ventrale innere Kapsel/ventrales Striatum, *slMFB* superolaterales mediales Vorderhirnbündel, *HIP* Hippocampus, *ALIC* vorderer Schenkel der inneren Kapsel, *BNST* Bettkern der Stria terminalis, *SCC* subgenualer cingulärer Kortex, *ANT* anteriorer Thalamus-Kern

12

12.2 Ethische Beurteilung von Neuromodulation

12.2.1 Ethisch relevante Aspekte

Wie jede andere medizinische Intervention unterliegen Verfahren der Neuromodulation einer ethischen Beurteilung. Voraussetzung dafür ist, dass der Eingriff die gewünschten therapeutischen Effekte mit einer gewissen Wahrscheinlichkeit zu erzielen vermag – unwirksame Verfahren sind von vornherein aus medizinischen und ethischen Gründen abzulehnen.

Ist diese erste Hürde genommen, erfolgt eine ethische Beurteilung anhand von definierten Kriterien (mehr dazu in ► Abschn. 12.2.2) meist mit Blick auf die **Folgen** der Intervention bezüglich ethisch relevanter Aspekte, die entweder den Patienten selbst und dessen unmittelbares Umfeld oder aber weiterführende gesellschaftliche, soziale oder ökonomische Gesichtspunkte betreffen. Da die Neuromodulation – insbesondere wenn die Verfahren im Gehirn zum Einsatz kommen – direkt in relevante Bereiche der Verhaltenssteuerung eingreift, wird zuweilen die Natur des Eingriffs selbst ethisch problematisiert. Kurz zusammengefasst wird argumentiert, dass Eingriffen in das Gehirn eine ethische Sonderstellung zukomme, weil sie immer das Risiko bergen würden, die „Infrastruktur" unseres Denkens und unserer Persönlichkeit zu beeinflussen. Auf den ersten Blick erscheint das Argument stimmig – doch wie die Eingangsüberlegung zeigt, haben viele andere Therapien das Potenzial, indirekt auf das Gehirn zu wirken. So sind letztlich die konkreten Auswirkungen der Intervention auf Denken, Fühlen und Persönlichkeit zu beurteilen.

Somit gilt es, den Zusammenhang zwischen Intervention und verhaltensrelevanten Wirkungen genauer zu betrachten, wobei es nachfolgend um affektive, behaviorale und kognitive Effekte geht, die direkt dem „neuromodulierten" Patienten zugeordnet werden können. Folgende Differenzierungen sind hierbei relevant:

Gewollte vs. ungewollte Effekte Jede Therapie hat das Potenzial, nichtintendierte Effekte auszulösen, was durch die Nebenwirkungsforschung erfasst wird. Ein Vorteil der Neuromodulation besteht darin, dass im Vergleich zu anderen Interventionen eine höhere Bereitschaft vorliegt, Nebeneffekte hinsichtlich Verhalten und Psyche zu erwarten. Dabei kann sich die Frage stellen, inwieweit diese – gerade im psychiatrischen Kontext – überhaupt „ungewollt" sind oder nicht.

Kausale Distanz von Effekten Angesichts der Komplexität biologischer Prozesse im menschlichen Körper ist es oft sehr schwierig, die Kausalitätskette zwischen therapeutischer Intervention und Effekt zu ermitteln. Je länger bzw. vernetzter diese Kausalketten sind, desto größer ist die „kausale Distanz" zwischen Intervention und Effekt. Auch hier hat die Neuromodulation prinzipiell den Vorteil, dass diese kausale Distanz zumindest systematischer untersucht werden kann als bei Eingriffen, die indirekt auf das Gehirn wirken: erstens besteht ein theoretisches Vorverständnis über den Interventionsort (also über die Anatomie, funktionelle Aspekte etc.), zweitens ist der unmittelbare Wirkmechanismus lokal begrenzt (im Unterschied etwa zur Gabe von Medikamenten) und drittens ist die Wirkung kontrolliert modulierbar. Umgekehrt kann diese „Präzision" überbewertet

werden und dazu führen, dass man Wissenslücken übersieht (Stimulationsorte im Gehirn können auch in noch unbekannte Funktionen eingebunden sein), Netzwerk-Auswirkungen vernachlässigt (obwohl die Wirkung lokal appliziert wird, kann ein weit größeres neuronales Netzwerk betroffen sein) und sich bei der Prüfung des Zusammenhangs zwischen Modulation und Effekt auf einfach messbare Faktoren einschränkt.

Zeitliche Entwicklung von Effekten Ein weiteres Problem besteht darin, dass sich bestimmte Effekte einer Neuromodulation erst über einen längeren Zeitraum entwickeln. Am Interventionsort können Gegenreaktionen erfolgen (z. B. Bildung von Narbengewebe), und das Netzwerk als Ganzes kann sich aufgrund der neuronalen Plastizität anpassen (Krames et al. 2009, ▶ Kap. 13). Die damit möglicherweise einhergehenden längerfristigen affektiven, behavioralen oder kognitiven Veränderungen sind nur schwer erkennbar.

Messbarkeit von Effekten In einer zunehmend quantitativ orientierten Medizin (*evidence-based medicine*) werden Effekte erst dann ein relevanter Gegenstand der Forschung, wenn diese messbar werden. Dies betrifft insbesondere nichtintendierte Effekte. Doch betreffen diese Effekte komplexe Konstrukte wie beispielsweise das „Selbst" oder die „Persönlichkeit" eines Patienten, fehlen oft valide und effizient einsetzbare Instrumente – entsprechend schwierig ist es, solche Veränderungen fassbar zu machen (Ineichen et al. 2016).

Baseline von Effekten In der ethischen Beurteilung von Effekten wird oft vergessen, dass medizinische Interventionen aufgrund einer krankheitsbedingten Störung erfolgen, die ihrerseits affektive, behaviorale oder kognitive Auswirkungen haben können (Glannon et al. 2016). Das Auftreten von negativ bewerteten Nebeneffekten sollte demnach in Relation zu dieser krankheitsbedingten Baseline beurteilt werden. Wenn beispielsweise eine Neuromodulation bei einer Krankheit die Wahrscheinlichkeit einer Depression erhöht, der natürliche Verlauf der Krankheit dies aber ebenfalls tut, so ist das bei der Beurteilung der Intervention zu berücksichtigen.

Selbstverständlich erschöpft sich eine ethische (und klinische) Analyse nicht in der Beurteilung der hier genannten Effekte. Oft erhalten sie ihre ethische Relevanz erst durch weitergehende Auswirkungen, z. B. auf das Zusammenleben des Patienten mit Angehörigen (mehr dazu in ▶ Abschn. 12.3.3) oder sein Verhalten in der Gesellschaft. Zudem gibt es ökonomische oder gesellschaftliche Auswirkungen von Neuromodulationsverfahren, die ebenfalls untersucht werden sollten.

12.2.2 Beurteilungskriterien

Seit längerem werden die Prinzipien der biomedizinischen Ethik (Beauchamp und Childress 2013) als Raster für die ethische Beurteilung medizinischer Interventionen propagiert. Demnach ist zu prüfen, inwieweit ein Eingriff
- den Respekt vor der Autonomie des Patienten wahrt (dies erfordert u. a. die informierte Zustimmung des Patienten),
- zu möglichst wenig negativ bewerteten Nebeneffekten führt,
- das Wohlergehen des Patienten fördert und
- hinsichtlich genereller Fragen der Gerechtigkeit (Zugang zur Therapie, Kostenabwägungen etc.) gut abschneidet.

Hier interessiert die Frage, inwieweit die Praxis der Neuromodulation mit diesen Prinzipien in Konflikt geraten kann. Hierzu lassen sich folgende Überlegungen anstellen:
- Der geforderte Respekt vor der Autonomie des Patienten setzt Autonomiefähigkeiten voraus, die an psychologische (kognitive und emotionale) Kompetenzen (wie z. B. Willensbildungs- sowie Willens-

umsetzungsfähigkeit) gebunden sind und rechtlich gesehen im Konzept der Einwilligungsfähigkeit (in der Schweiz spricht man von Urteilsfähigkeit) enthalten sind (Aebi-Müller 2014). Eine Krankheit (insbes. des Gehirns) kann solche Fähigkeiten direkt beeinflussen. Entsprechend kann eine Neuromodulation in positiver (aber auch negativer) Weise diese Kompetenzen beeinflussen, was im Prozess der informierten Zustimmung zu berücksichtigen ist.
- Die Beachtung des Nichtschaden-Prinzips erfordert, dass negative Effekte als solche überhaupt erst zu erkennen sind – es besteht also ein direkter Zusammenhang zum o. g. Problem der Messbarkeit komplexer Effekte (▶ Abschn. 12.2.1). Ebenfalls in diesen Problemkreis gehört, dass die Negativität bestimmter affektiver, behavioraler oder kognitiver Effekte von den Betroffenen (z. B. Patient und Partner) kontrovers beurteilt werden kann (z. B. erhöhte Risikobereitschaft).
- Beim Prinzip des Wohlergehens stellen sich ebenfalls Fragen: Zum einen hat das Gefühl des Wohlergehens auch eine neuronale Basis, es kann also durch eine Neuromodulation direkt beeinflusst werden. Zum anderen kann aus einer Neuromodulation eine Verhaltensveränderung resultieren, die vom Betroffenen als positiv erlebt wird, die aber ihrerseits negative Auswirkungen auf das Wohlergehen der Umgebung hat, wie beispielsweise bei Störungen der Impulskontrolle (Mosley et al. 2020).
- Beim Prinzip der Gerechtigkeit kommen Fragen der Zuweisung (Ausschlusskriterien) sowie die gesellschaftliche Perspektive zum Zug.

Am Beispiel der THS werden im Folgenden klinische Gesichtspunkte mit ethischen Implikationen eines Neuromodulations-Verfahrens vorgestellt.

12.3 Tiefe Hirnstimulation

12.3.1 Wie funktioniert die tiefe Hirnstimulation

Die THS steht in paradigmatischer Weise für die Idee, neurologische und psychiatrische Erkrankungen als ein Resultat dysfunktionaler Aktivitätsmuster in neuronalen Netzen anzusehen (sog. Circuitpathologies oder Netzwerkerkrankungen). Durch gezielte Stimulation im Netzwerk soll diese Aktivität wieder normalisiert werden. So gehört THS heute zu den häufigsten Neuromodulationsinterventionen; aktuelle Schätzungen von Elektroden-Implantationen liegen über 300.000 (◨ Tab. 12.1.).

Die ersten Zielgebiete der THS wurden aufgrund von Erfahrungen der Läsionschirurgie bestimmt. Diese war lange Zeit die einzige therapeutische Option zur Behandlung schwerer Symptome bei Bewegungsstörungen, bevor Medikamente wie Levodopa verfügbar waren. Bewegungsstörungen sind weiterhin die häufigsten Indikationen für die THS, doch andere Krankheiten gelangen zunehmend in den Fokus (◨ Tab. 12.2). Wichtig zu erwähnen ist, dass die THS lediglich eine symptomatische Behandlung darstellt.

Auch zeigt sich eine grosse Zahl an experimentell untersuchten Zielgebieten. Hariz und Kollegen (2013) nennen über 40 Zielgebiete, über die bislang in der Literatur publiziert wurde, wobei zu zahlreichen neuen Indikationen experimentelle Studien vorliegen:

> **Experimentell untersuchte Indikationen für THS (ohne sehr seltene Anwendungen)**
> - Adipositas
> - Aggression
> - Alzheimer-Erkrankung
> - Anorexie
> - Autismus
> - Chorea Huntington
> - Depression
> - Minimaler Bewusstseinszustand
> - Multiple Sklerose
> - Posttraumatische Belastungsstörung
> - Schmerz
> - Suchterkrankungen (Alkohol, Nikotin und andere Drogen)
> - Tinnitus
> - Tourette-Syndrom
> - Morbus Wilson

Zugelassen (CE-Kennzeichnung) ist THS derzeit für
- Morbus Parkinson,
- essenziellen Tremor,
- Dystonie,
- Epilepsie,
- Zwangsstörungen.

Die CE-Kennzeichnung ist ein Verwaltungszeichen, das die Freiverkehrsfähigkeit von Industrieerzeugnissen im Europäischen Binnenmarkt gemäß Richtlinie 93/42/EWG (Anhang I) und Richtlinie 90/385/EWG (Anhang 1) zum Ausdruck bringt. Im Fall von Medizinprodukten muss hierbei die Nützlichkeit des Produkts für den Patienten bei fachgerechter Auswahl und die Anwendung des Produkts im Rahmen seiner medizinischen Indikation nachgewiesen werden.

Beim Eingriff werden eine oder (meist) 2 quatripolare Elektroden stereotaktisch implantiert und mit einem Stimulator verbunden, der subkutan eingesetzt wird und dessen Batterie nach einer gewissen Zeit ersetzt werden muss (◨ Abb. 12.1). Der Stimulator erzeugt einen Wechselstrom, bei dem sich (im Spannungsbetrieb) die Amplitude (üblicherweise 1–5 V), die Frequenz (üblicherweise um 130–180 Hz) und die Impulsdauer (in der Regel 60–120 µs) regulieren lassen.

Der genau Wirkmechanismus und die damit einhergehenden Auswirkungen des elektrischen Feldes auf das lokale Nervengewebe sind im Detail noch nicht klar. Ak-

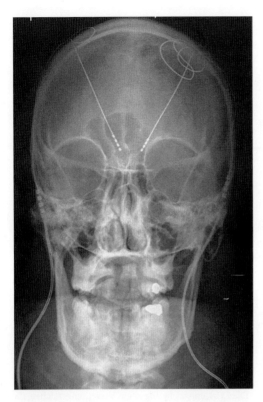

Abb. 12.1 Röntgenaufnahme des Schädels bei tiefer Hirnstimulation des STN mit vollimplantierten Elektroden. (Quelle: Klinik für Neurologie, Universitätsspital Zürich, USZ)

12

tuelle Daten lassen vermuten, dass der therapeutische Effekt der THS, beispielsweise bei Stimulation des STN bei Morbus Parkinson, durch eine Blockade von pathologischen Aktivitätsmustern erzielt wird (Schor et al. 2022; ein Überblick zu den Wirkmechanismen liefert Lozano et al. 2019). Seit einigen Jahren wird die THS auch schon in früheren Stadien des Krankheitsverlaufs empfohlen und eingesetzt und in der klinischen Praxis üblicherweise nach einer Krankheitsdauer von etwa 5 Jahren evaluiert.

Generell bestehen bei der THS chirurgische (Hirnblutungen, Infektionen) und technische (z. B. Bruch der Zuleitungen) Risiken, die aber vergleichsweise ähnlich selten sind wie bei anderen chirurgischen Eingriffen und gut kontrolliert werden können

(Patel et al. 2015). Die positiven motorischen Effekte von THS bei Bewegungsstörungen sind klar etabliert (s. Übersicht in Lozano et al. 2019; Ramirez-Zamora et al. 2019), und auch bei anderen Indikationen zeigen sich ermutigende Resultate (s. Referenzen in **Tab. 12.2**). Ein besonderes Augenmerk gilt dabei nach wie vor der behutsamen Patientenselektion, der Bedeutung einer genauen Elektrodenplatzierung und einer sorgfältigen Titration der Stimulation und Medikation zur Optimierung des Therapieeffekts und Vermeidung von Nebenwirkungen. Eine engmaschige postoperative Betreuung ist hierzu unabdingbar und kann je nach Indikation und Komplexität der individuellen Symptomatik viel Zeit beanspruchen.

Von Interesse sind affektive, behaviorale und kognitive Nebenwirkungen der Intervention, die bei Bewegungsstörungen schon seit längerem untersucht werden. Deren Untersuchung ist jedoch nicht trivial, denn sie können eine Folge des chirurgischen Eingriffs selbst, der Stimulation oder der Reduktion der Medikamentenabgabe sein, die als Folge der Therapie oft möglich wird – insbesondere im Fall von Morbus Parkinson. Hier ist zudem zu beachten, dass die Grunderkrankung selbst mit neuropsychiatrischen Störungen einhergehen kann – ebenso wie dass solche Störungen durch medikamentöse Therapien hervorgerufen werden können. So sind beispielsweise Impulskontrollstörungen bei Morbus Parkinson häufiger, wenn Dopaminagonisten statt Levodopa eingesetzt werden (Cerri und Blandini 2020). Dabei entwickelt sich die THS-Technologie stetig weiter (zusammengefasst in: Krauss et al. 2021; Krack et al. 2019). Diese umfassen beispielsweise personalisierte Stimulations- und Elektrodenimplantationsprotokolle, die modellbasierte Vorhersagen des Therapieerfolgs aufgrund individueller Symptomprofile machen (Hollunder et al. 2022). Dabei kommen komplexe Bildgebungsverfahren sowie Computersimulationsmodelle zur Anwendung. Auch die Identifikation von Biomarkern stellt nach wie vor ein wichtiges Ziel dar (Bouthour et al. 2019). Sog. **Closed-loop-Systeme** stimulieren nicht nur, sondern messen auch die neuronale Aktivität im Zielgebiet, was eine Feinabstimmung der Stimulation ermöglicht. Schließlich kommen Elektroden zum Einsatz, die ein gerichtetes elektrisches Feld aufbauen, was eine gezieltere Stimulation ermöglicht (Ineichen et al. 2018).

12.3.2 THS bei der Depression

Wie bereits erwähnt, wird die THS erfolgreich bei der Behandlung von verschiedenen Bewegungsstörungen eingesetzt. Beim idiopathischen Parkinsonsyndrom gehört sie zudem in vielen Ländern mittlerweile zum therapeutischen Goldstandard. Anders sieht es bei der Anwendung der THS für psychiatrische Indikationen aus, für welche grösstenteils die Zulassung fehlt (siehe Overview oben). Gerade das Auftreten von affektiven, behavioralen und kognitiven Nebenwirkungen während den Anfängen der THS bei Bewegungsstörungen legte nahe, diese Therapieform für den psychiatrischen Kontext auszuweiten. Die Depression ist eine der häufigsten Erkrankungen weltweit und kann als ein äusserst heterogenes Syndrom mit multifaktorieller Ätiopathogenese charakterisiert werden. Aufgrund der Komplexität des Krankheitsbildes ist der Anteil an Personen, die nicht oder nur ungenügend auf herkömmliche Therapieverfahren ansprechen hoch (etwa 10–30 %). Dies unterstreicht die Notwendigkeit für Behandlungsalternativen für therapierefraktäre Patienten. Dank der Fortschritte der präklinischen und klinischen Forschung gibt es Hinweise, dass gewisse Formen der Depression durch Störungen in wichtigen stimmungsbezogenen neuronalen Schaltkreisen verursacht werden (Madur et al. 2023) und dass die THS in diesen Fällen zu einer Linderung der Symptomatik führen kann.

Die THS bei der therapierefraktären Depression (TRD) hat unter Einbezug der unterschiedlichen Zielstrukturen und über verschiedene Studien eine durchschnittliche Ansprechrate von 60 % erzielt (Figee et al. 2022). Es gibt allerdings eine nicht unerheblich hohe Varianz der interindividuellen Ansprechraten. Diese Ergebnisse unterstreichen jedoch vielmehr die Herausforderungen grosser multizentrischer Studien bei einer komplexen, sehr heterogenen Erkrankung wie der Depression (für eine analoge Diskussion bei Tic-Störungen siehe Martino et al. 2021). Leider wird zur Zeit der Wirksamkeitsnachweis durch die hohen Anforderungen an das Studiendesign (und entsprechend der Verwendung von Open-label-Studien) und geringe Stichprobengrössen erschwert. Mittels der oben erwähnten technologischen Fortschritte, wie beispielsweise der Etablierung neuerer traktografischer Methoden sowie verbesserter Studiendesigns und Patientenselektion besteht Hoffnung, diesen Patienten, denen eine Linderung der Beschwerden bisweilen versagt blieb, therapeutisch helfen zu können. Ferner obliegt es der klinischen Forschung, adäquatere Methoden zur validen und reliablen Messung möglicher bedeutsamer Therapie- und Nebeneffekte, verglichen zum alleinigen Einsatz klinischer Skalen, zum Einsatz zu bringen.

Eine der wichtigsten Einsichten besteht wohl darin, dass keiner der verwendeten Zielpunkte das Leiden eines depressiven Patienten insgesamt verbessern wird und somit deren Wirksamkeitsbewertung nicht auf Grundlage des gesamten, meist heterogenen Krankheitsbildes gestützt werden sollte.

12.3.3 Einfluss der THS auf die Beziehungsebene

Nur wenige Behandlungsmöglichkeiten in der Neurologie haben einen ähnlich ausgeprägten und oftmals sofortigen Einfluss auf die Erkrankung und die damit verbundene Lebensqualität wie die THS bei Morbus Parkinson. Der therapeutische Effekt ist in der Regel mehrdimensional, mit positiven Auswirkungen hinsichtlich Tremor, Akinese, motorische Fluktuationen, eine Reduktion der Medikamenteneinnahme und konsekutiv auf Autonomie und Lebensqualität, jedoch mit eher gemischten Auswirkungen auf eine Vielzahl anderer Funktionen wie Gang, Sprache, Kognition, Motivation oder Impulskontrolle (Rossi et al. 2018). Eine Zäsur wie die THS hat jedoch nicht nur Auswirkungen auf die Patienten selbst, sondern auch auf das gesamte soziale Umfeld (Haahr et al. 2013; Merner et al. 2022). Die Belastung für die Betreuenden ist in allen Stadien der Parkinson-Krankheit zu beobachten und nimmt mit fortschreitender Erkrankung deutlich zu (Carter et al. 1998). Auch wenn dem Thema bisweilen eher wenig Aufmerksamkeit geschenkt wurde, wissen wir aus einigen wenigen Studien, dass die Erfahrungen der Partner mit den Ergebnissen der THS variabel und komplex sind und dass Veränderungen des psychologischen Status und der Lebensqualität der Partner nicht mit Veränderungen des motorischen Status oder der Lebensqualität der Patienten korrelieren müssen, wie beispielsweise bei Problemen im Bereich der sozialen Anpassung die etwa in Beziehungskonflikten manifest werden (Lewis et al. 2015; Soulas et al. 2012). Die dyadische Bewältigung ist eine systemische Konzeptualisierung der Prozesse, die Partner zur Bewältigung von Stressoren einsetzen, wie z. B. Stresskommunikation, individuelle Strategien zur Unterstützung des anderen Partners bei der Stressbewältigung und Strategien der Partner zur gemeinsamen Bewältigung, um das Wohlbefinden beider Betroffener und das Funktionieren der Beziehung zu erhalten oder wiederherzustellen. In einer kürzlich publizierten Studie fanden wir heraus, dass sich die dyadische Bewältigung und die Gesamtqualität der Beziehung nach der THS für eine Mehrheit zwar verbesserte, doch die Neigung zu Konflikten war größer, und die behandelten Personen engagierten sich weniger für Beziehungsaufgaben und Aktivitäten des täglichen Lebens (Baumann-Vogel et al. 2020). Warum sich die Bewertungen der Lebensqualität zwischen Patienten und ihren Partnern erheblich voneinander unterscheiden, trotz Absenz von dysfunktionalem dyadischem Coping, könnte unter anderem an veränderten Rollenverteilungen liegen. Klar ist, dass mehr Forschung in die Perspektive der Partner sowie auf die Beziehungsebene gelegt werden sollte. Dies widerspiegelt sich auch im Wunsch eines beträchtlichen Teils der Partner nach mehr kontextbezogener Beziehungsunterstützung nach dem Eingriff (Baumann-Vogel et al. 2020). Dieser Umstand verdeutlicht auch einen weiteren Aspekt: In klinischen Studien werden weitaus am häufigsten Verfahren der Fremdbeurteilung herangezogen, um Effekte und Nebeneffekte zu untersuchen. Seltener sind Verfahren, die auf der Selbstbeurteilung des Patienten beruhen, und praktisch inexistent sind solche, in denen die Erfahrungen Dritter (Angehörige, Pflegepersonen) abgefragt werden (Christen et al. 2012). Das könnte auch zu einer Blindheit für komplexe Nebeneffekte beitragen.

12.3.4 Weitere Aspekte der patientenzentrierten Perspektive

Neben den vielen therapeutischen Möglichkeiten steht die THS vor zahlreiche Herausforderungen. Da es bei Neurodmoulationsverfahren letztlich immer um Menschen geht, werden untenstehend weitere praktisch relevante Aspekte auf Patientenebene aufgeführt:

- Die sachgerechte Information des Patienten ist entscheidend, wenn auch oftmals nicht ausreichend, für die Bildung realistischer Erwartungen an den Eingriff.
- Der Entscheidungsfindungsprozess muss, wenn immer möglich, das Umfeld des Patienten einbeziehen (siehe ▶ Abschn. 12.3.3). Die ärztliche Fachperson sollte darauf achten, dass der Patient seine Entscheidung nicht alleine fällt; sie sollte aber auch übermäßige Ängste der Angehörigen vor „Persönlichkeitsveränderungen" abbauen, zumal solche viel seltener auftreten als teilweise dargestellt wird (Gilbert et al. 2021). Dennoch werden manchmal die Therapieeffekte vom Patienten positiv, von seinem Umfeld aber negativ beurteilt, was zu schwierigen Situationen führen kann. Zudem tritt nach dem Eingriff zuweilen das Phänomen des *satisfaction gap* auf: Die behandelnden Ärzte beurteilen die Verbesserungen positiv, doch die Patienten sind mit dem Ergebnis weniger zufrieden (Christen et al. 2014). Die Gründe dafür sind vielfältig: eine mangelnde Sensibilität für komplexe Nebeneffekte auf Seiten der Ärzte, unrealistische Erwartungen des Patienten oder auch Fehleinschätzungen des Patienten hinsichtlich seines Zustands vor dem Eingriff.
- Es werden Kriterien benötigt, um geeignete Patienten zu identifizieren und auch, um die Sicherheit des Verfahrens nach außen zu gewährleisten. Gleichzeitig können aber zu strikte Kriterien dazu führen, dass Patienten ungerechtfertigtermaßen keine Therapie erhalten, insbesondere wenn Betroffene einer Bewegungsstörung eine Vorgeschichte psychiatrischer Erkrankung haben. Dies widerspiegelt sich aktuell beispielhaft an der Diskussion, inwieweit Patienten mit Morbus Parkinson und kognitiven Störungen doch für eine THS infrage kommen sollten (Block et al. 2023).

12.4 Empfehlungen

Mit Blick auf die Ausweitung der Nutzung von Verfahren der Neuromodulation, insbesondere der THS, verdienen u. a. die folgenden Empfehlungen Beachtung:

- Weitere Förderung technologischer Fortschritte und wissenschaftlicher Erkenntnisse der zugrundeliegenden Veränderungen von Erkrankungen auf Netzwerkebene.
- Fokus auf spezfische Symptomkomplexe gerade bei heterogenen Erkrankungen. Stärkere Förderung von robusten Studien (sog. Klasse-I Evidenz) zur Untersuchung von Wirksamkeit und relativer Sicherheit bei experimentell untersuchten Indikationen oder zumindest stärkere Beachtung der Besonderheiten bezüglich der Wahl von Studiendesigns – inklusive Schaffung neuer Instrumente zur Erforschung komplexer Nebeneffekte. Hierzu gehört auch die Identifikation von Prädiktoren für das Ansprechen auf die Behandlung zwecks verbesserter Patientenselektion.
- Beachtung und besseres Verständnis des *satisfaction gap* unter Einbezug sozialer Faktoren (z. B. stärkere Erforschung von Effekten auf Beziehungsebene).

Fazit
- Techniken der Neuromodulation werfen zahlreiche klinische Gesichtspunkte sowohl auf der technologischen Ebene wie auch in der Patientenbetreuung auf, für die Kliniker sensibilisiert sein sollten.
- Die ethische Bewertung einer Neuromodulationsintervention kann sich der bekannten 4 Prinzipien biomedizinischer Ethik bedienen und muss insbesondere die zahlreichen möglichen Effekte der Technologie auf das Umfeld des Patienten berücksichtigen.

Literatur

Aebi-Müller R (2014) Der urteilsunfähige Patient – eine zivilrechtliche Auslegeordnung. http://jusletter.weblaw.ch/juslissues/2014/771.htmlprint. Zugegriffen am 22.09.2014

Baldermann JC, Schueller T, Huys D, Becker I, Timmermann L, Jessen F, Visser-Vanderwalle V, Kuhn J (2016) Deep brain stimulation for Tourette-syndrome: a systematic review and meta-analysis. Brain stimulation 9(2):296–304

Baumann-Vogel H, Bodenmann G, Schmid J, Waldvogel D, Ineichen C, Baumann CR (2020) Partners' view after subthalamic deep brain stimulation: better relationships despite patients being less active. Clinical Parkinsonism & Related Disorders 3:100052

Beauchamp TL, Childress JF (2013) Principles of biomedical ethics, 7. Aufl. Oxford University Press, Oxford

Block CK, Patel M, Risk BB, Staikova E, Loring D, Esper CD, Schorr L, Higginbotham L, Aia P, DeLong MR, Wichmann T, Factor SA, Au Yong N, Willie JT, Boulis NM, Gross RE, Buetefisch C, Miocinovic S (2023) Patients with cognitive impairment in Parkinson's disease benefit from deep brain stimulation: a case-control study. Movement Disorders Clinical Practice 10(3):382–391

Bouthour W, Mégevand P, Donoghue J, Lüscher C, Birbaumer N, Krack P (2019) Biomarkers for closed-loop deep brain stimulation in Parkinson disease and beyond. Nature Reviews Neurology 15(6):343–352

Carter JH, Stewart BJ, Archbold PG, Inoue I, Jaglin J, Lannon M, Rost-Ruffner E, Tennis M, McDermott MP, Amyot D, Barter R, Cornelius L, Demong C, Dobson J, Duff J, Erickson J, Gardiner N, Gauger L, Gray P, Kanigan B, Kiryluk B, Lewis P, Mistura K, Malapira T, Pay M, Sheldon C, Winfield L, Wolfington-Shallow K, Zoog K (1998) Living with a person who has Parkinson's disease: the spouse's perspective by stage of disease. Movement disorders: official journal of the Movement Disorder Society 13(1):20–28

Cerri S, Blandini F (2020) An update on the use of non-ergot dopamine agonists for the treatment of Parkinson's disease. Expert Opinion on Pharmacotherapy 21(18):2279–2291

Christen M, Bittlinger M, Walter H et al (2012) Dealing with side effects of deep brain stimulation: lessons learned from stimulating the STN. AJOB Neurosci 3(1):37–43

Christen M, Ineichen C, Bittlinger M, Bothe H-W, Müller S (2014) Ethical focal points in the international practice of deep brain stimulation. AJOB Neurosci 5(4):65–80

Figee M, Riva-Posse P, Choi KS, Bederson L, Mayberg HS, Kopell BH (2022) Deep brain stimulation for depression. Neurotherapeutics 19(4):1229–1245

Fregni F, El-Hagrassy MM, Pacheco-Barrios K, Carvalho S, Leite J, Simis M, Brunelin J, Nakamura-Palacios EM, Marangolo P, Venkatasubramanian G, San-Juan D, Caumo W, Bikson M, Brunoni AR (2021) Evidence-based guidelines and secondary meta-analysis for the use of transcranial direct current stimulation in neurological and psychiatric disorders. International Journal of Neuropsychopharmacology 24(4):256–313

Gilbert F, Viaña JNM, Ineichen C (2021) Deflating the "DBS causes personality changes" bubble. Neuroethics 14(Suppl 1):1–17

Glannon, W., Ineichen, C., & El-Hady, A. (2016). Philosophical aspects of closed-loop neuroscience. Imprint: Academic Press Elsevier: AMSTERDAM • BOSTON • HEIDELBERG • LONDON • NEW YORK • OXFORD • PARIS • SAN DIEGO SAN FRANCISCO • SINGAPORE • SYDNEY • TOKYO Copyright © 2016 Elsevier Inc. All rights reserved. ISBN: 978-0-12-802452-2 https://doi.org/10.1016/C2014-0-03144-9

Haahr A, Kirkevold M, Hall EO, Østergaard K (2013) 'Being in it together': living with a partner receiving deep brain stimulation for advanced Parkinson's disease – a hermeneutic phenomenological study. Journal of advanced nursing 69(2):338–347

Hariz M, Blomstedt P, Zrinzo L (2013) Future of brain stimulation: new targets, new indications, new technology. Mov Disord 28(13):1784–1792

Hariz, M., Blomstedt, Y., Blomstedt, P., & Hariz, G. M. (2023). Anthropology of Deep Brain Stimulation; the 30th Anniversary of STN DBS in 2023. Movement Disorders Clinical Practice, 10(9):1285–1292. Wiley Online Library. https://doi.org/10.1002/mdc3.13858

Hollunder B, Rajamani N, Siddiqi SH, Finke C, Kühn AA, Mayberg HS, Fox MD, Neudorfer C, Horn A (2022) Toward personalized medicine in connectomic deep brain stimulation. Progress in Neurobiology 210:102211

Holsheimer J (2003) Letters to the editor. Neuromodulation 6(4):270–273

Ineichen C, Baumann-Vogel H, Christen M (2016) Deep brain stimulation: in search of reliable instruments for assessing complex personality-related changes. Brain sciences 6(3):40

Ineichen C, Shepherd NR, Sürücü O (2018) Understanding the effects and adverse reactions of deep brain stimulation: is it time for a paradigm shift toward a focus on heterogenous biophysical tissue properties instead of electrode design only? Frontiers in human neuroscience 468. https://doi.org/10.3389/fnhum.2018.00468

12

Khairuddin S, Ngo FY, Lim WL, Aquili L, Khan NA, Fung ML, Chan YS, Temel Y, Lim LW (2020) A decade of progress in deep brain stimulation of the subcallosal cingulate for the treatment of depression. Journal of Clinical Medicine 9(10):3260

Knotkova H, Hamani C, Sivanesan E, Le Beuffe MFE, Moon JY, Cohen SP, Huntoon MA (2021) Neuromodulation for chronic pain. The Lancet 397(10289):2111–2124

Krack P, Volkmann J, Tinkhauser G, Deuschl G (2019) Deep brain stimulation in movement disorders: from experimental surgery to evidence-based therapy. Movement Disorders 34(12):1795–1810

Krames EF, Peckham PH, Rezai AR (Hrsg) (2009) Neuromodulation. Academic Press, London

Krauss JK, Lipsman N, Aziz T, Boutet A, Brown P, Chang JW, Davidson B, Grill WM, Hariz MI, Horn A, Schulder M, Mammis A, Tass PA, Volkmann J, Lozano AM (2021) Technology of deep brain stimulation: current status and future directions. Nature Reviews Neurology 17(2):75–87

Lefaucheur JP, Aleman A, Baeken C, Benninger DH, Brunelin J, Di Lazzaro V, Filipovic SR, Grefkes C, Hasan A, Hummel FC, Jääskeläinen SK, Langguth B, Leocani L, Londero A, Nardone R, Nguyen JP, Nyffeler T, Oliveira-Maia AJ, Oliviero A, Padberg F, Palm U, Paulus W, Poulet E, Quartarone A, Rachid F, Rektorova I, Rossi S, Sahlsten H, Schecklmann M, Szekely D, Ziemann U (2020) Evidence-based guidelines on the therapeutic use of repetitive transcranial magnetic stimulation (rTMS): an update (2014–2018). Clinical neurophysiology 131(2):474–528

Lewis CJ, Maier F, Horstkötter N, Eggers C, Visser-Vandewalle V, Moro E, Zurowski M, Kuhn J, Woopen C, Timmermann L (2015) The impact of subthalamic deep brain stimulation on caregivers of Parkinson's disease patients: an exploratory study. Journal of Neurology 262:337–345

Lozano AM, Lipsman N, Bergman H, Brown P, Chabardes S, Chang JW, Matthews K, McIntyre CC, Schlaepfer TE, Schulder M, Temel Y, Volkmann J, Krauss JK (2019) Deep brain stimulation: current challenges and future directions. Nature Reviews Neurology 15(3):148–160

Madur L, Ineichen C, Bergamini G, Greter A, Poggi G, Cuomo-Haymour N, Sigrist H, Sych Y, Paterna JC, Bornemann KD, Viollet C, Fernandez-Albert F, Alanis-Lobato G, Hengerer B, Pryce CR (2023) Stress deficits in reward behaviour are associated with and replicated by dysregulated amygdala-nucleus accumbens pathway function in mice. Communications Biology 6(1):422

Mar-Barrutia L, Real E, Segalás C, Bertolín S, Menchón JM, Alonso P (2021) Deep brain stimulation for obsessive-compulsive disorder: a systematic review of worldwide experience after 20 years. World journal of psychiatry 11(9):659

Martino D, Deeb W, Jimenez-Shahed J, Malaty I, Pringsheim TM, Fasano A, Ganos C, Wu W, Okun MS (2021) The 5 pillars in Tourette syndrome deep brain stimulation patient selection: present and future. Neurology 96(14):664–676

Merner AR, Fins JJ, Lázaro-Muñoz G (2022) Brain device research and the underappreciated role of care partners before, during, and post-trial. AJOB neuroscience 13(4):236–239

Mocking RJ, Graat I, Denys D (2021) Why has deep brain stimulation had so little impact in Psychiatry? Frontiers in Neurology 12:757142

Mosley PE, Paliwal S, Robinson K, Coyne T, Silburn P, Tittgemeyer M, Stephan KE, Perry A, Breakspear M (2020) The structural connectivity of subthalamic deep brain stimulation correlates with impulsivity in Parkinson's disease. Brain 143(7):2235–2254

Nowacki A, Schober M, Nader L, Saryyeva A, Nguyen TAK, Green AL, Pollo C, Krauss JK, Fontaine D, Aziz TZ (2020) Deep brain stimulation for chronic cluster headache: meta-analysis of individual patient data. Annals of neurology 88(5):956–969

Patel DM, Walker HC, Brooks R, Omar N, Ditty B, Guthrie BL (2015) Adverse events associated with deep brain stimulation for movement disorders: analysis of 510 consecutive cases. Operative Neurosurgery 11(1):190–199

Ramirez-Zamora A, Giordano J, Boyden ES, Gradinaru V, Gunduz A, Starr PA, Sheth SA, McIntyre CC, Fox MD, Vitek J, Vedam-Mai V, Akbar U, Almeida L, Bronte-Stewart HM, Mayberg HS, Pouratian N, Gittis AH, Singer AC, Creed MC, Lazaro-Munoz G, Richardson M, Rossi MA, Cendejas-Zaragoza L, D'Haese PF, Chiong W, Gilron R, Chizeck H, Ko A, Baker KB, Wagenaar J, Harel N, Deeb W, Foote KD, Okun MS (2019) Proceedings of the sixth deep brain stimulation think tank modulation of brain networks and application of advanced neuroimaging, neurophysiology, and optogenetics. Frontiers in Neuroscience 13:936

Reddy RD, Moheimani R, Gregory GY, Chakravarthy KV (2020) A review of clinical data on salvage therapy in spinal cord stimulation. Neuromodulation: Technology at the Neural Interface 23(5):562–571

Rossi M, Bruno V, Arena J, Cammarota Á, Merello M (2018) Challenges in PD patient management after DBS: a pragmatic review. Movement Disorders Clinical Practice 5(3):246–254

Schor JS, Montalvo IG, Spratt PW, Brakaj RJ, Stansil JA, Twedell EL, Bender KJ, Nelson AB (2022) Therapeutic deep brain stimulation disrupts movement-related subthalamic nucleus activity in parkinsonian mice. Elife 11:e75253

Sdrulla AD, Guan Y, Raja SN (2018) Spinal cord stimulation: clinical efficacy and potential mechanisms. Pain Practice 18(8):1048–1067

Soulas T, Sultan S, Gurruchaga JM, Palfi S, Fenelon G (2012) Changes in quality of life, burden and mood among spouses of Parkinson's disease patients receiving neurostimulation. Parkinsonism & Related Disorders 18(5):602–605

Toffa DH, Touma L, El Meskine T, Bouthillier A, Nguyen DK (2020) Learnings from 30 years of reported efficacy and safety of vagus nerve stimulation (VNS) for epilepsy treatment: a critical review. Seizure 83:104–123

Udupa K, Bahl N, Ni Z, Gunray C, Mazzella F, Moro E, Hodaie M, Lozano AM, Lang AE, Chen R (2016) Cortical plasticity induction by pairing subthalamic nucleus deep-brain stimulation and primary motor cortical transcranial magnetic stimulation in Parkinson's disease. J Neurosci 36(2):396–404

Wu H, Hariz M, Visser-Vandewalle V, Zrinzo L, Coenen VA, Sheth SA, Bervoets C, Naesström M, Blomstedt P, Coyne T, Hamani C, Slavin K, Krauss JK, Kahl KG, Raira T, Zhang C, Sun B, Toda H, Schlaepfer T, Chang JW, Régis J, Schuurman R, Schulder M, Doshi P, Mosyley P, Poologaindran A, Lazaro-Munoz G, Pepper J, Schechtmann G, Fytagoridis A, Huys D, Goncalves-Ferreira A, D'Haese PF, Neimat J, Broggi G, Vilela-Filho O, Voges J, Alkhani A, Nakajima T, Richieri R, Rjurfeldt D, Fontaine P, Martinez-Alcares R, Okamura Y, Chandler J, Watanabe K, Barcia JB, Reneses B, Lozano A, Gabriels L, De Salles A, Halpersn CH, Matthews K, Fins JJ, Nuttin B (2021) Deep brain stimulation for refractory obsessive-compulsive disorder (OCD): emerging or established therapy? Molecular psychiatry 26(1):60–65

Zeng FG (2022) Celebrating the one millionth cochlear implant. JASA Express Letters 2(7). https://doi.org/10.1121/10.0012825

Ethische Probleme bei neurochirurgischen Gehirninterventionen

Sabine Müller

Inhaltsverzeichnis

© Der/die Herausgeber bzw. der/die Autor(en), exklusiv lizenziert an Springer-Verlag GmbH, DE,
ein Teil von Springer Nature 2024
F. Erbguth, R. J. Jox (Hrsg.), *Angewandte Ethik in der Neuromedizin*,
https://doi.org/10.1007/978-3-662-69739-9_13

Bei einem 32-jährigen Patienten wurde ein großes Kraniopharyngeom neurochirurgisch entfernt, das Sehstörungen, motorische Störungen, Stoffwechselstörungen und einen gefährlichen Hydrozephalus verursacht hatte. Einige Wochen nach der lebensrettenden Operation fing der zuvor psychiatrisch unauffällige Patient an, Gegenstände von geringem Marktwert und ohne persönlichen Nutzen zu stehlen. Der Mann fühlte sich beim Stehlen wie fremdgesteuert, bereute die Diebstähle, brachte die Gegenstände teilweise zurück und suchte wegen seiner Kleptomanie medizinische Hilfe. Nichtsdestotrotz wurde er mehrfach verurteilt und inhaftiert. Außerdem entwickelte der Mann eine starke Sammelleidenschaft sowie eine Spielsucht für Computer- und Automatenspiele. Seine Persönlichkeit veränderte sich in einer Weise, die dem typischen Bild von Temporallappenepilepsie entsprach, obwohl er keine epileptischen Anfälle hatte: Er wurde umständlich, entwickelte Logorrhoe („Sprechdurchfall"), Hypergrafie (übermäßiges Schreiben) und beschäftigte sich extrem stark mit religiösen und moralischen Ideen (Nyffeler und Regard 2001). ◀

13.1 Grundlagen

Neurochirurgische Interventionen in das Gehirn sind eine besondere Herausforderung für Ärzte und Patienten, weil

- es dabei häufig um Leben und Tod geht,
- sie die biologische Basis der Person subtil oder massiv verändern können.

Dies gilt oft sowohl für die Erkrankung als auch für die neurochirurgische Behandlung. Häufig erfolgen neurochirurgische Eingriffe bei akuter Lebensgefahr, v. a. nach Schädel-Hirn-Traumata durch Unfälle oder Gewalttaten, nach Schlaganfällen oder Aneurysma-Rupturen. Auch bei der Behandlung von Hirntumoren oder arteriovenösen Malformationen geht es häufig um Leben und Tod sowie um das Risiko krankheitsbedingter Persönlichkeitsveränderungen. Ebenso bestehen bei neurochirurgischen Behandlungen von schweren, mit Behinderungen einhergehenden Krankheiten teilweise erhebliche Mortalitäts- und Morbiditätsrisiken, z. B. bei der Behandlung von Epilepsie, Morbus Parkinson, Dystonie, essenziellem Tremor, Trigeminusneuralgie, Amputationsschmerzen, sensorischen Defiziten aufgrund gutartiger Hirntumoren sowie von Rückenmarkserkrankungen bzw. -verletzungen.

Dasselbe gilt für die neurochirurgische Behandlung schwerer psychiatrischer Störungen, die seit den späten 1990er-Jahren wieder zunehmend erprobt wird, insbesondere für schwere Depressionen und Zwangsstörungen, aber inzwischen auch für eine Vielzahl weiterer Diagnosen wie Alzheimer-Demenz, Anorexia nervosa und Adipositas. In vielen Ländern (allerdings nicht in Deutschland) spielen in der psychiatrischen Neurochirurgie neben der Tiefen Hirnstimulation (THS) auch stereotaktische Läsionsverfahren eine Rolle (Sun und De Salles 2015).

Neben der klassischen Neurochirurgie, die insbesondere offene Operationen am Gehirn (mit Kraniotomie) sowie stereotaktische Operationen inklusive der Implantation von Elektroden für die THS umfasst, spielt die ambulant durchführbare Radiochirurgie eine immer größere Rolle. Unter Radiochirurgie wird die Zerstörung eines umschriebenen Gewebevolumens durch die einmalige, fokussierte, hoch dosierte Bestrahlung eines exakt definierten Zielvolumens bei Schonung des umgebenden Gewebes verstanden. Die Radiochirurgie ermöglicht auch die erfolgreiche Behandlung von arteriovenösen Malformationen und Hirntumoren in operativ nur schwer zugänglichen Regionen des Gehirns. Auch Trigeminusneuralgien und manche Epilepsieursachen lassen sich radiochirurgisch behandeln. Die wichtigsten radiochirurgischen Methoden sind die Gamma Knife-Therapie und die Cyberknife-Therapie. Seit wenigen Jahren ist auch der Magnetresonanz-gesteuerte fokussierte Ultraschall (MRgFUS) dazugekommen.

Das **Gamma Knife** (Hersteller: Elekta, Schweden) ist ein Gerät zur stereotaktischen Radiochirurgie im Kopfbereich. Das Gerät bündelt durch einen helmförmigen Kollimator γ-Strahlen aus 201 Kobalt-60-Strahlenquellen sternförmig in einem gemeinsamen Punkt, um ein umschriebenes Gewebevolumen im Gehirn oder in den Augen durch eine einmalige, fokussierte, hoch dosierte Bestrahlung zu zerstören. Die Hauptindikationen sind hirneigene Tumoren, Hirnmetastasen sowie arteriovenöse Malformationen. Weitere Indikationen sind Aderhautmelanome, Trigeminusneuralgie, Epilepsie und Zwangsstörungen.

Das **Cyberknife** (Hersteller: Accuray, USA) ist ein auf einen 6-Achsen-Industrieroboter montierter Linearbeschleuniger für radiochirurgische Behandlungen. Anders als das Gamma Knife ist es auch für Behandlungen außerhalb des Kopfes geeignet, insbesondere zur Behandlung von Tumoren der Wirbelsäule, von bestimmten Bronchial-, Leberzell- und Prostatakarzinomen, Lungen- und Lebermetastasen.

Magnetresonanz-gesteuerter fokussierter Ultraschall (MRgFUS) ist ein neu entwickeltes Verfahren zur interventionellen Neuromodulation durch gezielte, nichtinvasive thermische Läsion sehr kleiner Strukturen des Gehirns. Derzeit ist für die klinische Anwendung nur das ExAblate®-Neuro-System der Firma InSightec (Haifa, Israel) zugelassen. Es wird insbesondere zur Behandlung von essenziellem Tremor, Zwangsstörungen und Depression eingesetzt.

Das Spektrum der Indikationen für neurochirurgische Behandlungen verändert sich in der letzten Zeit deutlich. Wie groß der relative Anteil der verschiedenen Indikationen für neurochirurgische Behandlungen ist, wird zum einen vom medizintechnischen Fortschritt, zum anderen von gesellschaftlichen Entwicklungen beeinflusst. So hängt die Inzidenz von Schädel-Hirn-Traumata davon ab, ob Krieg oder Frieden herrscht und wieviele Gewalttaten ausgeübt werden, aber auch von der Verfügbarkeit von Schusswaffen und von der Straßenverkehrsordnung. Beispielsweise haben die Anschnallpflicht für Autofahrer, die Helmpflicht für Kraftradfahrer und die

Einführung von Tempo-30-Zonen die Zahl von Schädel-Hirn-Traumata reduziert; eine Helmpflicht für Radfahrer und E-Scooter-Fahrer würde sie weiter senken. Die Inzidenz von Schlaganfällen wird stark durch Ernährungs- und Lebensgewohnheiten (z. B. Rauchen, Bewegungsmangel) beeinflusst sowie durch die Altersstruktur einer Gesellschaft.

Derzeit lassen sich zwei Trends beobachten, die die relativen Anteile der verschiedenen Indikationen für neurochirurgische Behandlungen stark beeinflussen:

- Einerseits sind viele Hirntumoren und arteriovenöse Malformationen heute mittels Radiochirurgie oder (fraktionierter) Strahlentherapie mindestens genauso effektiv und meist nebenwirkungsärmer therapierbar als mittels Mikrochirurgie. Dasselbe gilt für verschiedene funktionelle Störungen wie Epilepsie und Trigeminusneuralgie. Dadurch nimmt der Anteil von Gehirnoperationen aufgrund dieser Indikationen ab. Zum Teil bedeutet dies eine Verschiebung innerhalb der Neurochirurgie (von der Mikrochirurgie zur Radiochirurgie), z. T. aber auch von der Neurochirurgie in die Strahlentherapie (fraktionierte Strahlentherapie mit Linearbeschleuniger).
- Andererseits nimmt die Nachfrage nach neurochirurgischen Behandlungen von Morbus Parkinson sowie von psychiatrischen Krankheiten derzeit stark zu. Hier kommen also zusätzliche Patienten aus anderen Fachgebieten (Neurologie und Psychiatrie) in die Neurochirurgie.

Wie sich diese Entwicklungen auf die Neurochirurgie auswirken werden, ist derzeit schwer abschätzbar, zumal diese von weiteren Faktoren wie der Finanzierung bestimmter Therapieoptionen durch die Krankenkassen sowie – v. a. für die psychiatrische Neurochirurgie – von deren gesellschaftlicher Akzeptanz beeinflusst werden.

13.2 Neurochirurgische Dilemmata

In der Neurochirurgie stellen sich häufig Dilemmata, da der therapeutische Effekt unter Umständen nur für einen hohen Preis in Form von Risiken gefährlicher Komplikationen und/oder schwerwiegender Nebenwirkungen zu haben ist.

Risiken bei neurochirurgischen Eingriffen

- Mortalität
- Kognitive Verschlechterungen
- Gedächtnisprobleme
- Sensorische oder motorische Defizite
- Lähmungen
- Epilepsie
- Chronische Schmerzen
- Emotionale Störungen bis zu Persönlichkeitsveränderungen mit verändertem Sozialverhalten

---

Die Risiken sind aufgrund der Unvorhersehbarkeit des tatsächlichen Operationsverlaufs und möglicher Komplikationen wie Blutungen, postoperativen Entzündungen und Schwellungen im Einzelfall schwer abschätzbar.

Diesen Risiken stehen die **Risiken der Nichtbehandlung** gegenüber, also häufig der Tod oder ein schwerer, fortschreitender Krankheitsverlauf, häufig ebenfalls mit persönlichkeitsverändernden Folgen, die u. U. durch eine Operation vermeidbar wären (Müller 2007).

Neurochirurgische Dilemmata – Beispiele

- Bei der Behandlung von malignen Gliomen tritt häufig das Dilemma von Lebensdauer und Lebensqualität sowie Erhaltung der Persönlichkeit auf:
  - Einerseits sollten die Tumoren so vollständig wie möglich entfernt werden, um die Überlebenszeit zu verlängern.
  - Andererseits kann die Resektion von zu viel funktionell wichtigem Gehirngewebe zu kognitiven und psychischen Störungen (v. a. Apathie, Depression) oder problematischen Persönlichkeitsveränderungen führen (insbesondere bei Resektionen im Frontalhirn).
- Auch die Behandlung von Kindern mit Kraniopharyngeomen stellt ein neurochirurgisches Dilemma dar:
  - Einerseits ist die vollständige Entfernung von Kraniopharyngeomen anzustreben, da diese, wenn nicht vollständig entfernt, fast immer nachwachsen.
  - Andererseits hat die vollständige Resektion häufig Verschlechterungen der visuellen und endokrinologischen Funktionen, Übergewicht sowie kognitive, affektive und Verhaltensstörungen zur Folge (Dhellemmes und Vinchon 2006).
- Bei der Epilepsiechirurgie kann ebenfalls das Dilemma von vollständiger Resektion des epileptischen Fokus und postoperativen Funktionseinschränkungen auftreten (z. B. Gedächtnisstörungen, Gesichtsfeldeinschränkungen oder motorische Störungen), wenn der Epilepsieherd in einer eloquenten Region liegt (Rona 2015).

Kraniopharyngeome sind gutartige Gehirntumoren, die unbehandelt zu Sehstörungen bis zur Blindheit führen. Da sie der Hypophyse und dem Hypothalamus, die Wachstum, Körpergewicht, Pubertätsentwicklung und Flüssigkeitshaushalt steuern, benachbart sind und auf diese Gewebe Druck ausüben können, führen Kraniopharyngeome häufig zu Übergewicht oder Abmagerung, exzessivem Wachstum oder Minderwuchs, Ausbleiben oder verfrühtem Pubertätsbeginn sowie Störungen des Durstgefühls, des Tag-Nacht-Rhythmus und der Konzentrationsfähigkeit.

13.3 Persönlichkeitsveränderungen nach neurochirurgischen Behandlungen von Hirntumoren

Über die Prävalenz von psychischen Veränderungen bis hin zu Persönlichkeitsveränderungen nach Gehirnoperationen zur Behandlung von Gehirntumoren ist wenig bekannt. Die Studien konzentrieren sich auf Überlebensstatistiken und objektivierbare neurologische Defizite.

Nach neurochirurgischen Behandlungen von Hirntumoren wurden positive und negative Persönlichkeitsveränderungen berichtet (Überblick: Müller 2014, S. 16–18, 24–25).

■ **Positive Persönlichkeitsveränderungen**

In einigen Fällen kam es nach Hirntumorresektion zu einem derart deutlichen Rückgang einer Persönlichkeitsstörung, dass man durchaus von „Psychotherapie mit dem Skalpell" sprechen kann. Ein bekannter Fall dieser Art ist ein Mann, der durch einen Hirntumor im Frontallappen mit Infiltration des Hypothalamus hypersexuell und enthemmt geworden war. Nach Resektion des Hirntumors normalisierte sich sein Verhalten, doch mit einem Tumorrezidiv traten die Persönlichkeits- und Verhaltensstörungen wieder auf (Burns und Swerdlow 2003).

Weitere Fälle wurden von Patienten mit gutartigen oder bösartigen Frontalhirn- oder temporolimbischen Tumoren berichtet, die verschiedene psychiatrische Störungen entwickelt hatten (Filley und Kleinschmidt-DeMasters 1995). Bei sieben von acht dieser Patienten waren die psychiatrischen Symptome nach Neurochirurgie, Bestrahlung und/oder Chemotherapie substanziell verbessert oder verschwunden (Filley und Kleinschmidt-DeMasters 1995). Die Resektion von Temporallappentumoren bei zwei Kindern mit epileptischen Anfällen und ungewöhnlich aggressivem und anti-

sozialem Verhalten kurierte nicht nur deren Epilepsie, sondern reduzierte auch ihre Aggressivität signifikant (Nakajii et al. 2003). Bei einer Patientin mit extremer Trennungsangst verschwand diese nach Resektion eines Astrozytoms in der rechten Amygdala (Chen et al. 2015).

■ **Negative Persönlichkeitsveränderungen**

Häufig treten nach Hirntumorbehandlungen mit Neurochirurgie, Strahlentherapie und Chemotherapie aber kognitive Verschlechterungen, insbesondere Verschlechterungen des Arbeitsgedächtnisses, der Aufmerksamkeit und der Exekutivfunktionen auf (De Luca et al. 2009). Es ist schwierig, die Prävalenz dieser Folgen zu bestimmen, da die meisten Studien keine präoperativen Werte erfassen und wegen der multimodalen Behandlungen der Einfluss der Tumoren und der verschiedenen Behandlungsarten kaum zu unterscheiden ist (De Luca et al. 2009). Nach Hirntumorresektion treten deutlich mehr emotionale und soziale Dysfunktionen auf als bei anderen neurochirurgischen Patienten, v. a. Depressionen, Ärgerlichkeit, Gleichgültigkeit, Hilflosigkeit, Fatigue, Störung der Gefühlskontrolle und sozial unangemessenes Verhalten (Andrewes et al. 2003).

Einflussfaktoren für Art und Schweregrad der kognitiven, emotionalen und sozialen Dysfunktionen sind die Lokalisation, Lateralität und Malignität des Tumors (Andrewes et al. 2003; De Luca et al. 2009). Tumorresektionen im Bereich der Frontallappen können einen Mangel an Emotionen und Probleme mit der Entscheidungsfindung verursachen, selbst bei intakten kognitiven Funktionen. In schweren Fällen kann daraus Psychopathie resultieren (Eslinger et al. 2004).

In seltenen Fällen können nach der Resektion von Hirntumoren psychiatrische Symptome neu auftreten. Beispielsweise entwickelte ein Patient ohne psychiatrische Vorerkrankungen nach der Resektion eines sehr großen Hämangioperizytoms in der mittleren Schädelgrube eine schwere Depression mit Psychose (Sade et al. 2006). Ein anderer Patient entwickelte nach Resektion eines Kraniopharyngeoms Logorrhö, Hypergrafie, Kleptomanie, Spielsucht und Besessenheit von religiösen und moralischen Ideen (Nyffeler und Regard 2001).

Sogar Hirntumorresektionen aus Gehirnarealen, die bis vor kurzem als nicht relevant für Kognition, Persönlichkeit und Verhalten angesehen wurden, können vielfältige neuropsychiatrische und Verhaltensstörungen verursachen. Das liegt daran, dass das Gehirn trotz seines modularen Aufbaus hochgradig vernetzt ist und höhere Funktionen auf basalen, insbesondere motorischen Funktionen aufbauen. Beispielsweise hat die Resektion von gutartigen Kleinhirntumoren bei 28% von 148 betroffenen Kindern das Posterior-Fossa-Syndrom mit den Symptomen Mutismus, oropharyngeale Dyspraxie, emotionale Labilität, verschiedenen neuropsychiatrischen Störungen und autistischem Verhalten verursacht (Catsman-Berrevoets und Aarsen 2010).

13.4 Persönlichkeitsveränderungen nach Epilepsiechirurgie

Auch nach einer Epilepsiechirurgie werden sowohl positive als auch negative Persönlichkeitsveränderungen berichtet (Hamberger und Drake 2006; Téllez-Zenteno et al. 2007; Spencer und Huh 2008; Macrodimitris et al. 2011; Übersicht: Müller 2014, S. 19–21, 25–27). Allerdings ist das Thema Persönlichkeitsveränderungen nach Epilepsiechirurgie in der medizinischen Forschung unterrepräsentiert: Nach dem systematischen Review von Macrodimitris et al. (2011) haben nur 1,3% aller Aufsätze zur Epilepsiechirurgie (68 von 5061) über die psychiatrischen Folgen der Eingriffe berichtet. Nur wenige Studien fokussieren auf

psychosoziale Veränderungen nach Epilepsiechirurgie (z. B. Eliashiv et al. 1997; Dupont et al. 2006; Wilson et al. 2010; Coleman et al. 2020). Dieser Mangel an wissenschaftlicher Aufmerksamkeit ist problematisch, da kognitive, affektive, Verhaltens- und Persönlichkeitsveränderungen nach Epilepsiechirurgie sehr häufig sind (Macrodimitris et al. 2011; Spencer und Huh 2008; Téllez-Zenteno et al. 2007). Außerdem sind die psychischen Veränderungen entscheidend für die Zufriedenheit mit dem Operationsergebnis, wie eine Befragung von Eltern epilepsiekranker Kinder gezeigt hat: Für die postoperative Zufriedenheit waren die kognitiven Verbesserungen sowie positive Veränderungen von Charakter und Verhalten relevanter als die Reduktion der epileptischen Anfälle und der Medikamentenanzahl (Bach et al. 2020). Welche neuropsychiatrischen Folgen eine neurochirurgische Epilepsiebehandlung im Einzelfall haben wird, ist schwer vorhersehbar. Als guter Prädiktor für den postoperativen psychiatrischen und psychosozialen Status gilt die postoperative Anfallskontrolle (Foong und Flugel 2007; Macrodimitris et al. 2011; Spencer und Huh 2008; Téllez-Zenteno et al. 2007). Darüber hinaus hängen die neuropsychiatrischen Folgen der Epilepsiechirurgie von der Lokalisation und der Art der Läsion ab (Spencer und Huh 2008). Auch die präoperative Persönlichkeit und präoperative psychische Störungen beeinflussen die postoperative Persönlichkeit und die psychosoziale Situation (Barbieri et al. 2011; Koch-Stoecker 2002; Wilson et al. 2010). Weitere Einflussfaktoren (Größe, Typ, Lateralität und Lokalisation der Läsion, Alter bei der Operation u. a.) werden kontrovers diskutiert.

■ **Positive Persönlichkeitsveränderungen**
Nach Epilepsiechirurgie überwiegen positive Persönlichkeitsveränderungen (Macrodimitris et al. 2011). Vor allem Depressionen, Angst-, Zwangs- und Verhaltensstörungen verbessern sich häufig, bei Kindern oft auch

aggressives Verhalten (Foong und Flugel 2007). Die wichtigsten postoperativen Verbesserungen bei Kindern sind eine verringerte Hyperaktivität, ein größeres emotionales Wohlbefinden und eine bessere Sozialisation (Spencer und Huh 2008). Nach (Teil-)Resektion des Temporallappens (z. B. bei Hippokampus-Sklerose) verbessern sich häufig auch die kognitiven Funktionen und das verbale Gedächtnis (Spencer und Huh 2008).

Viele Patienten fühlen sich nach der Operation selbstbewusster, gewinnen neue Selbstbestimmung und Freiheit, haben weniger Angst vor Anfällen und eine höhere gesundheitsbezogene Lebensqualität (Ozanne et al. 2016). Patienten mit schlechten Ergebnissen leiden jedoch unter den psychologischen Folgen der Operation und erhalten wenig Unterstützung (Ozanne et al. 2016).

■ **Negative Persönlichkeitsveränderungen**

Auf der anderen Seite können nach Epilepsiechirurgie neurologische und neuropsychiatrische Störungen auftreten, wobei Operationstechnik und Läsionsort entscheidende Einflussfaktoren sind. Nach anteriorer mesialer Temporallobektomie leiden 0,4–4% der Patienten unter Hemianopsie, Aphasie, motorischen oder sensorischen Defiziten oder Hirnnervenlähmungen. Nach Resektionen im Neokortex haben bis zu 10% der Patienten motorische, visuelle oder kognitive Defizite (Spencer und Huh 2008). Deutliche Verschlechterungen des verbalen Gedächtnisses treten bei 19–50% der Patienten nach Resektionen des dominanten Temporallappens auf (Spencer und Huh 2008).

Auch psychiatrische Störungen verschlimmern sich bei manchen Patienten nach Epilepsiechirurgie, oder sie treten erstmals auf (Spencer und Huh 2008), insbesondere Depression und Angststörungen (Macrodimitris et al. 2011; Yrondi et al. 2017). Eine besonders gefürchtete Komplikation sind Psychosen; darunter leiden 1–5% der Patienten nach Epilepsiechirurgie (Spencer und Huh 2008). Bei 4–30% der Patienten treten neue affektive Störungen auf (Spencer und Huh 2008). Auch Veränderungen des Sexualverhaltens, typischerweise Hypersexualität, kommen nach Temporallobektomie vor, häufig zusammen mit Depression, Angststörungen und Persönlichkeitsveränderungen (Baird et al. 2002, 2007; Ozmen et al. 2004). Bei Kindern sind in einigen Fällen *de novo* Zwangsstörungen aufgetreten, oder Verhaltensprobleme haben sich verschlimmert (Foong und Flugel 2007). Aus ethischer Sicht ist besonders problematisch, dass Persönlichkeitsveränderungen und affektive und kognitive Veränderungen sehr häufig nach Epilepsiechirurgie auftreten, die Medizin aber wenig über deren Ursachen weiß und wenig dazu forscht. Dieses Wissensdefizit macht die Entscheidungsfindung für die Patienten (oder ggf. für deren rechtliche Vertreter) extrem schwierig, da sie unter großer Unsicherheit existenzielle Entscheidungen treffen müssen.

13.5 Psychiatrische Neurochirurgie

Während die THS von den meisten Medizinethikern als etwas grundlegend Anderes als die historische Psychochirurgie und als grundsätzlich ethisch vertretbar angesehen wird, gilt das für die moderne ablative psychiatrische Neurochirurgie nicht. Tatsächlich ist diese von Medizinethikern weitgehend ignoriert worden, während die psychiatrische THS intensiv diskutiert wird. Dieser „blinde Fleck" ist nicht zu rechtfertigen, da die ablativen Behandlungen zum einen vermutlich zahlenmäßig dominieren und zum anderen der THS keineswegs grundsätzlich unterlegen sind.

Die Verfahren der psychiatrischen Neurochirurgie basieren auf unterschiedlichen Paradigmen:

- Quick Fix (ablative Mikrochirurgie mittels Thermoablation oder Radiofrequenzablation),
- Minimalinvasivität (Radiochirurgie mittels Gamma Knife, Cyberknife oder MRgFUS) bzw.
- Modulierbarkeit (THS).

Die verschiedenen Verfahren haben jeweils unterschiedliche Nutzen-Risiko-Profile und unterschiedliche Ausschlusskriterien.

Verfahren der psychiatrischen Neurochirurgie – Vorteile (Müller et al. 2015a; Müller 2017a)

- **Radiochirurgie:** Hauptvorteil Minimalinvasivität, ambulante Durchführbarkeit, keine Narkose und keine Öffnung des Schädels, minimale Risiken für Nebenwirkungen
- **MRgFUS:** Hauptvorteil Minimalinvasivität, ambulante Durchführbarkeit, keine Narkose und keine Öffnung des Schädels, minimale Risiken für Nebenwirkungen, keine radioaktive Strahlung
- **Ablative Mikrochirurgie:** schneller Wirkungseintritt, im Gegensatz zur THS keine Langzeitrisiken für Entzündungen und Hardware-Komplikationen
- **THS:** Modulierbarkeit und weitgehende Reversibilität

Da bei radiochirurgischen Behandlungen die Wirkung erst nach Monaten allmählich eintritt, können die Patienten sich psychologisch besser an die neue Situation anpassen (Lindquist et al. 1991). Die Veränderungen können dann eher als eigene Entwicklung empfunden werden. Auch die Erfahrung des Manipuliertwerdens, das THS-Patienten beim Einstellen ihrer Stimulationsparameter haben können, machen mikro- und radiochirurgisch behandelte Patienten nicht. Allerdings gibt es bei ihnen nur eingeschränkte Möglichkeiten, die Wirkung zu dosieren, und keine Möglichkeit, sie wieder zu beenden (Müller et al. 2015a).

Eine grundsätzliche Überlegenheit eines Verfahrens lässt sich weder aus klinischer noch aus ethischer Perspektive begründen (Müller et al. 2015a, b; Müller et al. 2022). Daher ist ein differenzierter, vorurteilsfreier Vergleich der verschiedenen Methoden erforderlich. Statt eines pauschalen Ausschlusses ablativer Verfahren sollte gemeinsam mit jedem Patienten erörtert werden, welches Verfahren aus medizinischer Sicht am geeignetsten für ihn ist und am besten zu seiner sozialen Situation und seinen Wertvorstellungen und Präferenzen passt.

13.6 Ethische Fragen

13.6.1 Gehirneingriffe und Autonomiefähigkeit

Gehirneingriffe können die Autonomiefähigkeit verschlechtern oder ganz auslöschen, aber auch verbessern und sogar wiederherstellen. In manchen Fällen müssen autonome Patienten über Gehirneingriffe entscheiden, die ihre Autonomiefähigkeit für immer zerstören könnten; in anderen Fällen müssen Dritte über Eingriffe an krankheits- oder verletzungsbedingt nicht-autonomen Patienten entscheiden, die deren Autonomiefähigkeit eventuell wiederherstellen können.

Für die ethische Bewertung von neurochirurgischen Eingriffen, die die Autonomiefähigkeit von Patienten verändern können, ist ein neurowissenschaftlich und neurophilosophisch fundiertes Autonomiekonzept erforderlich. Es ist insbesondere zu berücksichtigen, inwiefern die Voraussetzungen der Autonomiefähigkeit durch

Gehirnerkrankungen oder -verletzungen beeinträchtigt und durch bestimmte Gehirneingriffe positiv oder negativ verändert werden können. Die Autonomiefähigkeit ist dabei als multidimensionale, graduelle Eigenschaft zu verstehen, die von bestimmten biologischen und sozialen Voraussetzungen abhängt. Dazu gehören neben kognitiven Fähigkeiten auch ein intaktes (emotionales) Bewertungssystem, die Fähigkeit zur Selbstkontrolle und Urteilsfähigkeit (Walter 2001; Müller und Walter 2010). Die positive Pflicht, die Autonomiefähigkeit zu fördern, sollte nicht nur beinhalten, die Entscheidungsfähigkeit des Patienten durch Information und Aufklärung zu stärken, sondern auch, die Autonomiefähigkeit von Patienten durch geeignete medizinische Maßnahmen wiederherzustellen, falls diese krankheits- oder verletzungsbedingt eingeschränkt ist (Müller und Walter 2010; Müller 2014, S. 96–104; Müller 2017b).

13.6.2 Persönlichkeitsveränderungen durch Gehirneingriffe

Während psychische Veränderungen bei den meisten neurochirurgischen Eingriffen unerwünschte Nebenwirkungen sind, werden diese zunehmend zum Ziel der Interventionen.

Iatrogene Persönlichkeitsveränderungen werfen komplexe ethische Fragen auf, die über die traditionellen Fragen nach Nonmalefizienz und Benefizienz hinausgehen:

> **Ethische Problematik von Persönlichkeitsveränderungen infolge von neurochirurgischen Eingriffen**
>
> − Sind Eingriffe in das Gehirn mit dem Risiko von Persönlichkeitsveränderungen ethisch legitim und wenn ja, unter welchen Bedingungen?

> − Nach welchen Kriterien sind Persönlichkeitsveränderungen zu bewerten?
> − Wie soll mit Persönlichkeitsveränderungen, die eine Disposition zu fremdschädigendem Verhalten beinhalten (z. B. Hypomanie, Hypersexualität oder Aggressivität), umgegangen werden?
> − Sind neurochirurgische Eingriffe legitim, mit denen die Persönlichkeit des Patienten dauerhaft verändert werden soll, oder sind allenfalls reversible Persönlichkeitsveränderungen ein legitimes Behandlungsziel?
> − Sind allmählich einsetzende Persönlichkeitsveränderungen abrupten Veränderungen vorzuziehen?

Je mehr die Neurochirurgie in der Lage ist, Persönlichkeitseigenschaften und damit die Disposition für das zukünftige Verhalten von Patienten gezielt zu verändern, desto mehr wird eine ethische Auseinandersetzung mit der Bewertung von Persönlichkeiten erforderlich. Dies ist tatsächlich eine Aufgabe für die Ethik, nicht für die Medizin inklusive Psychiatrie. Denn die Bewertung von Persönlichkeiten, Persönlichkeitseigenschaften und Persönlichkeitsveränderungen ist eine normative, keine deskriptive Angelegenheit (Müller 2014, S. 129–131). Eine solche Bewertung ist notwendig, um überhaupt Therapieziele bestimmen und Therapieerfolge messen zu können. Die moderne Psychiatrie und Psychologie verwenden pragmatische Maßstäbe, die v. a. am Wohlergehen des Patienten orientiert sind, jedoch auch an gesellschaftlichen Anforderungen und teilweise an moralischen Urteilen. Die sozialen und moralischen Aspekte sind aber hinter medizinischer Terminologie verborgen. So werden Persönlichkeitseigenschaften, die zu fremdschädigendem und unmoralischem Verhalten disponieren, als „gestört" statt als „böse" oder „unmoralisch" klassifiziert.

Beispiele sind Psychopathie und Pädophilie (Münch et al. 2020).

Tatsächlich sind die Grenzen zwischen Psychopathologie und Amoralität unscharf. Im Fall hirnorganischer Persönlichkeitsveränderungen (z. B. läsionsverursachte Psychopathie, frontotemporale Demenz) verwischen die Grenzen zwischen „*mad*" und „*bad*". Denn einerseits ist das dadurch resultierende Verhalten moralisch falsch, andererseits trägt der Betroffene keine Schuld an der Persönlichkeitsveränderung und teilweise auch nicht an dem dadurch beeinflussten Verhalten.

Eine Disposition zu amoralischem Verhalten kann ganz unterschiedliche Ursachen haben, z. B.:

- eine genetische Komponente,
- Entwicklungsstörungen,
- Hirnläsionen in Folge von Gewalteinwirkung, Unfällen oder neurochirurgischen Eingriffen,
- Neurodegeneration,
- Gewalterfahrungen und Vernachlässigung in der Kindheit
- Einfluss bestimmter Ideologien
- Sozialisation in einem amoralischen Umfeld.

Für eine ethische Beurteilung von möglicherweise persönlichkeitsverändernden Gehirneingriffen reicht es aber nicht aus, die wertungsabstinente bzw. -verschleiernde psychiatrische Diagnostik heranzuziehen. Vielmehr sollten Gehirneingriffe, die die Persönlichkeit eines Patienten so verändern könnten, dass er danach voraussichtlich ein primär moralisch problematisches Verhalten zeigen wird (z. B. Hyperaggressivität, Enthemmtheit, Rücksichtslosigkeit, Pädosexualität, Sadismus), explizit aus ethischen Gründen abgelehnt werden (Müller 2014, S. 129–131; Müller et al. 2014).

13.7 Empfehlungen für Forschung und Klinik

Obwohl es für manche Dilemmata der Neurochirurgie (bisher) keine Lösung gibt, lassen sich viele Dilemmata jedoch durch geeignete Strategien in Forschung und Klinik vermeiden oder entschärfen.

Minimalinvasivität Je präziser das Zielgebiet behandelt und je besser das übrige Gehirngewebe geschont wird, desto geringere Nebenwirkungen sind zu erwarten; dies gilt auch für eingriffsbedingte Persönlichkeitsveränderungen. Insofern ist Minimalinvasivität die wichtigste Strategie, ethische Dilemmata in der Neurochirurgie zu vermeiden. Die moderne Neurochirurgie kommt diesem Ziel ständig näher. Bildgebende Verfahren ermöglichen immer präzisere Behandlungen, indem sie die für die Eingriffe notwendigen neuroanatomischen Daten liefern und ermöglichen, die Läsionen genau zu lokalisieren, biologische Parameter von Hirntumoren (Durchblutung, Sauerstoffversorgung, Zucker- und Eiweißstoffwechsel, WHO-Grad) zu ermitteln sowie Strahlennekrosen von Tumorrezidiven zu unterscheiden. Durch den Einsatz von Operationsmikroskopen, intraoperativem Ultraschall, intraoperativen MRT, intraoperativem elektrophysiologischem Monitoring, Endoskopie und Neuronavigation sind die meisten neurochirurgischen Operationen inzwischen minimalinvasive Eingriffe geworden. Darüber hinaus bietet die Radiochirurgie in vielen Fällen einen Ausweg aus den neurochirurgischen Dilemmata.

Evidenzbasierte Bewertung verschiedener therapeutischer Verfahren Wichtig ist eine unabhängige Evaluation verschiedener neurochirurgischer Verfahren hinsichtlich

Wirksamkeit, Risiken und Nebenwirkungen. Vielfach ist das noch ein Desiderat. Ideal, aber aus praktischen und ethischen Gründen nur teilweise umsetzbar sind prospektive, randomisierte, doppelblinde Multicenterstudien, um Effektivität, Effizienz und Nebenwirkungsraten verschiedener Verfahren zu vergleichen (Müller et al. 2022). So ist die Randomisierung in der Neurochirurgie aus ethischen sowie praktischen Gründen problematisch, außer wenn die betreffenden Patienten keine Präferenz für eine bestimmte Behandlungsalternative haben und diese ein ähnliches Nutzen-Risiko-Profil aufweisen. Als Alternative zu randomisierten Studien kommen Studien infrage, in denen Patienten sich frei für eine Therapie entscheiden können und jeweils paarweise gematcht werden. Bei der Radiochirurgie und Strahlentherapie sind Randomisierung und Doppelverblindung technisch unproblematisch, ethisch aber nur dann akzeptabel, wenn für keinen Patienten die Behandlung in unzumutbarer Weise aufgeschoben wird. Bei MRgFUS ist die Verblindung der Patienten schwierig, da diese die Behandlung in der Regel spüren. Bei der THS ist eine Doppelverblindung nur hinsichtlich der Stimulation, aber nicht hinsichtlich der Operation ethisch zulässig. Dabei ist zwischen zwei verschiedenen Formen der Verblindung zu unterscheiden: (1) *Staggered onset*: Die Patienten werden zufällig einer Gruppe mit aktiver Stimulation oder einer Gruppe mit scheinbarer Stimulation zugeteilt; anschließend folgt eine Phase, in der alle Patienten die Stimulation erhalten. (2) *Cross-over*: Alle Patienten erhalten eine aktive Stimulation, und die Stimulationsparameter werden individuell optimiert. Anschließend wird die Stimulation in der ersten Gruppe fortgesetzt und in der zweiten Gruppe ohne Wissen der Patienten abgeschaltet. Nach einigen Wochen wird in der ersten Gruppe die Stimulation ausgeschaltet und in der zweiten Gruppe eingeschaltet. Tatsächlich kann nur die erste Methode eine wirksame Kontrolle leisten, da beim Cross-over möglicherweise Entzugserscheinungen nach Abschalten der Stimulation gemessen werden, die mit einer Wirkung der Stimulation verwechselt werden (Müller et al. 2022).

Es sollten mehr Langzeitstudien durchgeführt werden, um die Behandlungsergebnisse im längeren Verlauf beurteilen zu können. Die Forschungsergebnisse sollten zum einen zügig in Leitlinien eingearbeitet, zum anderen vom Gemeinsamen Bundesausschuss berücksichtigt werden, um über die Finanzierung von bestimmten Therapien zu entscheiden. Die strikte Orientierung an wissenschaftlicher Evidenz ist ein wichtiges Mittel zum Schutz vor der Forcierung von Therapien, die zwar für Gerätehersteller, Pharmafirmen oder medizinische Leistungsanbieter profitabel sind, für Patienten aber keine positive Nutzen-Schaden-Bilanz aufweisen.

Case Registries Es sollten internationale Datenbanken eingerichtet werden, in die die Daten aller klinischen Studien und individuellen Heilversuche eingespeist werden müssen, um einen *Publikations-Bias* mit seinen negativen Konsequenzen zu verhindern, insbesondere zu optimistische Bewertungen bestimmter Therapien, darauf basierende falsche Therapieempfehlungen, die mehrfache Wiederholung bereits gescheiterter Therapieversuche und Studien. Ideal wäre die Entwicklung einer *living database* mit offenem Zugang für Ärzte und Patienten, in der diese Informationen ständig aktualisiert werden.

Umfassende Untersuchung von Nebenwirkungen inklusive psychosozialer Folgen Die umfassende Untersuchung von Nebenwirkungen von Gehirninterventionen einschließlich unerwünschter psychosozialer Folgen ist notwendig, um die verschiedenen Therapieoptionen vergleichen zu können. Dabei kann auch die wissenschaftliche Auswertung von Einzelfällen Entscheidendes zum Verständnis der physiologischen und pathologischen Gehirnmechanismen beitragen. In Studien sollten nicht nur Durchschnittswerte veröffentlicht werden, sondern auch die Spannbreite der positiven und negativen Therapieergebnisse.

Beratung Patienten benötigen evidenzbasierte Informationen über die Chancen und Risiken der verschiedenen Therapieoptionen. Die Beratung sollte möglichst durch multidisziplinäre Teams erfolgen, die über alle verfügbaren Therapieoptionen und deren Chancen und Risiken (einschließlich des Risikos psychischer Veränderungen) umfassend informieren. Individuelle Wertvorstellungen und die Lebenssituation der Patienten sollten dabei berücksichtigt werden. *Shared Decision Making* sollte Standard werden. Bei der Beratung sollten mögliche Interessenkonflikte der behandelnden Ärzte bzw. Kliniken offengelegt werden.

Ein- und Ausschlusskriterien Klar definierte Ein- und Ausschlusskriterien sollten einerseits einen gerechten Zugang zu den Behandlungsmöglichkeiten geben, andererseits besonders vulnerable Patienten schützen. Die Kriterien sollten allgemeingültig sein, aber individuelle Ausnahmen in begründeten Fällen zulassen. Die Einwilligungsfähigkeit sollte gründlich von unabhängigen Psychiatern ohne Interessenskonflikt untersucht werden. Auch ein mögliches therapeutisches Missverständnis und unrealistische Erwartungen sollten dabei abgeklärt und möglichst verhindert werden.

Neuropsychologische und psychiatrische Begutachtungen Vor und nach Gehirneingriffen sollten neuropsychologische und psychiatrische Begutachtungen Standard werden. Dies ist zum einen für die Forschung wichtig, zum anderen für Patienten, die nach einem Eingriff kognitive oder affektive Störungen entwickeln. Ohne eine solche Voruntersuchung hat die Selbsteinschätzung des Patienten über dessen Zustand vor der Operation weder wissenschaftliche Evidenz noch sozialrechtliche Beweiskraft, z. B. gegenüber Berufs- und Rentenversicherungen.

(Psychiatrische) Patientenverfügungen bzw. Behandlungsvereinbarungen (inklusive Odysseus-Verfügungen) Diese sollten den Patienten angeboten werden, v. a. denen, die sich Behandlungen unterziehen, die manische oder psychotische Zustände, problematische Persönlichkeitsveränderungen oder einen (vorübergehenden) Autonomieverlust verursachen können. THS-Patienten können durch Odysseus-Verfügungen erklären, dass sie wollen, dass die Stimulation reduziert oder abgeschaltet wird, falls sie eine (Hypo-)Manie, Psychose, Hyperaggressivität oder Hypersexualität entwickeln, notfalls auch gegen ihren durch die Stimulation manipulierten Willen (Müller 2016). Obwohl die behandelnden Ärzte die Stimulationsparameter ohnehin anpassen dürfen und müssen, wenn diese nicht vertretbare Nebenwirkungen verursachen, kann eine solche Odysseus-Verfügung die Akzeptanz der Patienten für eine solche Anpassung sowie die Rechtssicherheit für beide Seiten erhöhen. Patienten, die sich Wachoperationen unterziehen (z. B. THS oder Epilepsiechirurgie) können durch entsprechende Behandlungsvereinbarungen regeln, was die Ärzte tun sollen, falls sie während der Operation deren Abbruch verlangen, sei es aufgrund von starker Angst oder aufgrund einer eingriffsbedingten psychotischen Episode. Die Patienten können darin vorab bestimmen, ob die Operation in einem solchen Fall tatsächlich abgebrochen oder gegen den natürlichen Patientenwillen fortgeführt werden soll, ggf. unter stärkerer Sedierung oder Allgemeinanästhesie. Dabei ist zu beachten, dass Patientenverfügungen nur anzuwenden sind, wenn der Patient aktuell einwilligungsunfähig ist.

Fazit

— Positive oder negative Persönlichkeitsveränderungen treten häufig nach verschiedenen neurochirurgischen Eingriffen auf, werden bislang aber noch zu wenig diagnostiziert und reflektiert.

— Die ethischen Herausforderungen der Neurochirurgie lassen sich u. a. durch eine stärkere Evidenzbasierung, eine Berücksichtigung neuropsychologischer sowie psychosozialer Folgen und ein *Shared Decision Making* unter Zuhilfenahme von Vorausverfügungen entschärfen.

Literatur

Andrewes DG, Kaye A, Murphy M et al (2003) Emotional and social dysfunction in patients following surgical treatment for brain tumour. J Clin Neurosci 10(4):428–433

Bach Q, Thomale U-W, Müller S (2020) Parents' and children's decision-making and experiences in pediatric epilepsy surgery. Epilepsy Behav 107:107078

Baird AD, Wilson SJ, Bladin PF et al (2002) Hypersexuality after temporal lobe resection. Epilepsy Behav 3:173–181

Baird AD, Wilson SJ, Bladin PF et al (2007) Neurological control of human sexual behaviour: insights from lesion studies. J Neurol Neurosurg Psychiatry 78:1042–1049

Barbieri V, Cardinale F, Luoni A et al (2011) Risk factors for postoperative depression in 150 subjects treated for drug-resistant focal epilepsy. Epidemiol Psychiatr Sci 20(1):99–105

Burns JM, Swerdlow RH (2003) Right orbitofrontal tumor with pedophilia symptom and constructional apraxia sign. Arch Neurol 60:437–440

Catsman-Berrevoets C, Aarsen FK (2010) The spectrum of neurobehavioral deficits in the posterior fossa syndrome in children after cerebellar tumour surgery. Cortex 46:933–946

Chen HJ, Lin CF, Lee YC (2015) The right amygdalar tumor presenting with symptoms of separation anxiety disorder (SAD): a case report. Neurocase 21(2):268–270

Coleman H, McIntosh A, Wilson SJ (2020) A patient-centered approach to understanding long-term psychosocial adjustment and meaning-making, 15 to 20 years after epilepsy surgery. Epilepsy Behav 102:106656

De Luca CR, Conroy R, McCarthy MC et al (2009) Neuropsychological impact of treatment of brain tumours. In: Goldman S, Turner CD (Hrsg) Late effects of treatment for brain tumors. Springer, Berlin/Heidelberg/New York, S 277–296

Dhellemmes P, Vinchon M (2006) Radical resection for craniopharyngiomas in children: surgical techniques and clinical results. J Pediatr Endocrinol Metab 19(Suppl 1):329–335

Dupont S, Tanguy ML, Clemenceau S, Adam C, Hazemann P, Baulac M (2006) Long-term prognosis and psychosocial outcomes after surgery for MTLE. Epilepsia 47(12):2115–2124

Eliashiv SD, Dewar S, Wainwright I, Engel J Jr, Fried I (1997) Long-term follow-up after temporal lobe resection for lesions associated with chronic seizures. Neurology 48:1383–1388

Eslinger PJ, Flaherty-Craig CV, Benton AL (2004) Developmental outcomes after early prefrontal cortex damage. Brain Cogn 55:84–103

Filley CM, Kleinschmidt-DeMasters BK (1995) Neurobehavioral presentations of brain neoplasms. West J Med 163:19–25

Foong J, Flugel D (2007) Psychiatric outcome of surgery for temporal lobe epilepsy and presurgical considerations. Epilepsy Res 75:84–96

Hamberger MJ, Drake EB (2006) Cognitive functioning following epilepsy surgery. Curr Neurol Neurosci Rep 6:319–326

Koch-Stoecker S (2002) Personality disorders as predictors of severe postsurgical psychiatric complications in epilepsy patients undergoing temporal lobe resections. Epilepsy Behav 3(6):526–531

Lindquist C, Kihlström L, Hellstrand E (1991) Functional neurosurgery – a future for the gamma knife? Stereotact Funct Neurosurg 57:72–81

Macrodimitris S, Sherman EMS, Forde S et al (2011) Psychiatric outcomes of epilepsy surgery: a systematic review. Epilepsia 52(5):880–890

Müller S (2007) Dilemmata bei operativen Eingriffen in das Gehirn. In: Groß D, Müller S (Hrsg) Sind die Gedanken frei? Die Neurowissenschaften in Geschichte und Gegenwart. Medizinisch Wissenschaftliche Verlagsgesellschaft, Berlin, S 229–268

Müller S (2014) Personality and autonomy in light of neuroscience. Ethical and neurophilosophical issues of interventions in the brain. Habilitationsschrift, Charité – Universitätsmedizin Berlin. http://www.diss.fu-berlin.de/diss/receive/FUDISS_thesis_000000097489. Letzter Zugriff: 24.10.2024

Müller S (2016) Odysseus-Verfügungen mit besonderer Berücksichtigung der Tiefen Hirnstimulation. Pro Ethik in der Medizin 28(3):255–258

Müller S (2017a) Ethical challenges of modern psychiatric neurosurgery. In: Illes J (Hrsg) Neuroethics. Anticipating the future, Bd 2017. Oxford University Press, Oxford, S 235–263

Müller S (2017b) Respect for autonomy in light of neuropsychiatry. Bioethics 31(5):360–367

Müller S, Walter H (2010) Reviewing autonomy. Implications of the neurosciences and the free will debate for the principle of respect for the patient's autonomy. Camb Q Healthc Ethics 2:205–217

Müller S, Walter H, Christen M (2014) When benefitting a patient increases the risk for harm for third persons – the case of treating pedophilic Parkinsonian patients with deep brain stimulation. Int J Law Psychiatry 37(3):295–303

Müller S, Riedmüller R, Van Oosterhout A (2015a) Rivaling paradigms in psychiatric neurosurgery: adjustability versus quick fix versus minimal-invasiveness. Front Integr Neurosci 9:27

Müller S, Riedmüller R, Walter H et al (2015b) An ethical evaluation of stereotactic neurosurgery for anorexia nervosa. Am J Bioeth Neurosci 6(4):50–65

Müller S, van Oosterhout A, Bervoets C, Christen M, Martínez-Álvarez R, Bittlinger M (2022) Concerns about psychiatric neurosurgery and how they can be overcome: recommendations for responsible research. Neuroethics 15(6):1–26

Münch R, Walter H, Müller S (2020) Should behavior harmful to others be a sufficient criterion of mental disorders? Conceptual problems of the diagnoses of antisocial personality disorder and pedophilic disorder. Front Psychiatry 11:558655

Nakajii P, Meltzer HS, Singel SA et al (2003) Improvement of aggressive and antisocial behaviour after resection of temporal lobe tumors. Pediatrics 112(5):e430–e433

Nyffeler T, Regard M (2001) Kleptomania in a patient with a right frontolimbic lesion. Neuropsychiatry Neuropsychol Behav Neurol 14(1):73–76

Ozanne A, Graneheim UH, Ekstedt G, Malmgreen K (2016) Patients' expectations and experiences of epilepsy surgery – A population-based long-term qualitative study. Epilepsia 57(4):605–611

Ozmen M, Erdogan A, Duvenci S, Ozyurt E, Ozkara C (2004) Excessive masturbation after epilepsy surgery. Epilepsy Behav 5:133–136

Rona S (2015) Ethics of epilepsy surgery. In: Clausen J, Levy N (Hrsg) Handbook of neuroethics. Springer, Dordrecht

Sade B, Budur K, Lee DK et al (2006) Major depression with psychosis after resection of a giant middle fossa hemangiopericytoma. Surg Neurol 65:290–292

Spencer S, Huh L (2008) Outcomes of epilepsy surgery in adults and children. Lancet Neurol 7:525–537

Sun B, De Salles A (Hrsg) (2015) Neurosurgical treatments for psychiatric disorders. Springer, Dordrecht

Téllez-Zenteno JF, Dhar R, Hernandez-Ronquillo L et al (2007) Long-term outcomes in epilepsy surgery: antiepileptic drugs, mortality, cognitive and psychosocial aspects. Brain 130:334–345

Walter H (2001) The neurophilosophy of free will. MIT Press, Cambridge

Wilson SJ, Wrench JM, McIntosh AM et al (2010) Profiles of psychosocial outcome after epilepsy surgery: the role of personality. Epilepsia 51(7):1133–1138

Yrondi A, Arbus C, Valton L, Schmitt L (2017) Troubles de l'humeur et chirurgie de l'épilepsie: une revue de la littérature. Encéphale 43(2):154–159

13

Neuroprothesen und Gehirn-Computer-Schnittstellen

Jens Clausen

Inhaltsverzeichnis

▶ **Fallbeispiel**

Jana Scheuerman erhielt im Alter von 39 Jahren die Diagnose einer spinozerebellären Degeneration als Ursache für ihre Tetraplegie. 13 Jahre später, im Jahr 2012, willigte sie ein, an einer Studie zu Gehirn-Computer-Schnittstellen teilzunehmen. Die Forscher aus Pittsburgh hatten aufgrund eigener tierexperimenteller Ergebnisse und erster Versuche am Menschen anderer Arbeitsgruppen die begründete Hoffnung, dass ihre Patientin lernen könnte, einen Roboterarm in Echtzeit zusteuern. Die Kontrolle sollte über Neuronen im Motorkortex erfolgen, in den Elektroden zur Signalableitung implantiert wurden.

Die beeindruckenden Ergebnisse wurden 2013 in der Zeitschrift „Lancet" veröffentlicht (Collinger et al. 2013). ◀

Neuroprothesen und Gehirn-Computer-Schnittstellen eröffnen neue Wege zu möglichen Behandlungsoptionen für bisher nicht oder kaum behandelbare Krankheitszustände von teilweise schwer leidenden Patienten. Ungeachtet dieser vielversprechenden klinischen Hoffnungen rufen diese Geräte vielfältige ethische und anthropologische Fragen hervor (Clausen 2009a, b; Grübler und Hildt 2014; Clausen 2015; Jox 2015; Clausen et al. 2017).

14.1 Was sind Gehirn-Computer-Schnittstellen?

Bedingt durch die unterschiedlichen Zielsetzungen und Einsatzbereiche existiert eine ganze Reihe unterschiedlicher BCI-Systeme (*brain-computer interface*, BCI). Im grundsätzlichen Aufbau unterscheiden sich die Geräte allerdings nicht. Sie bestehen in der Regel aus 3 Komponenten:

- einer zentralen Recheneinheit,
- einem internen Interface und
- einem externen Interface.

Zentrale Recheneinheit Diese koordiniert die elektronische Steuerung durch Computeralgorithmen, die je nach Gerät entweder abgeleitete Signale dekodieren und weiterverarbeiten oder aber zur Stimulation geeignete Signale generieren.

Internes Interface Dieses stellt den Kontakt zu den neuronalen Strukturen her, an denen der Austausch der Signale erfolgt. Dies sind in der Regel Elektroden, die entweder extern am Kopf platziert werden wie beim Elektroenzephalogramm (EEG) oder invasiv direkt in das neuronale Gewebe implantiert werden.

- **Externes Interface**

Dieses stellt den Kontakt zur Außenwelt her. Dieser Kontakt erfolgt entweder rezeptiv (z. B. durch eine Kamera oder ein Mikrofon) oder aber durch einen externen Effektor (z. B. ein Computerprogramm oder ein Roboterarm), der durch die zentrale Recheneinheit gesteuert ist.

Ableitende Gehirn-Computer-Schnittstellen versprechen vielfältige Anwendungsmöglichkeiten. Insbesondere Patienten mit unterschiedlichen Beeinträchtigungen der Hirnfunktionen, z. B. nach Schlaganfall oder durch neurodegenerative Erkrankungen wie amyotrophe Lateralsklerose (ALS), können von dieser Technologie profitieren. Um der großen Bandbreite in den Anforderungen der verschiedenen Patienten gerecht zu werden, sind eine ganze Reihe von Ausgabegeräten entwickelt worden, die eine Interaktion des BCI-Nutzers mit der Umwelt ermöglichen.

In Folgenden werden als Beispiele für ableitende Verfahren die BCI-gestützte Kommunikation mittels Buchstabierprogramm und die BCI-gesteuerte motorische Prothese sowie als stimulierende Verfahren die sensorischen Neuroprothesen Cochlea- und Retina-Implantat vorgestellt.

14.1.1 Buchstabierprogramm

Die beim Menschen wohl am besten erforschte Anwendung einer ableitenden Gehirn-Computer-Schnittstelle ist die Wiederherstellung der Kommunikation für Patienten mit intakter Kognition aber stark eingeschränktem verbalem Ausdrucksvermögen, wie etwa bei bestimmten Formen der ALS (▶ Kap. 18). Bei dieser Erkrankung degenerieren motorische Neurone. Durch den fortschreitenden Verlauf kommt es zu sich immer weiter ausprägenden Lähmungserscheinungen der gesamten Skelettmuskulatur. Wenn die motorischen Funktionen gänzlich ausfallen, spricht man vom Locked-in-Syndrom (LIS).

Seit den 1990er-Jahren befinden sich bei solchen schwerstgelähmten Patienten Gehirn-Computer-Schnittstellen in der klinischen Erforschung. Im voll ausgeprägten Krankheitsbild, dem „complete Locked-in-Syndrom" (cLIS), können die Patienten keinerlei willentliche Bewegungen mehr durchführen – weder Motorik der Extremitäten noch Mimik oder Sprache sind möglich (Laureys et al. 2005). Sie sind bei vollem Bewusstsein in ihrem bewegungslosen Körper buchstäblich eingeschlossen. In einer etwas schwächeren Form, dem klassischen LIS, ist eine minimale Restbewegungsfähigkeit vorhanden, sodass diese Patienten zumindest die Augen bewegen oder blinzeln können. Wenn zusätzlich noch weitere motorische Funktionen erhalten sind, spricht man vom partiellen oder unvollständigen LIS (Haselager et al. 2009).

Mittels EEG-Ableitungen lernten Patienten, ein Computerprogramm anzusteuern, mit dessen Hilfe sie einen Teil ihrer Kommunikationsfähigkeit wiedererlangten und kurze Briefe buchstabierten (Birbaumer et al. 1999). Auf diese Weise können Patienten mit klassischem LIS Kontakt zu Familie und Freunden aufnehmen, was von größter Bedeutung für ihre Lebensqualität ist (Kübler et al. 2006). Mit dem Einsatz künstlicher

Intelligenz (KI) ist es auf der Basis von funktioneller Magnetresonanztomografie (fMRT) inzwischen sogar gelungen, fließende Sprache semantisch zu dekodieren (Tang et al. 2023).

14.1.2 Motorische Prothetik

Die motorische Prothetik ist ein weiteres großes Forschungsfeld im Bereich der Gehirn-Computer-Schnittstellen. BMI-basierte Motorprothesen gelten als vielversprechende Therapieoption für querschnittsgelähmte Patienten (Nicolelis 2001; Donoghue 2002). Sind die neuronalen Strukturen für die Übertragung und Weiterleitung der motorischen Signale zwischen dem zentralen Nervensystem, insbesondere dem motorischen Kortex, und den ausführenden Extremitäten durch einen Unfall, eine Verletzung oder eine Krankheit unterbrochen, führt dies häufig zu einer beträchtlichen Einschränkung oder gar dem völligen Verlust der entsprechenden motorischen Fähigkeiten dieses Menschen.

Die gegenwärtigen therapeutischen Möglichkeiten zur Behandlung oder gar Heilung von Querschnittslähmungen sind sehr begrenzt. Große Hoffnungen werden daher in die Entwicklung spezieller Gehirn-Computer-Schnittstellen zur Ansteuerung motorischer Prothesen gesetzt. Die Idee dieses Ansatzes ist, das verletzte neuronale Gewebe, in dem die Übertragung der motorischen Signale unterbrochen ist, durch technische Hilfsmittel zu überbrücken und die verlorenen motorischen Fähigkeiten durch die Ansteuerung eines Roboterarms wieder herzustellen. Gelähmte Patienten können in definierten Forschungskontexten lernen, mittels Gehirn-Computer-Schnittstellen motorische Prothesen zu steuern, damit gezielt zu greifen und sogar damit Nahrung aufzunehmen (Hochberg et al. 2012; Collinger et al. 2013). Wie realistisch die großspurigen Ankündigungen von Elon Musks

Neuralink (▶ https://neuralink.com/) tatsächlich sind, müssen die inzwischen gestarteten klinischen Studien erweisen.

14.1.3 Sensorische Prothetik

Auditorische Prothesen

Ausgefallene sensorische Funktionen wiederherzustellen, ist die am längsten etablierte klinische Anwendung stimulierender Systeme. Gehörlose profitieren von den Fortschritten, die die Entwicklung auditorischer Prothesen seit Mitte der 1950er-Jahre genommen hat (Loeb 1990). Das **Cochlea-Implantat** (CI) hatte 2019 qweltweit bei inzwischen mehr als 736.000 Gehörlosen Hörfunktionen wiederherstellen können (NIH 2024). Das CI nimmt dafür akustische Signale aus der Umwelt durch ein Mikrofon auf (externes Interface), im Sprachprozessor (zentrale Recheneinheit) werden die aufgenommenen Signale gefiltert, weiterverarbeitet und schließlich in elektrische Impulse umgewandelt, die mittels einer in die Gehörschnecke (Cochlea) implantierten Elektrode (internes Interface) den Hörnerv stimulieren. Auf diese Weise können Gehörlose einen Teil ihrer akustischen Wahrnehmung wiedererlangen (Clark 2006). Obwohl die direkte Stimulation des Hörnerven einen sehr künstlichen peripheren Input an das Hörzentrum des Gehirns liefert, verstehen Menschen, die vor ihrer Gehörlosigkeit hören konnten, mit einem CI Sprache gut genug, um telefonieren zu können. Sie können also ohne Lippenlesen nur über akustische Signale kommunizieren.

Visuelle Prothesen

Die technischen Lösungsansätze, erblindeten Menschen durch visuelle Prothesen ein funktionelles Sehen zu ermöglichen, gehen – wie bei den Cochlea-Implantaten – auf die Mitte der 1950er-Jahre zurück (Tassiker 1956). Im Gegensatz zum CI sind visuelle Prothesen noch keine etablierte Therapie. Unterschiedliche Geräte befinden sich in der Phase der klinischen Erprobung. Retina-Implantate werden bei Patienten erforscht, die durch Netzhautdegenerationen wie Retinitis pigmentosa oder Makuladegeneration erblinden (Zrenner 2002). Bei beiden Erkrankungen gehen die Lichtrezeptoren zugrunde, andere Retinazellen sowie der Sehnerv bleiben dagegen intakt. **Subretinale Implantate** ersetzen die Fotorezeptoren durch lichtsensitive Fotodioden, die verbleibende Zellen des Retinanetzwerks elektrisch stimulieren (Zrenner et al. 1999). **Epiretinale Implantate** sind dagegen nicht selbst fotosensitiv, sondern erhalten elektrische Signale, die von einer Kamera (externes Interface) und einem Datenverarbeitungssystem generiert wurden, um die Axone der Ganglionzellen zu stimulieren (Eckmiller 1996; Stieglitz 2009).

14.2 Anthropologische Implikationen

14.2.1 Wird der Mensch zum Cyborg?

Der Einsatz von Gehirn-Computer-Schnittstellen zielt also in der Regel auf die Behandlung von schweren Leidenszuständen ab und ist insofern an Aufrechterhaltung und Wiederherstellung der Lebensqualität, insbesondere mit Blick auf Selbstständigkeit und soziale Teilhabe, der Patienten orientiert. Gehirn-Computer-Schnittstellen machen aus dem Menschen also keine Maschine. Aber gerät er durch die Neurotechnologien nicht in eine Art Zwischenstellung zwischen Mensch und Maschine? Müsste er dann als Mischwesen, als Cyborg, angesehen werden?

Diese Frage mag begriffsphilosophisch interessant sein. Auch lässt sich mit dem Cyborg-Begriff Aufmerksamkeit generieren. Es kann aber nicht überzeugen, dass ein

Patient durch die bloße Implantation von Elektroden nicht mehr eindeutig als Mensch angesprochen werden könne, sondern eine Zwischenstellung zwischen Mensch und Maschine einnehmen solle.

Vor allem hinsichtlich ihrer normativen Konsequenzen ist diese Definition höchst problematisch. Denn wenn die Implantierten nicht mehr eindeutig als Menschen anzusprechen wären, würde damit auch fraglich, ob an sie überhaupt noch die gleichen moralischen Anforderungen gestellt werden könnten wie an Menschen. Mehr noch, es wäre auch fraglich, ob Cyborgs noch als Menschen behandelt werden sollten und ob im Umgang mit ihnen die gleichen normativen Kriterien Geltung hätten. Es wäre also einerseits fraglich, welche Rechte und Pflichten Cyborgs hätten, umgekehrt aber auch welche Rechte und Pflichten Menschen gegenüber Cyborgs hätten. Wenn die normativen Anforderungen, wie wir Cyborgs behandeln sollten, genauso zwischen Mensch und Maschine stünden, wie der Cyborg-Begriff zwischen diesen beiden Polen steht, dann würde ein Patient durch die Implantation von Elektroden zu einer Art „Nicht-mehr-ganz Mensch" abgewertet, dessen moralischer Status zumindest unklar wäre. Aufgrund dieser eklatanten normativen Schwierigkeiten ist dieses Cyborg-Verständnis zumindest im Kontext klinischer Neurotechnologien nach Ansicht des Autors als ungeeignet und gefährlich anzusehen.

Letztlich hängt die Beantwortung der Frage „Wird der Mensch durch die Neurotechnologien zum Cyborg?" also davon ab, welche Cyborg-Definition zugrunde gelegt wird:

Interpretationen des Begriffs „Cyborg"

- Wird der Cyborg als transhumanistisches Monstrum angesehen, wäre eine Cyborgisierung des Menschen aufgrund der im Begriff

mittransportierten Bilder und Bewertungen kritisch zu beurteilen.
- Ist dagegen schon die bloße Implantation einer Elektrode ausreichend, um von einem Cyborg zu sprechen, wird die Bewertung sicher differenzierter ausfallen müssen. Denn einem schwer an Morbus Parkinson erkrankten Patienten wird man die Behandlung mittels tiefer Hirnstimulation wohl kaum mit dem bloßen Hinweis vorenthalten können, dass er anderenfalls zu einem Cyborg würde. Ein solcher Begründungsversuch könnte angesichts der mit dieser Erkrankung einhergehenden schwerwiegenden Beeinträchtigungen und Leiden nur zynisch anmuten.
- Wenn dagegen schon die Nutzung externer technischer Geräte das Kennzeichen eines Cyborgs ist, dann wäre letztlich jeder Mensch ein Cyborg und der Begriff hätte praktisch keine differenzierende Wirkung mehr.

Warum dann überhaupt von Cyborg sprechen? Mit dem Cyborg-Begriff lässt sich Aufmerksamkeit erzeugen – jedenfalls mehr als mit der nüchternen Beschreibung von Neurotechnologien als Werkzeug. Diese Aufmerksamkeit und das begriffliche Spielen mit den Grenzen zwischen Mensch und Technik kann dann als Ausgangspunkt für anthropologische Selbstklärungsprozesse genommen werden, in denen der Mensch versucht, zu verstehen und zu klären, was er selbst ist, als was er sich versteht und wie er sein will.

Technik verändert den Menschen und die Gesellschaft, in der er lebt – immer. Die Neurotechnologie macht da keine Ausnahme. Wie bei anderen Technologien ist aber auch bei der Neurotechnologie nicht davon auszugehen, dass der Mensch sich durch die Anwendung dieser Geräte so radikal veränderte, dass er kein Mensch mehr wäre und sich zu einem Cyborg oder transhumanistischen Monstrum oder Superhelden transformierte. Ja, Neurotechnologie verändert den Menschen: Der Mensch wird durch die Nutzung von Gehirn-Computer-Schnittstellen zu einem anderen Menschen; aber er wird nicht zu etwas anderem als einem Menschen.

14.2.2 Der Mensch als Werkzeugnutzer

Die Nutzung von Technik ist ein Charakteristikum des Menschen als *homo faber*:

- Menschen konstruieren und nutzen seit jeher Werkzeuge, um ihr Überleben zu sichern.
- Werkzeuggebrauch verändert den Menschen in dem Maße, in dem er lernt, diese Gegenstände gezielt einzusetzen und indem er ihren Gebrauch einübt.
- Durch Übung und wiederholten Einsatz wird das Werkzeug in einem gewissen Sinne in das Selbstkonzept des Nutzers integriert.

Passive Artefakte

Bereits der Gebrauch von einfachen Werkzeugen beruht auf einer virtuellen Integration in das Körperkonzept: Auch ein Stock wird auf eine Weise inkorporiert, dass es sich so anfühlt, als ob wir die Erde am Ende des Stocks berühren – und für gewöhnlich nicht so, dass wir den Stock mit der Hand berühren (Clark 2007). Besonders deutlich wird die Kombination aus motorischer und sensorischer Integration am Beispiel des Blindenstocks.

Die Möglichkeit der Inkorporation beruht auf einem Konzept des Menschen, in dem Plastizität eine essenzielle Rolle spielt. Diese Offenheit und Plastizität des Menschen ist ein zentraler Aspekt, der dem Menschen Lernen ermöglicht. Ohne diese systemische neuronale Plastizität wäre es einem Menschen nicht einmal möglich, gehen zu lernen.

Die Inkorporation von Artefakten in motorische Prozesse und Fortbewegung wird besonders anschaulich am Erlernen von Fahrradfahren oder Skilaufen: Zunächst bedarf es einer mehr oder weniger langen Phase des Beobachtens und Einübens, die darauf abzielt, die neuen Geräte ganz bewusst zu steuern und zu beherrschen. Richtig Fahrradfahren oder Skilaufen kann man aber erst, wenn man nicht mehr über jede einzelne Bewegung nachdenken und sie ganz bewusst ausführen muss, sondern wenn diese quasi automatisch ablaufen, wenn der Entschluss, nach rechts zu fahren, unmittelbar zu den entsprechenden Gewichtsverlagerungen und Bewegungen führt, die dann tatsächlich in der Fahrt nach rechts resultieren. Dies wäre dann ein Fall von Integration der Artefakte in das Selbstkonzept des Nutzers.

Wenn mit jedem Werkzeuggebrauch – entsprechende Übung vorausgesetzt – eine Integration in das Selbstkonzept verbunden ist, dann ist die Integration von Neurotechnologien in das Selbstkonzept des Nutzers nichts Besonderes. In dieser Hinsicht sind die Elektrozeutika nichts anderes als Werkzeuge, die wie alle anderen Werkzeuge auch – wie der schon angesprochene Stock – in das Selbstkonzept des Nutzers integriert werden können.

Die Integration von Werkzeugen in das Selbstkonzept des Anwenders gelingt in der Regel nur durch aktive zielgerichtete Einübung und wiederholtes Training. Ein eigenständiger Akteur integriert die Technik in zielgerichteter Auseinandersetzung mit der Umwelt aktiv in sein Selbstkonzept (Clark 2007). Das Werkzeug bleibt im Gegensatz zum Anwender dagegen weitgehend passiv. Aus dieser Perspektive lässt sich die Verwendung von Neurotechnologien also als Werkzeuggebrauch ansehen, der zwar ungewohnt ist, aber keine prinzipiellen Verwerfungen mit sich bringt. Neu ist allerdings, das die externen Geräte direkt durch die vom Gehirn abgeleiteten neuronalen Signale gesteuert werden und nicht, wie gewöhnlich,

14

durch die natürlichen Extremitäten, die Arme und Hände des Nutzers. Die Steuerung externer Geräte, wie beispielsweise einer Armprothese oder eines Rollstuhls, gilt in dieser Hinsicht also auch dann als Werkzeuggebrauch, wenn diese Geräte mittels Neurotechnologie gesteuert werden.

Stimulierende Neurotechnologien

Etwas anders verhält es sich allerdings bei stimulierenden Neurotechnologien. Die Eigenständigkeit des Akteurs und die Passivität des Werkzeugs sind in diesen Fällen nicht mehr so eindeutig, denn Aktivität und Auseinandersetzung des Anwenders stehen selbst unter technischem Einfluss und werden durch die Neurostimulation jedenfalls ein Stück weit gesteuert. Beim Cochlea-Implantat und den Retina-Implantaten kann man beispielsweise nicht mehr von einem passiven Werkzeug ausgehen; denn durch die Stimulation werden die neuronalen Prozesse durch das Gerät ja gerade aktiv beeinflusst und der Patient ist ihnen gegenüber mehr oder weniger passiv. Während der Arzt die Neurostimulation aktiv als Werkzeug am Patienten einsetzt, nutzt der Patient hier das Werkzeug eher passiv.

Bei den invasiven Geräten sind die Elektroden dauerhaft im Patienten implantiert. Der Patient kann diese Geräte also nicht wie bei herkömmlichen Werkzeugen, etwa einem Hammer, bei Bedarf zur Hand nehmen und nach Gebrauch wieder weglegen. Die Patienten sind in diesen Fällen dauerhaft mit den Geräten verbunden und vielfach auch auf sie angewiesen. Eine Explantation wäre nur durch einen aufwendigen chirurgischen Eingriff möglich. Diese dauerhafte Verbindung mit dem Werkzeug bei den implantierten Neuroprothesen scheint tatsächlich etwas Neues zu sein.

14.3 Ethische Implikationen

14.3.1 Verantwortung

Werden externe Geräte mittels Gehirn-Computer-Schnittstellen gesteuert, treten unvermeidlich Fragen der geteilten Kontrolle (*shared control*) auf (Clausen 2006, 2011, 2013; Mattia und Tamburrini 2015). Die Kontrolle wird nicht nur zwischen unterschiedlichen menschlichen Individuen aufgeteilt (Nutzer und Konstrukteur), sondern zwischen Menschen und Maschinen, denn der externe Effektor kann durch die abgeleiteten neuronalen Signale nicht direkt angesteuert werden.

- Zunächst werden die Signale in einem Computer über Dekodierungsalgorithmen interpretiert, um daraus eine Bewegungsprognose zu errechnen.
- Schließlich generiert der Computer entsprechend dieser Prognose Signale, um beispielsweise einen Roboterarm oder auch einen Rollstuhl gezielt zu steuern.
- Letztlich wird das externe Gerät also durch den Computer gesteuert, zwar auf der Basis von Signalen, die aus dem Gehirn abgeleitet wurden, allerdings werden diese nicht direkt weitergeleitet, sondern intensiv bearbeitet, um eine sinnvolle Ansteuerung zu ermöglichen.
- Die Aufteilung der Kontrolle wird durch Machine-Learning-Prozesse noch weiter gesteigert: Wenn lernende Algorithmen eingesetzt werden, die sich in Abhängigkeit von äußeren Signalen selbst verändern und an die neuen Gegebenheiten anpassen, erhält die Maschine einen zusätzlichen Teil der Kontrolle, der vom Nutzer und Hersteller allenfalls bedingt beeinflusst werden kann.

Die Tatsache, dass sich der Mensch die Kontrolle über die Maschine mit der Maschine selbst teilt, wirft Fragen nach der Verantwortung auf. Die Dekodierungsalgorithmen – mit und ohne Machine-Learning – werden zwar derart programmiert, dass das System so zuverlässig wie möglich arbeitet. Die so generierten Prognosen über die Bewegungsabsicht des Nutzers bleiben aber irrtumsanfällig. Daher stellen sich mit Blick auf einen künftigen Einsatz von neurotechnologisch gesteuerten externen Effektoren wie motorischen Prothesen oder Rollstühlen folgende Fragen:

> **Fragen nach der Verantwortung bei geteilter Kontrolle**
> - Wer ist für die Aktionen der Geräte verantwortlich?
> - Ist der Mensch auch dann für Schäden durch die Maschine verantwortlich, wenn er in der konkreten Situation, die zum Schaden führte, keine Kontrolle über die Maschine oder auch nur eine andere Bewegungsabsicht hatte?
> - Wenn ja, welcher Mensch trägt dann die Verantwortung – der Nutzer oder der Hersteller?

- Zweifelsohne sollten Gehirn-Computer-Schnittstellen zur Steuerung eines externen Geräts wie eines Roboterarms oder eines Rollstuhls so sicher wie möglich konstruiert werden – wie jede andere Technik auch. So wünschenswert sie auch sein mag, vollständige Fehlerfreiheit ist bei technischen Geräten grundsätzlich nicht erreichbar. Dies ist keine Besonderheit von Neurotechnologien. Die neurotechnischen Geräte sollten aber so zuverlässig arbeiten, dass der Patient daraus einen Nutzen ziehen kann, beispielsweise indem er ein gewisses Maß an selbstbestimmter Bewegungsfähigkeit wiedererlangt.

- Wenn der Nutzer einer Gehirn-Computer-Schnittstelle eine fehlerhafte Aktion des Roboterarms bemerkt, sollte er geeignete Gegenmaßnahmen treffen, um korrigierend einzugreifen. Unterlässt er diese konkreten Gegensteuerungen, obwohl sie ihm möglich gewesen wären, wäre er dafür auch verantwortlich. Für Konstruktions- und Programmierfehler trägt allerdings der Hersteller die Verantwortung. Um das eine vom anderen zu unterschieden, könnte man an eine Blackbox denken, die bei Bedarf ausgelesen würde.

- Grundsätzliche Limitierungen des Geräts, beispielsweise in der Prognosegenauigkeit der Algorithmen, und – abhängig davon auch – in der Zuverlässigkeit der ausgeführten Aktionen, müssen dem Nutzer allerdings im Vorfeld bekannt sein. Es könnte nun argumentiert werden, wenn jemand sich auf die Verwendung eines unsicheren Geräts einlasse, sei er auch für die daraus resultierenden Schäden verantwortlich. Gleichwohl ist es sinnvoll, intentionale Handlungen von Fehlfunktionen des Geräts zu unterscheiden. Während Schäden, die auf Fehlfunktionen zurückzuführen sind, Schadenersatzansprüche gegen den Hersteller nach sich ziehen, könnten absichtliche Verstöße zusätzlich auch für den Nutzer selbst strafrechtlich relevant sein.

■ **Gemeinschaftsverträglicher Gebrauch BCI-gesteuerter Geräte**

Vor einem breiteren Einsatz dieser Geräte gilt es daher zu klären, ob gesellschaftliche Vorsichtsmaßnahmen getroffen werden müssen, um das Schadensrisiko zu verringern und etwaige Schäden zumindest finanziell abzusichern. Der Umgang mit gefährlichen Technologien ist seit langem bekannt und der Mensch hat eine Reihe von Vorsichtsmaßnahmen ergriffen, um einen möglichst gemeinschaftsverträglichen Gebrauch potenziell gefährlicher Gerätschaften zu realisieren.

14

Beispielsweise ist eine Führerschein-
pflicht für die Benutzung von Kraftfahr-
zeugen auf öffentlichen Straßen weitgehend
anerkannt. Analog ließe sich überlegen, ob
es notwendig ist, für den Einsatz BCI-
gesteuerter motorischer Prothesen im öffentlichen Raum eine Art Führerschein zu
verlangen, der dem Nutzer die erforderlichen
Fähigkeiten zertifiziert. Bei begrenzter Verlässlichkeit der Systeme wären Nutzungs-
beschränkungen sicher angeraten. Bis mittels BCI-Steuerung Passagierflugzeuge ge-
flogen werden können, ist es noch ein weiter
Weg. Eine Versicherungspflicht würde zumindest finanzielle Schäden von Betroffenen
auffangen können.

Dies sind pragmatische Überlegungen,
wie der künftige Einsatz von Gehirn-
Computer-Schnittstellen möglichst sinnvoll
und gerecht geregelt werden könnte, um den
individuellen Nutzen für die Anwender realisieren zu können, ohne Dritten ungebühr-
liche Lasten zuzumuten.

14.3.2 Informed consent

Wie bei allen medizinischen Eigriffen ist das
informierte Einverständnis (*informed consent*) des Patienten eine wichtige normative
Voraussetzung für die medizinethische Bewertung von BCI. Für den Einsatz von BCI-
gesteuerten motorischen Prothesen bei Quer-
schnittsgelähmten und der Verwendung von
sensorischen Prothesen bei Gehörlosen oder
Blinden gelten also die klassischen Anforderungen an den *informed consent*.

Eine besondere Situation stellt in dieser
Hinsicht der Einsatz von **BCI bei Patienten
mit Locked-in-Syndrom (LIS)** dar. In der
spezifischen Situation mit einem schwer ge-
lähmten, in seiner Kommunikation stark
eingeschränkten LIS-Patienten ist das
ethisch geforderte informierte Einverständnis keineswegs leicht zu erhalten (Jox 2015).
Daher bedarf dieser Prozess besonderer
Aufmerksamkeit (Haselager et al. 2009).

Wegen der Schwere und Ausweglosigkeit
einer progredienten ALS, die den betroffenen Patienten motorisch immer weiter
einschränkt, sind zunächst die Aspekte der
Vulnerabilität und einer potenziellen Verzweiflung der Patienten zu berücksichtigen.

Auch in diesem Kontext gilt, dass die
Einwilligung nur dann als wirklich informiert angesehen werden kann, wenn die Patienten ihre Entscheidung auf der Grundlage realistischer Erwartungen getroffen
haben:

- Daher gilt es, im Vorfeld sicherzustellen,
  dass die Patienten den (derzeit noch) experimentellen Charakter der Methode
  verstanden haben und nicht fälschlicherweise davon ausgehen, Gehirn-
  Computer-Schnittstellen seien bereits
  eine etablierte Therapie für das LIS.
- Weiterhin muss geprüft werden, ob sie
  die Möglichkeiten von BCI richtig einschätzen oder ob sie beispielsweise aufgrund übertriebener Medienberichte
  dem Missverständnis anhängen, ein BCI
  erlaube Kommunikation mit Patienten,
  die zuvor gar nicht mehr kommunizieren
  konnten, beispielsweise mit Patienten im
  kompletten Locked-in-Zustand.
- Zu den realistischen Erwartungen des
  Patienten und seiner Angehörigen gehört es auch, dass sie die Unterschiede
  zwischen ihrem eigenen Fall und denjenigen Fällen realisieren, von denen sie
  ggf. in den Medien gehört haben. Was
  gesunde Probanden mit vollständig in-
  taktem Gehirn durch BCI erreichen können, mag deutlich von dem abweichen,
  was nach einem Schlaganfall oder im
  LIS realisierbar ist.
- Patienten mit einer Restkommunikations-
  fähigkeit müssen vor der Einwilligung
  verstanden haben, dass die Kommunikation mittels eines BCI-basierten Buch-
  stabierungsprogramms nicht unbedingt
  besser funktioniert als ihre bisherigen
  Kommunikationsmöglichkeiten auf der
  Grundlage residualer Muskelfunktionen.

Im Vorfeld sind daher die Erwartungen der Patienten und ihrer Angehörigen zu klären sowie etwaige Missverständnisse auszuräumen.

Die erforderliche Aufklärung des Patienten setzt selbstverständlich ein gewisses Maß an Kommunikation voraus. Die Kommunikationsmöglichkeiten mit LIS-Patienten sind krankheitsbedingt allerdings häufig sehr eingeschränkt; in vielen Fällen sind die Patienten nicht einwilligungsfähig.

Weil ihre Erkrankung diese Patienten in ihrer Kommunikation dramatisch einschränkt, ist im Informationsgespräch und in der Verständigung über die Einwilligung bzw. Zustimmung des Patienten auf einige Besonderheiten verstärkt zu achten. Der Patient kann keine Rückfragen stellen und ist in der Gesprächssituation in besonderem Maße von seinem Kommunikationspartner abhängig.

- Hat er die erforderlichen Informationen richtig verstanden?
- Gibt es noch offene Fragen?
- Hat der Arzt die Antworten richtig interpretiert?
- Wie zuverlässig sind die Signale und Zeichen des Patienten?

Nicola Neumann und Andrea Kübler haben darauf hingewiesen, dass es manchmal einige Übung erfordert, die individuellen Ja-Nein-Signale eines Patienten zuverlässig zu erkennen (Neumann und Kübler 2003). Wenn die Antwort sich nicht eindeutig interpretieren lässt, kann das an einer Schwierigkeit des Patienten liegen, eindeutige Signale zu generieren. Es kann aber auch sein, dass der Patient keine eindeutige Antwort auf die Frage geben kann, weil er noch unentschieden oder durch die Frage verwirrt ist. Dies lässt sich mit einer binären Ja-Nein-Antwortmöglichkeit nur sehr unzureichend zum Ausdruck bringen. Diesen Begrenzungen muss durch gezieltes Nachfragen begegnet werden.

Die eingeschränkten Kommunikationsmöglichkeiten der LIS-Patienten bergen die Gefahr, eigene Erwartungen auf die Patienten zu projizieren und ihnen direktive Fragen zu stellen. Um diesen Gefahren der Fehlinterpretation zu begegnen, sind folgende Anforderungen an die Kommunikation mit LIS-Patienten vorgeschlagen worden (Neumann und Kübler 2003; Haselager et al. 2009):

Besonderheiten bei der Kommunikation mit LIS-Patienten

- Fragen sollen eindeutig formuliert werden.
- Fragen sollen einzeln gestellt werden.
- Dem Patienten soll genügend Zeit zum Überlegen und für die Beantwortung gegeben werden. Wenn die verbleibenden Muskelbewegungen langsam werden, kann es bis zu einer Minute dauern, bis der Patient durch Blinzeln oder Augenbewegung reagiert.
- Kriterien dafür, ob eine Antwort gegeben wurde, müssen konsistent für alle Fragen sein.
- Wenn Patienten keine Ja-Nein-Antworten möglich sind, sondern sie wählen müssen zwischen der Möglichkeit, eine Antwort zu geben oder gar nicht zu antworten, muss freiwilliges Nichtantworten vom unfreiwilligen unterschieden werden.
- Fragen sollten in Positiv-Negativ-Paaren gestellt werden. Mit zwei unterschiedlichen Formulierungen wird derselbe Sachverhalt abgefragt, aber einmal muss mit „ja", das andere Mal mit „nein" geantwortet werden, um konsistent zu bleiben. Dabei sollte manchmal die positive und manchmal die negative Frage zuerst gestellt werden.
- Antworten sollten objektiv verifiziert werden.
- Von den Gesprächen sollten Videoaufzeichnungen gemacht werden, damit ein möglichst unabhängiger Kollege die Antworten interpretieren kann, ohne die Frage zu kennen, und so eine zweite Meinung präsentiert.

14

Auf diese Weise sollen mögliche Projektionen des Gegenübers auf den Patienten so weit wie möglich ausgeschlossen werden, um die Antworten des Patienten richtig zu verstehen.

14.3.3 Tyrannei des Normalen

Ein nicht zu vernachlässigender Teil der Gehörlosen sieht Gehörlosigkeit nicht als eine Behinderung an, die einer Korrektur bedarf. Sie sehen in der Gehörlosigkeit stattdessen eine spezielle Lebensform und einen Teil ihrer kulturellen Identität.

In der medizinischen Verwendung von Cochlea-Implantaten zur Behandlung von Gehörlosigkeit sieht Anita Silvers, Philosophin und Disability-Aktivistin aus San Francisco, daher eine „Tyrannei des Normalen" (*tyranny of the normal*) am Werk (Silvers 1998). Sie zielt mit ihrer Kritik auf eine Bevorzugung speziestypischer Fähigkeiten aufgrund einer normativen Körperstruktur, die mit einer Abwertung abweichender körperlicher Fähigkeiten einhergehe und diese als reparaturbedürftig einstufe. Eine ähnliche Einschätzung könnte auch auf den Einsatz von motorischen Prothesen zutreffen. Obwohl mit den Geräten eine Steigerung der Lebensqualität angestrebt wird, könnten einige Gelähmte ihren Einsatz dennoch als Druck zur Normalisierung empfinden.

Werden die individuellen Bedürfnisse der Menschen vernachlässigt, entsteht ein Rechtfertigungsproblem für medizinische Eingriffe. Anita Silvers hat dies am Beispiel einer frühen motorischen Prothese verdeutlicht. Sie beschreibt, wie das kanadische Gesundheitssystem die Bedürfnisse von Kindern vernachlässigte, die mit verkürzten oder fehlenden Beinen geboren wurden, weil ihre Mütter während der Schwangerschaft Thalidomid eingenommen hatten: Den Kindern einen Rollstuhl vorzuenthalten und sie zur Verwendung schmerzhafter Prothesen zu zwingen, geht an den Bedürfnissen dieser Kinder vorbei. Eine solche ans potenziell Totalitäre grenzende Bevormundung ist mit Blick auf Nutzen und Selbstbestimmung der Menschen nicht zu rechtfertigen. Das normative Problem in diesem Beispiel ist aber wohl doch der Zwangscharakter der Maßnahmen und nicht so sehr die Orientierung an einer „Normalität". Daher spricht dieses Beispiel auch nicht grundsätzlich gegen Erforschung und Entwicklung von motorischen Prothesen und anderer Elektrozeutika, sondern gegen deren Verwendung, ohne den individuellen Nutzen und die Selbstbestimmung der Anwender zu berücksichtigen.

Für die Konstruktion einer motorischen Prothese ist die zu ersetzende Funktion der natürlichen Extremität ein wichtiger Bezugspunkt (Clausen 2009). Wie nahe die Prothese dem natürlichen Vorbild kommt, hängt im Wesentlichen von den technischen Möglichkeiten ab. Die Entwicklung von Gehprothesen, die mit einem starren Holzbein begann und inzwischen bei Geräten angekommen ist, die die Abrollbewegungen des Fußes elektronisch oder mechanisch integrieren können, illustriert anschaulich, wie die technischen Möglichkeiten die Gestaltung einer Prothese beeinflussen. Die Orientierung an einer „natürlichen Normalfunktion" muss aber nicht unbedingt ethisch problematisch sein.

Selbstverständlich ist mit der Konstruktion von Prothesen die Annahme verbunden, dass zumindest einige der Betroffenen ihre Situation als Einschränkung bewerten und aus der Prothese auch einen individuellen Nutzen ziehen können. Unter Berücksichtigung impliziter Diskriminierungstendenzen aufgrund einer „Tyrannei des Normalen" sollten Prothesen im Allgemeinen – und damit auch die neurotechnisch gestützten – als ein **mögliches Angebot** für Gelähmte aufgefasst werden, keinesfalls als die einzige Lösung. Auf diese Weise sollte es möglich sein, denjenigen eine Prothese anbieten zu können, die sich davon einen Nutzen versprechen, ohne diejenigen unter

Normalisierungsdruck zu setzen, die lieber ohne diese Geräte auskommen wollen (Clausen 2010).

Der US-amerikanische Philosoph Norman Daniels orientiert sich an einer statistischen Normalität des Menschen, dem speziestypischen Funktionieren (*species-typical functioning*), um die gerechtfertigten Ansprüche eines Individuums an solidarfinanzierte Gesundheitsleistungen zu begründen (Daniels 2008). Auf diese Weise sollte es möglich sein, berechtigte Ansprüche zu begründen und Prothesen als eine mögliche Option unter anderen anzubieten. Die Betroffenen können dann frei entscheiden, ob und welche Option sie annehmen bzw. ablehnen, ohne sich einer sozialen Erwartung anpassen zu müssen.

Fazit

- Gehirn-Computer-Schnittstellen sind innovative technologische Therapieansätze, die sich am besten als hochkomplexe Werkzeuge verstehen lassen.
- Neuroprothesen und Gehirn-Computer-Schnittstellen zielen auf die Verbesserung der Lebensqualität und die Steigerung der Selbstbestimmung ab. Insbesondere bei der Steuerung motorischer Prothesen ist durch den teilweise autonomen Anteil der technischen Komponente das Ausmaß der Selbstbestimmung allerdings noch unklar.
- Daher gilt es auch zu klären, wer im Falle von Fehlfunktionen für einen etwaigen Schaden verantwortlich wäre.
- Die Kommunikation mit LIS-Patienten benötigt spezifische Vorkehrungen, um Projektionen des medizinischen Personals auf den Patienten zu minimieren.
- Wer ohne Prothesen leben möchte, sollte nicht unter Normalisierungsdruck gesetzt werden.

Literatur

Birbaumer N, Ghanayim N, Hinterberger T et al (1999) A spelling device for the paralysed. Nature 398(6725):297–298

Clark A (2007) Re-inventing ourselves: the plasticity of embodiment, sensing, and mind. J Med Philosophy 32(3):263–282

Clark GM (2006) Review. The multiple-channel cochlear implant: the interface between sound and the central nervous system for hearing, speech, and language in deaf people-a personal perspective. Philos Trans R Soc Lond B Biol Sci 361(1469):791–810

Clausen J (2006) Ethische Aspekte von Gehirn-Computer-Schnittstellen in motorischen Neuroprothesen. Int Rev Information Ethics 5(9):25–32

Clausen J (2009a) Man, machine and in between. Nature 457(7233):1080–1081

Clausen J (2009b) Ethische Fragen aktueller Neurowissenschaften: Welche Orientierung gibt die „Natur des Menschen"? In: Hildt E, Engels E-M (Hrsg) Der implantierte Mensch: Therapie und Enhancement im Gehirn. Alber, Freiburg, S 145–168

Clausen J (2010) Technik im Gehirn: Ethische, theoretische und historische Aspekte moderner Neurotechnologie. Deutscher Ärzte-Verlag, Köln

Clausen J (2011) Conceptual and ethical issues with brain-hardware devices. Curr Opin Psychiatry 24(6):495–501

Clausen J (2013) Bonding brains to machines: ethical implications of electroceuticals for the human brain. Neuroethics 6(3):429–434

Clausen J (2015) Ethical implications of brain-computer interfacing. In: Clausen J, Levy N (Hrsg) Handbook of neuroethics. Springer, Dordrecht, S 699–705

Clausen J, Fetz E, Donoghue J et al (2017) Help, Hope and Hype: ethical dimensions of neuroprosthetics. Science 356(6345):1338–1339

Collinger JL, Wodlinger B, Downey JE et al (2013) High-performance neuroprosthetic control by an individual with tetraplegia. Lancet 381(9866):557–564

Daniels N (2008) Just health: meeting health needs fairly. Cambridge University Press, Cambridge

Donoghue JP (2002) Connecting cortex to machines: recent advances in brain interfaces. Nat Neurosci 5(11s):1085–1088

Eckmiller R (1996) Das Retina-Implantat für die Wiedergewinnung des Sehens. In: Maar C, Pöppel E, Christaller T (Hrsg) Die Technik auf dem Weg zur Seele: Forschungen an der Schnittstelle Gehirn/Computer. Rowohlt, Reinbek, S 295–308

14

Grübler G, Hildt E (Hrsg) (2014) Brain-computer interfaces in their ethical, social and cultural contexts. The international library of ethics, law and technology. Springer, Dordrecht

Haselager P, Vlek R, Hill J, Nijboer F (2009) A note on ethical aspects of BCI. Neural Netw 22(9):1352–1357

Hochberg LR, Bacher D, Jarosiewicz B et al (2012) Reach and grasp by people with tetraplegia using a neurally controlled robotic arm. Nature 485(7398):372–375

Jox RJ (2015) Mensch oder Maschine? Über Neuroprothesen und Brain-Computer Interfaces. In: Frings M, Jox RJ (Hrsg) Gehirn und Moral: Ethische Fragen in Neurologie und Hirnforschung. Thieme, Stuttgart, S 234–258

Kübler A, Weber C, Birbaumer N (2006) Locked-in – freigegeben für den Tod. Wenn nur das Denken und Fühlen bleibt – Neuroethik des Eingeschlossenseins. Z med Ethik 52:57–70

Laureys S, Pellas F, Van Eeckhout P et al (2005) The locked-in syndrome: what is it like to be conscious but paralyzed and voiceless? Prog Brain Res 150:495–511

Loeb GE (1990) Cochlear prosthetics. Annu Rev Neurosci 13:357–371

Mattia D, Tamburrini G (2015) Ethical issues in brain-computer interface research and systems for motor control. In: Clausen J, Levy N (Hrsg) Hadbook of neuroethics. Springer, Dordrecht, S 725–740

Neumann N, Kübler A (2003) Training locked-in patients: a challenge for the use of brain-computer interfaces. IEEE Trans Neural Syst Rehabil Eng 11(2):169–172

Nicolelis MA (2001) Actions from thoughts. Nature 409(6818):403–407

NIH (2024) Cochlea Implants. https://www.nidcd.nih.gov/health/cochlear-implants. Zugegriffen am 08.05.2024

Silvers A (1998) A fatal attraction to normalizing: treating disabilities as deviations from „species-typical" functioning. In: Parens E (Hrsg) Enhancing human traits: ethical and social implications. Georgetown University Press, Washington, DC, S 95–123

Stieglitz T (2009) Development of a micromachined epiretinal vision prosthesis. J Neural Eng 6(6):65005

Tang J, LeBel A, Jain S, Huth AG (2023) Semantic reconstruction of continuous language from noninvasive brain recordings. Nat Neurosci. 26(5):858–866

Tassiker GE (1956) Retinal stimulator. U.S. Patent No. 2,760,483

Zrenner E (2002) Will retinal implants restore vision? Science 295(5557):1022–1025

Zrenner E, Stett A, Weiss S et al (1999) Can subretinal microphotodiodes successfully replace degenerated photoreceptors? Vision Res 39(15):2555–2567

Ethische Fragen in speziellen neuroklinischen Situationen

Inhaltsverzeichnis

„Hirntod" – irreversibler Hirnfunktionsausfall

Frank Erbguth

Inhaltsverzeichnis

© Der/die Herausgeber bzw. der/die Autor(en), exklusiv lizenziert an Springer-Verlag GmbH, DE, ein Teil von Springer Nature 2024
F. Erbguth, R. J. Jox (Hrsg.), *Angewandte Ethik in der Neuromedizin*,
https://doi.org/10.1007/978-3-662-69739-9_15

Ein 44-jähriger verheirateter Mann mit 2 Kindern erleidet einen plötzlichen Herzstillstand. Eine 20-minütige präklinische Reanimation führt zur Wiederherstellung des Kreislaufs. Die klinisch neurologische Untersuchung und die Diagnostik mittels EEG, Medianus-SEP (SEP = sensibelevozierte Potenziale), Neurodestruktionsmarkern (NSE = neuronenspezifische Enolase) und Computertomografie (CT) auf der Intensivstation zeigen am dritten Behandlungstag eine schwerste hypoxische Hirnschädigung mit Hirnschwellung, bei der keine Wiedererlangung höherer Hirnfunktionen möglich ist und die potenziell in den Hirntod münden kann.

Die Ehefrau spricht in dieser Situation von sich aus eine mögliche Organspende an, dadurch hätte der drohende sinnlose Tod wenigstens für andere etwas Hilfreiches, was ihr Mann mehrfach erwähnt habe. Gleichzeitig gibt sie die oft geäußerte Einstellung ihres Mannes wieder, dass er bei einer absehbar schlechten „zerebralen Prognose" wie sie jetzt vorläge, eine lebensverlängernde Therapie sicher abgelehnt hätte. Ein Organspenderausweis oder eine Patientenverfügung liegen nicht vor.

Der Ehefrau wird erläutert, dass der Hirntod als Voraussetzung für eine Organspende zum aktuellen Zeitpunkt noch nicht vorläge, aber in den nächsten Tagen eintreten könne. Zunehmende Dysregulationen von Kreislauf und Temperatur würden im Hinblick auf eine mögliche Organspende organprotektive Therapiemaßnahmen erfordern, die nicht mehr dem Wohl des Patienten dienlich sind. Nachdem der Patient auch nach weiteren 24 h nicht hirntot ist, wird unter allen Beteiligten diskutiert, ob eine Weiterbehandlung bis zum Eintritt des Hirntodes nicht eigentlich eine Verlängerung des Sterbens bedeute und ethisch unvertretbar sei. Ohne die Perspektive der möglichen Organspende hätte man angesichts des Patienten-

willens die Therapie bereits beendet und der Herz-Kreislauf-Stillstand wäre eingetreten.

Nachdem die Ehefrau einer auf weitere 3 Tage begrenzten Fortsetzung der organprotektiven Therapie zustimmte, trat nach 2 Tagen der Hirntod ein und wurde nach den Richtlinien der Bundesärztekammer festgestellt und protokolliert. Die Ehefrau äußerte eine gewisse Erleichterung, dass der für die Familie schwer belastende „Schwebezustand" beendet sei, zeigte sich aber auch irritiert, dass sich an dem für sie wahrnehmbaren Zustand ihres Mannes nichts geändert habe und er nach Eintritt des Hirntodes für sie genauso wenig „tot" wirke wie an den Tagen zuvor. Sie fragt, warum man denn nicht schon vorher, in der bereits aussichtslosen Situation, die Geräte hätte abschalten und die Organspende hätte durchführen können. Ihr wird die Unzulässigkeit einer „Donation after Circulatory Death" (DCD) in Deutschland – im Gegensatz zu Österreich und der Schweiz – erläutert. Nach nochmals expliziter Zustimmung durch die Ehefrau erfolgt die Explantation von Nieren, Herz, Leber und Pankreas. ◀

15.1 Einleitung

Nach intensiven Debatten um das Hirntodkonzept im Vorfeld und anlässlich der Bundestagsabstimmung über das deutsche Transplantationsgesetz (TPG) im Jahr 1997 gab es über längere Zeit nur wenige öffentliche und ethische Auseinandersetzungen zum Hirntodthema. Neuen Aufwind bekam die Debatte auch in den deutschsprachigen Ländern durch das *White Paper* des amerikanischen *President's Council on Bioethics* (2008). Erneute Debatten traten in Deutschland im Zuge der sog. „Transplantationsskandale" im Jahr 2012 auf, in denen es im Wesentlichen um die regelwidrige Zuteilung von Organen ging.

In den USA wurde 2023 v. a. im Journal „Neurology" eine ganze Serie von Artikeln zur Hirntodthematik publiziert, nachdem die „US Uniform Law Commission" (ULC) angekündigt hatte, eine Überarbeitung des „Uniform Determination of Death Act" (UDDA) anzustreben (Neurology UDDA Series 2023). Dabei wird terminologisch statt des „Hirnfunktionsausfalls" bzw. „Hirntodes" vom „Tod anhand neurologischer Kriterien" („death by neurologic criteria", DNC) gesprochen. Der „Herz-Kreislauf-Tod" wird als „Tod anhand zirkulatorischer Kriterien" („death by cirulatory criteria") bezeichnet.

Die Debatten zum Hirntod vermischen zum Teil konzeptionelle und prozedurale Aspekte. Deswegen ist es für den Diskurs erleichternd, 3 Ebenen zu unterscheiden:

- Ebene 1: Das **Konzept des Todes** mit der Frage „Wie wird der Tod definiert und welche biologischen Zustände beim Menschen entsprechen dieser Definition?".
  Hierbei ist der Hirntod ein Konzept, das befürwortet oder abgelehnt wird.
- Ebene 2: Das **Kriterium des Hirntodes** mit der Frage: „Wann liegt dieser Tod vor?".
  International wird weitestgehend der irreversible Funktionsausfall des **gesamten** Gehirns festgelegt (IHA). Lediglich in England wird der Funktionsausfall allein des Hirnstamms für ein ausreichendes Kriterium angesehen.
- Ebene 3: Das **Verfahren** zur Feststellung des Kriteriums mit der Frage: „Wie ist der IHA nachzuweisen?". Hier wird in Deutschland der 3-stufige Untersuchungsalgorithmus der entsprechenden Richtlinie der Bundesärztekammer verwendet. In Österreich und der Schweiz bestehen ähnliche Verfahren.

Aus diesen Diskursebenen und darüber hinaus resultieren 3 ethisch relevante Fragenkomplexe:

Hirntoddebatte – ethisch relevante Fragenkomplexe

- Die Konzeptionsdebatte, ob der Hirntod mit dem Tod des Menschen gleichzusetzen sei, wozu auch der Deutsche Ethikrat 2015 Stellung bezog (Deutscher Ethikrat 2015) (▶ Abschn. 15.4)
- Die Frage der Verlässlichkeit des Verfahrens der Hirntodfeststellung und ihrer Durchführung, nachdem 2014 in der Presse der Verdacht geäußert worden war, dass fundamentale Fehler bei der Hirntodfeststellung gemacht würden; so lautete eine der Schlagzeilen auf der Titelseite der Süddeutschen Zeitung „Falsche Todesdiagnosen in Krankenhäusern. Ärzte erklären Patienten oft fälschlich für hirntot" (Berndt 2014) (Abschn. **Fehler! Verweisquelle konnte nicht gefunden werden.**)
- Die Bedeutung und Stellung der Hirntodfeststellung im Zusammenhang mit der Organspende, insbesondere die damit verbundene Problematik einer ausschließlich der „Organprotektion" dienenden Therapie im Vorfeld des Hirntodes (Erbguth und Dietrich 2014) (▶ Abschn. 15.7).

Die seit der vierten Fortschreibung der Richtlinien der Bundesärztekammer (BÄK) verwendete Terminologie des irreversiblen Hirnfunktionsausfalls (IHA) ist zum einen der Konformität mit der Terminologie des deutschen Transplantationsgesetzes (TPG) geschuldet, das den Begriff „Hirntod" nicht verwendet. Zum anderen sollten vermeintlich implizite Annahmen des Hirntodkonzepts wie etwa die Frage, ob alle Hirnzellen „tot" seien, mit einer prozedural orientierten, wissenschaftlich präziseren Terminologie relativiert werden (Klinkhammer und Richter-Kuhlmann 2015).

15.2 Geschichte des „Hirntodkonzepts"

Die Entwicklung der kardiopulmonalen Reanimation in den 1950er- und 1960er-Jahren machte erstmalig den Herz-Kreislauf-Stillstand reversibel und relativierte ihn damit als „klassisches" Todesmerkmal beim Menschen. Die Etablierung längerfristig möglicher maschineller Beatmungsformen führte zu neuen Herausforderungen für die Auffassung vom „Tod des Menschen": Selbst bei komplett ausgefallener Gehirnfunktion nach schweren primären oder sekundären Hirnschädigungen konnte der bislang daraus folgende „natürliche" Stillstand der gehirngesteuerten Atemfunktion mit der Folge des „Herz-Kreislauf-Todes" durch die maschinelle Beatmung aufgehalten werden. Diese Situation eines Menschen mit künstlich durch Beatmung aufrechterhaltener Kreislauffunktion ohne jegliche Hirnfunktion wurde 1959 von 2 französischen Autorengruppen beschrieben:

- zum einen kasuistisch von Pierre Wertheimer, Michel Jouvet und Jacques Descotes (Wertheimer et al. 1959),
- zum anderen konzeptionell von Pierre Mollaret und Maurice Goulon (Mollaret und Goulon 1959).

Mollaret und Goulon bezeichneten den neu beobachteten Zustand zunächst als „Coma dépassé" – also kategorial „jenseits" des Komas – und erachteten eine Fortführung der Beatmung als sinnlos. Es bestand Bedarf nach einer Einordnung und Definition dieses durch die Intensivmedizin erst möglichen biologischen Zustands, bei dem es dissoziiert vom Herz-Kreislauf-Tod zu einem irreversiblen Hirnfunktionsausfall gekommen war. Man definierte diesen Zustand 1968 als eigenes Todesmerkmal des Menschen. Die Hirntoddefinition wurde von dem aus Medizinern, Juristen, Ethikern und Theologen zusammengesetzten *Ad Hoc*

Committee of the Harvard Medical School to Examine the Definition of Death (Ad Hoc Committee 1968) erstellt. Im Text wurde auch auf die Organtransplantation Bezug genommen, die sich zeitgleich entwickelt hatte („*… obsolete criteria for the definition of death can lead to controversy in obtaining organs for transplantation*"). Deren Meilensteine waren die erste Lebendnierentransplantation zwischen 2 eineiigen Zwillingen in Boston 1954 und die erste erfolgreiche Herztransplantation durch das Team um Christiaan Barnard 1967 in Kapstadt.

Die gedanklich-theoretische Auseinandersetzung mit der Möglichkeit und der Bedeutung eines „Absterbens" des Gehirns als Ganzes oder seiner Teile wurde bereits vor den erwähnten Publikationen 1959 geführt. So wurde der Begriff des „*mort de cerveau*" erstmalig 1800 vom französischen Arzt Xavier Bichat (1771–1802) benutzt (Bichalt 1800). Allerdings wies der Historiker Métraux darauf hin, dass der Hirntodbegriff von Bichat im Kontext einer Diskussion französischer Ärzte über die Umstände des Dekapitierungstodes durch die Guillotine kategorial anders zu verstehen sei als der heutige Hirntodbegriff (Métraux 2001).

Auch der Bonner Pathologieprofessor Hugo Ribbert führte in seinem Traktat *Der Tod aus Altersschwäche* 1908 an verschiedenen Stellen aus, dass der natürliche Tod ein „Gehirntod" sei: die Gehirnfunktion werde bei bestimmten Erkrankungen so stark beeinträchtigt, dass auch das Leben des übrigen Körpers nicht mehr möglich sei. Ribbert schreibt: „*Dann stirbt das Individuum. Der physiologische Tod ist ein Gehirntod*" und an anderer Stelle „*der natürliche Tod ist ein Gehirntod*" (Ribbert 1908). Mit diesen Überlegungen ist zwar nicht das heutige Hirntodkonzept konkret vorausgedacht worden, sie weisen aber auf eine Ideengeschichte hin, die weit vor der intensivmedizinischen Ermöglichung des dissoziierten Hirntodes dem Gehirn nicht nur „Denkfunktion" zuschrieb, sondern es als wesentlichen Regulator umfassender Körperfunktionen begriff (Schlich 2001).

Angesichts der Reanimationsfähigkeit bei einem Herz-Kreislauf-Stillstand ist es durchaus bemerkenswert, dass die Irreversibilität des „klassischen" Herz-Kreislauf-Todes erst mit dem Eintritt des Hirntodes markiert wird, ab dem sich Wiederbelebungen als sinnlos erweisen.

Die Grundcharakteristika des Hirntodsyndroms der Harvard-Definition haben in der Folge bis heute Gültigkeit und finden sich auch in den aktuellen Richtlinien der BÄK wieder:

Syndrom des irreversiblen Hirnfunktionsausfalls – Grundcharakteristika
- Tiefe, irreversible Bewusstlosigkeit
- Irreversibler Verlust der Reflexe des Gehirnstamms
- Irreversibler Verlust der Spontanatmung

15.3 Terminologische Unschärfen in der Hirntoddebatte

Obwohl der Hirntod, unabhängig von seiner ethischen Bewertung, durch seine Charakteristika des irreversiblen Verlusts jeglicher Gehirnfunktion einen kategorial anderen Zustand markiert als andere Formen schwerer Hirnschädigungen, wie beispielsweise das sog. Wachkoma (auch bezeichnet als apallisches Syndrom, persistierender vegetativer Zustand oder Zustand reaktionsloser Wachheit) oder das Locked-in-Syndrom (► Kap. 16), wird in der öffentlichen Debatte oft genau dieser Unterschied nicht korrekt wiedergegeben und damit der Hirntodbegriff und seine unstrittigen Implikationen mit falschen Unterstellungen kontaminiert.

So wurde beispielsweise in einem Bericht in der Zeitschrift *Gehirn & Geist* in Bezug auf die Wachkomapatientin Terri Schiavo von deren „Hirntod" gesprochen (Degen

2005), oder es wurde in aktuellen kirchlichen Stellungnahmen behauptet, nach Eintritt des Hirntodes würden Atmung und Schmerzempfinden der Betroffenen noch funktionieren. So hieß es etwa in der Handreichung der Evangelischen Kirche in Bayern: „*Vielmehr weist ein hirntoter Mensch eine normale Körpertemperatur auf, er atmet, … alles körperliche Anzeichen, die unserem landläufigen Todesverständnis widersprechen*" (Evangelisch-Lutherische Kirche in Bayern 2015) und in einer Handreichung der Hessischen Diakonie wurde behauptet: „*Aber der hirntote Mensch ist noch nicht endgültig tot. Er empfindet Schmerzen*" (Diakonie Hessen 2015).

Auch wissenschaftliche Publikationen erwecken mitunter den Eindruck, die Grundannahmen des Hirntodkonzepts seien durch die funktionelle Bildgebung, z. B. mittels MRT, falsifiziert worden, wenn Befunde zum „Bewusstseinsnachweis" beim Wachkoma argumentativ mit dem Hirntod in Verbindung gebracht werden, wohingegen unverändert keinerlei Befunde zu „Bewusstseinsresten" beim Hirntod existieren und auch nicht existieren können, wenn nicht die Grundlage des Hirntodkonzepts, nämlich der Stillstand der Hirndurchblutung, eine komplette Fehlannahme darstellen würde (Müller 2010).

Ein ethischer Diskurs lässt sich aber nur dann sinnvoll führen, wenn die unstrittigen Implikationen des Hirntodkonzepts in der Diskussion inhaltlich und terminologisch präzise und nicht missverständlich verwendet werden.

15.4 Ebene 1 – Konzeption des Todes: Ist der Hirntod der Tod des Menschen?

Bereits kurz nach ihrer Veröffentlichung wurden die Harvard-Definition und ihre Implikationen vom Philosophen Hans Jonas kritisiert: „*Beim irreversiblen Koma, wie die*

Harvard-Gruppe es definierte, ist der springende Punkt natürlich genau der, dass es ein Zustand ist, der die Reaktivierung irgendeines Gehirnteils in jedem Sinne ausschließt. Das Gehirn, so müssen wir dann sagen, ist tot. Wir haben dann einen ‚Organismus als ganzen' minus Gehirn, der in einem Zustand partiellen Lebens erhalten wird, solange die Lungenmaschine und andere Hilfsmittel am Werke sind. Und hier ist meinem Dafürhalten nach die richtige Frage nicht: Ist der Patient gestorben? sondern: Was soll mit ihm – immer noch ein Patient – geschehen?" (Jonas 1990). Dies blieb die Kernfrage der Debatte.

Befürworter des Hirntodkonzepts hingegen verweisen darauf, dass angesichts der Tatsache, dass immer einzelne Zellen im Körper den Individualtod vorübergehend „überleben" würden, der Tod in gewissen Grenzen immer mehr als Prozess, denn als ein punktuelles Ereignis aufzufassen sei (Erbguth 2000). Somit sei jede Todesdefinition immer eine „Konvention" – dies gelte auch für den Hirntod. Der unstrittige Tod der „Person" im Rahmen des Hirntodkonzepts sei auch als Tod des individuellen Menschen trotz erhaltener Kreislauffunktion rational nachvollziehbar, auch wenn damit der Tod nicht im gewohnten Sinne sinnlich als Leiche erfassbar sei. Diese Problematik der Nachvollziehbarkeit eines Todesmerkmals bei einem zwar beatmeten, aber sonst unversehrt wirkenden Körper klingt im einleitenden Fallbeispiel an.

Kritiker des Hirntodkonzepts verweisen ähnlich wie Jonas auf die mit dieser Position verbundene Aufteilung des Menschen in hierarchische Teilsysteme.

Die 2015 mit einem Votum abgeschlossene Diskussion im Deutschen Ethikrat und ihre Dokumentation auf 189 Seiten spiegelt exemplarisch die Debatte wider, deren Argumente sich in den letzten 50 Jahren kaum verändert haben (Deutscher Ethikrat 2015).

Position A Im Ethikrat wurde mehrheitlich (mit 18 von 25 Stimmen) dafür plädiert, dass *„der Hirntod ein sicheres Zeichen für den Tod des Menschen"* sei. Von einem Hirntoten könne *„nicht mehr als einem lebendigen Menschen gesprochen werden"*.

Position B 7 Mitglieder wollten allerdings den Hirntod nicht mit dem Tod des Menschen gleichgesetzt wissen. Auch außerhalb des toten Gehirns verfüge der Organismus – zwar unter Beatmung und mit intensivmedizinischen Mitteln – noch über vielfältige *„Lebensfunktionen"*.

Nach der Position B entspräche das Hirntodkonzept einer zerebrozentristischen Auffassung des Menschseins und ignoriere dessen Ganzheitlichkeit. Beispielhaft offenbar würden die Widersprüche des Hirntodkonzepts durch die sinnlich nicht nachvollziehbare Erscheinungsform eines sog. Todes bei einem körperlich unversehrt wirkenden Menschen mit schlagendem Herzen oder durch die Fähigkeit zum Austragen eines Embryos. Mit der fehlenden Leichenanmutung sei das Hirntodkonzept kontraintuitiv, ihm fehle die soziokulturelle Verwurzelung und es mangele ihm daher an breiter Akzeptanzfähigkeit.

Dem wird widersprochen, dass allein das Fehlen der sinnlichen Nachvollziehbarkeit kein Grund sei, ein naturwissenschaftlich rational verstehbares Todeskriterium zu verwerfen (Mindach 2015). Auch der Fall des *„Erlanger Babys"* 1992 verdeutlicht die Kontroverse: eine in der 15. Woche hirntote Schwangere wurde 6 Wochen lang weiterbeatmet, um eine Entbindung zu ermöglichen; jedoch starb der Fetus durch einen Spontanabort, und die Beatmung wurde eingestellt. Von den „Hirntodgegnern" wurde das Austragen eines Embryos als konstitutives Lebensmerkmal der Mutter verstanden und zugespitzt polemisch von der *„schwangeren Leiche"* gesprochen. Von der anderen Seite wurde die Austragungs- und Gebärfähigkeit bei einer hirntoten Frau als verbliebene partielle Körperfunktion verstanden, die mit dem Todesverständnis des mütterlichen

Individuums nicht kollidiere. Dieser Auffassung entspricht auch die bildsprachliche Formulierung, ein hirntoter Mensch entspräche einem innerlich „Enthaupteten" (Erbguth 2000).

Andere Aspekte der Auseinandersetzung betreffen die Frage, inwieweit das Gehirn unverzichtbare Integrationsleistungen für die Gesamtfunktion des Körpers erbringe, deren Erlöschen im Fall des Hirntodes zwingend zur Desintegration der Funktionen im „Restkörper" führen würde. Beobachtungen von lange im „Hirntodstatus" intensivmedizinisch (mit hohem Aufwand) aufrechterhaltbaren Körperfunktionen („chronic brain death") wurden insbesondere von Alan Shewmon als Gegenargument eingeführt und breit debattiert (Shewmon 1998). In der Debatte um eine Revision des „Uniform Determination of Death Act (UDDA)" in den USA verweist Shewmon auch auf die seiner Meinung nach vernachlässigte Bedeutung hypothalamischer Funktionen, deren Präsenz er im Widerspruch zur Irreversibilität des Hirnfunktionsausfalls stehend sieht (Shewmon 2021).

Dem wird entgegengehalten, dass einzelne Fälle, in denen es über längere Zeiträume gelänge, die Körperfunktionen eines Hirntoten durch intensivmedizinische Maßnahmen aufrechtzuerhalten, nichts an der irreversiblen Auslöschung des konstitutiven Organs des Individuums Mensch ändern würde (Mindach 2015; Lang 1999) und der Zusammenbruch der Restkörperfunktion nach Eintritt des Hirntodes keine Conditio sine qua non des Konzepts sei, weil dieser sich in Einzelfällen intensivmedizinisch verhindern lasse.

In Deutschland haben die Befürworter des Hirntodkonzepts ihre Positionen auch in den Jahren nach dem Positionspapier des Ehikrates als neurophysiologisch begründbar differenziert dargelegt (Brandt und Angstwurm 2018; Walter 2020).

Etwas verkürzt lassen sich die kontroversen Auffassungen zum „Wesen" eines Hirntoten wie folgt zusammenfassen:

Kontroverse Definitionen eines hirntoten Menschen
- Ein **toter Mensch** mit künstlich erhaltener Körperteilfunktion: Dies impliziert eine hierarchische Aufteilung des „Mensch-Seins" in Gehirn- und anderweitige Körperfunktionen
- Ein **lebender Mensch** ohne Hirnfunktion: Dies impliziert eine ganzheitlich orientierte Auffassung des Menschen als „unteilbares" Ganzes, dessen künstlich aufrechterhaltene Körperfunktionen dem Wesen und Verständnis des Todes widersprächen

15.5 Ebene 2 – Kriterium des irreversiblen Hirnfunktionsausfalls

Grundsätzlich gilt die Feststellung des IHA des „gesamten" Gehirns als ein diagnostizierbares Kriterium für den Hirntod.

- **Transplantationsgesetz (TPG) § 3 und § 16**

Anders als in den USA ist die Definition des Todes in Deutschland nicht direkt gesetzlich „geregelt". Auf das Hirntod- bzw. IHA-Konzept wird in § 3 TPG indirekt Bezug genommen, weil demnach eine Organentnahme „ … *nur zulässig [ist], wenn … der Tod des Organ- oder Gewebespenders nach Regeln, die dem Stand der Erkenntnisse der medizinischen Wissenschaft entsprechen, festgestellt ist … "*. Es wird dann darauf verwiesen, dass die Entnahme von Organen unzulässig sei, wenn nicht der „ … *endgültige, nicht behebbare Ausfall der Gesamtfunktion des Großhirns, des Kleinhirns und des Hirnstamms nach Verfahrensregeln, die dem Stand der Erkenntnisse der medizinischen Wissenschaft entsprechen, festgestellt ist"*. Die Notwendigkeit des eingetretenen Todes als Voraussetzung für eine Organentnahme wird in der Debatte als „Dead-Donor-Rule" bezeichnet (▶ Abschn. 15.7.3). Eine Variante der Auffassungen der „Dead-Donor-Rule" besagt, dass die Organentnahme einen Spender nicht töten darf.

Hinsichtlich der Zuständigkeit für den Stand der Erkenntnisse der medizinischen Wissenschaft wird in § 16 auf die Bundesärztekammer verwiesen, wenn es heißt „Die Bundesärztekammer stellt den Stand der Erkenntnisse der medizinischen Wissenschaft in Richtlinien fest für die Regeln zur Feststellung des Todes nach § 3 Abs. 1 Satz 1 Nr. 2".

■ **Richtlinien der Bundesärztekammer**

Die BÄK entsprach dieser gesetzlichen Aufgabe 2015 mit der damals nach 17 Jahren grundsätzlich überarbeiteten vierten Fortschreibung der entsprechenden Richtlinien. Im Jahr 2022 erfolgten mit der fünften Fortschreibung geringe prozedurale Anpassungen (z. B. Untersuchungsanforderungen unter extrakorporaler Membranoxygenierung, ECMO) (Bundesärztekammer 2015; Bundesärztekammer 2022).

In einer grundlegenden Aussage stellt die BÄK den IHA einem sicheren Todeszeichen beim Menschen gleich, wenn sie formuliert: „*Mit der Feststellung des endgültigen, nicht behebbaren Ausfalls der Gesamtfunktion des Großhirns, des Kleinhirns und des Hirnstamms (irreversibler Hirnfunktionsausfall) ist naturwissenschaftlich-medizinisch der Tod des Menschen festgestellt. Das unwiderrufliche Erlöschen der Gehirnfunktion wird entweder durch die in dieser Richtlinie dargestellten Verfahrensregeln oder durch das Vorliegen anderer sicherer Todeszeichen, wie Totenflecke oder Leichenstarre, nachgewiesen. Liegt ein anderes sicheres Todeszeichen vor, so ist damit auch der irreversible Hirnfunktionsausfall eingetreten und nachgewiesen.*"

Der irreversible Ausfall aller Gehirnfunktionen – sowohl supra- als auch infratentoriell – als Voraussetzung für den Hirntod ist auch international üblich; lediglich in Großbritannien gilt allein der Nachweis des

irreversiblen **Hirnstammfunktionsausfalls** seit der Festlegung der *Academy of Medical Royal Colleges* 1976 bis heute als ausreichend (Academy of Medical Royal Colleges 2008), worüber kontrovers diskutiert wurde (Wijidicks 2012). Die britische Regelung würde bei primärer Hirnstammerkrankung – z. B. durch eine Basilaristhrombose – theoretisch-konzeptionell und praktisch in Kauf nehmen, dass restliche **Großhirn**funktionen, die nicht wie in Deutschland per EEG ausgeschlossen werden müssten, erhalten sein könnten. Es würde sich bei diesem Zustand um eine Art komplettes „Super-Locked-in-Syndrom" handeln, bei dem die wie auch immer erhaltene Großhirnfunktion keinerlei „In- oder Output-Funktionsmöglichkeiten" besitzt.

Die Feststellung des IHA beruht nach den Richtlinien der BÄK auf einem 3-stufigen Untersuchungsgang, der in ▶ Abschn. 15.6 detailliert dargestellt wird.

15.6 Ebene 3 – Prozeduren: Die Richtlinien der BÄK 2022

Untersuchung des irreversiblen Hirnfunktionsausfalls
- **Schritt 1:** Feststellung der Voraussetzungen
- **Schritt 2:** Feststellung der Bewusstlosigkeit (Koma), der Hirnstammareflexie und des Atemstillstands (Apnoe)
- **Schritt 3:** Nachweis der Irreversibilität durch klinische Verlaufsuntersuchungen nach den vorgeschriebenen Wartezeiten und/oder mittels ergänzender Untersuchungen

15.6.1 Schritt 1: Feststellung der Voraussetzungen

Es muss sich zweifelsfrei um eine akute schwere primäre (z. B. Schädel-Hirn-

Trauma, Hirnblutung) oder sekundäre (z. B. Herz-Kreislauf-Stillstand, Atemstillstand) Hirnschädigung handeln. Dabei muss wegen unterschiedlicher Verfahrenswege im weiteren diagnostischen Vorgehen bei primären Hirnschädigungen zwischen infra- und supratentorieller Schädigung unterschieden werden. Zusätzlich müssen reversible Ursachen des konkret bestehenden klinischen Bildes des IHA ausgeschlossen werden, wie etwa exogene (z. B. Analgosedierung, Hypnotika, Drogen, Vergiftungen, Relaxierung, therapeutische Hypothermie) oder auch endogene (z. B. metabolisch, endokrin, Hypothermie) Ursachen.

15.6.2   Schritt 2: Feststellung der Symptome des Hirnfunktionsausfalls

Es sind folgende Zeichen festzustellen:
- Bewusstlosigkeit (Koma),
- Lichtstarre beider mittel- bis maximal weiten Pupillen (ohne Mydriatikum),
- beidseitiges Fehlen des okulozephalen oder des vestibulookulären Reflexes,
- beidseitiges Fehlen des Kornealreflexes,
- Fehlen von Reaktionen auf Schmerzreize beidseits im Trigeminusbereich und von zerebralen Reaktionen auf Schmerzreize außerhalb des Trigeminusbereichs,
- Fehlen des Pharyngeal- und des Trachealreflexes,
- Ausfall der Spontanatmung (Apnoe-Test).

Wenn nicht alle klinischen Ausfallsymptome geprüft werden können, ist ersatzweise eine ergänzende apparative Untersuchung erforderlich.

15.6.3   Schritt 3: Nachweis der Irreversibilität

Dieser erfolgt entweder durch klinische Verlaufsuntersuchungen nach den vorgeschriebenen Warte-/Beobachtungszeiten (je nach Konstellation 12, 24 oder 72 h) und/oder durch ergänzende Untersuchungen.

Einen Überblick über den Ablauf der Diagnostik des Hirnfunktionsausfalls gibt ◘ Abb. 15.1.

15.6.4   Ergänzende Untersuchungen

Die ergänzenden Untersuchungen (◘ Abb. 15.2), durch die sich beispielsweise Wartezeiten erübrigen, oder bei primär infratentorieller Schädigung zwingend sind, umfassen:
- das isoelektrische EEG – oder
- das Erlöschen oder den Ausfall evozierter Potenziale – oder
- den Nachweis des zerebralen Zirkulationsstillstands mittels Doppler-/Duplex-Sonografie, zerebraler Perfusions-Szintigrafie, oder CT-Angiografie.

15

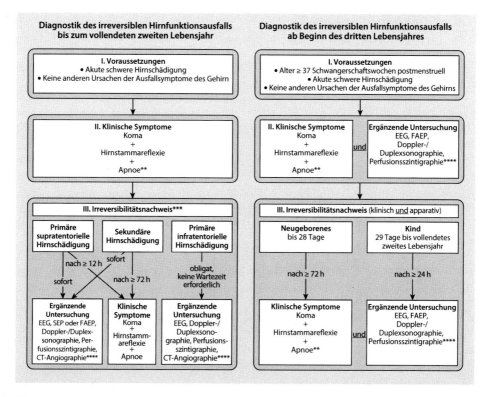

Diagnostik des irreversiblen Hirnfunktionsausfalls bis zum vollendeten zweiten Lebensjahr

I. Voraussetzungen
- Akute schwere Hirnschädigung
- Keine anderen Ursachen der Ausfallsymptome des Gehirn

II. Klinische Symptome
Koma
+
Hirnstammareflexie
+
Apnoe**

III. Irreversibilitätsnachweis*

| Primäre supratentorielle Hirnschädigung | Sekundäre Hirnschädigung | Primäre infratentorielle Hirnschädigung |

nach ≥ 12 h   sofort
sofort   nach ≥ 72 h   obligat, keine Wartezeit erforderlich

Ergänzende Untersuchung
EEG, SEP oder FAEP, Doppler-/Duplexsonographie, Perfusionsszintigraphie, CT-Angiographie****

Klinische Symptome
Koma
+
Hirnstammareflexie
+
Apnoe

Ergänzende Untersuchung
EEG, Doppler-/Duplexsonographie, Perfusionsszintigraphie, CT-Angiographie****

Diagnostik des irreversiblen Hirnfunktionsausfalls ab Beginn des dritten Lebensjahres

I. Voraussetzungen
- Alter ≥ 37 Schwangerschaftswochen postmenstruell
- Akute schwere Hirnschädigung
- Keine anderen Ursachen der Ausfallsymptome des Gehirns

II. Klinische Symptome
Koma
+
Hirnstammareflexie
+
Apnoe**

und

Ergänzende Untersuchung
EEG, FAEP, Doppler-/Duplexsonographie, Perfusionsszintigraphie****

III. Irreversibilitätsnachweis (klinisch und apparativ)

| Neugeborenes bis 28 Tage | Kind 29 Tage bis vollendetes zweites Lebensjahr |

nach ≥ 72 h   nach ≥ 24 h

Klinische Symptome
Koma
+
Hirnstammareflexie
+
Apnoe**

und

Ergänzende Untersuchung
EEG, FAEP, Doppler-/Duplexsonographie, Perfusionsszintigraphie****

◘ **Abb. 15.1** Schema der Diagnostik des irreversiblen Hirnfunktionsausfalls (IHA) nach den Richtlinien der BÄK (2022). * Wenn nicht alle klinischen Ausfallsymptome geprüft werden können, ist eine ergänzende apparative Untersuchung erforderlich. ** Wenn der Apnoe-Test nicht durchgeführt werden kann oder bei Ausgangs-p_aCO_2 > 45 mm Hg, ist der Funktionsausfall des Hirnstamms zusätzlich durch den Nachweis des zentralen Zirkulationsstillstands zu belegen. *** Zum Vorgehen bei kombinierten Hirnschädigungen s. Abschnitt 3 der Richtlinie. **** s. Anmerkung 9 der Richtlinie (CT-Angiografie erst ab dem vollendeten 18. Lebensjahr validiert). ***** s. Anmerkungen 6 und 9 der Richtlinie (Perfusionsszintigrafie ist nach der zweiten klinischen Untersuchung nach der vorgesehenen Wartezeit erforderlich)

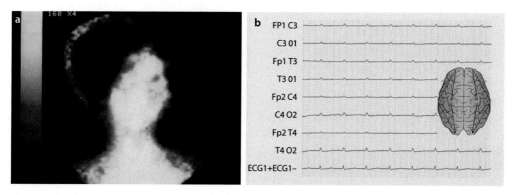

◘ **Abb. 15.2** Zusatzuntersuchungen bei der Diagnostik des irreversiblen Hirnfunktionsausfalls (IHA): **a** keinerlei Anreicherung innerhalb des Schädels bei einer Perfusionsszintigrafie (Berlit 2011), **b** isoelektrisches EEG ohne jegliche elektrische Aktivität des Gehirns; lediglich die EKG-Aktivität (untere Linie) wird auch durch die Ableitungen über dem Gehirn abgegriffen, was die hohe Empfindlichkeit der Hirnableitungen belegt

15.6.5 Anforderungen an die untersuchenden Ärzte: Facharztanerkennung und Spezialisierung notwendig

Die formalen und praktischen Anforderungen an die Qualifikation der durchführenden Ärzte wurden 2015 und 2022 präzisiert. Danach müssen die diagnostizierenden Ärzte Fachärzte sein, die über eine mehrjährige (demnach mindestens 2 Jahre) Erfahrung in der Intensivbehandlung von *„Patienten mit akuten schweren Hirnschädigungen"* verfügen. Es werden konkrete Kenntnisse, Fähigkeiten und Fertigkeiten im Zusammenhang mit der Diagnostik des IHA verlangt und benannt. Zudem gibt die Richtlinie vor, dass mindestens einer der 2 unabhängig voneinander untersuchenden Ärzte Facharzt für Neurologie oder Neurochirurgie sein muss. Bei Kindern bis zum vollendeten 14. Lebensjahr muss auch mindestens einer der beiden Untersucher Facharzt für Kinder-/Jugendmedizin oder Kinder- und Jugendchirurgie sein. Damit soll sichergestellt werden, dass nur qualifizierte Ärzte den IHA feststellen und dokumentieren. Die Namen der Untersucher und deren Qualifikation sind auf dem Protokollbogen zusammen mit der jeweiligen Unterschrift anzugeben.

15.6.6 Dokumentation, Protokollierung und Qualitätssicherung

Die diagnostischen Voraussetzungen sowie die klinischen und die ergänzenden apparativen Untersuchungsbefunde müssen mit Datum und Uhrzeit sowie den Namen der untersuchenden Ärzte dokumentiert werden. Die abschließende Feststellung des IHA muss immer durch 2 Ärzte dokumentiert werden. Für die Todesfeststellung sind die Unterschriften beider Ärzte auf dem abschließenden Protokollbogen zu leisten.

Die Dokumentation des IHA ist mit der zweiten Unterschrift des letzten Untersuchungsgangs abgeschlossen. Diese Aufzeichnung ist auf den jeweiligen Protokollbögen unverzüglich vorzunehmen und zu unterschreiben (vgl. § 5 Abs. 2 S. 3 TPG); die Protokollbögen sind in der Patientenakte zu archivieren. Im Falle einer Organ- oder Gewebeentnahme müssen die Protokollbögen entsprechend der in § 15 TPG geregelten Aufbewahrungspflicht und Aufbewahrungsfrist mindestens 30 Jahre archiviert werden.

Die Protokolle ersetzen nicht die amtliche Todesbescheinigung. Auf dieser ist unter den angegebenen Rubriken für „sichere Todeszeichen" die Kategorie „Hirntod" anzukreuzen. Krankenhäuser, in deren Auftrag die den IHA feststellenden und protokollierenden Fachärzte tätig werden, werden stärker reguliert: Sie müssen in einer Arbeitsanweisung (*Standard Operating Procedures*, SOP) festlegen, wann und wie die Diagnostik veranlasst wird, und dass deren Durchführung richtliniengemäß erfolgt.

15.6.7 Ist die Hirntodfeststellung ausreichend sicher?

Nach dem Vorwurf der fehlerhaften Feststellung des Hirntodes untersuchten Kommissionen der Bundesärztekammer zwischen 2010 und 2014 detailliert und anlassbezogen 45 Fälle von Hirntodfeststellungen in 39 Krankenhäusern. Die Kommissionen bestätigten, dass keinem Patienten eine potenziell lebenserhaltende Behandlung vorenthalten wurde (Überwachungskommission 2015) und keine falsch positive Hirntodfeststellung erfolgte. Bei wenigen Fällen war es aber zu Abweichungen in der Reihenfolge der Untersuchungsschritte oder zu Dokumentationsfehlern gekommen.

Demnach kann die Diagnostik des IHA als sicher gelten. Sie ist eine der am akribischsten durchzuführenden und zu dokumentierenden Untersuchungen in der Medizin, die zudem 2 erfahrene Untersucher voraussetzt. Demgegenüber kann die konventionelle Todesfeststellung der sicheren Todeszeichen von jedem approbierten Arzt vorgenommen werden. Jedes Jahr kommt es in Deutschland bei ca. 1 Mio. Todesfeststellungen zu 3–10 fehlerhaften „falschpositiven" Todesfeststellungen der „sicheren Todeszeichen". Diese Fehler fallen bei der Aufbahrung oder Einsargung der sich als „scheintot" erweisenden Patienten auf (Erbguth 2020).

Nach mehrheitlicher Auffassung ist die Durchführung einer Hirntoddiagnostik nicht einwilligungspflichtig und kann damit von den gesetzlichen Vertretern nicht abgelehnt werden.

15.6.8 Regularien in Österreich und der Schweiz

In Österreich und der Schweiz sind die Regelungen ähnlich wie in Deutschland: So hat das Österreichische Bundesinstitut für Gesundheitswesen (ÖBIG) bzw. der „Oberste Sanitätsrat" eine „Empfehlung zur Durchführung der Hirntoddiagnostik bei einer geplanten Organentnahme" erstellt (Österreichisches Bundesinstitut für Gesundheitswesen 2013). In der Schweiz wurden die entsprechenden „Richtlinien" zur „Feststellung des Todes im Hinblick auf Organtransplantationen und Vorbereitung der Organentnahme" von der Schweizer Akademie der Medizinischen Wissenschaften (SAMW) erstellt (Schweizerische Akademie der Medizinischen Wissenschaften 2019).

In beiden Ländern wird auch im Zusammenhang mit der Organspende neben dem Hirntod auch der „Tod nach Herz-Kreislauf-Stillstand" (DCD) geregelt (▶ Abschn. 15.7.4).

15.7 Beziehungen zwischen Hirntod und Organtransplantation

15.7.1 Hirntodfeststellung: Prognostisches Instrument ohne primären Bezug zur Organspende?

Während die Österreichischen und Schweizer Empfehlungen bzw. Richtlinien in ihren Verfahrensregeln zur Feststellung des IHA explizit bereits im Titel den Zusammenhang mit der Organspende benennen, will die BÄK die Feststellung allerdings losgelöst von der Transplantationsmedizin insofern verstanden wissen, als sie in der vierten Fortschreibung 2015 feststellte, dass die entsprechende Diagnostik „ein für die Intensivmedizin unverzichtbares Instrument der Prognoseeinschätzung für weitere Therapieentscheidungen" darstelle, „unabhängig von der sich anschließenden" Frage einer Organ- oder Gewebespende." Es sei davon auszugehen, „dass in Deutschland nur etwa jede zweite Diagnostik im Kontext einer postmortalen Organ- oder Gewebespende" erfolge. Die Betrachtung des IHA als prognostisches Instrument verwundert, weil sie nahelegt, dass nur damit eine infauste Prognose und die Voraussetzungen für einen daraus resultierender Therapieabbruch festgestellt werden könne. Ob es für eine „Prognoseeinschätzung" einer formalrichtliniengemäßen Feststellung des IHA wirklich bedarf, kann aus intensivmedizinischer Sicht bezweifelt werden.

So wurde zunehmend darauf hingewiesen, dass diese Position mit der heutigen intensivmedizinischen Praxis nicht mehr übereinstimme (Duttge und Neitzke 2015; Erbguth und Dietrich 2014; Schöne-Seifert et al. 2011). Bei Patienten mit schweren Hirnschäden werden immer häufiger bereits vor dem Eintritt des IHA prognostisch ungünstige Komaphasen identifiziert („erwarteter Hirntod"), in denen die Indikation für eine lebenserhaltende Weiterbehandlung zweifelhaft wird und/oder sich der Patient beispielsweise im Rahmen einer Patientenverfügung gegen weitere lebenserhaltende Maßnahmen ausgesprochen hat (De Groot et al. 2010). Auch im Fallbeispiel wird eine solche Konstellation beschrieben. Es treten Widersprüche auf zwischen einer für die „Erreichung" des Hirntodes und einer möglichen Organentnahme notwendigen Fortsetzung intensivmedizinischer Maßnahmen und der aus der Prognosesituation der Erkrankung und der Einwilligungssituation resultierenden Verpflichtung zum Abbruch der Therapie (Parker und Shemie 2002). Eine Studie zeigte, dass etwa die Hälfte der Befragten im Fall eines vermuteten oder erwarteten IHA vorübergehende intensivmedizinische Maßnahmen akzeptierten würden, aber nur ein Viertel in diesen Zuständen eine kardiopulmonale Reanimation akzeptieren wollte (Wagner et al. 2020).

Unterschiedliche Faktoren tragen zum vermehrten Auftreten solcher Situationen bei:

- Die Indikation zur intensivmedizinischen Therapie bei schweren Gehirnerkrankungen wird mittlerweile kritischer gestellt und bei einer hohen Wahrscheinlichkeit einer infausten Prognose bereits vor dem Eintritt des Hirntodes als nicht mehr gegeben erachtet.
- Der Anteil von Schädel-Hirn-Traumen als Ursache schwerer Hirnschädigungen ist von ca. 50 % auf unter 20 % zurückgegangen; mittlerweile dominieren zu ca. 80 % Hirnblutungen, Hypoxien und Hirnischämien. Bei diesen wird eine bis zum Hirntod führende Maximaltherapie auch aufgrund des höheren Alters seltener durchgeführt als bei jungen Patienten mit traumatischen Hirnverletzungen.
- Die Einwilligung zu einer lebenserhaltenden Therapie in solchen Situationen wird mittlerweile unter Bezug auf den Patientenwillen zunehmend verweigert, sodass in solchen Fällen bereits vor eindeutig

infaustem Verlauf und selbst bei noch gegebener medizinischer Behandlungsindikation eine palliative Therapiezieländerung erfolgen muss und die Situation des IHA gar nicht erreicht wird.

15.7.2 Organprotektion beim potenziellen Spender noch vor Eintritt des Hirntodes

Da – wie beschrieben – der Hirntod meist den Endpunkt einer schweren zerebralen Akuterkrankung darstellt, treten bereits in der Vorphase Beeinträchtigungen der Organfunktion auf. Hier stellt sich die ethische Herausforderung, inwieweit im Blick auf den wahrscheinlich eintretenden Hirntod bereits in dieser Phase organprotektive Maßnahmen ergriffen werden sollten, um die Organe „fremdnützig" (zu Gunsten eines potenziellen Empfängers) transplantabel zu halten. Diese Therapie dient nicht dem Behandelten und kollidiert unter Umständen mit der oben beschriebenen Pflicht zum palliativen Therapiezielwechsel. Ein Teil der entsprechenden Verfahrensempfehlungen (z. B. der Deutschen Stiftung Organspende, DSO) blendet diese Übergangsphase aus, indem sie die organprotektive Therapie erst nach der Feststellung des IHA verortet. Realistischer ist die Situation in der Richtlinie der Bundesärztekammer zur Spendererkennung beschrieben, wo darauf verwiesen wird, dass bereits bei potenziellen (!) Spendern – also vor der Feststellung des IHA – in einer sensiblen Kommunikation Aspekte der Realisierung einer Organspende und der dafür „erforderlichen intensivmedizinischen Maßnahmen zur Aufrechterhaltung der Organfunktionen" geführt werden sollten (Bundesärztekammer 2020). Immerhin sieht auch die gesetzliche Regelung zum 2024 eingeführten Transplantationsregister vor, dass eine Auskunft über einen Organspendewunsch auch eingeholt werden darf, „in Behandlungssituationen, in denen der nicht behebbare Ausfall der Gesamtfunktion des Groß-

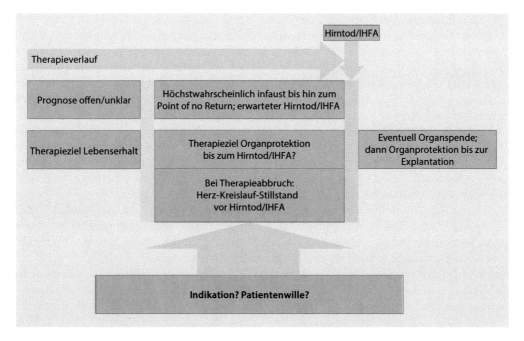

◘ Abb. 15.3 Positionierung der „Vorphase des Hirntodes"/IHFA. (Mod. nach Erbguth und Dietrich 2014. (Quelle: Bayerisches Ärzteblatt, mit freundlicher Genehmigung)

hirns, des Kleinhirns und des Hirnstamms des möglichen Organ- oder Gewebespenders unmittelbar bevorsteht oder als bereits eingetreten vermutet wird".

Die Problematik einer prognostisch infausten „Vorphase des Hirntodes" (◘ Abb. 15.3) wurde erkannt und sogar als „ethisches Minenfeld" (Klinkhammer 2009) bezeichnet. Ein Expertenkreis aus Medizinern, Juristen und Ethikern erarbeitete 2013 für die Bundesärztekammer ein *Arbeitspapier zum Verhältnis von Patientenverfügung und Organspendeerklärung* (Bundesärztekammer 2013). In neueren Mustertexten für Patientenverfügungen kann eine dezidierte Entscheidung für den Konfliktfall zwischen Organspendewunsch und Therapieabbruch angegeben werden.

Die Deutsche Interdisziplinäre Vereinigung für Intensiv- und Notfallmedizin (DIVI) hat 2015 und 2019 Empfehlungen zum Umgang mit dem Thema Organspende im Kontext des bevorstehenden Hirntodes herausgegeben (DIVI 2015; Neitzke et al. 2019).

Zu beachten ist, dass die Zuständigkeit vor dem Hirntod durch Bevollmächtigte oder Betreuer erfolgt, während nach dem Eintritt des IHA die Betreuungsfunktionen erlöschen und gemäß dem Transplantationsgesetz Angehörige in hierarchischer Rangfolge die Entscheidungen über eine Organspende treffen (1) Ehegatte/Lebenspartner, (2) volljährige Kinder, (3) Eltern, (4) volljährige Geschwister und (5) Großeltern.

15.7.3 Organspende aus Sicht der Kritiker des Hirntodkonzepts: Aufgabe der „Dead-Donor-Rule"?

Da auch die unter ▶ Abschn. 15.4 zitierten Kritiker des Hirntodkonzepts dennoch die Möglichkeit einer Organentnahme erhalten wissen wollen, wird vorgeschlagen, anstelle des Hirntodes ein durch die Feststellung des IHA definiertes Stadium des fortgeschrittenen irreversiblen Sterbeprozesses als unumkehrbare „qualitative Weichenstellung" zu definieren, in dem es legitim sein solle, Organe zu entnehmen. Damit würde die „Dead-Donor-Rule" aufgegeben, wie es schon vom US-Bioethiker, Pädiater und Anästhesist Robert D. Truog 1997 vorgeschlagen worden war (Truog 1997). Wörtlich heißt es in der Stellungnahme des Ethikrats: *„Auch die Minderheit des Deutschen Ethikrates, die die Hirntodkonzeption ablehnt, bezweifelt den strikten Geltungsanspruch der Dead-Donor-Rule. Sie hält die Entnahme lebenswichtiger Organe bei Menschen mit irreversiblem Ganzhirnversagen unter bestimmten Voraussetzungen für ethisch wie verfassungsrechtlich legitim. Auch für die Vertreter dieser Position bildet der Hirntod nämlich eine wichtige normative Zäsur. Spätestens mit der Feststellung des Hirntodes entfalle die Pflicht (und das Recht) des Arztes, therapeutisch ausgerichtete Maßnahmen zu ergreifen"* (Deutscher Ethikrat 2015).

Von einigen Juristen wird es allerdings für höchst problematisch erachtet, dass quasi eine dritte Kategorie zwischen Leben und Tod eingeführt würde, was dem Prinzip „tertium non datur" (ein Drittes gibt es nicht) widerspräche. Es wird befürchtet, dass die daraus resultierenden Inkonsistenzen und problematischen Rechtsfolgen schwerer wiegen würden als das Festhalten am Hirntodkonzept einschließlich der „Dead-Donor-Rule". Es sei ein Tabubruch, dass man zur Vermeidung der Gleichsetzung des menschlichen Todes mit dem Hirntod das hochrangige Tötungsverbot zur Disposition stelle und bei Aufgabe der „Dead-Donor-Rule" de facto eine zur Organentnahme fremdnützige Tötung eines Menschen erlaubt würde (Merkel 2015).

15.7.4 Organspende nach Herz-Kreislauf-Stillstand (DCD)

In vielen Ländern Europas ist es mittlerweile erlaubt, eine Organentnahme auch nach mehreren Minuten des per Herzultraschall und arterieller Druckmessung überwachten Herz-Kreislauf-Stillstands vorzunehmen. Aus diesen Ländern wird berichtet, dass die Akzeptanz dieser Todesform als Grundlage einer Organentnahme bei Angehörigen zum Teil höher sei als beim Hirntod. Offensichtlich ist diese Situation für manche Angehörige sinnlich leichter nachvollziehbar als die „vitaler" erscheinende Situation eines beatmeten Hirntoten. Zudem sind bei einem solchen Vorgehen Organentnahmen nach palliativer Therapiezieländerung z. B. bei schwerster Hirnschädigung und konsekutivem Herz-Kreislauf-Stillstand auch ohne „Erreichen" des IHA möglich.

In Österreich und der Schweiz wird der Eintritt des Todes nach 10 bzw. 5 min des anhaltenden Zirkulationsstillstands konstatiert und die Gültigkeit dieses Todeskriteriums damit begründet, dass nach dieser Latenz auch der Hirntod eingetreten sei. In Österreich wird vom *„Hirntod nach Kreislaufstillstand"* gesprochen, in der Schweiz davon, dass nach 5-minütiger Latenz *„der irreversible Funktionsausfall von Hirn und Hirnstamm und damit der Tod eingetreten"* sei (*„Tod nach anhaltendem Kreislaufstillstand"*). Inwieweit diese Plausibilitätsannahmen neuropathologisch eindeutig sind, wird kritisch diskutiert. In einer pointierten Auseinandersetzung in den USA in der Zeitschrift „Chest" bejaht der Neurologe James Bernat die Fragen, ob Spender nach einem Zirkulationsstillstand wirklich tot seien und ob dies entscheidend sei (Bernat 2010), während sein Kontrahent Robert Truog meint, sie seien nicht tot und das sei auch nicht wirklich entscheidend, womit er auch an dieser Stelle für die Aufgabe der „Dead Donor-Rule" plädiert (Truog und Miller 2010).

Debattiert wird auch über die Bedeutung der Adjektive „permanent" und „irrversibel" beim neurologischen und zirkulatorischen Todeskriterium. Die Befürworter eine Organentnahme nach einem Herz-Kreislauf-Stillstand argumentieren, dass nach 5 min „no touch time" nach dem Stillstand der systemischen Zirkulation keine spontane Rückkehr der Herzaktion mehr zu erwarten sei und bei Verzicht bzw. Verhinderung einer erneuten zerebralen Zirkulation z. B. durch Abklemmung der hirnversorgenden supra-aortalen Arterien bei einer organprotektiven ECMO ein permanenter Zirkulationsstopp und damit ein irreversibler Hirnfunktionsausfall gesichert sei.

Auch im Fallbeispiel fragt die Ehefrau nach der Möglichkeit einer Organspende ihres Mannes nach einem Herz-Kreislaufstillstand im Rahmen eines von ihm gewünschten palliativen Therapiezielwechsels. Ein solches Vorgehen entspricht der Masstricht-Kategorie III einer Organspende nach erwartetem Hirntod („controlled Donation after Ccirculatory Determination of death", cDCD).

In Deutschland wird die Organentnahme nach Herz-Kreislauf-Stillstand offiziell abgelehnt; die entsprechenden Statements wurden im 1998 im Deutschen Ärzteblatt und nochmals auf dem Deutschen Ärztetag 2007 verfasst. Der Ethikrat hatte in seiner Stellungnahme 2015 zu den sogenannten „Non heart-beating Donors" mehrheitlich die Position vertreten, dass eine 10-minütige Wartezeit nach Herzstillstand *„nicht den sicheren Schluss auf das Erlöschen aller Hirnfunktionen"* zulasse. Der Ethikrat räumt aber ein, dass eine abschließende Bewertung einer differenzierten Aufarbeitung konkreter Modelle bedürfe.

15.8 Der Hirntod in der belletristischen Literatur und im Film

Auch in Romanen und in Filmen wird häufig die Frage der Beziehung zwischen Körper und Kopf bzw. Gehirn, Identität und Körper aufgegriffen, beispielsweise von Thomas Mann im Roman *Die vertauschten Köpfe* (1940) oder von Charlotte Kerner im Roman *Kopflos* (2008). Es geht jeweils um die „identitätskonstituierende" Bedeutung von Kopf oder Körper. Die Französin Maylis de Kerangal präsentierte 2015 mit ihrem – später auch verfilmten – Roman *Die Lebenden reparieren* eine eindrucksvolle und mehrfach prämierte Schilderung unterschiedlicher Perspektiven nach einem Autounfall eines jungen Mannes, in der 24 h lang um die richtigen Entscheidungen zum Hirntod und zu einer Organtransplantation gerungen wird. Im Roman *Hirntod* erzählt Hans Meyer-Hörstgen die Geschichte eines Arztes in einer neurochirurgischen Klinik. Im Fernsehfilm *Atempause* (2017) wird die Geschichte eines Ehepaares erzählt, deren 9-jähriger Sohn nach einem Unfall beim Fußball für hirntot erklärt wird.

Fazit

– Das Konzept des „Hirntodes" wurde 1968 definiert, als die Fortschritte der Intensivmedizin bei Patienten mit komplett erloschener Hirnfunktion die Aufrechterhaltung des Kreislaufs ermöglichten. Auf die Bedeutung für die Organtransplantation wurde damals explizit Bezug genommen.

– Nach dem deutschen Transplantationsgesetz und von der Bundesärzteklammer (BÄK) wird der „endgültige, nicht behebbare Ausfall der Gesamtfunktion des Großhirns, des Kleinhirns und des Hirnstamms" als der Tod des Menschen aufgefasst.

– Die anthropologische Frage, ob der IHA „wirklich" den Tod des Menschen markiere und bedeute, wird kontrovers beurteilt; im Kern lassen sich 2 Positionen zum Wesen des IHA beschreiben:

  – Es handelt sich um tote Menschen mit künstlich erhaltener Körperfunktion.

  – Es handelt sich um lebende Menschen ohne Hirnfunktion.

- Der Deutsche Ethikrat hat 2015 eine ausführliche Debatte zum IHA geführt und sich mit Mehrheit dafür ausgesprochen, das bislang gültige Konzept des IHA beizubehalten.
- In den 2015 und 2022 neu fortgeschriebenen „Richtlinien" der BÄK werden
  - der Begriff „Hirntod" durch die Bezeichnung „irreversibler Hirnfunktionsausfall" (IHA) ersetzt,
  - die Untersuchungsschritte detailliert vorgeschrieben und
  - die Qualifikationsanforderungen an die beiden untersuchenden Ärzte definiert.
- Die Feststellung des IHA erfolgt in 3 Schritten:
  - Feststellung der Voraussetzungen,
  - klinische Untersuchung mit Feststellung der Bewusstlosigkeit (Koma), der Hirnstammareflexie und des Atemstillstands (Apnoe),
  - Nachweis der Irreversibilität durch klinische Verlaufsuntersuchungen nach den vorgeschriebenen Wartezeiten und/oder mittels ergänzender Untersuchungen.
- Ablauf und Methodik der Feststellung des IHA sind ausreichend sicher, insbesondere nach den Fortschreibungen der Richtlinien der BÄK. Der in der Vergangenheit erhobene Vorwurf, dass nach nicht ordnungsgemäß erfolgten „Hirntodfeststellungen" Organe entnommen worden sein könnten, wurde von einer Untersuchungskommission der Bundeärztekammer widerlegt.
- Die Feststellung des IHA als Todeskriterium ist die Voraussetzung für die Durchführung einer Organspende. Im Übergangsbereich zwischen schwerer Hirnschädigung und dem Eintritt des Hirntodes ergeben sich ethische Herausforderungen beispielsweise bei der Frage organ-protektiver Maßnahmen bereits vor dessen Eintreten.
- Zudem führen eine kritischerer Indikationsstellung und therapielimitierende Patientenverfügungen noch vor dem Erreichen des Hirntodstadium zu palliativen Therapiezieländerungen.
- Bei der in Deutschland nicht gestatteten Organentnahme nach andauerndem Herz-Kreislauf-Stillstand wird mit Wartefristen von 5–10 min (Schweiz, Österreich) davon ausgegangen, dass dann auch der Hirntod eingetreten sei.

Literatur

Academy of Medical Royal Colleges (2008) A code of practice for the diagnosis and confirmation of death. Academy of Medical Royal Colleges, London

Ad Hoc Committee (1968) A definition of irreversible coma. Report of the Ad Hoc Committee of the Harvard Medical School to Examine the Definition of Brain Death. JAMA 205:337–340

Berlit P (2011) Klinische Neurologie. Springer, Berlin/Heidelberg/New York

Bernat JL (2010) Point: are donors after circulatory death really dead, and does it matter? Yes and yes. Chest 138:13–16

Berndt C (2014) Ärzte erklären Patienten oft fälschlich für hirntot. Süddeutsche Zeitung vom 18. Februar 2014; online: https://www.sueddeutsche.de/gesundheit/falsche-todesdiagnosen-in-krankenhaeusern-aerzte-erklaeren-patienten-oft-faelschlich-fuer-hirntot-1.1891373 (abgerufen am 25.07.2024)

Bichalt X (1800) Physiologische Untersuchungen über den Tod (zitiert nach Sudhoff K [1912] Klassiker der Medizin. Barth, Leipzig)

Brandt S, Angstwurm H (2018) Bedeutung des irreversiblen Hirnfunktionsausfalls als sicheres Todeszeichen. Dtsch Arztebl Int 115:675–681

Bundesärztekammer (2020) Richtlinie gemäß § 16 Abs. 1 S. 1 Nr. 1 TPG für die Regeln zur Feststellung des Todes nach § 3 Abs. 1 S. 1 Nr. 2 TPG und die Verfahrensregeln zur Feststellung des endgültigen, nicht behebbaren Ausfalls der Gesamtfunktion des Großhirns, des Kleinhirns und des Hirnstamms nach § 3 Abs. 2 Nr. 2 TPG, Fünfte Fortschreibung.

15

Bundesärztekammer (2015) Richtlinie gemäß § 16 Abs. 1 S. 1 Nr. 1 TPG für die Regeln zur Feststellung des Todes nach § 3 Abs. 1 S. 1 Nr. 2 TPG und die Verfahrensregeln zur Feststellung des endgültigen, nicht behebbaren Ausfalls der Gesamtfunktion des Großhirns, des Kleinhirns und des Hirnstamms nach § 3 Abs. 2 Nr. 2 TPG, Vierte Fortschreibung. Dtsch Arztebl 2015; 112:A-1256

Bundesärztekammer (BÄK) (2013) Arbeitspapier zum Verhältnis von Patientenverfügung und Organspendeerklärung. Dtsch Ärztebl 110:A572–A574

De Groot YJ, Jansen NE, Bakker J et al (2010) Imminent brain death: point of departure for potential heart-beating organ donation. Intensive Care Med 36:1488–1494

Degen R (2005) Verfügen kann trügen. Gehirn & Geist 6:69

Deutsche Interdisziplinäre Vereinigung für Intensiv- und Notfallmedizin (DIVI) (2015) Entscheidungen bei potentiellen Organspendern. Gemeinsames Positionspapier der Sektionen Ethik und Organspende und -transplantation der DIVI. https://www.divi.de/joomlatools-files/docman-files/publikationen/stellungnahmen/20180713-stellungnahme-intensivmedizin-entscheidungen-bei-potentiellen-organspendern.pdf. Zugegriffen am 25.09.2023

Deutsche Stiftung Organtransplantation. Leitfaden für die Organspende. Kap. 7: Organprotektive Intensivmaßnahmen. https://dso.de/organspende/fachinformationen/organspendeprozess/leitfaden-f%C3%BCr-die-organspende/07-intensivma%C3%9Fnahmen. Zugegriffen am 25.09.2023

Deutscher Ethikrat (2015) Hirntod und Entscheidung zur Organspende. Berlin. www.ethikrat.org/publikationen/stellungnahmen/hirntod-und-entscheidung-zur-organspende

Diakonie Hessen (2015) Mit Sterbenden leben – achtsam sein. Frankfurt am Main, S 59. http://www.diakonie-hessen.de/veroeffentlichungen/publikationen.html?eID=dam_frontend_push&docID=3147

Duttge G, Neitzke G (2015) Zum Spannungsfeld zwischen Intensivtherapie und Organtransplantation. DIVI 6:144–149

Erbguth F (2000) Ist hirntot wirklich tot? Ethische Aspekte der Nierentransplantation. Nieren- und Hochdruckkrankheiten 29:98–108

Erbguth F (2020) Medizin. In: Wittwer H et al (Hrsg) Sterben und Tod. Ein interdisziplinäres Handbuch. Metzler, Stuttgart, S 51–62

Erbguth F, Dietrich W (2014) Therapieziel Hirntod? Soll ein potenzieller Organspender mit aussichtsloser Prognose zugunsten einer möglichen Trans-plantation lebensverlängernd behandelt werden? Bay Ärztebl 3:116–119

Evangelisch-Lutherische Kirche in Bayern (2015) Leben und Sterben im Herrn – Handreichung zur Organspende und Organtransplantation. München. http://www.bayern-evangelisch.de/downloads/elkb_Handreichung_Organspende.pdf

Jonas H (1990) Technik, Medizin und Ethik. Zur Praxis des Prinzips Verantwortung. Insel, Frankfurt, S 228 ff

Klinkhammer G (2009) Kein Sonderstatus für Sterbende. Dtsch Ärztebl 106c(49):2449

Klinkhammer G, Richter-Kuhlmann E (2015) Richtlinie zur Feststellung des Hirnfunktionsausfalls – Neuer Titel, präzisierte Regeln. Dtsch Arztebl 112:1028–1029

Lang CJ (1999) Chronic „brain death" meta-analysis and conceptual consequences. Neurology 53:1370–1371

Merkel R (2015) Vorlage zur Pressekonferenz zur Veröffentlichung der Stellungnahme „Hirntod und Entscheidung zur Organspende". Berlin, 24.02.2015. Position A

Métraux A (2001) Der Todesreigen in der belebten Materie. Xavier Bichat über das vielfältige Sterben des Organismus. In: Schlich T, Wiesemann C (Hrsg) Hirntod. Zur Kulturgeschichte der Todesfeststellung. Suhrkamp, Frankfurt am Main, S 167–186

Mindach M (2015) Der Deutsche Ethikrat und der Hirntod – Einige Anmerkungen aus klinischer Sicht. Fortschr Neurol Psychiatr 83:446–450

Mollaret P, Goulon M (1959) Le coma dépassé (Memoire preliminaire). Rev Neurol 101:3–15

Müller S (2010) Revival der Hirntod-Debatte: Funktionelle Bildgebung für die Hirntod-Diagnostik. Ethik Med 22:5–17

Neitzke G, Rogge A, Lücking KM (2019) Entscheidungshilfe bei erweitertem intensivmedizinischen Handlungsbedarf auf dem Weg zur Organspende. Positionspapier der Sektion Ethik und der Sektion Organspende und -transplantation der Deutschen Interdisziplinären Vereinigung für Intensiv- und Notfallmedizin (DIVI) unter Mitarbeit der Sektion Ethik der Deutschen Gesellschaft für Internistische Intensivmedizin und Notfallmedizin (DGIIN). https://www.divi.de/joomlatools-files/docman-files/publikationen/ethik/20190418-entscheidungshilfe-bei-erweitertem-intensivmedizinischem-behandlungsbedarf-zur-organspende.pdf. Zugegriffen am 25.09.2023

Neurology UDDA-Series (2023). https://n.neurology.org/udda-series. Zugegriffen am 25.09.2023

Österreichisches Bundesinstitut für Gesundheitswesen (2013) Empfehlungen zur Durchführung der Hirntoddiagnostik bei einer geplanten Organentnahme inkl. Protokoll. https://transplant.goeg.at/sites/transplant.goeg.at/files/inline-files/Empfehlungen%20zur%20Durchf%C3%BChrung%20der%20Hirntoddiagnostik%20bei%20einer%20geplanten%20Organentnahme%20inkl.%20Protokoll.pdf. Zugegriffen am 27.07.2024

Parker M, Shemie SD (2002) Pro/con ethics debate: should mechanical ventilation be continued to allow for progression to brain death so that organs can be donated? Crit Care 6:399–402

President's Council on Bioethics (2008) Controversies in the determination of death: a white paper by the President's Council on Bioethics. Washington, DC

Ribbert H (1908) Der Tod aus Altersschwäche. Cohen, Bonn, S 10, 23, 28:85

Schlich T (2001) Tod, Geschichte, Kultur. In: Schlich T, Wiesemann C (Hrsg) Hirntod. Zur Kulturgeschichte der Todesfeststellung. Suhrkamp, Frankfurt am Main

Schöne-Seifert B, Prien T, Rellensmann G et al (2011) Medizinethik: Behandlung potenzieller Organspender im Präfinalstadium. Dtsch Ärztebl 108:A2080–A2086

Schweizerische Akademie der Medizinischen Wissenschaften (2019) Medizin-ethische Richtlinien: Feststellung des Todes im Hinblick auf Organtransplantationen und Vorbereitung der Organentnahme. https://www.samw.ch/dam/jcr:4a69851d-bd05-49b3-a209-3ce28d66372e/richtlinien_samw_feststellung_tod_organentnahme.pdf

Shewmon DA (1998) Chronic „brain death": meta-analysis and conceptual consequences. Neurology 51:1538–1345

Shewmon DA (2021) Statement in support of revising the uniform determination of death act and in opposition to a proposed revision. J Med Philos:jhab014. https://doi.org/10.1093/jmp/jhab014

Truog RD (1997) Is it time to abandon brain death? Hastings Cent Rep 27:29–37

Truog RD, Miller FG (2010) Counterpoint: are donors after circulatory death really dead, and does it matter? No and not really. Chest 138:16–18

Überwachungskommission gem. § 11 Abs. 3 S. 4 TPG und Prüfungskommission gem. § 12 Abs. 5 S. 4 TPG (2015) Tätigkeitsbericht 2014/2015. http://www.bundesaerztekammer.de/fileadmin/user_upload/downloads/pdf-Ordner/Transplantation/2015_09_26_BerPKUEK201415mitKB.pdf

Wagner E, Marckmann G, Jox RJ (2020) Koinzidenz von Patientenverfügung und Zustimmung zur Organspende: was wünschen die Betroffenen? Eine Befragung deutscher Senioren. Gesundheitswesen 82:977–983

Walter U (2020) Hirntodkriterium und Organspende: aktuelle neurowissenschaftliche Perspektive. Bundesgesundheitsblatt Gesundheitsforschung Gesundheitsschutz 63:1519–1530

Wertheimer P, Jouvet M, Descotes J (1959) A propos du diagnostic de la mort du système nerveux dans les comas avec arrêt respiratoire traités par respiration artificielle. Presse Med 67:87–88

Wijidicks EF (2012) The transatlantic divide over brain death determination and the debate. Brain 135:1321–1331

15

Chronische Bewusstseinsstörungen

Ralf J. Jox und Georg Marckmann

Inhaltsverzeichnis

Dieses Kapitel ist eine überarbeitete und erweiterte Version des Artikels von R. J. Jox, *Behandlung von Patienten mit chronischen Bewusstseinsstörungen* in: Marckmann G (2022) Praxisbuch Ethik der Medizin. Medizinische Wissenschaftliche Verlagsgesellschaft, Berlin, S. 403–411.

▶ Fallbeispiel

Frauke F. hatte durch eine Geburtskomplikation eine frühkindliche Hirnschädigung. Obwohl sie erst mit 7 Jahren gehen und sprechen gelernt hatte, brachte sie es so weit, dass sie in einer Behindertenwerkstätte arbeiten und allein mit dem Fahrrad dorthin fahren konnte. Ab dem 36. Lebensjahr kam es jedoch aus ungeklärten Gründen zu einer Verschlechterung ihres Zustands: Die Spastik an den Gliedmaßen nahm zu, sie entwickelte eine Schluckstörung, benötigte eine Magensonde und erlitt mehrfach Aspirationspneumonien. Aus diesem Grund war sie auch aktuell in die Klinik aufgenommen worden. Am Abend ihrer Aufnahme fand man sie im Zimmer der Allgemeinstation mit einem Herzstillstand vor, sie wurde reanimiert und auf die Intensivstation verlegt. Hier zeigte sich später, dass der Sauerstoffmangel das Gehirn so stark geschädigt hatte, dass ein „vegetativer Zustand" (Syndrom reaktionsloser Wachheit) diagnostiziert wurde: die Augen waren zwar offen, Frauke atmete selbstständig, aber sie reagierte in keiner Weise auf Reize. Zusätzlich fand sich ein ausgeprägter Schlaganfall im Frontalhirn auf beiden Seiten. Die Intensivmediziner und Neurologen waren sich einig: sie würde das Bewusstsein nie wiedererlangen. Drei Rehabilitationskliniken lehnten eine Aufnahme ab, man sah keine Indikation mehr für lebenserhaltende Maßnahmen.

Doch die Familie der Patientin, v. a. ihre Schwester als gesetzliche Vertreterin, widersprach heftig. Sie waren überzeugt, dass ihre Angehörige nicht bewusstlos sei und sich wieder erholen würde. Die Betroffene selbst hatte sich zuvor nie über ihre Wünsche für eine derartige Situation geäußert und war auch im rechtlichen Sinne niemals einwilligungsfähig in Bezug auf Gesundheitsentscheidungen gewesen. Das Behandlungsteam war ratlos und wünschte sich Hilfe durch eine klinische Ethikberatung. ◀

16.1 Warum bedürfen chronische Bewusstseinsstörungen einer besonderen ethischen Betrachtung?

Chronische Bewusstseinsstörungen sind, was die Häufigkeit angeht, keine Volkskrankheit. Die Prävalenz dieser Erkrankungsgruppe ist sehr niedrig (van Erp et al. 2014). Die meisten im Gesundheitswesen tätigen Ärzte, Pflegekräfte und Angehörige anderer Berufsgruppen kommen überaus selten mit diesen Patienten in Kontakt, zumal letztere oft in spezialisierten Rehabilitationskliniken, Langzeiteinrichtungen, Pflegeheimen oder von ambulanten Intensivpflegediensten versorgt werden (Geremek 2009; Jox et al. 2011). Dennoch erscheint es aus verschiedenen Gründen sinnvoll, den ethischen Problemen im Zusammenhang mit der Behandlung dieser Patienten besondere Aufmerksamkeit zu widmen.

Medizinischer Extremzustand Chronische Bewusstseinsstörungen sind besondere medizinische Zustände, da sie das Extrembild zerebraler Defektzustände darstellen, welche die erfolgreiche Notfall- und Intensivmedizin leider nicht verhindern kann: Zwar kann das Leben gerettet werden, aber wesentliche Gehirnfunktionen nicht (Jox 2013). In zahlreichen Akutsituationen mit Gehirnschädigungen muss das Risiko berücksichtigt werden, dass sich eine chronische Bewusstseinsstörung entwickelt. Vor kaum einem Zustand haben Menschen mehr Angst, manche finden diesen Zustand schlimmer als den Tod (Gray et al. 2011).

Maximale Vulnerabilität Die Betroffenen sind maximal pflegebedürftig und benötigen rund um die Uhr intensive und hochkompetente Unterstützung. Schon die „zustandserhaltende Pflege" ist enorm komplex und anspruchsvoll, umso mehr sind es die Versuche einer Rehabilitation verloren gegangener Funktionen. Die totale Angewiesenheit macht die Patienten in unvergleichlichem Maße vulnerabel für Gefährdung, Vernachlässigung, Missbrauch und Instrumentalisierung.

Kumulative Ungewissheiten Zwar muss die Medizin bei vielen Krankheitsbildern Entscheidungen unter Unsicherheit treffen, doch selten ist diese so groß und vielfältig wie bei chronischen Bewusstseinsstörungen: Schon die Diagnosestellung ist in der Regel ungewiss und von einer 40 %-igen Fehlerrate bestimmt (Schnakers et al. 2009); evidenzbasierte, effektive Therapie- und Rehabilitationsmaßnahmen stehen kaum zur Verfügung (Bender et al. 2022); sichere Prognosen sind wegen der Variabilität der Zustandsbilder und einer schlechten Studienlage nicht exakt zu stellen (Jox et al. 2012). Über den Patientenwillen ist häufig wenig bekannt, da wenige Menschen sich bewusst damit auseinandersetzen, wie sie im Zustand einer chronischen Bewusstseinsstörung behandelt werden wollen.

Einschätzung des Bewusstseins Diese Krankheitsbilder führen uns vor Augen, dass menschliches Bewusstsein niemals von anderen als dem Betroffenen, erst recht nicht auf eine objektive Weise, bewiesen oder zugänglich gemacht werden kann. Aufgrund der Kommunikationsbarriere ist es nicht möglich, von außen zu wissen, ob und was ein Mensch mit einer schweren Bewusstseinsstörung fühlt. Gleichwohl haben die Familie und die Behandelnden aus vielerlei Gründen ein verständliches Interesse daran herauszufinden, ob der Betroffene noch über ein (Rest) bewusstsein verfügt, wie viel er wahrnimmt und wie man ggf. am besten mit ihm kommunizieren kann.

Belastende Betreuung Pflege, Betreuung und Entscheidungsfindung für Menschen mit chronischen Bewusstseinsstörungen sind extrem belastend. Neben dem physischen und psychischen Stress kann die kostenintensive Pflege zu ökonomischen Herausforderungen für betroffene Familien und Einrichtungen des Gesundheitswesens führen. Die Grenzen der Kommunikation mit den Patienten und die Tatsache, dass viele noch jung sind und keine entscheidungsrelevanten Informationen über ihren Behandlungswillen für diese Situation (z. B. Patientenverfügung) hinterlassen haben, erschwert Therapieentscheidungen in besonderem Maße – nicht zuletzt, da es oft um eine emotional und kulturell aufgeladene Entscheidung geht: diejenige über künstliche Ernährung und Flüssigkeitsversorgung.

Tragweite der Entscheidungen Entscheidungen über die medizinische Behandlung von Menschen mit Bewusstseinsstörungen, insbesondere im Kontext von lebenserhaltenden Maßnahmen, haben eine enorme zeitliche und existenzielle Tragweite. Im Gegensatz etwa zu fortgeschrittenen Tumorerkrankungen mit einer kurzen Lebenserwartung geht es hier oft um die Frage, ob ein Patient noch viele Jahre bis Jahrzehnte in einem eingeschränkten Zustand mit erheblichem Unterstützungs- und Pflegebedarf weiterleben oder in kurzer Zeit sterben wird. Die fehlende Progredienz und relative Stabilität des Zustands verstärken diese Spannung und die damit verbundene Tragweite der Entscheidungen.

16.2 Diagnostische Differenzierungen

Um Therapieentscheidungen für Patienten mit chronischen Bewusstseinsstörungen verantwortungsvoll treffen und die damit verbundenen ethischen Probleme angemessen verstehen zu können, ist es zunächst wichtig, die verschiedenen Zustände korrekt zu differenzieren.

Der in den Medien oft benutzte Begriff **Koma** ist im medizinischen Sprachgebrauch beschränkt auf die akute, nicht erweckbare Bewusstlosigkeit (mit geschlossenen Augen), die eine akute Folge vielfältiger Schädigungen des Gehirns darstellt.

Bei schwerwiegenden Hirnschädigungen entwickeln sich aus dem Koma chronische Bewusstseinsstörungen als Defektzustände. Die häufigsten sind das **Syndrom reaktionsloser Wachheit** (engl. *unresponsive wakefulness syndrome*, ◘ Abb. 16.1), früher auch vegetativer Zustand (engl. *vegetative state*, VS) oder apallisches Syndrom bzw. Wachkoma (überholte Begriffe) genannt, sowie das **minimalbewusste Syndrom** (engl. *minimal conscious state*, MCS), das noch in eine Plus- und eine Minus-Variante mit unterschiedlichen Funktionsniveaus unterteilt werden kann (◘ Tab. 16.1). Innerhalb dieser Krankheitsentitäten gibt es große Unterschiede in den Ausprägungsformen, die v. a. auf die unterschiedlichen Ursachen zurückzuführen sind. Diese reichen von der hypoxischen Schädigung des gesamten Gehirns (Leithner et al. 2023) bei Herz-Kreislauf-Stillstand über die großflächigen Verletzungen langer Verbindungsbahnen von Gehirnzellen bei einem Schädel-Hirn-Trauma bis hin zu den Zerstörungen der für Bewusstsein strategischen Areale bei bestimmten Schlaganfällen inkl. Hirnblutungen oder Enzephalitiden.

Erholt sich ein Patient vom MCS, tritt er oftmals vorübergehend in ein **Verwirrtheitssyndrom** ein, in dem er zwar voll bei Bewusstsein ist, aber zahlreiche kognitive, motorische und sonstige Einschränkungen zerebraler Funktionen aufweist; letztere bleiben dann mitunter dauerhaft bestehen.

Die Begriffe „Wachkoma" und „apallisches Syndrom" sind im Fachdiskurs überholt, da sie die genannten Differenzierungen verschleiern und zudem falsche Assoziationen wecken. Menschen im Syndrom der reaktionslosen Wachheit haben zwar Wachheitsphasen, befinden sich aber keineswegs im Koma, so wie es medizinisch definiert ist (als Unerweckbarkeit mit geschlossenen Augen). Sie zeigen zwar klinisch keine Reaktionen auf Stimuli, allerdings komplexe reflektorische Aktivität: neben einem Schlaf-Wach-Rhythmus auch vegetative Modulationen (Herzfrequenz, Blutdruck, Schwit-

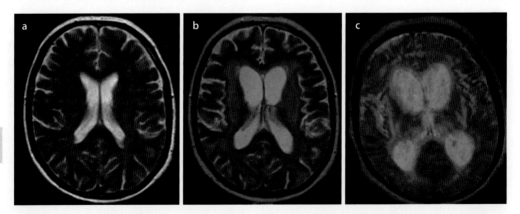

◘ Abb. 16.1   a–c MRT-Aufnahmen (T2-Wichtung; axial) einer 54-jährigen Patientin mit einer schweren Autoimmunenzephalitis, die selbst unter aggressiver Immunsuppression innerhalb von 3 Wochen komatös wurde. Trotz Normalisierung des Liquorbefundes entwickelte die Patienten im Verlauf ein „Syndrom reaktionsloser Wachheit/vegetatives Syndrom" (VS). **a** normaler Befund bei Krankheitsbeginn, **b** deutliche Atrophie mit Erweiterung der inneren und äußeren Liquorräume nach 4 Monaten, **c** massive Zunahme der Hirnatrophie und Erweiterung der Liquorräume (Hydrozephalus) nach 16 Monaten (schlechte Bildqualität aufgrund von Bewegungsartefakten). Mit freundlicher Genehmigung von Prof. Dr. Frank Erbguth, Klinikum Nürnberg

16

◘ Tab. 16.1   Formen chronischer Bewusstseinsstörung und Unterscheidung vom Locked-in-Syndrom

Erkrankung	Definition	Klinische Kennzeichen
Syndrom reaktionsloser Wachheit (früher „vegetativer Zustand (VS)" oder „apallisches Syndrom")	Wachheit ohne Zeichen von Bewusstsein	Kein Hinweis auf Bewusstsein
		Keine anhaltende, reproduzierbare, zielgerichtete motorische Reaktion auf visuelle, auditive, taktile oder schmerzhafte Stimuli; keine Interaktion mit anderen (verbal oder nonverbal)
		Erhaltener Schlaf-Wach-Rhythmus, zumindest teilweise erhaltene Funktionen von Hirnstamm (inkl. Spontanatmung), Hypothalamus und autonomem Nervensystem
Minimalbewusstes Syndrom (MCS)	Wachheit mit reproduzierbaren Zeichen von Bewusstsein	Hinweise auf ein rudimentäres Bewusstsein
		Fluktuierende, aber reproduzierbare Zeichen zielgerichteter Motorik: – Blickfolge, visuelle Fixation, korrekter Objektgriff, angemessenes Weinen/Lachen auf emotionale Sprachinhalte (MCS–) – Befolgen einfacher Aufforderungen, verständliche Worte (MCS+)
		Erhaltener Schlaf-Wach-Rhythmus
		Keine Kommunikation, keine Objektbenutzung
Locked-in-Syndrom	Ausgeprägte Störung der Willkürmotorik	Erhaltenes Bewusstsein (intaktes EEG)
		Tetraplegie und Anarthrie
		Meist erhaltene Funktion der vertikalen Augenbewegung und/oder Lidbewegung (darüber Kommunikation möglich)

EEG = Elektroenzephalogramm.
Adaptiert nach (Monti et al. 2010; Jox 2011)

zen), Hirnstammreflexe und spinale Reflexe. Eines der ersten Zeichen für den Übergang in ein MCS sind Augenfolgebewegungen, wenn den Patienten ein Spiegel vor die Augen gehalten und dieser langsam horizontal oder vertikal bewegt wird.

Eine sorgfältige und wiederholte Diagnostik durch einen in der Neurointensivmedizin bzw. Neurorehabilitation erfahrenen Arzt ist unabdingbar, wenn weitreichende Entscheidungen über diese Patienten zu treffen sind, insbesondere wenn sie, wie es nicht selten geschieht, in Pflegeheimen oder anderen Kontexten leben, wo sie nicht regelmäßig fachärztlich-neurologisch nachuntersucht werden. Diese Diagnostik sollte neben der klinisch-neurologischen Untersuchung die Verhaltenstestung mit spezifisch für Bewusstseinsstörungen entwickelten Skalen beinhalten (derzeitiger Goldstandard ist die *Coma Recovery Scale-Revised*). Diese Diagnostik muss auch die Grundlage sein für ethische Fallbesprechungen bei dieser Patientengruppe.

Im Folgenden werden anhand des Modells der prinzipienorientierten Falldiskussion (Marckmann und Jox 2013) einige Aspekte betont, die bei Patienten mit chronischen Bewusstseinsstörungen spezifisch zu berücksichtigen und zu besprechen sind.

16.3 Ethische Entscheidungsfindung bei chronischen Bewusstseinsstörungen

Nach der Zusammenstellung der verfügbaren Informationen über die Situation des Patienten ist es entscheidend, die Behandlungsoptionen mit ihren langfristigen Konsequenzen möglichst konkret herauszuarbeiten. Bei Patienten mit chronischen Bewusstseinsstörungen gibt es neben der „zustandserhaltenden Pflege" unterschiedlich intensive Möglichkeiten der Rehabilitation. Auch die ausschließlich palliative Behandlung mit einem Verzicht auf lebensverlängernde Maßnahmen stellt eine Option dar. In der medizinischen Fachwelt gibt es aktuell keinen Konsens darüber, welches Vorgehen hier medizinisch „indiziert" ist.

Die Unterschiede zwischen den Ländern (auch westlicher Prägung) sind in dieser Hinsicht gewaltig und die Bundesärztekammer hat in ihren aktuellen Grundsätzen zur ärztlichen Sterbebegleitung von 2011 den Satz, wonach lebenserhaltende Maßnahmen grundsätzlich indiziert seien, durch folgende Passage ersetzt: „Art und Ausmaß ihrer Behandlung sind gemäß der medizinischen Indikation vom Arzt zu verantworten; eine anhaltende Bewusstseinsbeeinträchtigung allein rechtfertigt nicht den Verzicht auf lebenserhaltende Maßnahmen" (Bundesärztekammer 2011). Die Bewusstseinsstörung als Syndrom reicht also gemäß der Bundesärztekammer für sich genommen nicht aus, um jegliche lebenserhaltende Therapie einzustellen; es braucht, so könnte man das aus medizinethischer Sicht interpretieren, stattdessen eine individuelle Abwägung, wie sich die möglichen Therapieoptionen auf das Wohlergehen des Patienten auswirken.

Damit ist bereits das erste Bewertungskriterium angesprochen, das in der **prinzipienorientierten Falldiskussion** (Marckmann und Mayer 2009; Marckmann und Jox 2013) herauszuarbeiten ist, nämlich welche der verfügbaren Behandlungsoptionen aus der Fürsorgeperspektive am ehesten dem Wohlergehen des Patienten entspricht.

▪ **Analyse**

Hierbei ist es entscheidend, auf eine möglichst valide, detaillierte und noch nicht wertende Abschätzung der Prognose zurückgreifen zu können. Neben dem Alter, den Begleiterkrankungen und der Art der Gehirnschädigung sind auch technische Untersuchungsbefunde in die Prognosestellung einzubeziehen (z. B. EEG, Magnetresonanztomografie, Laboruntersuchungen), wobei hier spezifisch auf Bewusstseinsstörungen zugeschnittene Methoden anzuwenden sind. Da es sich um sehr lange Rehabilitationsverläufe handeln kann, sind die langfristigen Konsequenzen der verschiedenen Behandlungen zu bedenken.

> **Prädiktoren für einen ungünstigen Rehabilitationsverlauf (Bernat 2006; Daltrozzo et al. 2007; Luce 2013; Sandroni et al. 2013a, b; Giacino et al. 2014, Bender et al. 2022)**
>
> ▬ Höheres biologisches Alter
> ▬ Schwere und multiple Begleiterkrankungen
> ▬ Zerebrale Vorschädigungen
> ▬ Nichttraumatische Ursache der Hirnschädigung, v. a. Hypoxie/Ischämie
> ▬ Dauer seit der Hirnschädigung, insbesondere bei Stagnation des Zustands
> ▬ Prognostisch ungünstige Ergebnisse in einer multimodalen apparativen Testung:

16

- Magnetresonanztomografie (MRT) inkl. Diffusion Tensor Imaging (DTI) und MR-Spektroskopie
- Positronenemissionstomografie (PET)
- Elektroenzephalografie (EEG)
- Medianus-SSEP (somatosensorisch evozierte Potenziale)
- N400 ERP (event related potentials)
- Zerebrale Destruktionsmarker wie „neuronenspezifische Enolase" (NSE) oder Neurofilament-Leichtketten (NFL) (akut)

■ **Bewertung aus der Wohlergehensperspektive**

Nach der möglichst genauen Beschreibung folgt im Anschluss die Bewertung der Handlungsoptionen aus der Fürsorge- bzw. Wohlergehensperspektive. Dabei ist insbesondere zu prüfen, ob die im weiteren Verlauf zu erwartenden Einschränkungen des Patienten so stark ausgeprägt sein werden, dass eine Fortsetzung lebenserhaltender Therapien nicht mehr dem Wohlergehen des Patienten dient. In diesem Zusammenhang ist es ein häufig anzutreffender Denkfehler, eine Wiedererlangung rudimentären Bewusstseins oder eine Erhöhung des Bewusstseinsgrades automatisch als eine Förderung des Patientenwohls zu verstehen. Doch das Wohlergehen eines Patienten ist nicht unbedingt das Spiegelbild seiner körperlichen Funktionen. Bei einer Bewusstseinsverbesserung ist auch vorstellbar, dass Schmerzen, andere Beschwerden und funktionelle Einschränkungen (insbesondere in der Kommunikation und Motorik) nun stärker wahrgenommen, doch nicht angemessen gelindert werden, da sie mangels Kommunikations- und Ausdrucksvermögen des Patienten von den Behandelnden möglicherweise nicht erkannt werden. Auch das Bewusstwerden der eigenen Lebenssituation mit den damit verbundenen Einschränkungen kann

für die Betroffenen sehr belastend sein. Ein wesentlicher Faktor in der Selbst- und Fremdwahrnehmung von Wohlergehen ist die Kommunikationsfähigkeit bzw. die Chance, diese (wenn auch mithilfe technischer Kommunikationshilfen) wiederzuerlangen.

Wichtiger als die Frage, ob Bewusstsein vorliegt oder zu erwarten ist, ist also die Frage, ob diese Bewusstseinsform mit einer ausreichenden Teilhabe verbunden ist, d. h. mit einer subjektiv erlebten Lebensqualität (Bender et al. 2022). Auf dieser Linie ist auch der Beschluss des Oberlandesgerichts Hamm im „Fall Jule" zu sehen, in dem das Gericht die Entscheidung der Eltern, ihr 4-jähriges Kind, das eine chronische Bewusstseinsstörung hatte und an einer schwersten Tetraspastik litt, nicht länger am Leben zu erhalten, anerkannte (Oberlandesgericht Hamm 2007). Das Gericht referierte die ärztliche Ansicht, dass die ausgeprägte Spastik nur durch eine tiefe Sedierung zu lindern wäre, die aber zugleich auch die letzten Empfindungs- und Reaktionsmöglichkeiten ausschlösse. Diese Option lehnte das Gericht mit folgender Begründung ab: „Damit entfallen aber auch die letzten Argumente für eine Lebenserhaltung des Kindes, nämlich das wenigstens basale Teilnehmen an der Umwelt."

Ist davon auszugehen, dass ein Patient nicht bei Bewusstsein ist und dieses auch niemals wiedererlangen wird, so ist auch ausgeschlossen, dass der Patient je wieder sein Leben „erleben" wird, geschweige denn ein Leben „führen" wird. Damit dient auch die beste lebenserhaltende Therapie im Grunde nicht mehr dem Wohlergehen des Patienten, weil die Betroffenen mit dem Bewusstsein die Bedingung der Möglichkeit verlieren, sich in überhaupt in irgendeiner Weise zu ihrem Leben zu verhalten, sei es positiv oder negativ (Synofzik und Marckmann 2005). Damit hätten sie auch keine Möglichkeit mehr, einen Nutzen aus einer lebenserhaltenden Behandlung zu ziehen. Selbst der Begriff „Lebenserhaltung" bezieht sich dann lediglich auf die Aufrechterhaltung der biologischen Funktionen des Organismus, nicht aber auf die Erhaltung oder Wiedergewinnung eines biografischen Lebens, das durch Erleben, soziale Teilhabe und Handeln (und sei es noch so rudimentär) charakterisiert ist. Dabei ist es wichtig zu betonen, dass es hier um den ganz individuellen Nutzen für den Patienten selbst geht. Davon unberührt bleibt die Tatsache, dass viele Angehörige und das Personal die Betreuung und Pflege von Patienten mit einer irreversiblen Bewusstlosigkeit als sinnvoll und gewinnbringend erachten und in der Regel intensive Beziehungen zu den Patienten aufbauen. Bei der Fürsorge- bzw. Wohlergehensperspektive geht es jedoch ausschließlich um das Wohl des betroffenen Patienten, nicht um das anderer Personen.

■ **Bewertung aus der Perspektive der Patientenautonomie**

In der prinzipienorientierten Falldiskussion ist nach der Bewertung aus der Fürsorge- bzw. Wohlergehensperspektive zu prüfen, wie die verfügbaren Handlungsoptionen aus der Perspektive der Patientenautonomie zu beurteilen sind. Hierbei gilt es herauszufinden, wie der Betroffene selbst seinen aktuellen bzw. zu erwartenden Lebenszustand einschätzt, ob die damit verbundene Lebensqualität für ihn ausreicht, um die Fortsetzung lebenserhaltender Maßnahmen zu rechtfertigen. Da die Patienten mit chronischen Bewusstseinsstörungen ihre Behandlungswünsche aktuell nicht äußern können, muss auf frühere schriftliche (Patientenverfügung) oder mündliche Äußerungen des Betroffenen oder auf den mutmaßlichen Patientenwillen zurückgegriffen werden (§ 1827 Bürgerliches Gesetzbuch).

Nicht selten enthalten Patientenverfügungen Ausführungen zu chronischen Bewusstseinsstörungen, die aber meist relativ restriktiv vorformuliert sind (wo etwa gefordert wird, dass die Einsichts- und Kontaktfähigkeit „nach Einschätzung zweier erfahrener Ärzte oder Ärztinnen aller Wahrscheinlichkeit unwiederbringlich erloschen ist"), sodass es darauf ankommt, den tatsächlichen Patientenwillen hinter dem Dokument zu ermitteln. Gute Formulierungen nehmen explizit auf die häufig nicht vollständig zu eliminierende Restunsicherheit bei der Diagnose- und Prognosestellung Bezug (z. B. Bundesministerium der Justiz: „Es ist mir bewusst, dass in solchen Situationen die Fähigkeit zu Empfindungen erhalten sein kann und dass ein Aufwachen aus diesem Zustand nicht ganz sicher auszuschließen, aber unwahrscheinlich ist"). In der Regel decken die etablierten Patientenverfügungsformulare aber nur den aller Voraussicht nach irreversiblen, vollständigen Verlust des Bewusstseins ab (Syndrom der reaktionslosen Wachheit). Bei anderen chronischen Einschränkungen des Bewusstseins (insbesondere MCS) muss dann auf den – in der Regel wesentlich unzuverlässiger bestimmbaren – mutmaßlichen Patientenwillen zurückgegriffen werden. In einem professionell begleiteten Gesprächsprozess mit den Betroffenen, wie er in *Advance-Care-Planning*-Programmen regelhaft angeboten wird, lassen sich Behandlungsentscheidungen auch für schwerwiegende chronische Bewusstseinsstörungen „diesseits" des Syndroms der reaktionslosen Wachheit vorausplanen (in der Schmitten et al. 2016). Dies erscheint insbesondere bei älteren Menschen sinnvoll, die z. B. durch einen schweren Schlaganfall schwerwiegende kognitive Einschränkungen erleiden können.

Wenn auf der Basis einer Patientenverfügung, mündlich geäußerter Behandlungswünsche oder des mutmaßlichen Patientenwillens festgestellt wird, dass lebenserhaltende Maßnahmen, einschließlich künstlicher Ernährung und Flüssigkeitsversorgung, nicht im Sinne des Patienten sind, ist es ethisch wie rechtlich unstrittig, dass genauso wie bei jedem anderen Patienten – unabhängig von Erkrankung oder klinischem Zustandsbild – diese Maßnahmen zu

16

unterlassen bzw. zu beenden sind (Bundesgerichtshof 1994, 2010; Budick et al. 2012;
Bender et al. 2022). Lässt sich der Patientenwille nicht bestimmen oder handelt es sich
um einen Patienten, der zuvor aufgrund seines jungen Alters oder einer geistigen Behinderung nie einwilligungsfähig war, so ist allein nach der oben ausgeführten Einschätzung aus der Wohlergehensperspektive zu
entscheiden.

■ **Bewertung nach ethischen Verpflichtungen gegenüber Dritten**

Nach dem Modell der prinzipienorientierten Falldiskussion folgt nun die zweite Be-
wertungsebene, wonach mögliche ethische
Verpflichtungen gegenüber Dritten zu eruieren sind. Hierbei ist einmal danach zu fragen, ob die Behandlungsoptionen Auswirkungen auf die medizinische Versorgung
anderer Patienten haben könnten (z. B. bei
begrenzten Ressourcen wie Intensivstations-
betten), aber auch wie die Bedürfnisse der
Angehörigen sowie der Fachkräfte angemessen berücksichtigt werden können. Aufgrund der großen Bedeutung von Angehörigen bei dieser Patientengruppe lohnt
es sich, darauf noch eigens einzugehen.

16.4 Umgang mit Angehörigen

Angehörige reagieren sehr unterschiedlich
auf eine chronische Bewusstseinsstörung.
Manche ziehen sich eher vom Patienten zurück und überlassen ihn einer Langzeitpfle-
geinrichtung, andere richten ihr ganzes
Leben auf den Betroffenen aus, pflegen ihn
zu Hause und übernehmen auch die rechtliche Stellvertretung für Entscheidungen.
Insbesondere bei jungen Patienten, bei einer
engen Beziehung sowie bei subjektiv wahrgenommenen Verstrickungen der Angehörigen in die Entstehung der Bewusstseinsstörung tun sich Angehörige oft schwer,
über lebenserhaltende Maßnahmen für den
Patienten zu entscheiden.

Nicht selten läuft die Reaktion der Angehörigen in Phasen ab: Nach dem anfäng-
lichen Schock über die Hirnschädigung folgt
die stufenweise zunehmende Hoffnung auf
eine Zustandsverbesserung, die sich insbesondere am Öffnen der Augen, an der selbst-
ständigen Atemtätigkeit, am Abtrainieren
eines Tracheostomas oder am Wiedergewinn
einer basalen Kontaktaufnahme entzündet.
Wenn der Betroffene einen ungünstigen Rehabilitationsverlauf hat und nach Monaten
oder Jahren zunehmende Komplikationen
erleidet, beginnt bei vielen Angehörigen der
mitunter sehr lange dauernde Prozess der
Ernüchterung und Enttäuschung, in dessen
Verlauf sie mehr und mehr auch über eine
mögliche Begrenzung medizinischer Maßnahmen und ein Sterbenlassen nachdenken
(Kuehlmeyer et al. 2012; Jox et al. 2015).

Während dieser ganzen Zeit ist ein intensiver Kontakt zwischen den Fachkräften in
der medizinischen und pflegerischen Versorgung des Patienten und den Angehörigen
unerlässlich. Folgende Empfehlungen zum
Umgang mit Angehörigen schlagen wir vor:

**Empfehlungen zum Umgang mit
Angehörigen**

- Angehörige sollten als Mitbetroffene,
  aber auch als Mitversorgende ernst
  genommen werden.
- Die Wahrnehmungen von Angehörigen, was klinische Veränderungen und Kontaktaufnahme
  mit dem Patienten angeht, sollten
  proaktiv erfragt werden.
- Das medizinische Verständnis der
  chronischen Bewusstseinsstörungen
  sollte in verständlicher Sprache und
  wiederholt erläutert werden.
- In Gesprächen über Therapieentscheidungen sind insbesondere das
  Therapieziel, das Wohl und der Wille
  des Betroffenen ins Zentrum zu
  stellen.

- Intensive Gespräche mit Angehörigen sind unerlässlich, um den Patientenwillen zu ermitteln; hierbei sollte proaktiv und konkret nach Patientenverfügung, Behandlungswünschen und Anhaltspunkten für den mutmaßlichen Willen gefragt werden.
- Angehörige sollten über Unterstützungsmöglichkeiten informiert werden, insbesondere über Selbsthilfegruppen, Kurzzeitpflege, psychologische Betreuung, Sozialarbeit, ambulante Palliative Care und seelsorgerliche Unterstützung.
- Angehörigen sollte Zeit gegeben werden, mit der Situation zurechtzukommen und Entscheidungen zu überdenken.
- Angehörigen sollte nie das Gefühl vermittelt werden, dass sie allein über das Leben des Betroffenen entscheiden, sondern dass die Verantwortung geteilt wird und sie insbesondere als Sprachrohr des Betroffenen agieren sollten.

Fazit

- Eine präzise Diagnose- und Prognosestellung ist die Grundlage ethisch fundierter Therapieentscheidungen bei chronischen Bewusstseinsstörungen, um die Ungewissheiten so weit wie möglich zu minimieren.
- Bei der Bewertung verschiedener Handlungsoptionen mit Blick auf das Patientenwohl kommt es weniger auf die Frage an, ob der Betreffende bei Bewusstsein ist oder nicht, sondern auf das Ausmaß des Leidens und die Möglichkeit einer subjektiven Lebensqualität auf langfristige Sicht.
- Die Angehörigen der Betroffenen sind von zentraler Bedeutung und bedürfen einer intensiven Betreuung und Unterstützung durch die Fachkräfte.

Literatur

Bender A, Blödt S, Bodechtel U, Eifert B, Elsner B, Feddersen B, Freivogel S, Frittrang B, Hoffmann B, Hucke B, Huge V, Hund-Georgiadis M, Ilg R, Jiang-Siebert Q, Jox RJ, Knecht S, Maurer-Karattup P, Lück M, Molle S, Nee J, Nentwig A, Pohl M, Rickels E, Rubi-Fessen I, Stepan C, Storm C, van de Weyer T, Wieteck P, Müller F (2022) S3-Leitlinie Neurologische Rehabilitation bei Koma und schwerer Bewusstseinsstörung im Erwachsenenalter. In: Deutsche Gesellschaft für Neurorehabilitation e.V (Hrsg) Leitlinien für die Neurorehabilitation. Online unter https://register.awmf.org/de/leitlinien/detail/080-006. Aufgerufen am 08.04.2024

Bernat JL (2006) Chronic disorders of consciousness. Lancet 367(9517):1181–1192

Budick T, Vogel ST, Jox RJ (2012) Therapieentscheidungen bei Wachkoma-Patienten: Analyse deutscher Gerichtsurteile und aktuelle Rechtslage. Nervenheilkunde 31(4):231–235

Bundesärztekammer (2011) Grundsätze der Bundesärztekammer zur ärztlichen Sterbebegleitung. Dtsch Ärztebl 108(7):A346–A348

Bundesgerichtshof (1994) Urteil vom 13. September 1994, 1 StR 357/94. BGHSt 40:257ff

Bundesgerichtshof (2010) Urteil vom 25. Juni 2010 – 2 StR 454/09. NJW 40:2963 ff

Daltrozzo J, Wioland N, Mutschler V, Kotchoubey B (2007) Predicting coma and other low responsive patients outcome using event-related brain potentials: a meta-analysis. Clin Neurophysiol 118(3):606–614

van Erp WS, Lavrijsen JC, van de Laar FA et al (2014) The vegetative state/unresponsive wakefulness syndrome: a systematic review of prevalence studies. Eur J Neurol 21(11):1361–1368

Geremek A (2009) Wachkoma: medizinische, rechtliche und ethische Aspekte. Deutscher Ärzte-Verlag, Köln

Giacino JT, Fins JJ, Laureys S, Schiff ND (2014) Disorders of consciousness after acquired brain injury: the state of the science. Nat Rev Neurol 10(2):99–114

Gray K, Knickman TA, Wegner DM (2011) More dead than dead: perceptions of persons in the persistent vegetative state. Cognition 121(2):275–280

Jox R (2011) Ärztliche Indikation beim „Wachkoma". Fortschr Neurol Psychiatrie 79(10):576–581

Jox RJ (2013) Risiken moderner Notfall- und Intensivmedizin: Verantwortungsvoller Umgang mit chronischen Bewusstseinsstörungen. In: Steger F (Hrsg) Medizin und Technik. Risiken und Folgen technologischen Fortschritts. Mentis, Münster, S 105–128

Jox RJ, Borasio GD, Kühlmeyer K (2011) Leben im Koma. Interdisziplinäre Perspektiven auf das Problem des Wachkomas. Kohlhammer, Stuttgart

16

Jox RJ, Bernat JL, Laureys S, Racine E (2012) Disorders of consciousness: responding to requests for novel diagnostic and therapeutic interventions. Lancet Neurol 11(8):732–738

Jox RJ, Kuehlmeyer K, Klein A-M, Herzog J, Schauo M, Novak DA, Koenig E, Müller F, Bender A (2015) Diagnosis and decision making for patients with disorders of consciousness: a survey among family members. Arch Phys Med Rehabil 96(2):323–330

Kuehlmeyer K, Borasio GD, Jox RJ (2012) How family caregivers' medical and moral assumptions influence decision making for patients in the vegetative state: a qualitative interview study. J Med Ethics 38(6):332–337

Leithner C, Bender A, et al. (2023) Hypoxisch-ischämische Enzephalopathie im Erwachsenenalter, S1-Leitlinie. In: Deutsche Gesellschaft für Neurologie (Hrsg.) Leitlinien für Diagnostik und Therapie in der Neurologie. www.dgn.org/leitlinien. Zugegriffen am 08.04.2024

Luce JM (2013) Chronic disorders of consciousness following coma: Part one: medical issues. Chest 144(4):1381–1387

Marckmann G, Jox RJ (2013) Ethik in der Medizin – Ethische Grundlagen medizinischer Behandlungsentscheidungen – Auftaktartikel zur Serie. Bayer Ärztebl 9:446–447

Marckmann G, Mayer F (2009) Ethische Fallbesprechungen in der Onkologie: Grundlagen einer prinzipienorientierten Falldiskussion. Onkologe 15(10):980–988

Monti MM, Laureys S, Owen AM (2010) The vegetative state. BMJ 341:c3765

Oberlandesgericht Hamm (2007) Beschluss vom 25.05.2007, 1 UF 78/07

Sandroni C, Cavallaro F, Callaway CW et al (2013a) Predictors of poor neurological outcome in adult comatose survivors of cardiac arrest: a systematic review and meta-analysis. Part 1: patients not treated with therapeutic hypothermia. Resuscitation 84(10):1310–1323

Sandroni C, Cavallaro F, Callaway CW et al (2013b) Predictors of poor neurological outcome in adult comatose survivors of cardiac arrest: a systematic review and meta-analysis. Part 2: patients treated with therapeutic hypothermia. Resuscitation 84(10):1324–1338

in der Schmitten J, Nauck F, Marckmann G (2016) Behandlung im Voraus planen (Advance Care Planning): ein neues Konzept zur Realisierung wirksamer Patientenverfügungen. Z Palliativmed 17:177–195

Schnakers C, Vanhaudenhuyse A, Giacino J et al (2009) Diagnostic accuracy of the vegetative and minimally conscious state: clinical consensus versus standardized neurobehavioral assessment. BMC Neurol 9:35

Synofzik M, Marckmann G (2005) Persistent vegetative state: Verdursten lassen oder sterben dürfen? Dtsch Ärztebl 102(30):A2079–A2082

Ethische Fragen bei demenziellen Erkrankungen

Hanfried Helmchen

Inhaltsverzeichnis

© Der/die Herausgeber bzw. der/die Autor(en), exklusiv lizenziert an Springer-Verlag GmbH, DE,
ein Teil von Springer Nature 2024
F. Erbguth, R. J. Jox (Hrsg.), *Angewandte Ethik in der Neuromedizin*,
https://doi.org/10.1007/978-3-662-69739-9_17

> ▶ **Fallbeispiel**

Der Rhetorikprofessor Walter Jens hatte sich in dem mit dem Theologen Hans Küng gemeinsam verfassten Buch *Sterben in Würde – Plädoyer für Selbstverantwortung* (Jens und Küng 1995) für einen selbstbestimmten Tod, so durch Ablehnung lebensverlängernder Behandlung bei krankheitsbedingtem Verlust seiner Würde, eingesetzt und dies auch in seiner Patientenverfügung festgelegt. In der dann tatsächlich eingetretenen Demenz gab es jedoch Hinweise auf einen Lebenswillen und seine als Betreuerin eingesetzte Frau Inge sah sich im Zwiespalt zwischen liebender Fürsorge und Achtung des selbstbestimmten Wunsches ihres Mannes außerstande, die Festlegungen der Patientenverfügung zu erfüllen.

Die hier exemplarisch aufgetretenen Fragen werden im allgemeineren Kontext des Themas analysiert (▶ Abschn. 17.4). ◀

17.1 Ausgangspunkt

Menschen mit neurodegenerativ bedingten demenziellen Erkrankungen verlieren im meist jahrelangen Verlauf der Krankheit langsam, aber (bisher) unweigerlich ihre Selbstbestimmungsfähigkeit. Dieser Verlust beschränkt oder verhindert schließlich eine gültige Einwilligung in Maßnahmen der Behandlung und Versorgung des Patienten, die seinem besten Interesse (einschließlich seiner gegebenenfalls bekannten Präferenzen) dienen, ihn also vor Schaden schützen und sein Wohlbefinden erhalten oder wiederherstellen sollen (Deutscher Ethikrat 2016, S. 37 f.)

Ausgehend von einer Identität der Persönlichkeit über die Zeit wird betont, dass partielle Selbstbestimmungsfähigkeiten längere Zeit erhalten bleiben und auch gestärkt werden können. Nehmen sie jedoch ab, dann nimmt für den Arzt die handlungsleitende Bedeutung der dem Menschen „inhärenten" Würde unter dem Aspekt der Hilfsbedürftigkeit des Kranken zu.

Besondere Schwierigkeiten begegnen der Forschung mit Demenzkranken, da mit der Erkenntnissuche ein über das Individuum hinausgehender Nutzen angestrebt wird, also das Wohl des Patienten nicht das einzige Handlungsziel ist. Dabei ist trotz des großen Forschungsbedarfs das mit dem Allgemeinwohl moralisch gerechtfertigte Erkenntnisziel gegenüber dem Wohl des individuellen Kranken immer nachrangig (EU 2014, Art. 1)

Der Begriff Selbstbestimmungsfähigkeit ist umfassender als der meistgebrauchte Begriff der Einwilligungsfähigkeit, da er auch die Möglichkeit der Ablehnung impliziert. Er ist zu unterscheiden von den Begriffen Geschäftsfähigkeit, Testierfähigkeit, Schuldfähigkeit etc.

Da nur eine gültige Einwilligung ärztliche Interventionen legitimiert, ist die Feststellung der Einwilligungsfähigkeit rechtlich erforderlich. Sie ist aber auch ethisch relevant, insofern damit das Selbstbestimmungsrecht des Patienten respektiert wird; denn die unzutreffende Einschätzung der Einwilligungsfähigkeit führt entweder zu einer ungültigen Einwilligung und belässt damit die Verantwortung für Entscheidungen bei einem nichteinwilligungsfähigen Patienten oder aber sie diskriminiert einen selbstbestimmungsfähigen Patienten. Es liegt auf der Hand, dass die zutreffende Einschätzung der Einwilligungsfähigkeit zentrale Bedeutung hat, wenn das moralische Problem zu lösen ist, das sich aus dem oft als antagonistisch erlebten Verhältnis zwischen Respekt vor dem Selbstbestimmungsrecht und der Fürsorgepflicht für den hilfsbedürftigen Kranken entwickeln kann (Banner 2012).

17

17.2   Das moralische Dilemma

Moralische Implikationen praktischer Probleme werden im medizinischen Alltag nicht immer wahrgenommen, wie Erfahrungen insbesondere in der Altersmedizin belegen. Dies sollen zwei alltägliche Beispiele für das Verhältnis zwischen einerseits der Achtung des Selbstbestimmungsrechts des Kranken und andererseits seinem Wohl (*salus aegroti*) illustrieren. „Wohl" steht hier sowohl für das subjektive Erleben im Sinne von Wohlbefinden oder Lebensqualität als auch für das professionell angenommene objektiv „beste Interesse" des Patienten (Deutscher Ethikrat 2016, S. 37)

- Rüstige „junge" Alte zwischen Berentung im 7. Lebensjahrzehnt und Hinfälligkeit der „alten" Alten ab dem 9. Lebensjahrzehnt erleben sich als selbstbestimmt und können mit der Einschränkung dieser Selbstbestimmbarkeit infolge zunehmender Hilfsbedürftigkeit recht unterschiedlich umgehen. Auch professionelle Helfer haben gelegentlich Schwierigkeiten, sensibel zu bleiben für das rechte Maß zwischen Respekt vor dem Selbstbestimmungsrecht und der Fürsorge für den hilfsbedürftigen Kranken, dessen Selbstbestimmbarkeit = in der Demenz = fortschreitend schwindet.

  Die Kontrolle einer adhärenten Arzneimitteleinnahme weisen manche alten Menschen als Zweifel an ihrer Kompetenz, also an ihrer Selbstbestimmungsfähigkeit, betroffen oder auch empört zurück; andererseits sind Komplikationen vorprogrammiert, wenn man erlebt, wie schwer sich ältere Menschen mit der termingerechten Einnahme vieler Tabletten tun, die zudem heute infolge des Diktates der Krankenkassen häufig ihr Aussehen in Form und Farbe ändern und damit ihren Wiedererkennungswert mindern. 2000 repräsentativ rekrutierte Berliner Bürger im Alter von 70–100 Jahren waren zu 96 % in ärztlicher Behandlung und erhielten im Schnitt 6 Medikamente pro Tag. Bei einer täglichen Einnahme von 23 (!) Medikamenten – das war der Gipfelwert der Erhebungen – muss etwas durcheinandergeraten (Helmchen et al. 1996). Die dem Fürsorgeprinzip geschuldete Schadensvermeidung (*nil nocere*) erfordert, dass die sichere Einnahme notwendiger Arzneimittel kontrolliert und der Patient für eine damit womöglich verbundene Einschränkung seiner Selbstbestimmbarkeit gewonnen wird.

- Das Wohlbefinden des kranken alten Menschen kann leiden, wenn ihm das therapeutisch notwendige Verhältnis von Fordern und Fördern nicht nahegebracht wird; dann kann er sich schon einmal darüber beschweren, dass die Pflegerin – Eigeninitiative fordernd – am Bettende Stehen bleibt und ihm beim Ankleiden nur zusieht. Respekt vor dem Selbstbestimmungsrecht erfordert hier ein Gespräch, in dem das therapeutische Prinzip so erläutert wird, dass der Patient den Verweis auf sein eigenes selbstbestimmtes Bemühen als Ausdruck professioneller Fürsorge verstehen kann.

17.3   Feststellung der Einwilligungsfähigkeit

Obwohl Einwilligungs**un**fähigkeit bei Demenz, besonders in fortgeschrittenen Stadien der Erkrankung, häufig ist, darf sie nicht allein durch die Diagnose Demenz bestimmt werden; vielmehr muss sie bei jedem einzelnen Patienten und im Hinblick auf eine konkrete Situation festgestellt werden, weil sie von individuellen Gegebenheiten, der psychopathologischen Symptomatik und auch der Untersuchungssituation abhängt.

Feststellung der Einwilligungsfähigkeit in praxi (Appelbaum 2007)

Die den Aufklärungsinhalt erzählende Wiedergabe des Patienten wird beurteilt. Die Wiedergabe wird dadurch strukturiert (Etchells et al. 1996; Grisso und Appelbaum 1998; Appelbaum 2010; Haberstroh und Pantel 2020), dass der Patient nach erfolgter Aufklärung gefragt wird:

- **Was** soll gemacht werden? (Tatsachenverständnis)
- **Warum** soll es gemacht werden? (vernünftige Begründung)
      Und als strengster Einzelstandard der Einwilligungsfähigkeit:
- Was bedeutet dies für den individuellen Patienten selbst? (**Warum ich?** Würdigung)

Die Antworten werden kategorial bewertet, also danach, ob der Standard vorhanden oder nicht vorhanden ist.

Detaillierte Hinweise dazu,

- ob bei einem Menschen mit Demenz noch Einwilligungsfähigkeit gegeben ist und wie dies valide beurteilt werden kann (Assessment),
- welches Prozedere beim Einholen einer informierten Einwilligung (unter Berücksichtigung von Risiken, Komplexität und Zeitdruck) zu durchlaufen ist,
- wie die Adäquatheit der Information gewährleistet werden kann (Person-Umwelt-Passung),
- wie Einwilligungsfähigkeit ggf. hergestellt werden kann (Supported Decision Making) und
- wie Entscheidungen gemäß dem Willen und der Präferenzen des Patienten getroffen werden können, soweit Einwilligungsfähigkeit nicht herstellbar ist (Vorausplanung und Stellvertretung)

sind der interdisziplinären S2k-Leitlinie zur „Einwilligung von Menschen mit Demenz in medizinische Maßnahmen" zu entnehmen (Haberstroh und Pantel 2020).

Diese Standards – also Was? Warum? Warum ich? – haben unterschiedliches Gewicht und erlauben damit eine Graduierung der Einwilligungsfähigkeit entweder durch jeweils einzelne oder durch kombinierte Anwendung. Als strengster Standard wird die gemeinsame Berücksichtigung aller drei Standards angesehen, als schwächster Standard die alleinige Berücksichtigung des Verständnis-Standards (Dunn et al. 2007). Der jeweils gewählte Standard beeinflusst die Schwelle zwischen Einwilligungsfähigkeit und Einwilligungs**un**fähigkeit. Deshalb ist die Entscheidung ethisch relevant, welche Stärke des Standards angewandt werden soll, um die Schwelle zu bestimmen (Dunn et al. 2007). Sie richtet sich v. a. nach dem Risikogehalt und der Komplexität der Intervention.

Eine **risikobezogene** Festlegung der Schwelle wird mit dem größeren Schutzerfordernis begründet (Brock 1991), wie es sich z. B. aus einem entscheidungsrelevanten Missverständnisrisiko komplexer Sachverhalte oder dem Wahrscheinlichkeitsgrad des Risikos von unerwünschten (Neben-)Wirkungen einer Intervention ergeben kann. Damit wird jedoch im Fall einer in dieser Weise paternalistisch begründeten Feststellung einer Einwilligungs**un**fähigkeit das Selbstbestimmungsrecht des Patienten zugunsten der Fürsorgepflicht des Arztes aufgegeben. Da aber die Bedeutung des Selbstbestimmungsrechts gerade darin liegt, einen tradierten Paternalismus der professionellen Akteure des Gesundheitswesens zu begrenzen (bzw. abzuwehren), bedarf die risikobezogene Feststellung einer Einwilligungs**un**fähigkeit besonderer Reflexion (Banner 2012) bzw. in noch zu definierenden Fällen der Kontrolle, z. B. durch einen unabhängigen Dritten oder gar durch eine Ethikkommission wie im Falle einer klinischen Prüfung.

Instrumente zur Erfassung der Einwilligungsfähigkeit Die genannten Standards sind inzwischen allgemein anerkannt. Sie basieren auf dem **Mac**Arthur Competence Assessment **T**ool for **T**reatment (Mac-CAT-T) (Grisso et al. 1995) (Anmerkung: Der Arzt ist gut beraten, unter *treatment* jede Intervention bei seinem Patienten zu verstehen). Dessen Anwendung ist mit einer Dauer von mehr als einer halben Stunde allerdings sehr zeitaufwändig. Deshalb wurden inzwischen für die Praxis Skalen zur Erfassung der Einwilligungsfähigkeit mit sehr viel kürzerer Anwendungsdauer entwickelt, z. B. die University of California San Diego **B**rief **A**ssessment of **C**apacity to **C**onsent (UBACC) mit 20 Fragen in weniger als 10 min (Jeste et al. 2007; Consent Tools 2023; Parmigiani et al. 2022). Meist erfassen sie aber nur wenige Dimensionen der Einwilligungsfähigkeit, vorzugsweise die Verständnisfähigkeit, selten dagegen emotionale und intentionale Determinanten der Einwilligungsfähigkeit. Auch werden Zweifel geäußert, dass alle Dimensionen der Einwilligungsfähigkeit in einer einzigen Skala oder überhaupt messend erfasst werden können (Reuster 2015).

Zur Feststellung von Fähigkeiten, also auch der Einwilligungsfähigkeit wird in der aktuellen „AWMF-Leitlinie zur Begutachtung psychischer und psychosomatischer Störungen" (Widder und Schneider 2021) die Mini-ICF-APP erläutert (Weih et al. 2021). Mit dem Kurzinstrument werden in Anlehnung an die Internationale Klassifikation der Funktionsfähigkeit, Behinderung und Gesundheit (ICF) die Dimensionen Aktivität (A) und Partizipation (P) bei psychischen Störungen (P) erfasst und qualifiziert.

Die Selbstbestimmungsfähigkeit ist ein komplexes Konstrukt. Zunehmend wird ihre Feststellung ausschließlich anhand kognitiver Kriterien hinterfragt. Werte, Gefühle, biografische und kontextspezifische Aspekte sollen berücksichtigt werden, wenn kognitive Standards interpretiert werden (Breden und Vollmann 2004). So können affektiv grundierte Überzeugungen die Selbstbestimmungsfähigkeit einschränken, auch wenn diese nach kognitiven Standards voll erhalten erscheint (Halpern 2012). Wenn aber Emotionen die Selbstbestimmungsfähigkeit beeinflussen können, dann ist der affektive Kontext einer Entscheidung zu beachten, so z. B., dass Emotionen überdauern können, selbst wenn das auslösende Erlebnis bereits vergessen ist (Guzmán-Vélez et al. 2014). Am bedeutsamsten dürfte die affektive Tönung des Aufklärungsgesprächs selbst sein, denn aus einem systematischen Überblick über Methoden zur Verbesserung der Einwilligungsfähigkeit ergab sich, dass ein Gespräch von ausreichender Dauer und unter vier Augen (*face-to-face*) der wirksamste Weg ist, das Verständnis des Patienten zu fördern (Flory und Emanuel 2004). Vermutlich spielen dabei auch Gefühle der Sympathie oder Antipathie eine Rolle. Somit ist die „Verantwortung für die autonomen Potenzen" eines Demenzkranken „nicht nur dessen eigene Sache, sondern auch die seiner Ärzte und Pflegenden" (Reuster 2015). Das als wirksamstes Verfahren beurteilte Gespräch weist auf die Bedeutung personal-affektiver Einflüsse und damit aber auch auf das Risiko hin, die Grenze von der Motivation zur Manipulation zu überschreiten. Empirisch wurde gezeigt, dass – auch wenn die Einwilligungsfähigkeit von Patienten mit Demenz nach den genannten kognitiven Standards, insbesondere der Verständnisfähigkeit, nicht gegeben ist – die Bereitschaft der Patienten zur Teilnahme (an einer Forschungsintervention) berücksichtigt werden könnte, da darin konstruktive Motive wie etwa ein Bewältigungsversuch der erlebten Krankheit zum Ausdruck kommen können (Schütz et al. 2015).

Ebenfalls können Wertüberzeugungen des Arztes die Beurteilung der Selbstbestimmungsfähigkeit beeinflussen (Hermann et al. 2015a), indem etwa das Gefühl einer starken Fürsorgeverpflichtung die Selbstbestimmungsfähigkeit des Patienten eher beeinträchtigt sieht, insbesondere – worauf bereits hingewiesen wurde – im Verhältnis zu potenziellen Risiken, und damit eine fürsorgliche Fremdbestimmung begründet wird (Hermann et al. 2015b). Das gilt besonders im Falle einer **unsicheren** Einwilligung, z. B. wenn sie durch den Kontext der Situation beeinflusst wird (Hellström et al. 2007) und schwankt, wie einige Untersuchungen zur emotionalen und sozialen Dimension der informierten Einwilligung deutlich machen konnten (Sugarman et al. 2007). Denn eine unsichere Einwilligung könnte eher dazu führen, dass – entsprechend einem strengen Standard der Einwilligungsfähigkeit – möglicherweise oder fraglich nichteinwilligungsfähige Patienten eben als solche deklariert und die erforderliche Intervention unter den Schutzvoraussetzungen für nichteinwilligungsfähige Patienten durchgeführt wird, d. h., dass die Einwilligung von einer autorisierten Person, z. B. einem bevollmächtigten Angehörigen oder einem Betreuer, eingeholt wird. Aber auch in solchem Fall fraglicher Einwilligungsfähigkeit sollte man es nicht nur bei (schweigendem) Gewährenlassen (*acquiesence*) oder fehlender Ablehnung (*no refusal*) durch den Patienten belassen, sondern versuchen, auch von ihm selbst eine Akzeptanz des Vorschlags (*assent*) zu erreichen. Denn Elemente der Selbstbestimmungsfähigkeit sind auch noch in fortgeschrittenen Stadien der Erkrankung festzustellen (Appelbaum 2010), etwa in der Lebensgeschichte wurzelnde Erfahrungen des Selbst und der „diachronen" personalen Identität (Asch 2012). Mit der Respektierung erinnerter biografischer Bestände wird dem Selbstbestimmungsrecht bei, wenn auch reduzierter, Selbstbestimmungsfähigkeit Rechnung getragen (Wunder 2008).

17.4 Ersatz erloschener Einwilligungsfähigkeit durch eine Patientenverfügung und deren Reichweite im kasuistischen Beispiel

Patientenverfügungen sollen den selbstbestimmten Willen des Kranken auch dann zur Geltung bringen, wenn er die Selbstbestimmungsfähigkeit verloren hat. Die ethischen Implikationen mancher solcher Vorausverfügungen sind auch in der Öffentlichkeit überaus deutlich geworden in der eingangs kasuistisch skizzierten Dilemma-Situation, die nun näher analysiert werden soll (Sass und May 2010).

- ▪ **Analyse der Dilemma-Situation (Sass und May 2010)**
- — Jens und Küng argumentierten 1995 für die Achtung vor selbstbestimmten Entscheidungen, einschließlich jener zur Euthanasie in Fällen unerträglicher Schmerzen oder von Demenz (Jens und Küng 1995).
- — 2006 verfassten Walter und Inge Jens entsprechende individuelle Patientenverfügungen. Sie legten fest, dass „alle medizinischen Interventionen beendet werden, die mich am Sterben hindern" – unter folgenden 3 Bedingungen:
  - – „wenn ich in einem irreversiblen Endzustand einer unheilbaren Krankheit bin oder im Sterben liege,
  - – so verwirrt bin, dass ich nicht weiß, wer ich bin, wo ich bin und Familie und Freunde nicht mehr erkenne,
  - – für längere Zeit im Koma liege und keine/nur minimale Hoffnung besteht, das Bewusstsein wiederzuerlangen."
- — Kurz danach erkrankte Walter Jens an einer schnell voranschreitenden Demenz; Inge Jens wurde seine Betreuerin und somit damit betraut, seinen verfügten

Willen einzulösen. Während der meisten Zeit war Walter Jens schmerzlos, in seltenen Momenten schien er klar zu sein und sich am Leben zu erfreuen, aber meistens war er verwirrt, wusste nicht, wer er ist, wo er ist, und erkannte weder Familie noch Freunde. Inge Jens, des Walter Jens geschuldeten Vertrauens und ihrer Betreuungsverantwortung sehr bewusst, fragte sich:

- „Wie kann ich, die ich mich selbst verpflichtet habe, sein Betreuer zu sein, mit meines Mannes Wünschen umgehen, zu sterben und ihm beim Sterben zu helfen? Wie verbindlich sind seine Worte ‚Ich möchte sterben‘, ‚ich kann es nicht mehr ertragen‘, ‚nein, nein‘, ‚Hilf mir, ich möchte tot sein‘? Ich habe jetzt, wo ich das schreibe, keine Antwort auf diese Frage." (Jens 2009).

- Das für Inge Jens unlösbare moralische Problem besteht also darin, dass der in der Patientenverfügung eindeutig dokumentierte Wille des schwer dementen Walter Jens, ihn sterben zu lassen, den Gefühlen der liebenden Ehefrau sowie der Verpflichtung des Arztes widerspricht, den hilflosen Hilfsbedürftigen zu pflegen.

- Welche ethischen Prinzipien geraten hier in Konflikt miteinander?
  - Achtung der Selbstbestimmung des Patienten (Akzeptanz des verfügten Todeswunsches) vs.
  - Handeln zum Wohl und im besten Interesse des Patienten (durch geeignete Pflege und liebende Fürsorge)

- **Welche konkreten Fragen ergeben sich aus diesem moralischen Dilemma?**
Es sind zunächst Fragen nach der Gültigkeit, Verbindlichkeit und Passgenauigkeit der Patientenverfügung.

Gültigkeit
- Ist die Patientenverfügung gültig?
- Dazu ist zu klären, ob Walter und Inge Jens zu den Sachverhalten der Patienten-

verfügung informiert waren und ob sie den Inhalt verstanden haben.

- Nach der Lektüre des erwähnten Buches (Jens 2009) ist dies zweifellos zu bejahen – s. aber die quälenden Zweifel der Ehefrau.

Verbindlichkeit
- Bindet die Patientenverfügung den Betreuer und den Arzt?
  - Zweifellos „ja", da der Bundestag 2009 mit der Änderung der §§ 1901a und b sowie 1906 die Verbindlichkeit der Patientenverfügung gesetzlich festgeschrieben hat (die Paragraphen sind seit 01.01.2023 als §§ 1827 bzw. 1832 im BGB zu finden).
  - Diesem „ja" steht aber gegenüber, dass Arzt und Betreuer auch eigenständige moralische Subjekte sind, also nicht bedingungslos der Patientenverfügung folgen müssen; so wie die Ehefrau als autorisierte Vertreterin in ihrem aktuellen Erleben den festgelegten Willen des kranken Ehemanns nicht zu erfüllen vermag.

Passgenauigkeit („Fitness")
- Entspricht die aktuelle Situation genau der Patientenverfügung sowohl hinsichtlich des Zustands des Patienten wie auch hinsichtlich des Vorgehens?
  - Die Antwort lautet „ja" im Hinblick auf den Zustand, denn Walter Jens ist schwer dement.
  - Sie kann aber auch „nein" lauten, denn gelegentlich scheint er klar zu sein und sich zu freuen, er äußert nach einem Konzertbesuch „das war wunderbar" und sagt auch ab und zu „nicht töten".

- Im Hinblick auf das Vorgehen stellen sich weitere Fragen:
  - Ist Grundpflege (Nahrungszufuhr, Körperpflege) Palliation und damit Behandlung?
  - Verlängern oder verkürzen palliative Interventionen das Leben (z. B. atem-

notlindernde Anwendung von Antibiotika bei Pneumonie kann das Leben verlängern)? Palliative Sedierung in symptomlindernder Dosierung kann das Leben verkürzen?

- ■ **Welche Schlüsse sind aus dieser Analyse zu ziehen?**

Für jeden Patienten sind individuell abzuwägen die relevanten ethischen Prinzipien Respekt für den (selbstbestimmten, aber auch den „natürlichen") Willen des Patienten und Fürsorge zu seinem Wohl im Hinblick auf:
- Kontrolle des Todeszeitpunktes: Verzögerung und Beschleunigung,
- Palliation (PEG, palliative Sedierung) und assistierte Selbsttötung

Ebenfalls für jeden Patienten individuell abzuwägen sind Nutzen und Risiken im Hinblick auf:
- Frühe Aufklärung und Patientenverfügung,
- Einbeziehung der Pflegenden und Verwandten (Konflikte?).

Unter dem juristischen Begriff des „natürlichen" Willens werden alle hier und jetzt erkennbaren Willensäußerungen einer selbstbestimmungsunfähigen Person verstanden

17.5 Selbstbestimmungsfähigkeit, personale Identität, Würde

Es gab das Argument, dass die Patientenverfügung nicht mehr gültig sei, wenn die Demenz den Erkrankten so stark verändert, dass er als eine andere Person erscheint – wie dies manche Angehörige zum Ausdruck bringen. Da aber die Patientenverfügung eine höchstpersönliche ist und nicht auf eine andere Person übertragen werden kann, könne sie auch nicht von einem gesunden auf eine Person mit Demenz übertragen

werden. Sind also der gesunde und der demente Walter Jens dieselbe Person?

Es ist die Frage nach der **personalen Identität über die Zeit**. Der Begriff der personalen Identität wurde 1690 von John Locke eingeführt (Asch 2012). Locke verstand darunter das Bewusstsein einer Identität über die Zeit („diachrone Identität"). Später aber wurde dieser Personbegriff philosophisch (z. B. Quante 2007; Karenberg 2009) vielfältig diskutiert, differenziert, kritisiert und auch erweitert; da der aus der Aufklärung stammende Personbegriff v. a. durch Kant an Rationalität, Kommunikationsfähigkeit und Selbstbestimmbarkeit gebunden ist, wird seine Anwendung bei Demenzkranken kritisch kommentiert (Asch 2012), nicht zuletzt, weil sich vielfältige Erfahrungen mit Menschen verbreiten, denen das Schicksal einer Demenz widerfährt, dass gerade diese Fähigkeiten verfallen, die den Personbegriff konstituieren. Denn obwohl vorzugsweise kognitive Fähigkeiten schwinden und die alternde Erinnerungsfähigkeit zerfällt, die das Gefühl von Identität der Persönlichkeit zusammenhält, bleiben andere Eigenschaften, die ebenfalls die Persönlichkeit eines Individuums konstituieren, über lange Zeit erhalten, also Eigenschaften wie biografisch bestimmte Prägungen, emotional grundierte Gewohnheiten, individualspezifische Eigenheiten. Sie werden von den Nächsten als Ausdruck des zwar mehr oder weniger veränderten, aber immer noch gleichen Menschen erlebt. Je umfassender die geschichtlich gewordene Persönlichkeit einer Beziehungsperson vertraut ist, umso besser können auch Willensäußerungen verstanden werden, die der Kranke mit einer fortgeschrittenen Demenz nicht mehr in der üblichen Weise zum Ausdruck bringen kann, wie v. a. „unbefriedigte Bedürfnisse, am häufigsten Schmerz und Missbehagen, Bedarf an sozialem Kontakt und Unterstützung sowie an Anregung, die die Langeweile vermindert" (Cohen-Mansfield 2013). Auch

17

diese verfremdet kommunizierten Wünsche und Bedürfnisse sind Ausdruck der Persönlichkeit des Demenzkranken und sollen beachtet werden (Wunder 2008). Solche aktuellen (vom Recht als „natürlich" bezeichneten) Willensäußerungen sind in der konkreten Situation gegen das Schutzbedürfnis des Kranken, Vermeidung von Schaden (*nil nocere*) und zu seinem Wohle (*salus aegroti*) abzuwägen. Im Bemühen, diese Willensbekundungen zutreffend zu interpretieren und ernst zu nehmen, wird der Respekt für den Kranken und sein Selbstbestimmungsrecht konkretisiert. Formen dieses Respekts sind auch einer Stellungnahme der DGPPN für den Fall zu entnehmen, dass der selbstbestimmungs**un**fähige Kranke sich selbst oder andere so gefährdet, dass fremdbestimmte Fürsorge in Form von Zwang unvermeidbar wird (DGPPN et al. 2014).

Hier muss auf die kontroverse Diskussion zur Interpretation des Artikels 12 der UN-Behindertenrechtskonvention (BRK) eingegangen werden (UN-Convention on the Rights of Persons with Disablilities 2006). Artikel 12 besagt, dass (1) „Menschen mit Behinderungen das Recht haben, überall als Rechtssubjekt anerkannt zu werden" und dass (2) „Menschen mit Behinderungen in allen Lebensbereichen gleichberechtigt mit Anderen Rechts- und Handlungsfähigkeit genießen." (UN-BRK 2006). 2014 hat ein Experten-Komitee der UN (UN-Commitee 2014) diesen Artikel so interpretiert, „dass alle Personen unabhängig von Behinderung und Entscheidungsfähigkeit von Natur aus rechtsfähig sind ", d. h. das Recht haben, Rechtsgeschäfte zu tätigen. Noch strikter interpretiert der UN-Spezial-Berichterstatter für die Rechte von Behinderten den Artikel 12, dass „alle Formen von Ersatzentscheidungen durch die Konvention verboten sind, einschließlich jener, die auf der Feststellung psychischer Fähigkeiten beruht" (UN 2018, par. 26) (UN-Report of the Special Rapporteur 2018). Begründet wird diese Interpretation damit, dass Personen mit psychischen Krankheiten diskriminiert werden, wenn ihnen aufgrund einer Feststellung ihrer Entscheidungsunfähigkeit das Recht vorenthalten wird, eigene Behandlungsentscheidungen zu treffen (Scholten et al. 2021). „Wenn diese Annahme des Komitees akzeptiert wird, könnte dies dem Patienten schaden. Denn die Anerkennung der vollen Geschäftsfähigkeit (legal capacity) von Personen mit psychischen Erkrankungen würde sie jeden Rechts berauben, aus der Anerkennung einer psychischen Krankheit als einer Quelle der Verteidigung Nutzen zu ziehen", und sie wären „in jedem Fall für ihre eigenen Handlungen verantwortlich, selbst wenn diese in einem manischen Zustand oder einer wahnhaften Überzeugung begangen würden" (Galderisi 2019). Das Originalzitat lautet:

» „Accepting the assumption of the Committee on the Rights of Persons with Disabilities that if a person does not have the mental capacity to make decisions, he/she is still considered perfectly capable from a legal perspective, might be harmful for the patient. In fact, "the recognition of full legal capacity to subjects with a mental disorder would deprive them of any right to benefit from the acknowledgement of a mental condition as a source of defense" and, under any condition, the person would be accountable for his/her own actions, even if perpetrated in a manic state or due to a delusional belief."

Eine gestörte Entscheidungsfindung kann u. a. bei schweren psychischen Krankheitszuständen Selbstbestimmung und Wohlbefinden einer Person in einer Weise beeinträchtigen, wie dieselbe Person sie im selbstbestimmungsfähigen Zustand nicht akzeptieren würde (Scholten und Gather 2018). Zudem ist die Ablehnung des Konzeptes der Fähigkeit mit deutschem Recht nicht vereinbar.

Gegen die oben zitierte Interpretation werden nicht nur die genannten Nachteile für schwerkranke Menschen mit psychischen Krankheiten angeführt, sondern auch und vor allem wird die Kombination von Ersatz und Unterstützung (*substitution and support*) gesetzt. So soll ein „Kompetenzmodell" einen krankheitsbedingten Verlust der Entscheidungsfähigkeit nicht nur durch eine Vorausverfügung oder die Entscheidung eines legitimierten Betreuers ersetzen, sondern es soll sie unterstützen, indem sie die Entscheidungsfähigkeit stärkt sowie Vorausverfügungen und Ersatzentscheidungen verbessert (Scholten et al. 2021). Dazu gehört auch, dass die noch „erhaltene (Teil-)Identität der Persönlichkeit des Demenzkranken Anerkennung und Akzeptanz benötigt, um bestehen zu können" (Asch 2012). Die Selbstbestimmungsfähigkeit von Menschen mit Demenz kann wie folgt gestärkt werden:

Personen aus dem persönlichen Umfeld einbezogen werden (Aktion Psychisch Kranke 2017). Die S2K-Leitlinie „Einwilligung von Menschen mit Demenz in medizinische Maßnahmen" enthält weitere Hinweise wie etwa zum Setting u. a. m. (Haberstroh und Pantel 2020).

Der von Martin Prince, einem der führenden englischen Demenzforscher, verantwortete *Alzheimer Report 2013* empfiehlt: „*Autonomy and choice should be promoted at all stages of the dementia journey, prioritising the voices of people with dementia and their caregivers*" (Prince et al. 2013).

Das Heidelberger Netzwerk AlternsfoRschung (NAR) beschrieb Faktoren, die Selbstbestimmungsfähigkeit und Wohlbefinden positiv beeinflussen:

Maßnahmen zur Unterstützung der Selbstbestimmungsfähigkeit von Menschen mit Demenz

Die Selbstbestimmungsfähigkeit von Menschen mit Demenz wird gefördert, indem man

- ihnen ernsthaft zuhört,
- ihnen respektvoll begegnet und sie als individuelle Person achtet,
- unzureichend wiedergegebene Aufklärungsinhalte korrigierend zurückmeldet,
- bei der Abfassung von Vorausverfügungen assistiert,
- soziale Beziehungen und Wohlbefinden fördert,
- sozialen Ausschluss und Diskriminierung bekämpft und damit gesellschaftliche Teilnahme ermöglicht.

Die konkrete Entscheidungsfindung kann darüber hinaus erleichtert werden, indem Menschen mit vergleichbarer eigener Erfahrung („Peer-Beratung") oder vertraute

---

Einflussfaktoren auf Selbstbestimmungsfähigkeit und Wohlbefinden von Menschen mit Demenz (Bär 2011)

- Individuell bedeutsame Andere
- Menschen, die mir wichtig sind
- Aufgaben und Tätigkeiten, die mir Freude bereiten
- Dinge, an denen ich hänge
- Erinnerungen, die mir Kraft geben

In der *S3-Leitlinie Demenz* (2017) werden ganz ähnliche Maßnahmen der kognitiven Stimulation und autobiografischen Reminiszenzverfahren, d. h. die Anregung kognitiver Tätigkeit, z. B. über Aktivierung von Altgedächtnisinhalten oder Einbindung in Konversation empfohlen (DGPPN-DGN 2015). Ebenfalls empfohlen wird die ergotherapeutische Durchführung von Übungen kognitiver Funktionen in der häuslichen Umgebung, da sich auch dafür Wirksamkeitshinweise gefunden haben (DGPPN-DGN 2015). Praktische Beispiele hat die

17

Dresdner Arbeitsgruppe Ergodem als evidenzbasierte Ergotherapie publiziert (Holthoff et al. 2013). Interdisziplinäre und gestufte Hauspflege sind hilfreich und telemedizinische Strategien scheinen wirksam zu sei (Holthoff 2015).

Wichtige Ansatzpunkte für präventive Maßnahmen, z. B. Lebensstiländerungen, finden sich in Befunden, dass das Demenzrisiko bis zu 45 % von potenziell modifizierbaren Faktoren abhängt (Livingston et al. 2024). In den letzten Jahren konnte die Frühdiag-nostik der Alzheimer-Krankheit anhand von Biomarkern deutlich verbessert und die leichte kognitive Störung konzeptuell als ihre erste klinische Phase erkannt werden (Jessen et al. 2023). Anti-Amyloid-Antikörper eröffnen neue Möglichkeiten krank-heitsmodifizierender Therapien, die das Fortschreiten der Krankheit verlangsamen oder gar anhalten sollen. – Im Hinblick auf die Dynamik neuer Entwicklungen soll die zurzeit erarbeitete S3-Leitlinie „Demenzen" als „Living Guideline" digital über eine App zur Verfügung gestellt werden (Jessen et al. 2023).

Folgt man dieser Linie, dann ist auch der mit ausgeprägter Demenz kranke Walter Jens dieselbe Persönlichkeit wie der gesunde Walter Jens (wenn er beispielsweise erkennbar positiv auf von ihm in gesunden Tagen übersetzte Texte reagiert); somit gilt auch seine Patientenverfügung.

Dementsprechend argumentiert der Philosoph Volker Gerhardt in seinem abweichenden Sondervotum zur Stellungnahme *Demenz und Selbstbestimmung* des Deutschen Ethikrates, „wer davon ausgeht, dass es eine personale Kontinuität zwischen dem gesunden und dem kranken Menschen gibt, muss beim Urteil über den Kranken auch das in Rechnung stellen, was er als Gesunder über den Zustand festgelegt hat, in dem er sich in der Demenz befindet" (Gerhardt 2012). Darin, dass der Deutsche Ethikrat dies ausblende, sieht Gerhardt eine Abwertung des Selbstbestimmungsrechts, dessen Anerkennung während der Krank-

heit der Deutsche Ethikrat aber als nachhaltiges Ziel fordert und mit seinen Empfehlungen zu stärken sucht. So sollen bei Fehlen jeglicher Entscheidungsfähigkeit auch „aktuelle Äußerungen des Patienten, die auf die weitere Erhaltung des Lebens und dazu dienliches ärztliches und pflegerisches Handeln gerichtet sind, Gewicht bei der Prüfung haben, ob die Verfügung auf die aktuelle Lebens- und Behandlungssituation anwendbar ist … Ist dann der Wille erkennbar auf Lebenserhaltung und ihr dienliche ärztliche Behandlung gerichtet, so ist ihm wegen der Unumkehrbarkeit des Unterlassens lebenserhaltender Maßnahmen stets der Vorrang vor einer anders lautenden Patientenverfügung zu geben" (Deutscher Ethikrat 2012, S. 93). Dagegen gewinnt der Todeswunsch eines an Demenz Erkrankten nur dann Bedeutung, wenn er selbstbestimmt und nachhaltig geäußert wird (Gather und Vollmann 2013). Die hier deutliche Ambivalenz führt in praxi zu Schwierigkeiten, die – wenn überhaupt – nur durch präzise Interpretationen des Patientenwillens überwunden werden können (Gather und Vollmann 2015).

Da in der aktuellen Diskussion der Wunsch nach einem selbstbestimmten Tod mit krankheitsbedingter Hinfälligkeit und – so auch Walter Jens – dadurch bedingtem Verlust der Würde begründet wird, sollen einige Bemerkungen zur „Würde des Menschen" folgen. Menschenwürde ist ein vielfältig interpretierter Begriff:

Menschenwürde
- Der Begriff wird häufig in Zusammenhang mit der Selbstbestimmung gebracht, indem Selbstbestimmbarkeit als ein Ausdruck der Menschenwürde verstanden wird (Macklin 2003).
- Menschliche Würde soll jedoch nicht nur als menschliches Vermögen, sondern auch als menschliches Sein gese-

hen werden, d. h., diese „Mitgift-Würde" (Höffe 2002) ist dem Menschen als Mensch inhärent.

- Während die erstgenannte „kontingente" Würde krankheitsbedingt verloren gehen kann, besteht die letztgenannte „inhärente" Würde zumindest so lange, wie der Mensch lebt.
- Der erstgenannten „kontingenten" Würde tritt diese „inhärente" Würde zur Seite; sie ist neben dem Respekt für das Selbstbestimmungsrecht des Patienten als Würde des hilfsbedürftigen Kranken für den Arzt handlungsleitend, d. h., seine (nicht verfügende, sondern) wertschätzende Fürsorge für den Patienten ist ein Ausdruck seines Respekts für den kranken Menschen.

Während die Anerkennung des Selbstbestimmungsrechts in der Medizin erst seit der Aufklärung, in praxi sogar erst im letzten Jahrhundert Bedeutung gewinnt, kommen die der inhärenten Würde verpflichteten arztethischen Prinzipien seit Jahrtausenden darin zum Ausdruck, dem Wohl des Patienten (*salus aegroti*) verpflichtet zu sein und ihm nicht zu schaden (*nil nocere*). Unter dem Einfluss des derzeitigen, die Menschenwürde betonenden Zeitgeistes scheinen diese arztethischen Prinzipien differenzierter wahrgenommen und konsequenter praktiziert bzw. als Aufgabe eines reflektierten „schwachen" und durch die Berücksichtigung des selbstbestimmten Patientenwillens begrenzten Paternalismus erkannt zu werden (Bundesärztekammer 2023), d. h.

- das *nil nocere* angesichts des Nebenwirkungsrisikos moderner medizinischer Interventionen zur sorgfältigen Nutzen-Risiko-Abwägung unter Einbeziehung der Wünsche und Fähigkeiten des Patienten weiterzuentwickeln – z. B. mit der

Frage, wie das adhärente Befolgen einer Multimedikation bei mnestisch gestörten Menschen mit Demenz zu sichern ist,

- zum Wohle des Patienten zu handeln, aber dabei die Wünsche des Patienten ernst zu nehmen – und damit Respekt vor seiner (kontingenten) Würde zu verwirklichen, und v. a.
- die Fürsorge für den hilfsbedürftig kranken Menschen als Respekt vor der (inhärenten) Menschenwürde und damit Menschlichkeit als zentrale Norm des ärztlichen Gewissens zu verstehen, d. h., im klaren Bewusstsein der geltenden ethischen Prinzipien Lösungen für und mit dem individuellen Patienten im Kontext seiner Beziehungspersonen zu finden.

17.6 Forschungsbedarf

Die Spannung zwischen Anerkennung des Selbstbestimmungsrechts des Patienten und der Fürsorgepflicht wird in der Forschung mit Demenzkranken akzentuiert. Zum einen zerstört die Demenz die Einwilligungsfähigkeit und damit eine wesentliche Voraussetzung für die Einbeziehung von Kranken in klinische Forschung. Zum anderen bedarf gerade Forschung, die auf supra-individuellen Erkenntnisgewinn, d. h. möglichen Nutzen auch für andere Menschen, zielt und damit über den individuellen Nutzen für den Patienten hinausgeht, solcher gültigen Einwilligung nach Aufklärung. Dementsprechend unterliegt Forschung mit Demenzkranken einem engmaschigen Netz von Kontrollen, so durch detaillierte Vorschriften einschließlich von im Arzneimittelgesetz (AMG) benannten Ethikkommissionen (Helmchen 2015). Danach ist Forschung mit einwilligungs**un**fähigen Demenzpatienten in Deutschland weitgehend unzulässig, wenn sie keinen individuellen Nutzen für die daran teilnehmenden Patienten erwarten lässt.

Strenger als Artikel 31 Absatz 1 Buchstabe g Ziffer ii der relevanten EU-Verordnung Nr. 536/2014 fordert der aktualisierte § 40b AMG neben der Einwilligung des aufgeklärten rechtlichen Vertreters, dass „die betroffene Person als einwilligungsfähige volljährige Person für den Fall ihrer Einwilligungsunfähigkeit schriftlich nach ärztlicher Aufklärung festgelegt hat, dass sie in bestimmte, zum Zeitpunkt der Festlegung noch nicht unmittelbar bevorstehende gruppennützige klinische Prüfungen einwilligt" („Probanden-Verfügung").

Damit wird dem Fürsorgeprinzip Rechnung getragen, aber möglicherweise werden Demenzkranke vom Fortschritt ausgeschlossen (Helmchen et al. 2014).

Dieses Problem und Lösungsmöglichkeiten bedürfen weiterer Diskussion, wie sie durch die Stellungnahme der Zentralen Ethikkommission zur „Gruppennützigen Forschung mit Nichteinwilligungsfähigen Personen" 2019 angeregt wurde (Zentrale Ethikkommission bei der Bundesärztekammer 2019b). Denn der Forschungsbedarf zur Demenz ist erheblich, da Demenz häufig ist und altersassoziiert deutlich zunimmt, aber eine ursächliche Behandlung (z. B. Antikörper gegen Amyloid) noch nicht breit zur Verfügung steht. Das heißt konkret:

- Der demografische Wandel mit überproportionaler Zunahme der Zahl alter Menschen führt zu einer erheblichen Häufung altersassoziierter Demenzerkrankungen, von weniger als 4 % bei unter 70-Jährigen auf etwa 40 % bei über 90-Jährigen (Deutsche Alzheimer Gesellschaft 2014; Helmchen et al. 1996) und von einer in Deutschland derzeitigen Prävalenz von 1,4 Mio. Kranken auf – so wird prognostiziert – 3 Mio. im Jahr 2050 (Deutsche Alzheimer Gesellschaft 2014) und auf dann weltweit 131 Mio. (Prince et al. 2015) bzw. 135 Mio. (WHO 2015). Die Zahlen bleiben erschreckend, besonders in ärmeren Ländern, auch wenn jüngste Befunde aus epidemiologischen Studien in mehreren europäischen Ländern statt eines weiteren altersassoziierten Anstiegs eine niedrigere Prävalenz bei jüngeren Kohorten erkennen lassen (Matthews et al. 2013), die auf die Bedeutung risikoreduzierter Lebensweisen (körperliche Aktivität und mediterrane Kost) und zunehmender kognitiver Reserven (verbesserte Bildung) (Wu et al. 2015) sowie die erfolgreiche Behandlung von Depressionen und somatischer, insbesondere kardiovaskulärer Krankheiten (Norton et al. 2014) hinweisen könnten.

- Verfahren, die aus dem Lebensstil (Inaktivität, Übergewicht, Nikotin, niedrige Bildung) oder anderen Erkrankungen (Diabetes, Hypertension, Depression) resultierende Risikofaktoren (Deckers et al. 2015; Norton et al. 2014) für Demenz präventiv modifizieren können, sind aber erst in Ansätzen vorhanden, und eine wirksame symptomatische Therapie ist nur für Begleitsymptome bekannt, während eine kausale Behandlung der neurodegenerativen Grunderkrankung bisher nicht umfassend möglich ist. Immerhin hat die durch klinische Prüfungen von Anti-Amyloid-Antikörpern belegte leichte Verlangsamung der Demenz-Progression zu deren Zulassung als krankheitsmodifizierende Therapie der Alzheimer-Krankheit geführt und damit neue Perspektiven eröffnet (Peters und Nitschmann 2023; Sims ert al. 2023).

- Neben solchen Forschungsinterventionen gegen die Krankheit (*disease*) behalten Maßnahmen gegen das Kranksein (*illness*) von Menschen mit Demenz ihre Bedeutung, Maßnahmen, die v. a. auf eine positive Selbstattribuierung (Coping), auf Veränderung des Verständnisses ihrer sozialen Position und auf den Umgang mit ihnen einschließlich ihrer Pflege fokussiert sind. Aber auch diese Ziele einer humanen Patientenorientierung, die ein reines Defizitmodell der Demenz überwinden und verbleibende Fähigkeiten ansprechen (Zentrale Ethikkommission 2016, 2019a), bedürfen einer wissenschaftlichen Prüfung ihrer Wirksamkeit und Folgen (Flory und Emanuel 2004).

- Die methodischen Schwierigkeiten der Wirksamkeitsprüfung psychosozialer Interventionen werden im Entwurf der aktuellen *S3-Leitlinie Demenz* verdeutlicht (DGPPN-DGN 2015).

Fazit

- Für eine ethisch akzeptable Abwägung zwischen dem Selbstbestimmungsrecht von Personen mit Demenz und der Fürsorgepflicht des Arztes muss die Selbstbestimmungsfähigkeit des Kranken berücksichtigt werden.
- Voraussetzung für die Gültigkeit einer Einwilligung oder Ablehnung einer medizinischen Intervention ist nicht nur die ausreichende Aufklärung über alle entscheidungsrelevanten Sachverhalte, sondern auch die Einwilligungs- bzw. Selbstbestimmungsfähigkeit des Patienten.
- Sie festzustellen ist wichtig, um einen nicht selbstbestimmungsfähigen Patienten nicht mit einer Verantwortung zu überlasten, die er nicht tragen kann; aber diese Feststellung ist schwierig und bedarf der Erfahrung und Sorgfalt.
- Die Selbstbestimmungsfähigkeit muss im Hinblick auf einen konkreten Sachverhalt festgestellt werden und hängt von dessen Komplexität und Bedeutung ab, z. B. vom Risikogehalt der Intervention.
- Sie ist also nur dimensional, d. h. graduiert (in Ausprägungsgraden) zu erfassen und nur in Bezug auf einen konkreten Sachverhalt (also relational) als vorhanden oder nicht vorhanden (d. h. kategorial) zu beurteilen.

Literatur

Aktion psychisch Kranke e.V, (APK) (2017) Positionspapier zum Verständnis und zum Umgang mit dem Begriff der „Einwilligungsfähigkeit". https://www.apkev.de/fileadmin/downloads/170706_Positionspapier_Einwilligungsfaehigkeit.pdf. Zugegriffen am 17.01.2024

Appelbaum PS (2007) Assessment of patient's competence to consent to treatment. NEJM 357:1834–1840

Appelbaum PS (2010) Consent in impaired populations. Current Neurology and Neuroscience Reports 10:367–373. https://doi.org/10.1007/s11910-010-0123-5

Asch M (2012) Personale Identität und Selbstbestimmung bei Demenzkranken: eine interdisziplinäre Analyse. In: Interdisziplinäres Zentrum Medizin-Ethik-Recht (MER). Martin-Luther-Universität Halle-Wittenberg, Halle. http://wcms.itz.uni-halle.de/download.php?down=26214&elem=2608421. Zugegriffen am 23.06.2015

Banner NF (2012) Unreasonable reasons: normative judgements in the assessment of mental capacity. J Eval Clin Pract 18:1038–1044

Bär M (2011) Demenz braucht einen neuen Rahmen! Die Bedeutung kollektiver Denkbrillen für die Wahrnehmung demenzieller Erkrankung. In: Kruse A (ed) Symposium „Gutes Leben im hohen Alter: Das Altern in seinen Entwicklungsmöglichkeiten und Entwicklungsgrenzen verstehen". Netzwerk AlternsfoRschung (NAR), Universität Heidelberg. http://www.gero.uni-heidelberg.de/md/gero/forschung/b__r.pdf. Zugegriffen am 29.07.2015

Breden TM, Vollmann J (2004) The cognitive based approach of capacity assessment in psychiatry: a philosophical critique of the MacCAT-T. Health Care Anal 12:273–283

Brock DW (1991) Decisionmaking competence and risk. Bioethics 5:105–112

Bundesärztekammer (2023) Ethische und rechtliche Fragen der Behandlung von Nicht-Einwilligungsfähigen: Zwang bei gesundheitlicher Selbstgefährdung. Deutsches Ärzteblatt I. https://doi.org/10.3238/arztebl.2023

Cohen-Mansfield J (2013) Nonpharmacologic treatment of behavioral disorders in dementia. Curr Treat Options Neurol 15:765–785

Consent Tools (2023) University of California, San Diego Brief Assessment of Capacity to Consent (UBACC). https://consenttools.org/resources-for-optimizing-consent-processes. Zugegriffen am 17.08.2023

Deckers K, van Boxtel MPJ, Schiepers OJG et al (2015) Target risk factors for dementia prevention: a systematic review and Delphi consensus

17

study on the evidence from observational studies. Int J Geriatr Psychiatry 30:234–246

Deutsche Alzheimer Gesellschaft (2014) Die Epidemiologie der Demenz. http://www.deutsche-alzheimer.de/fileadmin/alz/pdf/factsheets/FactSheet01_2012_01.pdf. Zugegriffen am 20.02.2015

Deutsche Gesellschaft für Psychiatrie und Psychotherapie Psychosomatik und Nervenheilkunde (DGPPN) (Task Force „Ethik in Psychiatrie und Psychotherapie"), Vollmann J, Walter H, Barnikol UB et al (2014) Achtung der Selbstbestimmung und Anwendung von Zwang bei der Behandlung von psychisch erkrankten Menschen. Eine ethische Stellungnahme der DGPPN. Nervenarzt 85:1419–1431

Deutscher Ethikrat (2016) Stellungnahme „Patientenwohl als ethischer Maßstab für das Krankenhaus". https://www.ethikrat.org/fileadmin/Publikationen/Stellungnahmen/deutsch/stellungnahme-patientenwohl-als-ethischer-massstab-fuer-das-krankenhaus.pdf. Zugegriffen am 17.01.2024

Deutscher Ethikrat (DER) (2012) Demenz und Selbstbestimmung. Deutscher Ethikrat, Berlin. http://www.ethikrat.org/dateien/pdf/stellungnahme-demenz-und-selbstbestimmung.pdf. Zugegriffen am 27.07.2015

DGPPN/DGN (Hrsg) (2017) S3-Leitlinie Demenzen. Springer

DGPPN-DGN (2015) S3-Leitlinie „Demenzen" (Langversion – 1. Revision, August 2015) https://www.dgppn.de/fileadmin/user_upload/_medien/download/pdf/kurzversion-leitlinien/REV_S3-leiltlinie-demenzen.pdf. Zugegriffen am 30.11.15

Dunn LB, Palmer BW, Appelbaum PS et al (2007) Prevalence and correlates of adequate performance on a measure of abilities related to decisional capacity: Differences among three standards for the MacCAT-CR in patients with schizophrenia. Schizophr Res 89:110–118

Etchells E, Sharpe G, Elliott C, Singer PA (1996) Bioethics for clinicians: 3. Capacity. CMAJ 155:657–661

Europäische Union (2014) Verordnung (EU) Nr. 536/2014 des Europäischen Parlaments und des Rates vom 16. April 2014 über klinische Prüfungen mit Humanarzneimitteln und zur Aufhebung der Richtlinie 2001/20/EG

Flory J, Emanuel E (2004) Interventions to improve research participants' understanding in informed consent for research: a systematic review. JAMA 292:1593–1601

Galderisi S (2019) The UN Convention on the Rights of Persons with Disabilities: great opportunities and dangerous interpretations. World Psychiatry 18(1):47–48

Gather J, Vollmann J (2013) Physician-assisted suicide of patients with dementia. A medical ethical analysis with a special focus on patient autonomy. Int J Law Psychiatry 36:444–453

Gather J, Vollmann J (2015) How to decide? Evaluating the will of a person with dementia in the light of current behavior, advance directive and legal representatives' perspectives. GeroPsych 28:17–20

Gerhardt V (2012) Sondervotum: Die Tragödie der Demenz darf nicht verschwiegen werden. In: Deutscher Ethikrat (DER) (Hrsg) Demenz und Selbstbestimmung. Deutscher Ethikrat, Berlin, S 113

Grisso T, Appelbaum P (1998) Assessing competence to consent to treatment: a guide for physicians and other health professionals. Oxford University Press, New York

Grisso T, Appelbaum PS, Mulvey EP, Fletcher K (1995) The MacArthur Treatment Competence Study. II Measures of abilities related to competence to consent to treatment. Law Hum Behav 19(2):127–148

Guzmán-Vélez E, Feinstein JS, Tranel D (2014) Feelings without memory in Alzheimer disease. Cogn Behav Neurol 27:117–129

Haberstroh J, Pantel J (2020) Einwilligung von Menschen mit Demenz in medizinische Maßnahmen. Interdisziplinäre S2k-Leitlinie für die medizinische Praxis (AWMF-Leitlinie Registernummer 108 – 001) (Kohlhammer)

Halpern J (2012) When concretized emotion-belief complexes derail decision-making capacity. Bioethics 26:108–116

Hellström I, Nolan M, Nordenfelt L, Lundh U (2007) Ethical and methodological issues in interviewing persons with dementia. Nurs Ethics 14:608–619

Helmchen H (2015) Forschung mit Menschen, die an Demenz erkrankt sind? Nervenarzt 86(9):1140–1147

Helmchen H, Baltes MM, Geiselmann B et al (1996) Psychische Erkrankungen im Alter. In: Mayer KU, Baltes PB (Hrsg) Die Berliner Altersstudie. Akademie, Berlin, S 185–219

Helmchen H, Hoppu K, Stock G et al (2014) Memorandum.From exclusion to inclusion. Improving clinical research in vulnerable populations. Berlin-Brandenburgische Akademie der Wissenschaften, Berlin

Hermann H, Trachsel M, Biller-Andorno N (2015a) Einwilligungsfähigkeit: inhärente Fähigkeit oder ethisches Urteil? Ethik Med 25:1–14

Hermann H, Trachsel M, Biller-Andorno N (2015b) Physicians' personal values in determining medical decision-making capacity: a survey study. J Med Ethics 41(9):739–744

Höffe O (2002) Gerontologische Ethik. Zwölf Bausteine für eine neue Disziplin. In: Höffe O (Hrsg) Medizin ohne Ethik? Suhrkamp, Frankfurt am Main, S 182–201

Holthoff V (2015) Innovative healthcare strategies in geriatric psychiatry and psychotherapy. Nervenarzt 86:468–474. https://doi.org/10.1007/s00115-014-4179-3

Holthoff V, Reuster T, Schützwohl M (2013) Ergodem. Häusliche Ergotherapie bei Demenz. Thieme, Stuttgart

Jens I (2009) Unvollständige Erinnerungen. Rowohlt, Reinbek

Jens W, Küng H (1995) Menschenwürdig sterben – Ein Plädoyer für Selbstverantwortung. Piper, München

Jessen F, Bohr L, Kruse C, Dodel R (2023) The German S3 guidelines on dementia. Nervenarzt 94:609–613. https://doi.org/10.1007/s00115-023-01492-6

Jeste DV, Palmer BW, Appelbaum PS et al (2007) A new brief instrument for assessing decisional capacity for clinical research. Arch Gen Psychiatry 64:966–974

Karenberg A (2009) Zur Geschichte des Persönlichkeitsbegriffs. Die Psychiatrie – Grundlagen und Perspektiven 6:16–22

Livingston G, Huntley J, Liu KY, Costafreda SG, Selbæk G, Alladi S, Ames D, Banerjee S, Burns A et al. (2024) Dementia prevention, intervention, and care: 2024 report of the Lancet standing Commission. Lancet 404:572–628. https://doi.org/10.1016/S0140-6736(24)01296-0

Macklin R (2003) Dignity is a useless concept. It means no more than respect for persons or their autonomy. BMJ 327:1419–1420

Matthews FE, Arthur A, Barnes LE et al (2013) A two-decade comparison of prevalence of dementia in individuals aged 65 years and older from three geographical areas of England: results of the Cognitive Function and Ageing Study I and II. Lancet 382:1405–1412

Norton S, Matthews FE, Barnes DE et al (2014) Potential for primary prevention of Alzheimer's disease: an analysis of population-based data. Lancet Neurol 13:788–794

Parmigiani G, Del Casale A, Mandarelli G, Barchielli B, Kotzalidis GD, D'Antonio F, Di Vita A, de Lena C, Ferracuti S (2022) Decisional capacity to consent to treatment and research in patients affected by Mild Cognitive Impairment. A systematic review and meta-analysis. Int Psychogeriatr 34:529–542. https://doi.org/10.1017/s1041610220004056

Peters O, Nitschmann S (2023) Therapie des Morbus Alzheimer mit Lecanemab. Die Innere Medizin 64:406–408. https://doi.org/10.1007/s00108-023-01481-6

Prince M, Prina M, Guerchet M (2013) World Alzheimer Report 2013. Journey of caring. An analysis of long-term care for demetia. Alzheimer's Disease International, London

Prince MJ, Wimo A, Guerchet M et al (2015) World Alzheimer Report 2015 – The Global Impact of Dementia: An analysis of prevalence, incidence, cost and trends. Alzheimer Disease International. www.alzcouk/worldreport2015. Zugriff 17.11.2017

Quante M (2007) Person. de Gruyter, Berlin

Reuster T (2015) Ethische Probleme in der Gerontopsychiatrie. In: Steger F, Joerden Jan C, Kaniowski AM (Hrsg) Ethik in der Psychiatrie und Psychotherapie. Peter Lang, Frankfurt am Main, S 63–78

Sass H, May AT (2010) Advance directives. In: Helmchen H, Sartorius N (Hrsg) Ethics in Psychiatry. Springer, Dordrecht, S 147–160

Scholten M, Gather J (2018) Adverse consequences of article 12 of the UN Convention on the Rights of Persons with Disabilities for persons with mental disabilities and an alternative way forward. J Med Ethics 44:226–233. https://doi.org/10.1136/medethics-2017-104414

Scholten M, Gather J, Vollmann J (2021) Equality in the informed consent process: Competence to consent, substitute decision-making, and discrimination of persons with mental disorders. The Journal of Medicine and Philosophy 46:108–136. https://doi.org/10.1093/jmp/jhaa030

Schütz H, Heinrichs B, Fuchs M, Bauer A (2015) Informierte Einwilligung in der Demenzforschung. Eine qualitative Studie zum Informationsverständnis von Probanden. Ethik Med. https://doi.org/10.1007/s00481-0015-00359-00483

Sims JR, Zimmer JA, Evans CD, Lu M, Ardayfio P, Sparks J, Wessels AM, Shcherbinin S, Wang H, Monkul Nery ES et al (2023) Donanemab in Early Symptomatic Alzheimer Disease: The TRAILBLAZER-ALZ 2 Randomized Clinical Trial. JAMA 330:512–527. https://doi.org/10.1001/jama.2023.13239

Sugarman J, Roter D, Cain C et al (2007) Proxies and consent discussions for dementia research. J Am Geriatr Soc 55:556–561

UN-Committee on the Rights of Persons with Disabilities (2014) General comment no. 1: Article 12: equality before the law

UN-Convention on the Rights of Persons with Disabilities (2006) (CRPD-06). https://www.un.org/disabilities/documents/convention/convoptprot-e.pdf. Zugegriffen am 17.01.2024

UN-High Commissioner for Human Rights (2017) Mental health and human rights: A/HRC/34/32. *United Nations* [On-line]. Available: https://undocs.org/en/A/HRC/34/32. Zugegriffen am 23.08.2023

UN-Report of the Special Rapporteur on the rights of persons with disabilities (2018) A/HRC/37/56.

17

United Nations. http://undocs.org/A/HRC/37/56. Zugegriffen am 23.08.2023

Weih M, Linden M, Muschalla B (2021) Mini-ICF-APP – Operationalisierung psychischer Funktionseinschränkungen. NeuroTransmitter 32:53–58

WHO (2015) Dementia Fact Sheet No. 362. http://www.who.int/mediacentre/factsheets/fs362/en/. Zugegriffen am 17.03.2016

Widder B, Schneider W (2021) Neue AWMF-Leitlinie zur Begutachtung psychischer und psychosomatischer Störungen. Nervenarzt 92:36–43. https://doi.org/10.1007/s00115-020-00982-1

Wu Y-T, Fratiglioni L, Matthews FE et al (2015) Dementia in western Europe: epidemiological evidence and implications for policy making. Lancet Neurol 15(1):116–124

Wunder M (2008) Demenz und Selbstbestimmung. Ethik Med 20:17–25

Zentrale Ethikkommission bei der Bundesärztekammer (2016) Stellungnahme „Entscheidungsfähigkeit und Entscheidungsassistenz in der Medizin". Deutsches Ärzteblatt 113:A1–A6. https://doi.org/10.3238/arztbl.2016.zeko_baek_StellEntscheidung2016_01

Zentrale Ethikkommission bei der Bundesärztekammer (2018) Stellungnahme "Vorsorgevollmacht und Patientenverfügung. Hinweise und Empfehlungen zum Umgang mit Vorsorgevollmachten und Patientenverfügungen im ärztlichen Alltag". Deutsches Ärzteblatt 115:A 2434–A 2441

Zentrale Ethikkommission bei der Bundesärztekammer (2019a) Stellungnahme „Advance Care Planning (ACP)". Deutsches Ärzteblatt 116. https://doi.org/10.3238/arztebl.2019.zeko_sn_acp_01

Zentrale Ethikkommission bei der Bundesärztekammer (2019b) Stellungnahme „Gruppennützige Forschung mit nichteinwilligungsfähigen Personen". Deutsches Ärzteblatt 116. https://doi.org/10.3238/Gruppennuetzige_Forschung_2018

Ethische Fragen bei neurodegenerativen Erkrankungen

Ralf J. Jox

Inhaltsverzeichnis

▶ **Fallbeispiel**

Der 53-jährige Landwirt Herr W. bemerkte eines Tages, dass er bei der Erntearbeit nicht mehr so gut zupacken konnte wie früher. Als er Monate später auf Drängen seiner Frau endlich zu seinem Hausarzt ging, begann eine Odyssee von Arzt zu Arzt, die schließlich dazu führte, dass er an der Halswirbelsäule operiert wurde. Als aber seine Lähmungen nach der Operation nur noch schlimmer statt besser wurden, gelangte Herr W. irgendwann zu einem Neurologen, der ihn in die Ambulanz der Universitätsklinik überwies. Die dortigen Ärzte stellten bereits klinisch die Diagnose einer Amyotrophen Lateralsklerose, was sich nach apparativen Zusatzuntersuchungen bestätigte.

Allerdings scheuten sich die Ärzte zunächst, ihm die Diagnose mitzuteilen, und besprachen sich mit der Ehefrau, die ebenfalls dazu neigte, sie ihrem Mann zunächst zu verschweigen. Diesem war jedoch sofort klar, woran er litt, nachdem er den Beipackzettel des Medikaments Riluzol, das ihm verschrieben wurde, gelesen hatte.

Was folgte, war eine verzweifelte Suche nach Heilung: das Ehepaar W. reiste sogar in die USA, um eine teure Stammzelltherapie zu nutzen. Allein, die Krankheit schritt weiter fort. Herr W. verkroch sich in seinen vier Wänden, lehnte Magensonde und Maskenbeatmung beharrlich ab und forderte seinen Hausarzt eines Tages nachdrücklich auf, er möge ihm doch bitte ein Mittel beschaffen, mit dem er sein sinnloses Leiden abkürzen könne. ◀

18.1 Charakteristika neurodegenerativer Erkrankungen

Neurodegenerative Erkrankungen stellen eine bedeutende Krankheitsgruppe innerhalb der Neuromedizin, insbesondere der Neurologie, dar. Es handelt sich dabei in der Regel um chronisch-progredient verlaufende Krankheiten, die durch ein zunehmendes Absterben von Neuronen (Nervenzellen) und dadurch auftretende Ausfälle verschiedenster neurologischer Funktionen charakterisiert sind.

Bekannte Beispiele aus dieser Erkrankungsgruppe sind:

- Alzheimer-Erkrankung (und andere Formen degenerativer Demenzerkrankungen),
- Morbus Parkinson (und verwandte, sog. atypische Parkinson-Erkrankungen),
- die Motoneuronerkrankungen (darunter besonders die amyotrophe Lateralsklerose, ALS) und
- die Prionenerkrankungen (z. B. Creutzfeldt-Jakob-Erkrankung).

Neurodegenerative Erkrankungen beginnen meist im vorgerückten Alter, wobei es Ausnahmen gibt, z. B. bei Chorea Huntington, die auch schon im mittleren Alter auftreten kann.

Pathologische Kennzeichen Der Untergang von Nervengewebe kann spezifische Arten von Nervenzellen betreffen (wie etwa die für Bewegungen zuständigen motorischen Neurone bei der ALS oder die für Bewegungskoordination zuständigen Neurone der Substantia nigra bei der Parkinson-Erkrankung). Sie können aber auch, zumindest im fortgeschrittenen Stadium, relativ breit verschiedene Arten von Nervenzellen betreffen, wie das bei der Alzheimer-Erkrankung der Fall ist. Nicht selten finden sich neben dem Nervenzelluntergang noch weitere pathologische Veränderungen im Nervengewebe, z. B. Entzündungszeichen oder die Aggregation fehlgefalteter Proteine. Inzwischen werden die symptomorientierten Krankheitsklassifikationen immer mehr ergänzt bzw. ersetzt durch Einteilungen entsprechend der Art der Proteinaggregation (Tauopathien, Synukleopathien, Polyglutamin-Erkrankungen etc.) (Jellinger 2005). Bei der multiplen Sklerose, die klassischerweise als autoimmune entzündliche Erkrankung gilt, findet sich ebenfalls eine beträchtliche Neurodegeneration, was seit einigen Jahren immer deutlicher in das Bewusstsein der Neurologen rückt (Mandolesi et al. 2015).

Ursachen für neurodegenerative Erkrankungen
- Oft spielen genetische Dispositionen eine mehr oder weniger große Rolle, die auch innerhalb einer Erkrankung von Fall zu Fall unterschiedlich groß sein kann.
- Manchmal können Lebensstilfaktoren und Umweltnoxen einen Einfluss haben.
- Diskutiert wird inzwischen sogar bei immer mehr neurodegenerativen Erkrankungen eine infektiöse (kontagiöse) Komponente, u. a. auch bei der Alzheimer-Erkrankung (Mary et al. 2024).

In den meisten Fällen ist der Zusammenhang zwischen Ursachen und Wirkung weniger klar als etwa bei vielen Krebserkrankungen, sodass den Patienten keine zufriedenstellende Antwort auf die existenzielle Frage gegeben werden kann, warum gerade sie die Erkrankung bekommen haben. Da das Alter der wohl größte Risikofaktor für neurodegenerative Erkrankungen darstellt, nimmt die Häufigkeit dieser Erkrankungen in den alternden westlichen Gesellschaften gegenwärtig zu.

Symptomatik Die Symptome der verschiedenen Erkrankungen unterscheiden sich deutlich und hängen davon ab, welche Nervenzellen zugrunde gehen und welche neurologischen Funktionssysteme dadurch gestört sind. Es können Lähmungen, Koordinationsstörungen, Störungen der Sinneswahrnehmung, aber auch Defizite der höheren Hirnleistungen (z. B. Kognition, Emotion) auftreten. Für das Leben der Patienten ist die Tatsache bedeutsam, dass neurologische Symptome im Gegensatz etwa zu Symptomen internistischer Krankheiten, die sich durch neu auftretende unangenehme Wahrnehmungen äußern (Schmerzen, Übelkeit, Atemnot), im Wesentlichen Einschränkungen alltäglicher Handlungs- und Kommunikationskompetenzen darstellen. Daraus resultieren fast immer relevante Behinderungen im Alltag sowie eine zunehmende Abhängigkeit von helfenden Personen oder Systemen. Insbesondere wenn die sprachliche Kommunikationskompetenz eingeschränkt ist, erschwert dies auch die soziale Teilhabe der betroffenen Patienten. Bei ALS-Patienten ist z. B. regelhaft zu beobachten, dass sie sich sozial zurückziehen, weil ihre verwaschene Sprache nicht verstanden oder gar als Trunkenheit fehlgedeutet wird, aber auch weil sie nicht mehr die Mobilität haben, um in unserer auf Mobilität ausgerichteten Gesellschaft zurechtzukommen.

Verlauf und Prognose Neurodegenerative Erkrankungen sind durch eine fortschreitende Verschlechterung des Gesundheitszustands gekennzeichnet, die bei den meisten Krankheiten nicht schubweise, sondern kontinuierlich erfolgt. Dies hat zur Folge, dass bei vielen neurodegenerativen Erkrankungen die künftigen Entwicklungen relativ präzise vorhergesehen werden können, was gute Möglichkeiten für eine frühzeitige Versorgungs- und Behandlungsplanung eröffnet. Dabei sind die Krankheiten quasi ausnahmslos nicht heilbar. In unterschiedlichem Maß stehen je nach Art der Erkrankung Therapien zur Verfügung, welche die Krankheitsprogression verlangsamen, aber selten vollständig stoppen können. Wissenschaftliche Studien weisen darauf hin, dass die pathologischen Prozesse der Neurodegeneration in der Regel schon viele Jahre bzw. Jahrzehnte vor dem Auftreten der ersten Symptome beginnen. Durch die Plastizität des Gehirns bzw. des gesamten Nervensystems können Nervenzellverluste lange kompensiert werden. Aus diesem Grund werden derzeit große Hoffnungen in die Früherkennung und sogar in eine prädiktive Diagnostik gesetzt, um die pathologischen Prozesse bereits lange vor Symptombeginn erkennen und dadurch möglicherweise wirkungsvoller bekämpfen zu können.

Diese Charakteristika neurodegenerativer Erkrankungen sind als Hintergrund wichtig, um die zahlreichen ethischen Fragen, die sich in der Versorgung der Betroffenen ergeben, einordnen und verstehen zu können. Will man die ethischen Fragen genauer in den Blick nehmen, empfiehlt es sich, eine Erkrankung exemplarisch herauszugreifen. Hierfür eignet sich besonders die ALS, da sie mit ihrem rasch und regelhaft fortschreitenden, kaum beeinflussbaren, letalen Verlauf die ethischen Fragen besonders prägnant provoziert. Daher verwundert es nicht, dass die ALS diejenige neurodegenerative Erkrankung ist, zu der es wohl am meisten wissenschaftliche Literatur über ethische Fragestellungen gibt.

Eine systematische Übersicht über sämtliche ethischen Herausforderungen würde den Umfang dieses Buchkapitels sprengen (Seitzer et al. 2016), daher sollen hier (neben der Alzheimer-Erkrankung) 4 zentrale Problembereiche im Fokus stehen:

1. die ethischen Fragen rund um die Diagnose, insbesondere die Diagnosemitteilung,
2. die ethischen Fragen in der medizinischen Versorgung der Patienten,
3. die ethischen Fragen rund um die Frage der Therapiezieländerung am Lebensende und schließlich
4. die ethischen Fragen im Zusammenhang mit dem Wunsch nach Lebensverkürzung (*wish to hasten death*).

18.2 Ethische Fragen im Kontext der Diagnose

Manche neurodegenerativen Erkrankungen, insbesondere die seltenen, aber auch die gar nicht so seltene ALS, werden unangemessen spät diagnostiziert. Zwischen den ersten Symptomen und der Diagnose der ALS liegen im Durschnitt 9–16 Monate (Kraemer et al. 2010). Dabei haben die Patienten fast immer eine Odyssee ärztlicher Untersuchungen, Fehldiagnosen und frustraner Behandlungsversuche hinter sich (was auch auf das eingangs dargestellte Fallbeispiel zutrifft). Nicht wenige Patienten, bei denen später eine ALS diagnostiziert wird, haben sich unnötigerweise riskanten und aufwändigen Operationen unterzogen, etwa Wirbelsäulenoperationen oder Operationen im Bereich des Kehlkopfes. Die medizinethische Verpflichtung des Nichtschadens erfordert jedoch, diese nutzlosen und potenziell schädlichen Interventionen so weit wie möglich zu minimieren. Hierzu sind eine signifikante Verbesserung der ärztlichen Aus-, Fort- und Weiterbildung, auch außerhalb der Neurologie, eine bessere Gesundheitsaufklärung der Bevölkerung sowie eine Beschleunigung der Untersuchungs- und Befundungsprozesse in unserem Gesundheitswesen bei Verdacht auf schwerwiegende neurologische Erkrankungen erforderlich.

Im Kontext der Diagnose ALS (und vieler anderer neurodegenerativer Erkrankungen) stellen sich auch ethische Fragen zur genetischen Diagnostik, die jedoch aus Kapazitätsgründen hier nicht eingehender diskutiert werden können (▶ Kap. 6).

Ist die Diagnose einer ALS einmal gestellt, mag sich so mancher Arzt nach wie vor die Frage stellen, ob diese fatale Diagnose dem Betroffenen überhaupt mitgeteilt werden soll oder ob es nicht besser wäre, ihn zumindest noch für eine Zeitlang zu schonen, wenn nicht gar ihm die Diagnose aus Fürsorge vorzuenthalten (Meininger 1993). Jeder aufklärende Arzt wird die Tendenz kennen, eine solche Krankheit, die ein niederschmetterndes Image hat, nicht klipp und klar beim Namen zu nennen, sondern etwa zu umschreiben oder auf vage Andeutungen auszuweichen. Diese Versuche, den Betroffenen vor der Diagnose zu schützen, sind aber so gut wie immer vergeblich,

18

denn schon ein kurzer Blick ins Internet genügt einem Patienten, um herauszufinden, dass etwa der Begriff „Motoneuronerkrankung" in der Regel ALS meint und was diese Krankheit bedeutet. Die korrekte Bezeichnung der Erkrankung ist gewiss für den Betroffenen im Augenblick niederschmetternd, aber auf Dauer auch entlastend von der quälenden, lähmenden Ungewissheit.

Aus ethischer Perspektive mag sich vordergründig ein Konflikt ergeben zwischen der Achtung der Patientenautonomie (und damit dem Recht des Patienten auf Aufklärung) und der Verpflichtung, dem Patienten nicht zu schaden (wenn befürchtet wird, dass die Aufklärung den Patienten ernsthaft psychisch gefährdet) (Richard et al. 2010). In solchen Fällen wird traditionell ein sog. **therapeutisches Privileg** des Arztes diskutiert, den Patienten nicht informieren zu müssen. Allerdings spricht bei näherer Betrachtung sehr viel gegen dieses therapeutische Privileg:

Argumente gegen das „therapeutische Privileg"

- Erfahrungsgemäß ist es beinahe ausgeschlossen, die Diagnose einer schwerwiegenden Erkrankung langfristig vor dem Betroffenen zu verheimlichen, der sie meist durch sein Befinden, durch eigene Recherchen, durch die Lektüre von Unterlagen wie Untersuchungsbefunden oder durch Gespräche mit Personen im Behandlungsteam oder im Familienkreis früher oder später ohnehin erfährt.
- Die Erfahrung, dass man belogen wurde, ist nicht nur traumatisierend, sondern beschädigt auch das notwendige Vertrauensverhältnis zwischen Patient und Arzt.
- Die befürchtete psychische Belastung durch die Aufklärung wird systematisch überschätzt und die Belastung

durch die diagnostische Unsicherheit hingegen unterschätzt.
- Die in zahlreichen Ethiktheorien verankerte Pflicht zur Wahrhaftigkeit ist insbesondere für den ärztlichen Berufsstand von überragender Bedeutung, da sie ein offenes, vertrauensvolles Arzt-Patient-Verhältnis und damit auch eine effektive Behandlung erst ermöglicht.
- Patienten haben ein Recht auf volle Information über ihren Gesundheitszustand, zumal schon die Einwilligung in diagnostische Untersuchungen implizit unter der Voraussetzung erfolgt, dass die Ergebnisse dieser Untersuchungen anschließend auch mitgeteilt werden, und erst die Aufklärung es dem Patienten ermöglicht, sich zu seiner Diagnose zu verhalten, sein Leben danach auszurichten und Coping-Prozesse zu beginnen.
- Für alle künftigen Behandlungsschritte benötigt der Arzt die informierte Einwilligung des Patienten, was wiederum die Kenntnis der Diagnose voraussetzt.
- Dass bei Verschweigen der Diagnose gegenüber dem Patienten Therapie- und Versorgungsentscheidungen in der Regel mit den Angehörigen besprochen werden, verletzt die ärztliche Schweigepflicht, die nur gültig aufgehoben sein kann, wenn der Patient im Wissen um seine Diagnose erlaubt, seine Angehörigen in die Gespräche einzubeziehen.

Es stellt sich also weniger die Frage, **ob** über die Diagnose ALS aufgeklärt wird, sondern vielmehr, **wie** das getan wird. In einer qualitativen Studie mit ALS-Patienten wurde die Diagnosemitteilung von den Betroffenen zwar als niederschmetternd, aber unumgänglich eingeschätzt (Seeber et al. 2016).

Als besonders hilfreich wurde die Vereinbarung eines baldigen zweiten Treffens zur Krankheitsaufklärung und Therapieplanung erlebt. Eine Befragung von 100 ALS-Patienten und ihrer Angehörigen an 2 universitären Zentren in Deutschland ergab, dass sich bereits vor dem ersten Arztkontakt 25 % der Patients und Angehörigen über mögliche Diagnosen informieren und knapp 90 % nach der Diagnosemitteilung eigene Recherchen anstellen, überwiegend im Internet (Abdulla et al. 2014). Die meisten wollen die Rechercheergebnisse dann mit ihrem Arzt besprechen (Chio et al. 2008; Abdulla et al. 2014).

Generelle Techniken der patientenzentrierten Kommunikation, wie sie etwa in der Onkologie entwickelt und getestet worden sind, können auch auf die Mitteilung der ALS-Diagnose und der Diagnose anderer neurodegenerativer Erkrankungen übertragen werden (Baile et al. 2000; Back et al. 2005). Eine Zusammenstellung der evidenz- und expertenbasierten Empfehlungen zur Aufklärung über die ALS-Diagnose findet sich in ◘ Tab. 18.1.

18.3 Ethische Fragen im Kontext der Versorgung

Wenn Patienten an einer zwar seltenen chronischen Erkrankung leiden, zu der es aber eine beträchtliche wissenschaftliche

◘ Tab. 18.1 Evidenz- und expertenbasierte Empfehlungen zur Diagnosemitteilung bei ALS[a]

Ort	Ruhig, abgesonderter Raum, ungestört
Setting	Persönliches Gespräch, sitzend, Nähe zum Patienten, Augenkontakt, genug Zeit, Störungen vorbeugen
Teilnehmer	Patient, unterstützender Angehöriger (falls Patient einverstanden), behandelnder Arzt, eventuell anderen Gesundheitsfachkräfte
Sprache	Verständlich, langsam und in kurzen Sätzen sprechen, Pausen und Wiederholungen einbauen, adaptieren an die Sprache des Patienten, Verstandenes dem Patienten zurückspiegeln
Emotionen	Empathie und Respekt zeigen, Gefühlsausdruck zulassen, Hoffnung vermitteln
Beginn	Wissensstand, Befürchtungen und Informationswünsche des Patienten erfragen
Prozess	Ask-Tell-Ask-Cycle[b], etappenweise aufklären, zu Fragen ermuntern
Inhalt	Informationsmenge an Patienten anpassen, eindeutige und gängige Krankheitsbezeichnungen verwenden, auf Verlauf und Prognose, Unheilbarkeit, krankheitsmodifizierende und palliative Therapiemöglichkeiten, Therapiestudien, psychosoziale und spirituelle Unterstützung hinweisen
Ende	Zusammenfassen, konkrete Unterstützung für die nächsten Tage sicherstellen, baldiges Zweitgespräch terminieren, Hinweise auf weitere Informationen (Internet, Broschüren) geben, Erreichbarkeit für Notfälle sichern, ggf. Patientenbrief aushändigen

[a] Basierend auf Borasio et al. (1998), Silani und Borasio (1999), Baile et al. (2000), Rudnick et al. (2000), Chio und Borasio (2004), McCluskey et al. (2004), Back et al. (2005), Chio et al. (2008), Miller et al. (2009), Averill et al. (2013), Eisen und Krieger (2013), Abdulla et al. (2014), Seeber et al. (2016), Seitzer et al. (2016)

[b] Kommunikationstechnik, bei der zunächst mit offenen Fragen erfragt wird, was der Patient schon weiß und wissen will, ihm dann die Information vermittelt wird und abschließend gefragt wird, wie er diese verstanden hat und was er noch wissen möchte

18

Aktivität gibt (wie es bei der ALS der Fall ist), empfiehlt sich neben der hausärztlichen oder fachärztlich-ambulanten Behandlung die Anbindung an ein überregionales wissenschaftliches Zentrum. Die ALS ist geradezu ein Paradebeispiel hierfür, da schon seit vielen Jahren gut vernetzte Spezialambulanzen z. B. neuromuskuläre Zentren an Universitätskliniken und Maximalversorgern existieren (engl. *ALS Clinics*), die inzwischen den State-of-the-Art in der Versorgung der ALS-Patienten darstellen.

Die meisten Studien zeigen, dass multidisziplinäre und multiprofessionelle Behandlungsansätze Vorteile hinsichtlich der Lebensqualität, der Funktionserhaltung und teilweise sogar der Lebenserwartung haben (Traynor et al. 2003; Ng et al. 2009).

State-of-the-Art-Versorgung bei ALS
Die Versorgungsansätze enthalten insbesondere:
- Medizinische, physiotherapeutische, ergotherapeutische und logopädische/sprachtherapeutische Behandlung
- Hilfsmittelberatung
- Einsatz technischer Kommunikationshilfen
- Sozialberatung
- Unterstützungsangebote im psychologischen oder seelsorgerlichen Bereich
- Vorausplanung von Behandlungsentscheidungen (*Advance Care Planning*)

Charakteristika dieser Versorgung sind:
- Multiprofessionelle Behandlung
- Regelmäßige Termine in Ambulanzen mit ausführlichen Zeitkontingenten
- Ambulante Mitbetreuung
- Vermittlung an lokale Selbsthilfegruppen und andere Unterstützungsmöglichkeiten

Ethisch herausfordernd ist insbesondere die Frage des Zugangs zu dieser aufwändigen und teuren Form der State-of-the-Art-Versorgung, sowohl auf nationaler Ebene, aber noch mehr auf internationaler Ebene. Da die Pflege von ALS-Patienten (und vielen anderen Patienten mit neurodegenerativen Erkrankungen) gerade in fortgeschrittenen Stadien sehr personal- und zeitaufwändig ist, stellt sie regelhaft eine enorme Belastung für die Familien aber auch für die Solidargemeinschaft dar. Begüterte Familien haben die Möglichkeiten, eine Privatpflege rund um die Uhr zu organisieren, Hilfsmittel, die nur teilweise von den Krankenkassen bezahlt werden, in vollem Umfang einzusetzen oder auch intensivere physio-, ergo- und sprachtherapeutische Behandlungen zu nutzen, als dies ärmere Familien tun können. Die in Deutschland immer schärfer kritisierte Mehrklassenmedizin zeigt sich hier in deutlichem Maße.

Hervorzuheben ist überdies, dass die ALS und viele andere neurodegenerative Erkrankungen für die **pflegenden Angehörigen** eine enorme Belastung darstellen (Pinho und Goncalves 2016). Die selbst eingeschätzte Lebensqualität der Angehörigen ist nicht selten geringer als die der betroffenen Patienten (Kaub-Wittemer et al. 2003; Trail et al. 2003). Während Lebensqualität und Depression bei Patienten eher stabil sind bzw. sich im Laufe der Erkrankung sogar ins Positive bewegen können, nehmen bei Angehörigen mit fortschreitender Erkrankung die Belastung und die Depression zu und die Lebensqualität ab (Gauthier et al. 2007).

Diese enorme Belastung der Angehörigen, die auch ernsthafte Krankheitsfolgen nach sich ziehen kann, wirft die Frage auf, wie sehr das Wohlergehen der Angehörigen in der Behandlung der ALS-Patienten mit zu berücksichtigen ist. Noch zugespitzter lässt sich die Frage stellen, ob die Interessen und Bedürfnisse der Angehörigen auch Therapieentscheidungen für Patienten mitbeeinflussen oder gar bestimmen dürfen. Wenn etwa bekannt ist, dass Belastungen und Risiken für Angehörige bei einer invasiven Beatmung des

Patienten deutlich größer sind als bei einer nichtinvasiven Beatmung (Kaub-Wittemer et al. 2003), könnte dies einen triftigen Grund in der Entscheidung zwischen diesen Beatmungsversionen darstellen. Zwar haben Ärzte einen besonderen Fürsorgeauftrag gegenüber ihren Patienten, doch ergibt sich dieser lediglich aus den besonderen gesundheitlichen Bedürfnissen, die normalerweise ausschließlich oder überwiegend bei den betroffenen Patienten liegen. Wird der Angehörige aber selbst zum Kranken, können dessen Bedürfnisse für den Arzt nicht irrelevant sein.

Die Lösung muss zuallererst darin liegen, den Angehörigen alle erdenklichen Formen der Hilfe und Unterstützung zu vermitteln bzw. anzubieten (z. B. Selbsthilfegruppen, psychologische Betreuung, pflegerische oder soziale Entlastung, Kurzzeitpflege des Patienten bzw. *Respite Care*). Gleichwohl sollte jedoch das Wohlergehen der Angehörigen in Gesprächen mit dem Patienten über Versorgungsentscheidungen angesprochen werden – nicht zuletzt, da die Erhaltung der Gesundheit und Leistungsfähigkeit eines pflegenden Angehörigen indirekt auch für das Patientenwohl von Belang ist.

Ein weiteres, häufiges Thema in der Versorgung von ALS-Patienten ist die verzweifelte Suche nach Heilungs- oder Behandlungsmöglichkeiten auf dem Feld der sog. **komplementären und alternativen Medizin** (CAM). Eine Umfrage unter deutschen ALS-Patienten ergab, dass mehr als die Hälfte der Betroffenen CAM nutzten (Wasner et al. 2001), was sich in den 2 Jahrzehnten seither kaum geändert haben dürfte. Neben den klassischen Verfahren Akupunktur, Homöopathie und Naturheilkunde (pflanzliche Mittel, Vitamine) gibt es eine Vielzahl anderer Therapiestrategien, die teilweise sogar beträchtliche gesundheitliche Risiken bergen oder die Familie finanziell belasten (Wasner et al. 2001). Die schulmedizinischen Behandlungsteams sollten

diese Realitäten kennen, die Bedürfnisse und Erwartungen der Patienten ernstnehmen und das Thema im Gespräch mit dem Patienten offen ansprechen. Es gibt inzwischen konkrete Empfehlungen, wie die Entscheidungen über CAM in Form eines *Shared Decision Making* diskutiert werden können (Bedlack et al. 2015).

18.4 Ethische Fragen im Kontext der Therapiezieländerung

Die ALS ist eine derzeit unheilbare Erkrankung, deren Therapie von Anfang an nur folgende Ziele verfolgen kann:

Therapieziele bei ALS
- Verlangsamung der Krankheitsprogression
- Erhaltung der neurologischen Körperfunktionen so lange wie möglich oder deren Unterstützung durch Hilfsmittel
- Erhalt der sozialen Teilhabe
- Förderung der individuellen Lebensqualität
- Linderung von Leiden
- Ermöglichung eines würdevollen, selbstbestimmten Sterbens

Die Lebenserwartung ab der Diagnose ALS, die im Durchschnitt nur 3 Jahre beträgt, lässt sich verlängern durch
- eine Beatmung bzw. Atemunterstützung,
- eine frühzeitige hochkalorische künstliche Ernährung (ggf. via PEG-Sonde) und
- die Einnahme des Medikaments Riluzol sowie, für eine kleine Untergruppe möglicherweise, des Medikaments Edaravone.

Dabei haben die Arzneimittel wohl den geringsten Effekt. Riluzol wirkt am ehesten zu

Krankheitsbeginn und nur bei einem Teil der Patienten, der insgesamt eine Lebensverlängerung um 2–3 Monate ausmacht (Miller et al. 2012). Edaravone führte in einer Studie bei einer kleinen Untergruppe von Patienten zu einer leichten Verlangsamung der Krankheit, hat aber auch zahlreiche Nachteile und ist in Deutschland bisher nicht zugelassen (Nourelden et al. 2023). Der frühe Beginn einer (zusätzlichen) künstlichen Ernährung über PEG-Sonde kann das mediane Überleben um wenige Monate verlängern, aber hochwertige Studien gibt es dazu nicht (Sulistyo et al. 2023). Durch die nichtinvasive Maskenbeatmung kann je nach Muster der Muskellähmungen eine Lebensverlängerung von 1–10 Monaten erzielt werden (Radunovic et al. 2013). Die invasive Beatmung über ein Tracheostoma kann das Leben über viele Jahre (oder gar Jahrzehnte) verlängern, was jedoch in der Regel aufgrund des gleichzeitigen Fortschreitens der Lähmungen zu einem Locked-in-Syndrom und darüber hinaus auch langfristig zu kognitiven Störungen (durch die ALS selbst) führen kann (Heritier Barras et al. 2013).

Aufgrund der vielen Verlust- und Defiziterfahrungen, der enormen Abhängigkeit und des gravierenden Leidens sind erfahrungsgemäß viele Patienten vehement gegen jede Art der Lebensverlängerung. Allerdings ist darauf hinzuweisen, dass die genannten Maßnahmen, insbesondere die frühzeitige Ernährungstherapie und die nichtinvasive Maskenbeatmung, die Lebensqualität auch deutlich verbessern – was oft den unerwünschten Effekt der Lebensverlängerung aufwiegt bzw. noch eine Zeit mit akzeptabler Lebensqualität ermöglichen kann. Je nach individuellem Krankheitsverlauf und persönlichen Einstellungen kann der an ALS leidende Patient in der Regel selbst die Schwelle festlegen, ab der er nicht mehr lebenserhaltend, sondern nur noch leidenslindernd (palliativ) behandelt werden will. Im Rahmen einer solchen Therapieziel-

änderung oder Therapiebegrenzung werden dann nicht nur Reanimationen, Intensivtherapie und Antibiotika unterlassen, sondern es sollte konsequenterweise auch eine Beatmung unterlassen und eine künstliche Ernährung und Hydrierung beendet bzw. nicht mehr begonnen werden (Jox 2013). Die Beendigung lebenserhaltender Maßnahmen kann und muss aber palliativmedizinisch so kompetent medikamentös und nichtmedikamentös begleitet werden, dass Atemnot, Angst, Unruhe, Schmerzen und andere Symptome zufriedenstellend kontrolliert sind.

Obwohl die ALS in den wenigsten Fällen zu einer (frontotemporalen) Demenz führt, ist es dennoch nicht unwahrscheinlich, dass die Patienten im fortgeschrittenen Stadium nicht mehr selbst über ihre Therapie entscheiden können. Das liegt oft daran, dass sie aufgrund der Mund- und Zungenlähmung nicht mehr sprechen können, aufgrund der sonstigen Lähmungen evtl. auch keinen Kommunikationscomputer mehr bedienen können oder sie sich wegen einer Pneumonie, einer Verschleimung mit Atemnot, einer Herzerkrankung oder anderer gesundheitlicher Krisen vorübergehend nicht äußern können. Daher ist es ratsam, dass sich die Betroffenen frühzeitig Gedanken über die Therapiebegrenzung machen, dies mit ihren Angehörigen und behandelnden Fachkräften besprechen und auf geeignete Weise dokumentieren. Empfohlen werden daher eine frühzeitige Vorsorgevollmacht für Vertrauenspersonen sowie eine Patientenverfügung (Andersen et al. 2012; Mercadante und Al-Husinat 2023).

■ **Advance Care Planning**
Noch besser als eine isolierte Patientenverfügung ist jedoch das Modell des *Advance Care Planning*, das einen langfristigen Prozess der Entscheidungsunterstützung durch geschulte Fachkräfte aus dem Gesundheitswesen bezeichnet, der auch durch verschiedene Ansatzpunkte sicherstellt, dass

die Dokumentation des Patientenwillens im Entscheidungsfall Berücksichtigung findet (Coors et al. 2015).

Das Herzstück des *Advance Care Planning* sind die persönlichen Gespräche zwischen Patient, Angehörigen und Entscheidungsunterstützer (*facilitator*), doch kann der Prozess, gerade bei verbal eingeschränkten Patienten, auch durch Computerprogramme unterstützt werden (Levi et al. 2017).

Ein unverzichtbarer Bestandteil des *Advance Care Planning* ist dabei die adäquate Aufklärung des Betroffenen über zu erwartende Verschlechterungen des gesundheitlichen Zustands, aber auch die volle Palette zur Verfügung stehender Behandlungs- und Unterstützungsmaßnahmen. Insbesondere Patienten mit einer primär bulbären ALS (bei denen die Gesichts- und Schlundmuskulatur zuerst bzw. führend gelähmt ist), leiden fast immer unter einer starken Verschleimung, einer Pseudohypersalivation, da sie ihren eigenen Speichel nicht mehr ausreichend schlucken können. Dies führt zu Aspirationen, Engegefühl im Hals und panikartigen Atemnotanfällen mit Erstickungsangst. Fast immer provozieren diese Erfahrungen auch die Angst, einen qualvollen Erstickungstod sterben zu müssen. Dabei sind die Atemnotanfälle palliativmedizinisch gut zu behandeln (Veronese et al. 2015) und die Patienten sterben weit überwiegend einen friedlichen Tod im Schlaf aufgrund der allmählich zunehmenden respiratorischen Insuffizienz, die während des Schlafens zur Kohlendioxidnarkose führt (Neudert et al. 2001). Dies muss daher den betroffenen Patienten und ihren Familien eingehend erläutert werden.

18.5 Ethische Fragen im Kontext des Wunsches nach Lebensverkürzung

Die in ▶ Abschn. 18.4 angesprochene Angst vor dem Erstickungstod ist nachweislich eines der Hauptmotive für ALS-Patienten, die durch (assistierten) Suizid oder Tötung auf Verlangen aus dem Leben scheiden wollen (Maessen et al. 2014). Die Daten der sog. Sterbehilfevereine in der Schweiz oder auch die offiziellen Statistiken der Tötung auf Verlangen in den Niederlanden und Belgien zeigen, dass ALS (und andere neurodegenerative Erkrankungen) überproportional häufige Krankheitsbilder der Patienten sind, die auf diese Art und Weise sterben (Borasio et al. 2020). Eine Befragung deutscher und schweizerischer ALS-Patienten ergab, dass die Hälfte sich vorstellen kann, um Suizidhilfe oder Tötung auf Verlangen zu bitten (Stutzki et al. 2014), unabhängig von den rechtlichen Regelungen des jeweiligen Landes. Sowohl diese als auch andere Untersuchungen an ALS-Patienten weisen darauf hin, dass der Wunsch nach Lebensverkürzung (*wish to hasten death*) besonders mit psychisch-existenziellem Leiden (Depression, Angst, Hoffnungs- und Sinnlosigkeit, Abhängigkeit, Würdeverlust) korreliert, weniger jedoch mit körperlichen Symptomen oder Funktionsverlusten (Borasio et al. 2020).

Wie sollen Ärzte mit solchen Wünschen von ALS-Patienten und anderen Patienten mit neurodegenerativen Erkrankungen umgehen (Übersicht: Reaktionen auf einen Wunsch nach Lebensverkürzung)? Zunächst entspricht es dem ärztlichen Berufsethos, unabhängig von der eigenen morali-

18

schen Einstellung zur Suizidassistenz oder Tötung auf Verlangen jeden Patienten in seinem Leiden ernst zu nehmen. Das bedeutet zuallererst, dem Patienten zuzuhören, ihm Raum zu geben, sein Leiden, seine Befürchtungen und Wünsche offen und vertrauensvoll ansprechen zu können. Dabei dürfen die eigenen moralischen Einstellungen die dem Patienten stets zu schuldende Haltung des Verständnisses, des Respekts und der Empathie nicht beeinträchtigen. Gerade um den Patienten in seiner subjektiven Situation angemessen zu verstehen, ist es unerlässlich, den Bedeutungsgehalt, die Gründe und Motive für den Wunsch nach Lebensverkürzung kennenzulernen. Möglicherweise könnte der Wunsch auf fehlerhaften Vorstellungen über den Sterbeprozess, auf Unkenntnis der Therapiemöglichkeiten oder anderen faktischen Täuschungen in der Situationseinschätzung basieren. In diesem Zusammenhang ist es auch wichtig, die eigenen professionellen Grenzen zu akzeptieren und die Kenntnisse und Kompetenzen von Kollegen hinzuzuziehen (z. B. Palliative-Care-Experten).

> **Reaktionen auf einen Wunsch nach Lebensverkürzung**
> - Vertrauensvolles, offenes Gespräch ermöglichen und Schweigepflicht zusichern
> - Verständnis, Respekt und Empathie zeigen
> - Bedeutung und Motive des Wunsches nach Lebensverkürzung erfragen
> - Ehrlich über Verlauf, Prognose, Sterbeprozess und Palliativtherapie aufklären
> - Bei Bedarf die Expertise von Palliative-Care-Spezialisten hinzuziehen
> - Behandlung psychischer Symptome oder Störungen erwägen, falls vorhanden

> - Möglichkeiten der psychosozialen und spirituellen Entlastung und Unterstützung nutzen
> - Möglichkeiten der Therapiebeendigung und -unterlassung ausschöpfen
> - Bei refraktären Symptomen palliative Sedierung erwägen (auch intermittierend)
> - Über freiwilligen Verzicht auf Essen und Trinken aufklären
> - Im Rahmen der rechtlichen Grenzen Suizidhilfe als Ultima Ratio

Lebensorientierte Behandlungsmöglichkeiten sollten, sofern sie realistischerweise einen Nutzen versprechen, dem Patienten angeboten werden. Dazu gehören selbstverständlich auch psychopharmakologische und psychotherapeutische Angebote, die im Gespräch mit dem Patienten offen, nichtstigmatisierend und wertschätzend thematisiert werden sollten. Weiterhin ist auch an nichtmedizinische Möglichkeiten der Entlastung zu denken, insbesondere an psychosoziale und spirituelle Hilfen für den Alltag. Was vielfach vergessen und ignoriert wird, sind die zahlreichen Möglichkeiten, das Sterben zuzulassen durch Verzicht oder Beendigung lebenserhaltender Behandlung inkl. künstlicher Ernährung und Flüssigkeit, jeder Form der Beatmung oder der Medikation.

Bei unkontrollierbaren Leidenssymptomen, die durch spezifische Medikamente nicht behandelbar sind, sollte die Möglichkeit einer palliativen Sedierung in Betracht gezogen werden, welche oft auch schon einen ausreichenden Effekt hat, wenn sie intermittierend für einige Tage durchgeführt wird. Dabei sollte eine palliative Sedierung stets so oberflächlich wie möglich sein. Oft werden schon niedrige Dosen von Benzodiazepinen (ggf. mit sedierenden Neuroleptika) ausreichen, um eine Distanzierung von Ängsten und Leiden zu erreichen.

Der freiwillige Verzicht auf Essen und Trinken mag für manche ALS-Patienten einen Weg darstellen (insbesondere, wenn sie selbstständig essen und trinken können); es handelt sich dabei um eine Form des Suizides, die aber besondere Charakteristika hat (Birnbacher 2015).

Schließlich kann, falls alle lebensorientierten und leidlindernden Hilfestellungen unzureichend sind, die Suizidhilfe als einzelfallbasierte Gewissensentscheidung und Ultima Ratio erwogen werden, wobei hier in die unterschiedlichen rechtlichen Regelungen in den deutschsprachigen Ländern zu beachten sind.

Fazit

- Es ist ethisch geboten, die Diagnose einer neurodegenerativen Erkrankung (z. B. ALS) dem Patienten unumwunden mitzuteilen. Hierzu gibt es evidenz- und expertenbasierte Empfehlungen.
- Patienten, die an ALS oder anderen neurodegenerativen Erkrankungen leiden, sollten in einem multidisziplinären und multiprofessionellen Setting behandelt werden. Hierzu gehört insbesondere ein frühzeitiges *Advance Care Planning* (vorausschauende Behandlungsplanung).
- Wenn das Leiden der Betroffenen so groß ist, dass sie einen Wunsch nach Lebensverkürzung äußern, sollte dieser unbedingt ernstgenommen werden und Anlass für vertrauensvolle Gespräche und vielfältige Angebote der Hilfestellung sein.

Literatur

Abdulla S, Vielhaber S, Machts J et al (2014) Information needs and information-seeking preferences of ALS patients and their carers. Amyotroph Lateral Scler Frontotemporal Degener 15(7–8):505–512

Andersen PM, Abrahams S, Borasio GD, de Carvalho M, Chio A, Van Damme P, Hardiman O, Kollewe K, Morrison KE, Petri S, Pradat PF, Silani V, Tomik B, Wasner M, Weber M (2012) EFNS guidelines on the clinical management of amyotrophic lateral sclerosis (MALS) – revised report of an EFNS task force. Eur J Neurol 19(3):360–375. https://doi.org/10.1111/j.1468-1331.2011.03501.x

Averill AJ, Kasarskis EJ, Segerstrom SC (2013) Expressive disclosure to improve well-being in patients with amyotrophic lateral sclerosis: a randomised, controlled trial. Psychol Health 28(6):701–713

Back AL, Arnold RM, Baile WF et al (2005) Approaching difficult communication tasks in oncology. CA Cancer J Clin 55(3):164–177

Baile WF, Buckman R, Lenzi R et al (2000) SPIKES – a six-step protocol for delivering bad news: application to the patient with cancer. Oncologist 5(4):302–311

Bedlack RS, Joyce N, Carter GT et al (2015) Complementary and alternative therapies in amyotrophic lateral sclerosis. Neurol Clin 33(4):909–936

Birnbacher D (2015) Is voluntarily stopping eating and drinking a form of suicide? Ethik Med 27(4):315–324

Borasio GD, Sloan R, Pongratz DE (1998) Breaking the news in amyotrophic lateral sclerosis. J Neurol Sci 160(Suppl 1):S127–S133

Borasio GD, Jox RJ, Taupitz J, Wiesing U (2020) Selbstbestimmung im Sterben – Fürsorge zum Leben. Ein verfassungskonformer Gesetzesvorschlag zur Regelung des assistierten Suizids. Kohlhammer, Stuttgart

Chio A, Borasio GD (2004) Breaking the news in amyotrophic lateral sclerosis. Amyotroph Lateral Scler Other Motor Neuron Disord 5(4):195–201

Chio A, Montuschi A, Cammarosano S et al (2008) ALS patients and caregivers communication preferences and information seeking behaviour. Eur J Neurol 15(1):55–60

18

Coors M, Jox RJ, in der Schmitten J (2015) Advance Care Planning. Von der Patientenverfügung zur gesundheitlichen Vorausplanung. Kohlhammer, Stuttgart

Eisen A, Krieger C (2013) Ethical considerations in the management of amyotrophic lateral sclerosis. Prog Neurobiol 110:45–53

Gauthier A, Vignola A, Calvo A et al (2007) A longitudinal study on quality of life and depression in ALS patient–caregiver couples. Neurology 68(12):923–926

Heritier Barras AC, Adler D, Iancu Ferfoglia R et al (2013) Is tracheostomy still an option in amyotrophic lateral sclerosis? Reflections of a multidisciplinary work group. Swiss Med Wkly 143:w13830

Jellinger K (2005) Neurodegenerative Erkrankungen (ZNS) – Eine aktuelle Übersicht. J Neurol Neurochir Psychiatrie 6(1):9–18

Jox RJ (2013) Sterben lassen. Über Entscheidungen am Ende des Lebens. Rowohlt, Hamburg

Jucker M, Walker LC (2015) Neurodegeneration: amyloid-beta pathology induced in humans. Nature 525(7568):193–194

Kaub-Wittemer D, Steinbuchel N, Wasner M et al (2003) Quality of life and psychosocial issues in ventilated patients with amyotrophic lateral sclerosis and their caregivers. J Pain Symptom Manage 26(4):890–896

Kraemer M, Buerger M, Berlit P (2010) Diagnostic problems and delay of diagnosis in amyotrophic lateral sclerosis. Clin Neurol Neurosurg 112(2):103–105

Levi BH, Simmons Z, Hanna C, Brothers A, Lehman E, Farace E, Bain M, Stewart R, Green MJ (2017) Advance care planning for patients with amyotrophic lateral sclerosis. Amyotroph Lateral Scler Frontotemporal Degener:1–9. https://doi.org/10.1080/21678421.2017.1285317

Maessen M, Veldink JH, Onwuteaka-Philipsen BD et al (2014) Euthanasia and physician-assisted suicide in amyotrophic lateral sclerosis: a prospective study. J Neurol 261(10):1894–1901

Mandolesi G, Gentile A, Musella A et al (2015) Synaptopathy connects inflammation and neurodegeneration in multiple sclerosis. Nat Rev Neurol 11(12):711–724

Mary A, Mancuso R, Heneka MT (2024) Immune Activation in Alzheimer Disease. Annu Rev Immunol. https://doi.org/10.1146/annurev-immunol-101921-035222

McCluskey L, Casarett D, Siderowf A (2004) Breaking the news: a survey of ALS patients and their caregivers. Amyotroph Lateral Scler Other Motor Neuron Disord 5(3):131–135

Meininger V (1993) Breaking bad news in amyotrophic lateral sclerosis. Palliat Med 7(4 Suppl):37–40

Mercadante S, Al-Husinat L (2023) Palliative care in amyotrophic lateral sclerosis. J Pain Symptom Manage 66(4):e485–e499. https://doi.org/10.1016/j.jpainsymman.2023.06.029

Miller RG, Jackson CE, Kasarskis EJ et al (2009) Practice parameter update: the care of the patient with amyotrophic lateral sclerosis: multidisciplinary care, symptom management, and cognitive/behavioral impairment (an evidence-based review): report of the Quality Standards Subcommittee of the American Academy of Neurology. Neurology 73(15):1227–1233

Miller RG, Mitchell JD, Moore DH (2012) Riluzole for amyotrophic lateral sclerosis (ALS)/motor neuron disease (MND). Cochrane Database Syst Rev 3:CD001447

Neudert C, Oliver D, Wasner M, Borasio GD (2001) The course of the terminal phase in patients with amyotrophic lateral sclerosis. J Neurol 248(7):612–616

Ng L, Khan F, Mathers S (2009) Multidisciplinary care for adults with amyotrophic lateral sclerosis or motor neuron disease. Cochrane Database Syst Rev (4):CD007425

Nourelden AZ, Kamal I, Hagrass AI, Tawfik AG, Elhady MM, Fathallah AH, Eshag MME, Zaazouee MS (2023) Safety and efficacy of edaravone in patients with amyotrophic lateral sclerosis: a systematic review and meta-analysis. Neurol Sci 44(10):3429–3442. https://doi.org/10.1007/s10072-023-06869-8

Pinho AC, Goncalves E (2016) Are amyotrophic lateral sclerosis caregivers at higher risk for health problems? Acta Med Port 29(1):56–62

Radunovic A, Annane D, Rafiq MK, Mustfa N (2013) Mechanical ventilation for amyotrophic lateral sclerosis/motor neuron disease. Cochrane Database Syst Rev 3:CD004427

Richard C, Lajeunesse Y, Lussier MT (2010) Therapeutic privilege: between the ethics of lying and the practice of truth. J Med Ethics 36(6):353–357

Rudnick A, Ezra Y, Melamed E (2000) Breaking bad news and personality assessment. Patient Educ Couns 41(2):157–160

Seeber AA, Pols AJ, Hijdra A et al (2016) Experiences and reflections of patients with motor neuron disease on breaking the news in a two-tiered appointment: a qualitative study. BMJ Support Palliat Care. https://doi.org/10.1136/bmjspcare-2015-000977. [Epub ahead of print]

Seitzer F, Kahrass H, Neitzke G, Strech D (2016) The full spectrum of ethical issues in the care of patients with ALS: a systematic qualitative review. J Neurol 263(2):201–209

Silani V, Borasio GD (1999) Honesty and hope: announcement of diagnosis in ALS. Neurology 53(8 Suppl 5):S37–S39; discussion S40–32

Stutzki R, Weber M, Reiter-Theil S et al (2014) Attitudes towards hastened death in ALS: a prospective study of patients and family caregivers. Amyotroph Lateral Scler Frontotemporal Degener 15(1–2):68–76

Sulistyo A, Abrahao A, Freitas ME, Ritsma B, Zinman L (2023) Enteral tube feeding for amyotrophic lateral sclerosis/motor neuron disease. Cochrane Database Syst Rev 8(8):CD004030. https://doi.org/10.1002/14651858.CD004030.pub4

Trail M, Nelson ND, Van JN et al (2003) A study comparing patients with amyotrophic lateral sclerosis and their caregivers on measures of quality of life, depression, and their attitudes toward treatment options. J Neurol Sci 209(1–2):79–85

Traynor BJ, Alexander M, Corr B et al (2003) Effect of a multidisciplinary amyotrophic lateral sclerosis (ALS) clinic on ALS survival: a population based study, 1996–2000. J Neurol Neurosurg Psychiatry 74(9):1258–1261

Veronese S, Gallo G, Valle A et al (2015) Specialist palliative care improves the quality of life in advanced neurodegenerative disorders: NE-PAL, a pilot randomised controlled study. BMJ Support Palliat Care. https://doi.org/10.1136/bmjspcare-2014-000788. [Epub ahead of print]

Wasner M, Klier H, Borasio GD (2001) The use of alternative medicine by patients with amyotrophic lateral sclerosis. J Neurol Sci 191(1–2):151–154

Schlaganfall

Claire J. Creutzfeldt

Inhaltsverzeichnis

© Der/die Herausgeber bzw. der/die Autor(en), exklusiv lizenziert an Springer-Verlag GmbH, DE, ein Teil von Springer Nature 2024
F. Erbguth, R. J. Jox (Hrsg.), *Angewandte Ethik in der Neuromedizin*,
https://doi.org/10.1007/978-3-662-69739-9_19

Herr Z. ist ein 51-jähriger Mann, der eine akute Aphasie und rechtsseitige Hemiplegie aufwies (▶ Abschn. 19.1, ◘ Abb. 19.1a). Trotz intravenöser Lysetherapie und dem Versuch einer endovaskulären Thrombektomie entwickelte er einen linkshemisphärischen malignen Mediainfarkt, der eine dekompressive Hemikraniektomie erforderlich machte. Nach mehreren Monaten der Rehabilitation lebt Herr Z. jetzt zu Hause, er kommuniziert mit einzelnen Wörtern und kann ein paar Schritte selbstständig gehen.

Herr Y. war 62 Jahre alt, als er einen ähnlichen Schlaganfall erlitt wie Herr Z., für den er ähnliche akute Interventionen erhielt (▶ Abschn. 19.1, ◘ Abb. 19.1b). Am 2. Krankenhaustag wurde eine Hemikraniektomie angeboten, aber aufgrund seiner Patientenverfügung lehnte seine Familie diese Operation ab. (Ausschnitt aus der Patientenverfügung von Herrn Y: „ … und untersage alle Behandlungen, die das Überleben vielleicht verlängern, aber nicht mit > 50 %iger Sicherheit einen selbstbewussten, handlungsfähigen Zustand wiederherstellen werden"). Er starb zwei Tage später, nachdem lebenserhaltende Maßnahmen eingestellt worden waren. ◀

19.1   Hintergrund

Jedes Jahr erleiden 17 Mio. Menschen weltweit einen Schlaganfall, und ca. ein Drittel davon (6 Mio.) sterben (Feigin et al. 2014). Zusätzlich stellen Schlaganfälle die häufigste Ursache für Behinderungen weltweit dar. In Deutschland gehört der Schlaganfall mit > 250.000 Fällen pro Jahr zu den häufigsten Erkrankungen und ist mit 63.000 Fällen die dritthäufigste Todesursache (Heuschmann et al. 2010). Darüber hinaus werden in Deutschland die direkten Kosten für die Versorgung von Patienten mit erstmaligem ischämischem Hirninfarkt in den nächsten 20 Jahren auf ca. 108 Mrd. € geschätzt (Kolominsky-Rabas et al. 2006).

Die Fallbeispiele beschreiben die Geschichte von zwei Patienten, die einen ähnlich schweren Schlaganfall erlitten (◘ Abb. 19.1): einer überlebte mit deutlicher Beeinträchtigung, der andere starb. Weder Patienten noch Familienangehörigen noch Ärzten fällt es leicht vorherzusagen, was der Patient in dieser akuten Situation gewollt hätte. Zwar kann es als bewiesen gelten, dass aggressive Akutinterventionen wie z. B. die dekompressive Hemikraniektomie nach malignem Mediainfarkt sowohl die

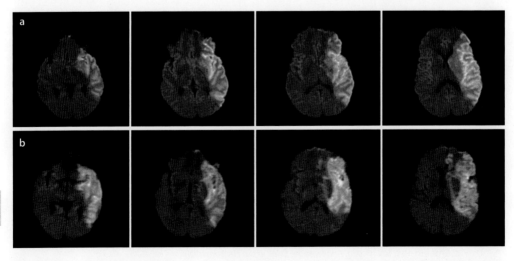

◘ Abb. 19.1   **a** Zerebrales MRT; Herr Z., 2. Krankenhaustag; **b** zerebrales MRT; Herr Y., 2. Krankenhaustag

19

Sterblichkeit als auch den Behinderungsgrad signifikant reduzieren (Juttler et al. 2007; Vahedi et al. 2007), jedoch bleibt die Einschätzung des individuellen Outcome und der individuellen Lebensqualität der Patienten schwierig (Riachy et al. 2008; Rahme et al. 2012).

19.2 Entscheidungen nach schwerem Schlaganfall

In den USA wird jeder 15. Schlaganfallpatient bei Aufnahme in das Krankenhaus intubiert und künstlich beatmet, jeder 20. wird aus dem Akutkrankenhaus mit einer Magensonde entlassen, und jeder fünfte Patient benötigt drei Monate nach dem Schlaganfall noch institutionelle Pflege (Roger et al. 2012). Sterben Patienten mit schwerem Schlaganfall im Krankenhaus, geht in mehr als zwei Dritteln der Fälle der Entzug oder die Beendigung lebenserhaltender Maßnahmen dem Tod voraus (Zurasky et al. 2005; Hemphill und White 2009; Naidech et al. 2009). Diese Entscheidung wird fast ausschließlich von gesunden Erwachsenen gefällt: vom Patienten, bevor er erkrankte, von der Familie oder von Vorsorgebevollmächtigten bzw. Betreuern und/oder vom Arzt. Der Grund für diese Entscheidung ist im Großteil der Fälle eine schlechte Prognose (Carlet et al. 2004): „Er würde so nicht leben wollen."

Einen schweren Schlaganfall überleben heißt, mit Behinderung zu leben. Diese beinhaltet sowohl funktionelle als auch kognitive Behinderung. Der Grad der Behinderung und insbesondere die Art, in der jede einzelne Person damit umzugehen lernt, sind schwer vorherzusagen. Behandlungsentscheidungen sind somit immer eine Art Kompromiss: Jede Entscheidung für eine lebenserhaltende Maßnahme, sei es eine neurochirurgische Intervention, künstliche Beatmung oder künstliche Ernährung, verringert das Risiko zu sterben und erhöht die Chance zu überleben. Während die eine Person um jeden Preis das Leben wählen würde, auch wenn die Evidenz einen starken Behinderungsgrad vorhersagt, würde eine andere Person lebenserhaltende Maßnahmen ablehnen, aus Angst, in einem für sie lebensunwerten Zustand zu überleben. In der Akutsituation führt der Verzicht auf lebensrettende Maßnahmen zu einem früheren Tod; diese Entscheidung mag auf der einen Seite als verpasste Chance gesehen werden (d. h. die Chance auf Erholung bis zu einem lebenswerten Zustand wird verpasst), auf der anderen Seite als genutzte Gelegenheit (d. h. bevor eine lebensunwerte Situation nur durch den Entzug oder die Enthaltung von künstlicher Ernährung beendet werden kann) (Cochrane 2009).

Faktoren, die bei der Entscheidung um lebenserhaltende Maßnahmen für Patienten mit schwerem Schlaganfall berücksichtigt werden müssen

1. Wie wird der Outcome nach einem Schlaganfall definiert?
2. Welche kognitiven Prozesse beeinflussen unsere Entscheidungsfindung?
3. Was beeinflusst ärztliches Handeln?
4. Wie können statistische Prognosemodelle bei der Entscheidung helfen?

19.2.1 Outcome

Der Outcome nach einem Schlaganfall wird in der Regel als **Grad der Behinderung** gemessen. Die modifizierte Rankin-Skala (mRS), eine 7-Punkte-Skala von 0 (keine Symptome) bis 6 (tot), hat sich in klinischen Studien und auch im Rahmen der medizinischen Qualitätssicherung als Standard etabliert, um die Wirksamkeit einer Behandlung zu bewerten (◘ Tab. 19.1). Oft wird diese Skala in „gutes" und „schlechtes" Outcome dichotomisiert, obwohl kein Konsens darüber besteht, wo die Linie zwischen „gut" und „schlecht" zu ziehen ist. In einer

▣ **Tab. 19.1**	Modifizierte Rankin-Skala
0	Keine Symptome
1	Keine relevante Beeinträchtigung; kann trotz gewisser Symptome Alltagsaktivitäten verrichten
2	Leichte Beeinträchtigung; kann sich ohne Hilfe versorgen, ist aber im Alltag eingeschränkt
3	Mittelschwere Beeinträchtigung; benötigt Hilfe im Alltag, kann aber ohne Hilfe gehen
4	Höhergradige Beeinträchtigung; benötigt Hilfe bei der Körperpflege, kann nicht ohne Hilfe gehen
5	Schwere Behinderung; bettlägerig, inkontinent, benötigt ständige pflegerische Hilfe
6	Tod infolge des Schlaganfalls

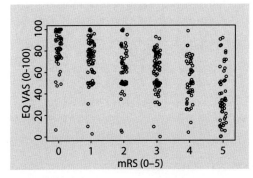

▣ **Abb. 19.2** Zusammenhang zwischen Lebensqualität (ausgedrückt als visuelle Analogskala, *EQ-VAS*) und Behinderungsgrad (ausgedrückt als modifizierte Rankin-Skala, *mRS*) bei 346 Schlaganfallpatienten. (Chang et al. 2024, mit freundlicher Genehmigung)

Kohorte von 346 Schlaganfallpatienten wurde gezeigt, dass Behinderungsgrad und Lebensqualität nicht immer korrelieren, dass manche Patienten trotz starker Beeinträchtigung ihre Lebensqualität als gut einschätzen und dass mit steigendem Behinderungsgrad die Streuung der berichteten Lebensqualität zunimmt (▣ Abb. 19.2) (Chang et al. 2024). Hinzu kommt, dass traditionelle Entscheidungsanalysen dem Tod den niedrigsten Wert geben (0 auf einer Skala von 0–1), aber manche Menschen bestimmte gesundheitliche Zustände als „schlimmer als der Tod" bezeichnen und so den Tod einer bestimmten Lebenschance vorziehen (Pearlman et al. 1993; Patrick et al. 1994). Schließlich ist auch die Messung der Lebensqualität besonders nach einem schweren Schlaganfall schwierig, da die Mehrheit der Patienten entweder kognitive oder Sprachdefizite hat und somit die eigene Wahrnehmung ihrer Lebensqualität schwer vermitteln kann.

19.2.2 Kognitive Verzerrungen

Der Prozess der Entscheidungsfindung kann von verschiedensten Faktoren, Vorurteilen oder Ungewissheiten beeinflusst werden (Creutzfeldt und Holloway 2012): So hören Angehörige bei der Prognosestellung nicht nur auf die Ärzte, sondern sie werden auch von ihrer eigenen Wahrnehmung des Patienten, von persönlichen Eigenschaften und Erfahrungen beeinflusst (Boyd et al. 2010). Die Bereitschaft von Ärzten, auf lebenserhaltende Maßnahmen zu verzichten, wird stark durch ihre klinische Erfahrung, Religiosität und Fachspezialisierung geprägt (Christakis und Asch 1995). Nach schwerem Schlaganfall sind Ärzte und Familienangehörige aufgefordert, sich von dem vorausverfügten oder mutmaßlichen Willen des Patienten leiten zu lassen und Entscheidungen zu fällen, bei denen es buchstäblich um Leben oder Tod geht. Dazu müssen Sie sich nicht nur der Ungewissheit der Prognose, sondern auch verschiedenster kognitiver Verzerrungen (*biases*) bewusst sein, die solche Entscheidungen beeinflussen.

Affective forecasting Unter „affective forecasting" versteht man die Fähigkeit, das künftige emotionale Wohlbefinden einer Person vorherzusagen. Dabei muss der dynamische Charakter der „Lebensqualität" mit einbezogen werden: diese hängt sowohl von den Erfahrungen jedes einzelnen Patienten in Bezug auf dessen Gesundheit, Krankheit und Behinderung ab als auch davon, was dieser Patient sich zu dieser Zeit von seinem Leben und seiner Gesundheit erhofft. So wird die Lebensqualität oft als die Differenz zwischen der Erwartung (Hoffnungen) und der Erfahrung beschrieben (Calman 1984). Nach einem akuten Schlaganfall ist der Abstand zwischen dem, was man sich von seinem Zustand erhofft und dem, was man erfährt, besonders groß. Diesen Abstand zu verringern und somit die Lebensqualität zu verbessern, ist das Ziel der funktionellen Rehabilitation. Rehabilitation heisst aber auch, die psychologische Fähigkeit zu entwickeln (oder zu stärken), sich an eine neue Situation anzupassen. Die meisten Menschen neigen dazu, die affektive Gewöhnung an neue Situationen zu unterschätzen. Diese Anpassungsfähigkeit ist schwierig vorherzusagen.

Künftiges Ich Entscheidungsfindungen im Akutfall müssen auch berücksichtigen, inwieweit der Patient eine Behinderung oder einen Gesundheitsstand *in der Zukunft* bewerten *wird* (Creutzfeldt und Holloway 2020). Familien sollten explizit darüber aufgeklärt werden, dass der Patient (und auch sie selbst) sich sehr wahrscheinlich an Situationen wie etwa den Verlust der Unabhängigkeit oder der natürlichen Nahrungsaufnahme gewöhnen werden. Ob diese Information Familien zu einer Entscheidung zugunsten lebensverlängernder Maßnahmen beeinflusst, ist unklar. Wahrscheinlich gibt es Menschen, welche die Autonomie und die neuen Werte ihres zukünftigen Selbsts berücksichtigen wollen, während andere ihr gegenwärtiges (oder sogar vergangenes) Selbst und ihre gegenwärtigen Werte priorisieren. Bis Studien dieses Thema weither abgeklärt haben, könnten Ärzte fragen, ob ein Patient seinem zukünftigen Selbst eine Stimme geben möchte oder ob der Patient den Versuch einer Anpassung lieber nicht durchleben möchte (Creutzfeldt und Holloway 2020).

Disability paradox Das „Disability paradox" bezeichnet die vielfach beschriebene Beobachtung, dass Menschen mit schweren Behinderungen ihre Lebensqualität als besser einstufen, als es gesunde Menschen tun, die sich eine solche Behinderung nur vorstellen (Albrecht und Devlieger 1999). Die Fähigkeit des Menschen, sich an katastrophale Geschehnisse – seien sie medizinischer oder anderer Art – anzupassen, beeindruckt uns immer wieder, bleibt aber jenseits unserer Vorstellungskraft.

- **Fokussierungstäuschung**

Gesunden Menschen fällt es schwer, ihre eigene Anpassungsfähigkeit einzuschätzen: sie konzentrieren sich auf die Fähigkeiten, die verloren gehen, und ignorieren dabei diejenigen, die bestehen bleiben: dieses Phänomen wird als *focussing illusion* beschrieben (Kahneman et al. 2006). Bei der Vorstellung einer Aphasie mit Hemiparese rechts nach linkshemisphärischem Schlaganfall beispielsweise tendieren die meisten Menschen dazu, die mit einer solchen Sprachstörung und sozialer Abhängigkeit verbundenen Schwierigkeiten überzubewerten und dabei andere Faktoren zu ignorieren, die möglicherweise am Ende einen größeren Einfluss auf ihre Lebensqualität hätten, wie z. B. nonverbale Kommunikation, soziale Interaktion oder künftige Lebensereignisse, die nichts mit der Erkrankung/Behinderung zu tun haben, etwa Enkelkinder.

Im Rahmen einer Studie wurden Schlaganfallpatienten, die im Krankenhaus künstlich beatmet werden mussten, Monate später retrospektiv befragt: Der Großteil dieser Überlebenden würde die Entscheidung zur Intubation trotz funktioneller Einschränkungen wieder treffen (Grotta et al. 1995). In einer ähnlichen Studie wurden Menschen befragt, die einen schweren Schlaganfall (Mediainfarkt) dank lebensrettender Hemikraniektomie überlebten; auch hier stimmte der Großteil der Befragten dieser Operation retrospektiv zu (Vahedi et al. 2005; Creutzfeldt und Holloway 2012). Die meisten gesunden Menschen hingegen, denen das theoretische Szenario eines schweren Schlaganfalls beschrieben wird, würden sich gegen eine solche lebensrettende Operation aussprechen, wenn das Überleben mit Restbehinderung einherginge (Klein et al. 2012).

Natürlich sind diese retrospektiven Studien limitiert, da diejenigen, für die sich – möglicherweise auf Grund Ihrer vorher angegebenen Präferenz – gegen diese Operation entschieden wurde, und so nicht am Leben erhalten wurden, nicht befragt wurden. Diese Diskrepanz ist dennoch eine wichtiger Hinweis darauf, dass Personen, die akut Therapieentscheidungen fällen müssen oder auch weniger akut eine Patientenverfügung ausfüllen, ausreichend über die mögliche Erholung, Anpassung und Lebensqualität von Schlaganfallpatienten informiert werden müssen.

19.2.3 Ärztliches Handeln

> **Prinzipien der Medizinethik, die jedem ärztlichen Handeln zugrunde liegen (Beauchamp und Childress 2019)**
> - Das **Prinzip des Nichtschadens** (*primum non nocere*) ist auf den Hippokratischen Eid zurückzuführen und untersagt Eingriffe, die mehr schaden als nutzen.
> - Das **Prinzip der Hilfeleistung und Fürsorge** fordert den Arzt dazu auf, sich aktiv für das Wohl des Patienten einzusetzen und entsprechend zu handeln.
> - Das **Prinzip des Achtung von Autonomie** gibt dem Patienten das endgültige Entscheidungsrecht. Vor jedem diagnostischen oder therapeutischen Eingriff muss der Patient über Risiken und Nutzen informiert werden, und er kann diese somit mit seinen persönliche Wünschen, Zielen und Wertvorstellungen abgleichen.

> - Das **Prinzip der Gerechtigkeit** bezieht sich auf die Verteilung von Gesundheitsleistungen in der Gesellschaft und untersagt die Ungleichbehandlung gleicher Fälle.

In manchen Fällen widersprechen sich die Prinzipien der Fürsorge und des Nichtschadens und der Achtung der Patientenautonomie. In manchen Fällen stehen das Interesse oder der Wille des Patienten einer gerechten Verteilung knapper Ressourcen entgegen.

Ärztliche Entscheidungen können von institutionellen Normen bestimmt sein, z. B. in Bezug auf die Verwendung von Anordnungen zum Verzicht auf Wiederbelebung (VaW) (Hemphill 3rd et al. 2004) oder auch von finanziellen Anreizen: z. B. erhöht eine Tracheostomie die Vergütung mittels der Abrechnungspauschale DRG (*diagnosis-related group*) um das Fünffache (Holloway und Quill 2010).

Ärztliche Entscheidungen werden auch von den persönlichen Werten der involvierten Ärzte und ihrer eigenen Einschätzung der Prognose beeinflusst. Zwar tendieren Ärzte generell zu Optimismus, wenn es jedoch um die Behandlungsempfehlungen nach schwerem Schlaganfall geht, insbesondere um intrazerebrale Blutungen, neigen Ärzte eher zu Pessimismus (Becker et al. 2001). Prognoseeinschätzungen von Ärzten stimmen oft nicht mit denen der Familienangehörigen überein: Für Patienten, die einen schweren Schlaganfall oder einen anderen akuten Hirnschaden erlitten hatten, wurden in einer Studie Familienangehörige und Ärzte gebeten, die Wahrscheinlichkeit einzuschätzen, dass der Patient seine Unabhängigkeit wiedererlangen würde. Eine Diskordanz ($\geq 20\ \%$ Unterschied in der Einschätzung) lag in 61 % der Fälle vor. Familienangehörige waren optimistischer als Ärzte, und Diskordanz war für farbige Patienten dreimal so hoch wie für weiße

19

(Kiker et al. 2021). Diskordanz bedeutet nicht immer ein Missverständnis – also, dass die Ärzte das Risiko nicht angemessen kommuniziert oder die Familienangehörigen es nicht verstanden hätten. Verschiedene qualitative Studien deuten eher darauf hin, dass Familienangehörige den Ärzten in Bezug auf die Prognose nicht vertrauen (Zier et al. 2008) und ihr eigenes Verständnis der Prognose aus anderen Quellen beziehen, als was die Ärzte sagen, z. B. aus der Persönlichkeit des Patienten oder aus Ihrem Glauben, dass Gott den Krankheitsverlauf beeinflussen kann (Kiker et al. 2021; Boyd et al. 2010).

Ein weiteres Problem stellt die Trennung von Akut- und Rehabilitationsmedizin dar: Als Akutbehandelnde haben Ärzte und Krankenpfleger mit intensivmedizinischer Zusatzausbildung selten die Möglichkeit, ihre Patienten nach der Entlassung aus dem Krankenhaus wiederzusehen und zu erfahren, wie es ihnen sechs Monate später ergeht. Genau wie Patienten und Familienangehörige unterschätzen auch Ärzte oft die zukünftige Lebensqualität und unterliegen kognitiven Verzerrungen wie dem *disability paradox* und der *Fokussierungstäuschung*.

19.2.4 Prognosemodelle und ihre Grenzen

Bestimmte klinische und radiologische Merkmale können für die Prognosestellung nützlich sein und als Variable in der Prognoseberechnung verwendet werden. Der Großteil dieser Variablen ist jedoch von Beobachtungsstudien abgeleitet, die auch jene Patienten enthielten, bei denen auf lebenserhaltende Maßnahmen verzichtet wurde. Mehrfach wurde festgestellt, dass ein früher VaW oder der Verzicht auf lebenserhaltende Maßnahmen die Sterblichkeit dieser Patienten verdoppelte (Zahuranec et al. 2007; Creutzfeldt et al. 2011). Auf diese Weise kann das Vertrauen in bestehende Sterblichkeitsraten und Prognosemodelle bei der individuellen Prognose-stellung zu einer **sich selbst erfüllenden Prophezeihung** (Becker et al. 2001) führen und so die hohen Sterblichkeitsraten aufrechterhalten. Die Einbeziehung Der Einbezug von Patienten mit frühzeitiger Einschränkung lebenserhaltender Maßnahmen kann die Entwicklung neuer Prognosemodelle verfälschen.

Bei der Entwicklung solcher Modelle werden klinische Variablen zum Zeitpunkt der Krankenhausaufnahme mit dem späteren Outcome korreliert. Es können aber nur diejenigen Variablen genutzt werden, die auch gesammelt wurden. Viele Variablen, die nachweisbar den Outcome beeinflussen, gehören jedoch nicht dazu, z. B.

- die institutionellen Normen (Hemphill 3rd et al. 2004),
- das Vorliegen eines VaW,
- die persönlichen Werte des behandelnden Arztes (Christakis und Asch 1995) oder
- die Art und Weise, wie mit den Familienangehörigen gesprochen wird und ihnen Information vermittelt werden (Kaufman 2005).

Eine Reihe von Prognoseskalen wird bei Schlaganfällen verwendet. Dazu gehören u. a. die Stroke-Skala der *National Institutes of Health* (*NIH Stroke Scale*) nach ischämischem Schlaganfall, die Hunt-Hess-Skala für Subarachnoidalblutungen und der ICH-Score für intrazerebrale Blutungen. Diese Skalen wurden entwickelt, um den wahrscheinlichsten Outcome zu berechnen, jedoch ist die Anwendung auf individueller Ebene sehr viel komplexer. Nach intrazerebraler Blutung scheint die subjektive Einschätzung der Ärzte besser mit dem Drei-Monats-Outcome übereinzustimmen als Prognoseskalen (Hwang et al. 2016).

19.3 Praktische Konsequenzen

Die Verbesserung prognostischer Einschätzungen nach akutem Schlaganfall ist ein wichtiges und lohnenswertes Ziel. Allerdings wird es immer Ungewissheit geben, besonders wenn es darum geht, das Wohlbefinden eines Patienten vorherzusagen. Es scheint deswegen vorrangig, dass Ärzte ihre Fähigkeiten verfeinern, mit dieser Ungewissheit umzugehen, sie zu kommunizieren und den Familienangehörigen zu helfen, diese zu akzeptieren und trotz dieser Ungewissheit verantwortungsvolle Entscheidungen zu treffen.

Zwei hilfreiche Methoden in der Prognose-Kommunikation sind
- die illustrative Darstellung eines möglichen „besten Falles", eines, „schlimmsten Falles" und eines „wahrscheinlichsten" Falles (**Best-case-, Worst-case-, Most-likely-case-Szenario**),
- der Einsatz eines **zeitlich begrenzten Behandlungsversuchs** (*time-limited trial*) (Quill und Holloway 2011; Kruser et al. 2024).

■ **Die Beschreibung von Best case, Worst case und Most likely case**

Diese Beschreibung hilft Familien, die Information zu ordnen, sich die Optionen bildlich vorzustellen und miteinander darüber zu beraten. Diese Methode ermöglicht eine realistischere und besser anwendbare Beschreibung der potenziellen Outcomes und vermittelt gleichzeitig die Grenzen des medizinisch Möglichen (Kruser et al. 2015).

■ **Der zeitlich begrenzte Behandlungsversuch**

Diese Methode stellt eine Vereinbarung zwischen Arzt und Patient/Angehörigen dar, bestimmte Behandlungen für einen definierten Zeitraum einzusetzen, um zu sehen, ob sich die Situation des Patienten gemäß vereinbarter klinischer Zeichen verschlechtert oder verbessert sie (Quill und Holloway 2011). Verbessert sich die Situation des Patienten, wird diese Behandlung

fortgeführt, verschlechtert sie sich, wird die Behandlung beendet und ein palliativer Ansatz initiiert. Wenn weiterhin Ungewissheit besteht, kann ein weiterer derartiger Behandlungsversuch besprochen werden.

Schließlich ist es in der Prognosekommunikation wichtig, die Ungewissheit zu normalisieren und die aus dieser Ungewissheit erwachsenden Gefühle, wie z. B. Angst, bei den Familienangehörigen offen anzusprechen (Smith et al. 2013).

Kognitive Verzerrungen müssen untersucht und berücksichtigt werden. Wenn Patienten und ihre Angehörigen über Diagnose und Prognose informiert werden, müssen gleichzeitig die Schwierigkeiten des *affective forecasting* besprochen werden. Lebensqualität beruht nicht nur auf den Aussagen des Patienten **vor** seiner Erkrankung, sondern wird auch von dessen Fähigkeit bestimmt, sich an neue, widrige Umstände anzupassen und seine Erwartungen nachzukalibrieren. Auf der Suche nach dem mutmaßlichen Willen des Patienten sollten auch andere Eigenschaften dieses Patienten erörtert werden, z. B. sein Optimismus, seine Widerstandsfähigkeit oder die Auswirkung vorhergehender Erfahrungen, um seine zukünftige Anpassungsfähigkeit einzuschätzen.

Fazit
- Bei Therapieentscheidungen, insbesondere im Kontext kritischer Erkrankungen, müssen wir uns bewusst sein, welche kognitiven Verzerrungen (*biases*) unsere Urteile systematisch verfälschen.
- Trotz aller Evidenz bleiben Therapieentscheidungen bei akuten Schlaganfällen stets mit einer Ungewissheit verbunden, was besondere Kommunikationsstrategien im Umgang mit Patienten und Angehörigen erforderlich macht.

Literatur

Albrecht GL, Devlieger PJ (1999) The disability paradox: high quality of life against all odds. Soc Sci Med 48(8):977–988

Beauchamp TL, Childress JF (2019) Principles of biomedical ethics. Oxford University Press, New York

Becker KJ, Baxter AB, Cohen WA et al (2001) Withdrawal of support in intracerebral hemorrhage may lead to self-fulfilling prophecies. Neurology 56(6):766–772

Boyd EA, Lo B, Evans LR et al (2010) „It's not just what the doctor tells me:" factors that influence surrogate decision-makers' perceptions of prognosis. Crit Care Med 38(5):1270–1275

Calman KC (1984) Quality of life in cancer patients – an hypothesis. J Med Ethics 10(3):124–127

Carlet J, Thijs LG, Antonelli M et al (2004) Challenges in end-of-life care in the ICU. Statement of the 5th International Consensus Conference in Critical Care: Brussels, Belgium, April 2003. Intensive Care Med 30(5):770–784

Chang VA, Tirschwell DL, Becker KJ, Schubert GB, Longstreth WT Jr, Creutzfeldt CJ (2024) Associations between measures of disability and quality of life at three months after stroke. J Palliat Med 27(1):18–23

Christakis NA, Asch DA (1995) Physician characteristics associated with decisions to withdraw life support. Am J Public Health 85(3):367–372

Cochrane TI (2009) Unnecessary time pressure in refusal of life-sustaining therapies: fear of missing the opportunity to die. Am J Bioeth 9(4):47–54

Creutzfeldt CJ, Holloway RG (2012) Treatment decisions after severe stroke: uncertainty and biases. Stroke 43(12):3405–3408

Creutzfeldt CJ, Holloway RG (2020) Treatment decisions for a future self: ethical obligations to guide truly informed choices. JAMA 323(2):115–116

Creutzfeldt CJ, Becker KJ, Weinstein JR et al (2011) Do-not-attempt-resuscitation orders and prognostic models for intraparenchymal hemorrhage. Crit Care Med 39(1):158–162

Feigin VL, Forouzanfar MH, Krishnamurthi R, Global Burden of Diseases I, Risk Factors Study, the GBDSEG et al (2014) Global and regional burden of stroke during 1990–2010: findings from the Global Burden of Disease Study 2010. Lancet 383(9913):245–254

Grotta J, Pasteur W, Khwaja G et al (1995) Elective intubation for neurologic deterioration after stroke. Neurology 45(4):640–644

Hemphill JC 3rd, White DB (2009) Clinical nihilism in neuroemergencies. Emerg Med Clin N Am 27(1):27–37, vii–viii

Hemphill JC 3rd, Newman J, Zhao S, Johnston SC (2004) Hospital usage of early do-not-resuscitate orders and outcome after intracerebral hemorrhage. Stroke 35(5):1130–1134

Heuschmann PU, Busse O, Wagner M et al (2010) Frequency and care of stroke in Germany. Akt Neurol (37):333–340

Holloway RG, Quill TE (2010) Treatment decisions after brain injury – tensions among quality, preference, and cost. N Engl J Med 362(19):1757–1759

Hwang DY, Dell CA, Sparks MJ et al (2016) Clinician judgment vs formal scales for predicting intracerebral hemorrhage outcomes. Neurology 86(2):126–133

Juttler E, Schwab S, Schmiedek P et al (2007) Decompressive surgery for the treatment of malignant infarction of the middle cerebral artery (DESTINY): a randomized, controlled trial. Stroke 38(9):2518–2525

Kahneman D, Krueger AB, Schkade D et al (2006) Would you be happier if you were richer? A focusing illusion. Science 312(5782):1908–1910

Kaufman SR (2005) And a time to die: how American hospitals shape the end of life. Scribner, New York

Kiker WA, Rutz Voumard R, Andrews LIB, Holloway RG, Brumback LC, Engelberg RA, Curtis JR, Creutzfeldt CJ (2021) Assessment of discordance between physicians and family members regarding prognosis in patients with severe acute brain injury. JAMA Netw Open 4(10):e2128991

Klein A, Kuehner C, Schwarz S (2012) Attitudes in the general population towards hemi-craniectomy for middle cerebral artery (MCA) infarction. A population-based survey. Neurocrit Care 16(3):456–461

Kolominsky-Rabas PL, Heuschmann PU, Marschall D et al (2006) Lifetime cost of ischemic stroke in Germany: results and national projections from a population-based stroke registry: the Erlangen Stroke Project. Stroke 37(5):1179–1183

Kruser JM, Nabozny MJ, Steffens NM et al (2015) „Best Case/Worst Case": qualitative evaluation of a novel communication tool for difficult in-the-moment surgical decisions. J Am Geriatr Soc 63(9):1805–1811

Kruser JM, Ashana DC, Courtright KR, Kross EK, Neville TH, Rubin E, Schenker Y, Sullivan DR, Thornton JD, Viglianti EM, Costa DK, Creutzfeldt CJ, Detsky ME, Engel HJ, Grover N, Hope AA, Katz JN, Kohn R, Miller AG, Nabozny MJ, Nelson JE, Shanawani H, Stevens JP, Turnbull AE, Weiss CH, Wirpsa MJ, Cox CE (2024) Defining the time-limited trial for patients with critical illness: an official American thoracic society workshop report. Ann Am Thorac Soc 21(2):187–199

Naidech AM, Bernstein RA, Bassin SL et al (2009) How patients die after intracerebral hemorrhage. Neurocrit Care 11(1):45–49

Patrick DL, Starks HE, Cain KC et al (1994) Measuring preferences for health states worse than death. Med Decis Mak 14(1):9–18

Pearlman RA, Cain KC, Patrick DL et al (1993) Insights pertaining to patient assessments of states worse than death. J Clin Ethics 4(1):33–41

Quill TE, Holloway R (2011) Time-limited trials near the end of life. JAMA 306(13):1483–1484

Rahme R, Zuccarello M, Kleindorfer D et al (2012) Decompressive hemicraniectomy for malignant middle cerebral artery territory infarction: is life worth living? J Neurosurg 117(4):749–754

Riachy M, Sfeir F, Sleilaty G et al (2008) Prediction of the survival and functional ability of severe stroke patients after ICU therapeutic intervention. BMC Neurol 8:24

Roger VL, Go AS, Lloyd-Jones DM, American Heart Association Statistics C, Stroke Statistics S et al (2012) Heart disease and stroke statistics – 2012

update: a report from the American Heart Association. Circulation 125(1):e2–e220

Smith AK, White DB, Arnold RM (2013) Uncertainty – the other side of prognosis. N Engl J Med 368(26):2448–2450

Vahedi K, Benoist L, Kurtz A et al (2005) Quality of life after decompressive craniectomy for malignant middle cerebral artery infarction. J Neurol Neurosurg Psychiatry 76(8):1181–1182

Vahedi K, Hofmeijer J, Juettler E et al (2007) Early decompressive surgery in malignant infarction of the middle cerebral artery: a pooled analysis of three randomised controlled trials. Lancet Neurol 6(3):215–222

Zahuranec DB, Brown DL, Lisabeth LD et al (2007) Early care limitations independently predict mortality after intracerebral hemorrhage. Neurology 68(20):1651–1657

Zier LS, Burack JH, Micco G, Chipman AK, Frank JA, Luce JM, White DB (2008) Doubt and belief in physicians' ability to prognosticate during critical illness: the perspective of surrogate decision makers. Crit Care Med 36(8):2341–2347

Zurasky JA, Aiyagari V, Zazulia AR et al (2005) Early mortality following spontaneous intracerebral hemorrhage. Neurology 64(4):725–727

Entscheidungen am Lebensende

Alfred Simon

Inhaltsverzeichnis

© Der/die Herausgeber bzw. der/die Autor(en), exklusiv lizenziert an Springer-Verlag GmbH, DE, ein Teil von Springer Nature 2024
F. Erbguth, R. J. Jox (Hrsg.), *Angewandte Ethik in der Neuromedizin*,
https://doi.org/10.1007/978-3-662-69739-9_20

> ▶ **Fallbeispiel**

Ein 81-jähriger Patient mit einer seit einem Jahr bestehenden chronisch-progredienten inflammatorischen Polyneuropathie wurde einige Tage zuvor notfallmäßig intubiert und liegt nun beatmet auf einer neurologischen Intensivstation. Die bisherige kausale Therapie der Polyneuropathie war erfolglos. Der atypische Verlauf sowie aktuelle Befunde deuten auf eine weitere Autoimmunerkrankung als Zweiterkrankung hin. Aus ärztlicher Sicht besteht die Möglichkeit einer Plasmapherese als einem weiteren kausalen, aber nicht kurativen Therapieversuch. Die Behandlung würde allerdings 2–3 Monate dauern und wäre für den Patienten mit gewissen Risiken, wie z. B. der Gefahr einer Lungenentzündung, verbunden.

Der Patient ist aufgrund der Tubusbeatmung sediert und damit aktuell nicht einwilligungsfähig. Er hat vor wenigen Monaten eine Patientenverfügung verfasst und seine Ehefrau als Bevollmächtigte sowie seine beiden Söhne als Ersatzbevollmächtigte eingesetzt. In der Patientenverfügung wird eine Beatmung über Trachealkanüle abgelehnt. Ausschlaggebend für die Ablehnung waren u. a. die Erfahrungen bei der Begleitung eines Freundes mit amyotropher Lateralsklerose (ALS) vor zwei Jahren.

Der Patient habe nach Aussage der Angehörigen die Hoffnung auf Besserung zuletzt verloren. Gegenüber den behandelnden Ärzten stimmte der Patient invasiven Maßnahmen (wie z. B. der aktuellen Tubusbeatmung) immer wieder zu. Diese Zustimmungen erfolgten jedoch jeweils aus einer medizinischen Notsituation heraus, sodass sie wenig über die grundsätzliche Einstellung des Patienten zu einem weiteren kausalen Therapieversuch aussagen.

Die Plasmapherese bietet nach Einschätzung der behandelnden Ärzte eine realistische Chance, dass sich der Zustand des Patienten verbessert und er ohne Beatmung nach Hause entlassen werden kann. Trotz der mit der Behandlung verbundenen Belastungen und Risiken (z. B. Infektionen) sprechen sie sich für den Therapieversuch aus. Die Familie ist sich einig, dass der Patient eine Fortsetzung der invasiven Beatmung sowie eine weitere kausale Therapie in der aktuellen Situation nicht mehr gewollt hätte – auch wenn die Patientenverfügung zu letzterem keine konkrete Aussage enthält. ◀

Der geschilderte Fall wirft eine Reihe von Fragen auf, die sich im Zusammenhang mit Entscheidungen am Lebensende immer wieder stellen:

- Ist es angesichts der vagen Aussicht auf Besserung medizinisch vertretbar, den Patienten einer belastenden Therapie auszusetzen?
- Kann man – umgekehrt gefragt – dem Patienten eine Therapie mit potenziellem Nutzen vorenthalten, sofern er diese nicht selbst ausdrücklich ablehnt?
- Welche Bedeutung kommt im Falle eines nichteinwilligungsfähigen Patienten der Patientenverfügung sowie früheren Aussagen des Patienten zu?
- Welche Rolle haben Angehörige, und wie ist vorzugehen, wenn die Vorstellung der Angehörigen bezüglich des weiteren therapeutischen Vorgehens von der der behandelnden Ärzte abweicht?
- Und schließlich: Darf eine begonnene lebenserhaltende Maßnahme, wie z. B. die künstliche Beatmung, abgebrochen werden, auch wenn der Patient noch kein Sterbender ist?

20.1 Formen der Sterbehilfe und ihre rechtliche Bewertung

In Deutschland werden vier Formen der Sterbehilfe unterschieden (◨ Tab. 20.1):
- Tötung auf Verlangen,
- Suizidhilfe,
- Symptomlinderung mit potenziell lebensverkürzender Nebenwirkung,
- Behandlungsabbruch.

20

◘ Tab. 20.1 Formen der Sterbehilfe und ihre rechtliche Bewertung

Form der Sterbehilfe	Beschreibung	Rechtliche Bewertung	Beachte
Tötung auf Verlangen (früher: aktive Sterbehilfe)	Gezielte Herbeiführung des Todes eines Patienten auf dessen ausdrücklichen Wunsch durch einen nicht seiner Heilung, der Symptomkontrolle oder Behandlungsbegrenzung dienenden Eingriff (z. B. durch die bewusste Überdosierung eines Medikaments)	Verboten (§ 216 StGB)	Tötung ohne ausdrückliches Verlangen stellt Totschlag (§ 212 StGB) oder Mord (§ 211 StGB) dar
Suizidhilfe (auch: Beihilfe zum Suizid, Hilfe zur Selbsttötung, assistierter Suizid)	Handlungen, mit denen eine Person dabei unterstützt wird, ihren Wunsch, sich selbst zu töten, in die Tat umzusetzen (z. B. das Verordnen eines Medikamentes zum Zweck der Selbsttötung oder die konkrete Anleitung zur Suizidplanung)	Zulässig, sofern der Suizidwunsch des Patienten auf einer freiverantwortlichen Entscheidung beruht (vgl. BVerfG 2020)	Die Verschreibung eines Betäubungsmittels zum Zweck der Selbsttötung wird durch das Betäubungsmittelgesetz eingeschränkt
Symptomlinderung (früher: indirekte Sterbehilfe)	Inkaufnahme einer möglichen Lebensverkürzung als Nebenwirkung einer indizierten und vom Patienten gewollten palliativen Maßnahme	Zulässig (vgl. BGH 1996)	Unterlassen einer indizierten Symptomlinderung kann eine Unterlassene Hilfeleistung oder eine Körperverletzung darstellen
Behandlungsabbruch (früher: passive Sterbehilfe)	Unterlassen, Begrenzen oder Beenden ärztlich indizierter lebenserhaltender Maßnahmen auf Wunsch des Patienten	Zulässig (vgl. 3. BtÄndG, BGH 2010)	Behandlung gegen den Willen des Patienten stellt eine vorsätzliche Körperverletzung dar

20.1.1 Tötung auf Verlangen

Unter Tötung auf Verlangen (früher: aktive Sterbehilfe) wird die gezielte Herbeiführung des Todes eines Patienten auf dessen Wunsch durch einen nicht seiner Heilung, der Symptomkontrolle oder Behandlungsbegrenzung dienenden Eingriff (z. B. durch die bewusste Überdosierung eines Medikaments) verstanden.

Sie ist in Deutschland verboten (§ 216 StGB). Erfolgt die Tötung ohne Verlangen des Betroffenen, macht sich der Sterbehelfer wegen Totschlag (§ 212 StGB) oder Mord (§ 211 StGB) strafbar (Bundesärztekammer 2021b).

20.1.2 Suizidhilfe

Die Hilfe zum Suizid (auch: Beihilfe zum Suizid, Hilfe zur Selbsttötung, assistierter Suizid) umfasst Handlungen, mit denen eine Person dabei unterstützt wird, ihren Wunsch, sich selbst zu töten, in die Tat umzusetzen (z. B. das Verordnen eines Medikamentes zum Zweck der Selbsttötung oder die konkrete Anleitung zur Suizidplanung).

Das Bundesverfassungsgericht hat im Februar 2020 festgestellt, dass das im Selbstbestimmungsrecht begründete Recht auf ein selbstbestimmtes Sterben auch die Freiheit einschließt, sich selbst das Leben zu nehmen und dabei auf die freiwillig geleistete Hilfe Dritter zurückzugreifen (Bundesverfassungsgericht 2020). Zugleich hat das Gericht das 2015 eingeführte Verbot der geschäftsmäßigen Förderung der Selbsttötung (§ 217 StGB) für verfassungswidrig erklärt, weil es den assistierten Suizid faktisch unmöglich gemacht hat. Nach Einschätzung des Gerichts ist die Möglichkeit des freiverantwortlichen (assistierten) Suizids nicht auf bestimmte Lebens- oder Krankheitssituationen – wie z. B. das Vorliegen einer unheilbaren Erkrankung – beschränkt, sondern steht grundsätzlich jedem Bürger unabhängig von den Gründen für seinen Todeswunsch zu. Es kommt also allein auf die Freiverantwortlichkeit (◘ Tab. 20.2) der Entscheidung zum Suizid an (Simon 2020).

Das Bundesverfassungsgericht hat in seiner Entscheidung aber auch betont, dass niemand zur Suizidhilfe verpflichtet werden kann. Konkret bedeutet dies: Die suizidwillige Person hat zwar das Recht, ihr Leben durch Suizid zu beenden und dabei die Hilfe Dritter in Anspruch zu nehmen. Sie hat aber keinen Anspruch darauf, dass die Person, an die sie sich mit Bitte um Suizidhilfe wendet (z. B. der behandelnde Arzt), ihr diese Hilfe auch gewährt.

Unabhängig vom Strafrecht unterlag der ärztlich assistierte Suizid bis vor Kurzem berufsrechtlichen Einschränkungen. So sah der alte § 16 der (Muster-)Berufsordnung der Bundesrärztekammer vor, dass Ärzte keine Hilfe zur Selbsttötung leisten dürfen. Zehn der 17 Landesärztekammern hatten dieses Verbot in ihre Berufsordnungen übernommen. Vor dem Hintergrund der Bundesverfassungsgerichtsentscheidung von 2020 wurde auf dem Deutschen Ärztetag 2021 beschlossen, dieses berufsrechtliche Verbot zu streichen. Zugleich hat der Ärztetag die in den Grundsätzen zur ärztlichen Sterbebegleitung (Bundesärztekammer 2011) vertretene Position bekräftigt, wonach die Mitwirkung an der Selbsttötung keine ärztliche Aufgabe darstelle (Bundesärztekammer 2021a).

Mögliche Einschränkungen gibt es jedoch im Zusammenhang mit der Verschreibung eines Mittels zum Suizid. Der (ärztlich) assistierte Suizid wird im Ausland zumeist mit einem Betäubungsmittel (z. B. Natrium-Pentobarbital) durchgeführt. Dessen Verschreibung bzw. Überlassung ist

◘ Tab. 20.2 Kriterien einer freiverantwortlichen Entscheidung zum Suizid

Kriterium	Erläuterung
Einwilligungsfähigkeit	Die suizidwillige Person ist mit Blick auf die Entscheidung zum Suizid einsichts- und urteilsfähig
Informiertheit	Die suizidwillige Person ist über die Folgen ihrer möglichen Handlung sowie über Handlungsalternativen zum Suizid aufgeklärt
Abwesenheit von Zwang	Die Entscheidung zum Suizid beruht nicht auf Drohung, Täuschung oder einer anderen Form der unzulässigen Einflussnahme
Ernsthaftigkeit des Suizidwunsches	Der Suizidwunsch ist durch eine gewisse Dauerhaftigkeit und innerer Festigkeit geprägt und beruht nicht auf einer vorübergehenden Lebenskrise oder einer aktuellen Stimmungslage

in Deutschland im Betäubungsmittelgesetz geregelt. Dieses sieht vor, dass die Anwendung eines Betäubungsmittels am oder im menschlichen Körper „begründet" sein muss (§ 13 Abs. 1 S. 1 BtMG), was nach herrschender juristischer Meinung die Verschreibung zum Zwecke einer Selbsttötung ausschließt (Bundesärztekammer 2021b).

Symptomlinderung Straf- und berufsrechtlich zulässig ist eine angemessene Symptomlinderung, auch wenn im Einzelfall nicht ausgeschlossen werden kann, dass durch die palliativ indizierten Maßnahmen das Leben des Patienten ungewollt verkürzt wird (früher: indirekte Sterbehilfe). Die Leidensminderung hat nach Ansicht deutscher Gerichte Vorrang vor bloßer Lebenszeitverlängerung; das Recht wendet sich gegen jeden „Leidensheroismus" und gegen jede „Aufdrängung von Lebenszwang" und will Schmerzfreiheit nach den Möglichkeiten der Palliativmedizin garantieren (Rothärmel 2001). Unterlässt der Arzt eine effektive und vom Patienten (mutmaßlich) gewünschte Schmerztherapie, kann er sich wegen Unterlassener Hilfeleistung oder gar Körperverletzung strafbar machen.

Behandlungsabbruch Unter Behandlungsabbruch (früher: passive Sterbehilfe) versteht man das Unterlassen, Begrenzen oder Beenden lebenserhaltender Maßnahmen (z. B. der Verzicht auf künstliche Ernährung oder das Abschalten eines Beatmungsgeräts). Ein Behandlungsabbruch ist zulässig und geboten, wenn die lebenserhaltenden Maßnahmen nicht bzw. nicht mehr indiziert sind oder sie dem aktuellen, früher erklärten oder mutmaßlichen Willen des Patienten nicht bzw. nicht mehr entsprechen (§ 1827 BGB und § 630d Abs. 1 BGB). Eine Behandlung gegen den autonomen aktuellen, früher erklärten oder mutmaßlichen Willen des Patienten stellt eine vorsätzliche Körperverletzung (§ 223 StGB) dar.

Aus ärztlicher Sicht stellt ein Behandlungsabbruch nicht den Abbruch jeglicher Behandlung dar. Unterlassen, begrenzt oder beendet werden nur die lebenserhaltenden Maßnahmen. Palliative Maßnahmen zur Symptomlinderung werden fortgeführt bzw. intensiviert. Die Bundesärztekammer beschreibt dies in ihren Grundsätzen zur ärztlichen Sterbebegleitung zutreffend als „Änderung des Behandlungsziels" (Bundesärztekammer 2011).

20.2 Ethisch-rechtliche Kriterien der Entscheidungsfindung

Jede ärztliche Maßnahme bedarf zu ihrer Rechtfertigung der medizinischen Indikation und der Einwilligung des angemessen aufgeklärten Patienten bzw. dessen Vertreters. Bei der Entscheidung über einen möglichen Behandlungsabbruch stellen sich demnach folgende Fragen:

1. Ist der Beginn bzw. die Fortsetzung der lebenserhaltenden Maßnahme medizinisch indiziert?
2. Entspricht die (weitere) Durchführung der Maßnahme dem Willen des Patienten?

Ist eine dieser Fragen mit „nein" zu beantworten, so ist ein Behandlungsabbruch bzw. eine Änderung des Behandlungsziels angezeigt (Alt-Epping et al. 2021).

20.2.1 Medizinische Indikation

Eine wesentliche Voraussetzung für die Durchführung einer medizinischen Maßnahme ist das Vorliegen einer entsprechenden Indikation. Die Indikation stellt die begründete Einschätzung des Arztes dar, dass eine Therapiemaßnahme sinnvoll und geeignet ist, um ein bestimmtes Behandlungsziel mit einer gewissen Wahrscheinlichkeit zu erreichen.

Auch wenn bei der **Festlegung des Behandlungsziels** Wünsche und Präferenzen des Patienten eine wichtige Rolle spielen, fällt die Indikationsstellung überwiegend in den Verantwortungsbereich des Arztes. Er entscheidet aufgrund seines Wissens und seiner Erfahrung, welche Maßnahme geeignet ist, um das angestrebte Behandlungsziel zu erreichen. Dabei hat der Arzt nicht nur den **erhofften Nutzen**, sondern auch den **zu befürchtenden Schaden** der Maßnahme zu beachten. Ist der Arzt davon überzeugt, dass die Maßnahme dem Patienten mehr Nutzen als Schaden bringt, wird er sie dem Patienten anbieten und empfehlen. Kommt er zu dem Ergebnis, dass die Maßnahme dem Patienten mehr schadet als nützt, wird er dem Patienten von der Durchführung abraten und alternative (z. B. palliative) Maßnahmen vorschlagen. Maßnahmen, die für den Patienten ohne therapeutischen Nutzen sind oder deren fraglicher Nutzen in keinem für den Arzt vertretbaren Verhältnis zu dem zu befürchtenden Schaden stehen, wird der Arzt erst gar nicht anbieten und auch dann nicht durchführen, wenn sie vom Patienten oder dessen Angehörigen eingefordert werden.

Beispiele für medizinisch sinnlose Maßnahmen (engl. *futile treatment*) sind die Verabreichung kreislaufstabilisierender Mittel bei einem sterbenden Patienten oder die Durchführung einer Chemo- oder Strahlentherapie mit minimalen Erfolgsaussichten. Im ersten Fall wäre die Maßnahme sinnlos, weil das Behandlungsziel der Lebensverlängerung nicht mehr besteht, im zweiten Fall würde der fragliche Nutzen die Nebenwirkungen bzw. möglichen Komplikationen der Behandlung nicht rechtfertigen (Zentrale Ethikkommission 2022).

Ist das Grundleiden unumkehrbar und kann der Patient von intensivmedizinischen Maßnahmen nicht mehr profitieren, so ist ein Wechsel von der intensivmedizinischen Maximalversorgung zu einer palliativen, d. h. einer vorwiegend auf Linderung von Schmerzen und anderen belastenden Symptomen ausgerichteten Versorgung (Stichwort: Änderung des Behandlungsziels) angezeigt.

20.2.2 Wille des Patienten

Die Durchführung einer medizinischen Maßnahme erfordert neben der medizinischen Indikation auch die Einwilligung des Patienten (oder seines rechtlichen Vertreters).

Voraussetzung für die Einwilligung ist, dass der Patient ergebnisoffen über den zu erwartenden Nutzen und Schaden der angebotenen Behandlung sowie über mögliche Alternativen aufgeklärt wurde (vgl. § 630d BGB). Ziel der **Aufklärung** ist es, den Patienten in die Lage zu versetzen, eine selbstbestimmte Entscheidung für oder gegen die Behandlung zu treffen. Aufklärung ist mehr als bloße Informationsweitergabe, sie soll die Entscheidungskompetenz des Patienten verbessern (Zentrale Ethikkommission 2016; Bundesärztekammer 2018). Die Aufklärung kann durch schriftliche Unterlagen unterstützt werden. Diese können aber das persönliche Aufklärungsgespräch nicht ersetzen. Dieses muss in einer für den Patienten verständlichen Sprache, d. h. möglichst ohne medizinische Fachbegriffe, erfolgen. Auch muss sich der Arzt im Rahmen des Gesprächs z. B. durch entsprechende Rückfragen vergewissern, dass der Patient die gegebenen Informationen verstanden hat. Ferner muss der Patient die Möglichkeit haben bzw. vom Arzt dazu ermutigt werden, eigene Fragen zu stellen.

Eine weitere Voraussetzung für die Einwilligung ist, dass der Patient auf der Grundlage des Aufklärungsgesprächs in der Lage ist, Wesen, Bedeutung und Tragweite der anstehenden Maßnahme zu verstehen und eine eigenständige Entscheidung für oder gegen die Durchführung dieser Maßnahme zu treffen. Bei der Feststellung der sogenannten **Einwilligungsfähigkeit** stellt sich in der Praxis mitunter das Problem, dass diese eine Ja-Nein-Entscheidung

20

erfordert, wobei die Voraussetzungen für die Einwilligungsfähigkeit beim Patienten graduell vorliegen. Es geht also um eine Schwellenentscheidung, die von unterschiedlichen Ärzten unterschiedlich beurteilt werden kann. Auch kann es sein, dass ein Patient, der in seiner Einsichts- und Entscheidungsfähigkeit eingeschränkt ist, einfachere medizinische Maßnahmen überblicken und daher in diese einwilligen kann, während er Wesen, Bedeutung und Tragweite komplexerer Maßnahmen nicht mehr versteht und daher für diese nicht mehr einwilligungsfähig ist. Einwilligungsfähigkeit muss also für die konkrete Maßnahme bestehen bzw. im Hinblick auf diese vom Arzt geprüft werden (Bundesärztekammer 2019).

Hat sich der Patient in einem einwilligungsfähigen Zustand für oder gegen eine bestimmte Maßnahme entschieden, behält diese Entscheidung auch dann ihre Gültigkeit, wenn der Patient aktuell nicht mehr entscheidungsfähig ist. So bleibt etwa die Ablehnung einer Dialyse auch dann verbindlich, wenn der Patient infolge der Urämie sein Bewusstsein verliert. Eine schriftliche Willenserklärung des Patienten ist in diesem Fall nicht erforderlich. Aus Gründen der Nachweisbarkeit sollte jedoch die mündlich geäußerte Ablehnung in den Patientenakten dokumentiert werden.

Die **Patientenverfügung** bietet dem Patienten darüber hinaus die Möglichkeit, in noch nicht unmittelbar bevorstehende ärztliche Maßnahmen einzuwilligen oder diese abzulehnen. Der in der Patientenverfügung niedergelegte Wille ist unabhängig von Art und Stadium der Erkrankung verbindlich und gilt, bis er vom Patienten widerrufen wird (§ 1827 Abs. 1 und 3 BGB). Voraussetzung für die Verbindlichkeit ist, dass die Patientenverfügung schriftlich verfasst ist und konkrete Behandlungswünsche für bestimmte Behandlungssituationen enthält (Bundesärztekammer, Zentrale Ethikkommission 2018).

Möglichkeiten der Vorsorge

- **Patientenverfügung**: Schriftliches Dokument, in dem der (künftige) Patient festlegt, welche medizinischen Maßnahmen er in bestimmten Behandlungssituationen wünscht bzw. nicht wünscht. Die Abfassung einer Patientenverfügung setzt voraus, dass der Verfasser einwilligungsfähig und volljährig ist. Die Einbeziehung eines Rechtsanwalts oder Notars ist nicht erforderlich. Eine ärztliche Beratung vor Abfassung einer Patientenverfügung ist empfehlenswert, gesetzlich aber nicht vorgeschrieben.

- **Vorsorgevollmacht**: Schriftliches Dokument, in dem eine Vertrauensperson ermächtigt wird, Entscheidungen über ärztliche Eingriffe oder andere persönliche Angelegenheiten zu treffen. Neben der Gesundheitssorge kann eine Vorsorgevollmacht auch andere Bereiche, wie z. B. Aufenthalts- und Wohnungsangelegenheiten, die Vertretung bei Behörden, Banken und Post oder die Vermögenssorge umfassen.

- **Betreuungsverfügung**: Schriftliches Dokument, in dem für den Fall der Einrichtung einer gerichtlichen Betreuung Vorschläge hinsichtlich der Person des Betreuers sowie der Art und Weise der Durchführung der Betreuung gemacht werden. Die Bestellung eines Betreuers ist nicht erforderlich, wenn für die zur Betreuung anstehenden Bereiche bereits ein Bevollmächtigter existiert.

Liegt keine Patientenverfügung vor, muss ein rechtlicher Vertreter des Patienten über die Durchführung der indizierten Maßnahme entscheiden. Grundlage seiner Entscheidung bilden früher geäußerte Behandlungswünsche bzw. der mutmaßliche

Willen des Patienten (§ 1827 Abs. 2 BGB). Rechtlicher Vertreter eines volljährigen Patienten kann der vom Patienten in einer Vorsorgevollmacht benannte Bevollmächtigte, der vom Gericht bestellte Betreuer oder der nach dem Ehegattennotvertretungsrecht (§ 1358 BGB) ermächtigte Ehegatte bzw. eingetragene Lebenspartner sein.

Als **Behandlungswünsche** gelten alle Äußerungen des Patienten, die sich zwar auf die aktuelle Behandlungssituation beziehen, aber den gesetzlichen Anforderungen an eine Patientenverfügung nicht genügen, z. B. weil sie mündlich geäußert oder von einem Minderjährigen verfasst wurden.

Erklärter Patientenwille Patientenverfügung und Behandlungswünsche stellen den erklärten Willen des Patienten dar. Voraussetzung ist jedoch, dass sie konkrete Entscheidungen für bestimmte Lebens- und Behandlungssituationen enthalten. Die Anforderung an die Bestimmtheit darf dabei nicht überspannt werden. Es reicht aus, wenn der Betroffene umschreibend festlegt, was er in den von ihm beschriebenen Situationen will und was nicht. Eine exakte Vorwegnahme der konkreten Umstände der späteren Behandlungssituation ist nicht erforderlich (Bundesgerichtshof 2016).

Mutmaßlicher Patientenwille Nur wenn sich ein erklärter Wille des Patienten nicht feststellen lässt, ist die Entscheidung auf den mutmaßlichen Patientenwillen abzustellen. Dieser stellt eine Hypothese dar, wie der Betroffene selbst entscheiden würde, wenn er dies noch könnte. Der mutmaßliche Wille ist vom Patientenvertreter in Würdigung der Gesamtsituation aufgrund konkreter Anhaltspunkte, insbesondere aufgrund früherer mündlicher oder schriftlicher Äußerungen, ethischer oder religiöser Überzeugungen und sonstiger persönlicher Wertvorstellungen des Patienten, zu ermitteln (§ 1827 Abs. 2 BGB).

Die betreuungsrechtlichen Bestimmungen sehen ferner vor, dass der Festlegung des Patientenwillens ein Gespräch zwischen Patientenvertreter und Arzt vorausgehen muss, bei dem auch Angehörigen und sonstigen Vertrauenspersonen des Patienten die Gelegenheit zur Äußerung gegeben werden soll (§ 1828 BGB). Eine Genehmigung des Betreuungsgerichts hingegen ist nur erforderlich, wenn zwischen Patientenvertreter und Arzt kein Einvernehmen darüber besteht, dass der Behandlungsabbruch dem erklärten bzw. mutmaßlichen Willen des Patienten entspricht.

20.2.3 Notfallsituation

Eine besondere Herausforderung stellen ärztliche Entscheidungen in Notfallsituationen dar. Da der Patient in solchen Situationen häufig nicht entscheidungsfähig ist und die Dringlichkeit einer notfallmedizinischen Maßnahme es in der Regel nicht erlaubt, die Aktualität und Situationsbezogenheit einer vorliegenden Patientenverfügung zu prüfen oder eine stellvertretende Einwilligung durch den Patientenvertreter einzuholen, ist der Arzt in der Regel verpflichtet, in solchen Situationen zunächst die indizierte Maßnahme zu ergreifen in der Annahme, dass der Patient von dieser profitiert und dieser auch zustimmen würde. Stellt sich zu einem späteren Zeitpunkt heraus, dass die ergriffene Maßnahme dem Patienten nicht nutzt, weil sie z. B. nur seinen begonnenen Sterbeprozess verlängert oder die Maßnahme nicht dem in seiner Patientenverfügung festgelegten Willen entspricht, so muss sie abgebrochen werden. Auch wenn es für alle Beteiligten schwierig und belastend sein mag, eine begonnene Maßnahme zu beenden und den Patienten sterben zu lassen, so besteht doch aus ethi-

20

scher und rechtlicher Sicht kein Unterschied zwischen der Nichteinleitung und dem Abbruch einer lebenserhaltenden Maßnahme: Fehlt die medizinische Indikation oder verweigert der Patient seine Einwilligung, ist sowohl die Einleitung als auch die Fortführung einer Maßnahme unzulässig.

Von der Notfallsituation im engeren Sinne zu unterscheiden sind vorhersehbare lebensbedrohliche Komplikationen im Rahmen einer bestehenden Erkrankung. Sind solche absehbar, so sollte mit dem Patienten oder – falls dieser dazu nicht mehr in der Lage ist – mit dessen Vertreter im Rahmen einer vorausschauenden Versorgungsplanung (*Advance Care Planning*, vgl. Zentrale Ethikkommission 2019) besprochen werden, welche ärztlichen Maßnahmen bei Eintreten dieser Komplikation durchgeführt und welche unterlassen werden sollen. Die entsprechenden Absprachen sollten zum Zwecke der späteren Nachweisbarkeit in den Patientenakten dokumentiert und regelmäßig überprüft werden.

Zur Dokumentation von Behandlungsabsprachen für Notfallsituationen haben sich in der Praxis spezielle Dokumentationsbögen, wie z. B. die **Anordnung zum Verzicht auf Wiederbelebung** (Oswald 2008), die **Dokumentation der Therapiebegrenzung** (Neitzke et al. 2017) oder die **Ärztliche Anordnung für den Notfall** (Nauck et al. 2018) bewährt.

20.3 Ethische Entscheidungsfindung

Die bisherigen Ausführungen haben gezeigt, dass es – anders als von vielen Klinikern wahrgenommen – im Zusammenhang mit medizinischen Entscheidungen am Lebensende relativ klare ethische und rechtliche Vorgaben und Kriterien gibt. Dennoch bleibt die konkrete Anwendung und Umsetzung dieser Kriterien in der klinischen Praxis schwierig – nicht zuletzt aufgrund der in der Praxis oft bestehenden Unsicherheiten mit Blick auf die Prognose und die Feststellung des Patientenwillens. Entscheidungen über Beginn, Fortsetzung oder Beendigung lebenserhaltender Maßnahmen sollten deshalb möglichst unter Einbeziehung und im Konsens aller Beteiligten (Ärzte, Pflegende, Patient, Angehörige etc.) getroffen werden, um sicherzustellen, dass alle relevanten Aspekte berücksichtigt wurden. In schwierigen oder konfliktbehafteten Entscheidungssituationen kann darüber hinaus eine klinische Ethikberatung in Form einer ethischen Fallbesprechung (▶ Kap. 3) hilfreich sein.

Das eingangs geschilderte Fallbeispiel des 81-jährigen Patienten mit chronisch-progredienter Polyneuropathie war Gegenstand einer solchen, vom Autor moderierten ethischen Fallbesprechung. An der Besprechung nahmen der Stations- und der zuständige Oberarzt sowie ein Pfleger der neurologischen Intensivstation, die Ehefrau und die beiden Söhne des Patienten sowie zwei weitere Mitglieder des klinischen Ethikkomitees teil. Zu Beginn des Beratungsgesprächs wurden von den Ärzten und dem Pflegenden die medizinische Situation des Patienten sowie die Gründe, die nach ihrer Einschätzung für den kausalen Therapieversuch sprachen, dargestellt. Im Anschluss daran wurde erörtert, inwiefern der Patient selbst diesem Versuch zugestimmt hätte. Auch wenn die Patientenverfügung hierzu keine konkrete Aussage enthielt, waren sich die Ehefrau als Betreuerin und die beiden Söhne relativ sicher, dass der Patient diesen abgelehnt hätte. Als Beleg für ihre Einschätzung führten sie die sich in den letzten Wochen gewandelte Einstellung des Patienten zu seiner Erkrankung und zur medizinischen Behandlung an. Die Option, den Patienten zu extubieren, um ihn selbst zum weiteren Vorgehen befragen zu können, wurde als nicht zielführend angesehen, da die zu erwartende Luftnot ein Aufklärungsgespräch mit anschließender wohlüberlegter Entscheidung des Patienten unmöglich gemacht hätte. Letztendlich entscheidend war die Tatsache, dass der Patient in seiner Patientenverfügung ein Tracheostoma eindeutig abgelehnt hatte. Eine Beatmung über Tubus während der kausalen Therapie wäre zwar möglich gewesen, wurde aber von allen Beteiligten als dem Patienten nicht zumutbar angesehen. Vor dem Hintergrund des nun rein palliativen Behandlungsziels wurde aber auch die bestehende Beatmung übereinstimmend als nicht mehr indiziert angesehen. Es wurde deshalb gemeinsam beschlossen, auch diese zu beenden und den Patienten rein palliativ zu behandeln. Ferner wurde klargestellt, dass dieses Vorgehen keine verbotene Tötung auf Verlangen, sondern einen zulässigen Behandlungsabbruch darstellte und dass eine betreuungsrichterliche Genehmigung nicht erforderlich war, da die Entscheidung im Konsens zwischen den behandelnden Ärzten und der Ehefrau als Betreuerin getroffen wurde und auch von den Söhnen des Patienten als weitere nahe Angehörige mitgetragen wurde.

Fazit

- Die Tötung auf Verlangen ist in Deutschland verboten.
- Die (ärztliche) Hilfe zur Selbsttötung ist im Falle einer freiwilligen Entscheidung zum Suizid zulässig.
- Das Unterlassen, Begrenzen oder Beenden lebenserhaltender Maßnahmen (Behandlungsabbruch) ist zulässig und geboten, wenn entweder keine Indikation für die (weitere) Durchführung der Maßnahme besteht oder diese dem erklärten bzw. mutmaßlichen Willen des Patienten widerspricht.
- Schwerkranke und sterbende Patienten haben Anspruch auf eine angemessene palliative Versorgung. Eine mögliche Lebensverkürzung als ungewollte Nebenwirkung einer palliativ indizierten Maßnahme darf billigend in Kauf genommen werden.

Literatur

Alt-Epping B, Bausewein C, Voltz R, Simon ST, Pralong A, Simon A (2021) Therapiezielfindung und Kriterien der Entscheidungsfindung. Onkologie up2date 3. https://doi.org/10.1055/a-1302-9424. Zugegriffen am 13.10.2023

Bundesärztekammer (2011) Grundsätze der Bundesärztekammer zur ärztlichen Sterbebegleitung. Dtsch Ärztebl 108:A346–A348

Bundesärztekammer (2018) Hinweise und Empfehlungen der Bundesärztekammer zu Patientenverfügungen und anderen vorsorglichen Willensbekundungen bei Patienten mit einer Demenzerkrankung. Dtsch Ärztebl 115:A952–A956

Bundesärztekammer (2019) Hinweise und Empfehlungen der Bundesärztekammer zum Umgang mit Zweifeln an der Einwilligungsfähigkeit bei erwachsenen Patienten. Dtsch Ärztebl 116:A1133–A1134

Bundesärztekammer (2021a) 124. Deutscher Ärztetag (Online). Beschlussprotokoll. https://www.bundesaerztekammer.de/fileadmin/user_upload/downloads/pdf-Ordner/124.DAET/Beschlussprotokoll_124_Daet_2021_Stand-06.05.2021_mit_numerischen_Lesezeichen.pdf. Zugegriffen am 13.10.2023

Bundesärztekammer (2021b) Hinwiese der Bundesärztekammer zum ärztlichen Umgang mit Suizidalität und Todeswünschen nach dem Urteil des Bundesverfassungsgerichts zu § 217 StGB. Dtsch Arztbl 118:A1428–A1432

Bundesärztekammer, Zentrale Ethikkommission bei der Bundesärztekammer (2018) Hinweise und Empfehlungen zum Umgang mit Vorsorgevollmachten und Patientenverfügungen im ärztlichen Alltag. Dtsch Ärztebl 115:A2434–A2441

Bundesgerichtshof (BGH) (1996) NJW 1997:807

Bundesgerichtshof (BGH) (2010) NJW 63:2963

Bundesgerichtshof (BGH) (2016) FamRZ 2016:1671

Bundesverfassungsgericht (BVerfG) (2020) Urteil vom 26.02.2020 – Az. 2 BvR 2347/15 u. a. https://www.bverfg.de/e/rs20200226_2bvr234715.html. Zugegriffen am 13.10.2023

Nauck F, Marckmann G, in der Schmitten J (2018) Behandlung im Voraus planen – Bedeutung für die Intensiv- und Notfallmedizin. Anästhesiol Intensivmed Notfallmed Schmerzther 53:62–70

Neitzke G, Böll B, Burchardi H et al (2017) Dokumentation der Therapiebegrenzung: Empfehlung der Sektion Ethik der Deutschen Interdisziplinären Vereinigung für Intensiv- und Notfallmedizin (DIVI) unter Mitarbeit der Sektion Ethik der Deutschen Gesellschaft für Internistische Intensivmedizin und Notfallmedizin (DGIIN). Med Klin Intensivmed Notfmed 112:527–530

Oswald C (2008) Die „Anordnung zum Verzicht auf Wiederbelebung" im Krankenhaus. Auswirkungen einer hausinternen Leitlinie auf die Kommunikation und Transparenz im Behandlungsteam. Ethik Med 20:110–121

Rothärmel S (2001) Einstellung von Sondenernährung, Patientenverfügung und gerichtliche Genehmigung der Therapiebegrenzung: Zu Rechtsfragen ärztlicher Sterbehilfe. Zentralbl Chir 126:722–729

Simon A (2020) Selbstbestimmt bis zuletzt?! Das aktuelle Urteil des Bundesverfassungsgerichts im Kontext der öffentlichen Debatte um die Grenze der Sterbehilfe. Wege zum Menschen 72:475–486

Zentrale Ethikkommission (2022) Stellungnahme der Zentralen Kommission zur Wahrung ethischer Grundsätze in der Medizin und ihren Grenzgebieten (Zentrale Ethikkommission) bei der Bundesärztekammer. Ärztliche Verantwortung an den Grenzen der Sinnhaftigkeit medizinischer Maßnahmen. Zum Umgang mit „Futility". Dtsch Ärztebl 119. https://www.aerzteblatt.de/down.asp?id=29980. Zugegriffen am 13.10.2023

Zentrale Ethikkommission bei der Bundesärztekammer (2016) Stellungnahme der Zentralen Ethikkommission bei der Bundesärztekammer, Entscheidungsfähigkeit und Entscheidungsassistenz in der Medizin. Dtsch Ärztebl 113. https://www.aerzteblatt.de/down.asp?id=16409. Zugegriffen am 13.10.2023

Zentrale Ethikkommission bei der Bundesärztekammer (2019) Stellungnahme der Zentralen Kommission zur Wahrung ethischer Grundsätze in der Medizin und ihren Grenzgebieten (Zentrale Ethikkommission) bei der Bundesärztekammer. „Advance Care Planning (ACP)". Dtsch Ärztebl 116. https://www.aerzteblatt.de/down.asp?id=28938. Zugegriffen am 13.10.2023

Neuropalliative Care

Stefan Lorenzl

Inhaltsverzeichnis

© Der/die Herausgeber bzw. der/die Autor(en), exklusiv lizenziert an Springer-Verlag GmbH, DE,
ein Teil von Springer Nature 2024
F. Erbguth, R. J. Jox (Hrsg.), *Angewandte Ethik in der Neuromedizin*,
https://doi.org/10.1007/978-3-662-69739-9_21

21

Ein 76-Jähriger Patient mit seit 13 Jahren bekanntem Morbus Parkinson wurde wegen einer akuten Verschlechterung seines Zustands bei Pneumonie und Exsikkose aus einem Pflegeheim, in das er 4 Wochen zuvor aufgenommen worden war, ins Krankenhaus eingeliefert. Zunächst war der Patient somnolent, teilweise halluzinierend, und es zeigte sich ein beinbetonter Rigor, sodass er bei Aufnahme nicht gehfähig war.

Die Lebensgefährtin und Betreuerin wollte zunächst die Ausschöpfung sämtlicher therapeutischer Möglichkeiten. Allerdings bestand bei dem Patienten eine ausgeprägte Schluckstörung, sodass für die Applikation der Medikamente die Anlage einer nasogastralen Sonde notwendig gewesen wäre. Dies wurde mit Hinweis auf die bestehenden Vorausverfügungen in Form einer Patientenverfügung und einer Vorsorgevollmacht abgelehnt. Die Meinung in Bezug auf lebensverlängernde Maßnahmen wurde im Zuge der nun notwendigen Gespräche von der Lebensgefährtin revidiert. Sie sei (wie auch die vorbetreuende Neurologin) der Meinung, dass der Patient nun doch sterben dürfe. Nach intensiven Gesprächen, in denen erklärt wurde, dass es sich um eine temporäre Maßnahme handeln würde, konnte eine begrenzte Zustimmung erreicht werden. Die Anlage einer PEG wurde grundsätzlich abgelehnt.

Über die nasogastrale Sonde konnte dem Patienten seine gewohnte Medikation zur Behandlung des Morbus Parkinson appliziert werden, zusätzlich zur i.v.-Gabe von Antibiotika und Flüssigkeiten. Bereits innerhalb von 6 Tagen stellte sich eine erfreuliche Besserung seines Zustands ein. Der Patient zeigte bei den täglichen Visiten seinen bekannten Humor und weder Anzeichen von Traurigkeit noch einen Sterbewunsch. Auch die Gehfähigkeit besserte sich täglich, und die Halluzinationen wurden weniger. Die vorbestehende Medikation, die lediglich aus L-Dopa bestand, wurde um einen langwirksamen Dopaminagonisten erweitert.

In der nachfolgenden Rehabilitation erlangte der Patient seinen prästationären Zustand mit Selbstständigkeit bei den Aktivitäten des täglichen Lebens. ◀

21.1 Begriffsbestimmung

Mit Neuropalliative Care wird die Palliativbetreuung von Menschen mit neurologischen Erkrankungen bezeichnet. Hierunter fallen Patienten mit neurodegenerativen Erkrankungen, mit Tumoren des zentralen und peripheren Nervensystems, neuromuskuläre, aber auch neuropädiatrische Erkrankungen.

Neuropalliative Care ist nicht nur bezeichnend für eine bestimmte Patientengruppe, sondern unterstreicht auch eine feste Bindung zwischen einer Expertise in Palliative Care und einer Expertise in der Neurologie. In der Interdisziplinarität und selbstredend auch in der Multiprofessionalität liegt das Besondere von Neuropalliative Care. Für den Neurologen ist es wichtig, die letzte Lebensphase der Patienten zu kennen und mit den damit verbundenen Symptomen sowie den Belastungen für die Angehörigen vertraut zu sein. Symptomkontrolle spielt eine große Rolle während der Behandlung von Menschen mit neurologischen Erkrankungen – und dies bereits von Beginn der Erkrankung an. Die bestmögliche Symptomkontrolle wird im Verlauf der Erkrankungen noch wichtiger und erreicht die maximale Notwendigkeit, wenn die Patienten in der letzten Phase ihres Lebens angekommen sind.

Neuropalliative Care sieht sich aber nicht als eigenes Fach, sondern als wichtigen integrierten, aber spezialisierten Bereich der Palliativmedizin .

Die Neuro-Palliativmedizin wird international als zunehmend wichtiger und aufstrebender Bereich sowohl im Neuro- als auch im Palliativmedizinbereich betrachtet: dies zeigt sich an entsprechenden Übersichtspublikationen (Grossmann et al.

2023), an eigenen Kapiteln in Standardwerken der Neurologie (Oliver 2022) und in eigenen Buchformaten (Creutzfeldt et al. 2019). Erstmals wurde auch eine ca. 100-seitige S2k-Leitlinie „Palliativmedizinische Versorgung neurologischer Erkrankungen" erarbeitet (Ploner et al. 2022). Auch in der Versorgung und im akademischen Bereich findet die neurologische Spezialisierung ihren Ausdruck: so arbeiten Neurologinnen und Neurologen in den interdisziplinären Teams der Palliativstationen mit und einige palliativmedizinische Lehrstühle im deutschsprachigen Raum sind mit neurologischer Expertise besetzt.

In der praktischen Arbeit im Bereich Neuropalliative Care ergeben sich im Vergleich zur onkologischen Palliative Care z. T. andere Problemfelder: Die Arbeit der Pflegenden und Ärzte ist der Regel belastender und zeitaufwändiger, da die Patienten häufig schwieriger zu mobilisieren oder oft genug komplett immobil sind. Aufgrund der häufig bestehenden Dysarthrie sind sie zudem schwer verständlich.

Wesentliche Merkmale der betreuten Patienten Die Einschränkung der Sprachfähigkeit und/oder der Sprechfähigkeit stellt ein wesentliches Merkmal der Patienten unter Neuropalliative Care dar. Palliative Care lebt vom sprachlichen Austausch mit den zu betreuenden Patienten, und ein Großteil palliativer Betreuung ist darauf aufgebaut. Die Einschränkung bzw. das Fehlen der direkten Kommunikation mit einem Teil der Patienten bezieht die Angehörigen umso mehr in die Betreuung und in Behandlungsentscheidungen ein. Die *unit of care*, in der der Patient zwar die Erkrankung hat, der Angehörige sie aber mit(er)tragen muss, wird bei diesen Patienten besonders deutlich. Dadurch kommt es auch zu größeren Belastungssituationen für die Angehörigen.

Man denke nur an die Diskussion um die Anlage einer Magensonde bei Patienten, deren Kommunikationsfähigkeit so stark eingeschränkt ist, dass sie nur mit Augenzwinkern auf einfache Ja- oder Nein-Fragen antworten können, wobei dies nicht immer zu jedem Zeitpunkt nachvollziehbar ist, da die Kommunikationsfähigkeit mit Augenblinzeln starken zeitlichen Schwankungen unterliegt. Dann ist oft der Eindruck der Angehörigen bzw. die engere – auch nonverbale – Kommunikation der Angehörigen mit den Patienten gefragt und die einzige Möglichkeit, über dieses Medium mit den Patienten in Kontakt zu treten. Oft haben sich in der fortgeschrittenen Phase von neurodegenerativen Erkrankungen zwischen Patienten und Angehörigen eigene Kommunikationsformen und -strukturen ausgebildet, sodass die Angehörigen bei jeder Entscheidung immer mit anwesend sein sollten. Dadurch entstehen regelhaft Überlastungssituationen für die Angehörigen, insbesondere dann, wenn es sich um Entscheidungsfindungen am Lebensende handelt.

Die Situation der Entscheidungsfindung wird zusätzlich erschwert, da die Patienten oft nicht mehr in der Lage sind, eine konzise Entscheidung zu treffen.

21.1.1 Autonomie und Würde als zentrale Entitäten der Neuropalliative Care

In der westlichen Welt haben die Begriffe **Autonomie** und **Würde** an Bedeutung gewonnen und werden oft als Hauptargumente für ein selbstbestimmtes Leben und Sterben angeführt.

Ein zentrales Charakteristikum der Würde ist, dass Würde – im Sinne von Menschenwürde – allen zugesprochen wird und mit dem Anspruch verknüpft ist, dass dies auch in Phasen schwerer körperlicher, psychischer und sozialer Beeinträchtigung nicht infrage gestellt werden darf. Daraus resultiert ein Achtungsanspruch, der Rechte nach sich zieht. Solche Rechte sind beispielsweise in Form der Menschenrechte formu-

21

liert; längst nicht alle sind in nationalen Gesetzgebungen verankert.

Würde wird zu einem großen Teil auf der Basis sozialer Interaktionen hergestellt. Daher wird oft eine Voraussetzung von Würde darin gesehen, dass der Mensch in der Lage ist, an sozialen Interaktionen zu partizipieren. Dies ist aber bei Menschen mit einer fortgeschrittenen neurologischen Erkrankung keine Selbstverständlichkeit mehr. In weiterer Folge geht es daher darum, wie die Interaktionen gestaltet werden und ob darin Würde zum Ausdruck gebracht wird. Die Wahrung der Identität jedes Menschen ist Voraussetzung für die Achtung von Würde und steht insbesondere im Falle von Krankheit, Pflegebedürftigkeit und Abbau der Leistungsfähigkeit im hohen Alter auf dem Spiel.

Aus diesen Ausführungen wird ersichtlich, dass im Falle einer neurodegenerativen Erkrankung nicht nur der Verlust der Autonomie, sondern auch das Gefühl des Verlusts von Würde als elementarer Dimension menschlichen Seins als schwere Einschränkung von Lebenssinn und Lebensqualität erlebt werden (Gordon 2002).

Mit einem Gefühl des Verlusts an Würde verbinden viele Menschen auch das Sterben auf einer Intensivstation, nach wochenlangen Behandlungen, intubiert und im künstlichen Koma, ohne die Möglichkeit, Abschied zu nehmen. Dass diese Ängste nicht ganz unbegründet sind, zeigt die EURELD-Studie: in Europa sind zwei Drittel aller Todesfälle absehbar geworden, d. h., dass sie im Rahmen von Verzichtsentscheidungen erfolgen (van der Heide et al. 2003). Laut einer Umfrage auf Intensivstationen gehen 50–90 % aller Todesfälle auf Verzichtsentscheidungen (Sterbenlassen) zurück (Jox et al. 2010). Mit Verzichtsentscheidungen sind Entscheidungen über das Beenden lebenserhaltender Maßnahmen (palliativer Therapiezielwechsel) gemeint.

Das betrifft in besonderem Maße das Sterben von Menschen mit neurodegenerativen Erkrankungen. Hier handelt es sich häufig nicht um eine klare Zäsur, wie sie etwa das Beenden einer Chemo- oder Strahlentherapie darstellt, sondern um das Einstellen begonnener Maßnahmen wie der Ernährung über eine Magensonde oder der Beatmung.

21.2 Krankheitstrajektorien und Therapiezielfindung als Herausforderungen für interdisziplinäre Zusammenarbeit

Ein besonders wichtiger Faktor in der Neuropalliative Care sind die Krankheitstrajektorien, denn diese werden immer wieder als Hinderungsgrund für die Aufnahme von Menschen mit neurologischen Erkrankungen in die palliative Versorgung angeführt. Die Krankheitstrajektorien sind aber nicht als statische Faktoren zu werten, sondern stellen sich eher sehr dynamisch dar. Darüber hinaus muss im Hinblick auf diese Krankheitstrajektorien bei akuten Veränderungen auch in der fortgeschrittenen Phase neurologischer Erkrankungen immer auch an behandelbare Ursachen gedacht werden. So kann sich beispielsweise der Zustand eines Patienten mit Parkinson-Erkrankung in der fortgeschrittenen Phase durch folgende Veränderungen dramatisch verschlechtern:

> **Zustandsverschlechterungen bei fortgeschrittener Parkinson-Erkrankung**
> - Epileptische Anfälle und Status epilepticus
> - Subileus und Ileus
> - Aspirationspneumonie
> - Kryptogene organisierende Pneumonie

Sämtliche o. g. Zustände sind prinzipiell behandelbar – mit der Möglichkeit einer kompletten Wiederherstellung des Ausgangszustands. Allerdings verschlechtert sich der Allgemeinzustand des Patienten rasch, wenn keine Therapie erfolgt. Der Patient verstirbt, und es wird möglicherweise die Behandlung eines Zustands verpasst, der reversibel gewesen wäre. Das Beispiel des Parkinson-Patienten illustriert auch die Notwendigkeit der interdisziplinären Zusammenarbeit, da mögliche Ursachen in den Behandlungsbereichen der Gastroenterologie und der Pulmologie liegen. Ohne die adäquate Unterstützung und die Expertise aus den Fachbereichen würden diese Zustände falsch eingeschätzt werden.

Abb. 21.1 fasst die Zustände in der fortgeschrittenen Phase einer Parkinson-Erkrankung zusammen, die regelmäßig einer Überprüfung des Therapieziels bedürfen und Entscheidungen erfordern.

Die Entscheidung zur interdisziplinären Zusammenarbeit muss vom behandelnden Arzt getragen werden. Ebenso muss dieser Arzt die Entscheidungen über das Fortsetzen der Behandlung bzw. das Therapieziel festlegen und damit seiner Verantwortung zur angemessenen Indikationsstellung gerecht werden. Die Realität ist allerdings oft so, dass die Angehörigen gefragt werden,

ob lebensverlängernde Maßnahmen aufrechterhalten werden sollen oder nicht. Das liegt zum einen an der mangelnden Kenntnis der Ärzte über die möglichen Krankheitsverläufe und daran, dass eine Therapiezieländerung neben der emotionalen auch eine mögliche juristische Konsequenz nach sich ziehen könnte. Darüber hinaus wurde allerdings auch gezeigt, dass diese wichtigen Therapiezielentscheidungen häufig nicht von leitenden Ärzten – also den hierarchisch übergeordneten und aufgrund von längerer Berufszeit erfahreneren Ärzten – durchgeführt werden, sondern dass diese Entscheidungen gerne an Berufsanfänger bzw. jüngere Kollegen delegiert werden (Billings und Krakauer 2011). Das führt dann tatsächlich zu Überforderungssituationen („moral distress").

In einer eigenen unveröffentlichten Studie konnte gezeigt werden, dass Ärzte verschiedener Fachrichtungen eine Scheu zeigen, bei sterbenden Patienten die Gabe von Flüssigkeit und Ernährung zu beenden, da sie zum einen Leid für den Patienten fürchten, zum anderen aber auch Angst vor rechtlichen Konsequenzen ihres Handelns haben (Tab. 21.1).

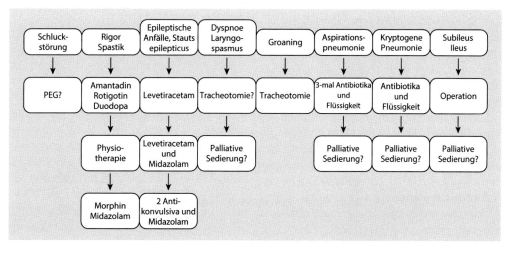

Abb. 21.1 Entscheidungen in der fortgeschrittenen Phase einer Parkinson-Erkrankung

21

○ **Tab. 21.1** Schwierigkeiten im Entscheidungsprozess, die Gabe von Flüssigkeit und Ernährung zu beenden

Problem	Ärzte (%)	Pflegekräfte (%)
Ich habe religiöse Zweifel	6,1	4,1
Ich habe ethisch-moralische Zweifel oder Gewissensnöte	32,7	24,5
Ich habe rechtliche Unsicherheiten/Ängste vor rechtlichen Folgen	59,2	49,0
Die Kommunikation mit Patienten bzw. deren Angehörigen bereitet mir Schwierigkeiten	32,7	48,0
Die Kommunikation mit Kollegen der eigenen Berufsgruppe bereitet mir Schwierigkeiten	4,1	9,2
Die Kommunikation mit Kollegen anderer Berufsgruppen bereitet mir Schwierigkeiten	4,1	21,4
Ich befürchte, der Patient erleidet durch meine Entscheidung mehr Schmerzen am Lebensende	6,9	49,0
Ich befürchte vermehrte Unruhe für den Patienten am Lebensende	42,9	43,9

21.2.1 Die Einschränkung der freien Willensäußerung

Patienten mit degenerativen Erkrankungen des Zentralnervensystems können aufgrund der kognitiven Einschränkungen nur unzureichend oder gar nicht mehr auf ausreichende intellektuelle Kompensationsmechanismen zurückgreifen. Diese Situationen stärken den Willen zum Überleben nicht immer. Es fehlt die stabile Orientierung als Basis des physischen und psychischen Befindens. Daher stellt sich die Frage, ob in derartigen Grenzsituationen „freie Willensäußerungen" überhaupt möglich sind. Eine stabile Orientierung in Grenzsituationen wie dem Lebensende ist daher nicht einfach umsetzbar. An dieser Stelle spielt erneut der Autonomiegedanke eine große Rolle (Sudore und Fried 2010; Lorenzl 2013). Die Gefahr besteht allerdings, wenn ein zu starker Fokus auf die Autonomie gelegt wird, dass Phasen eingeschränkter Autonomie sehr rasch von außen als „nicht lebenswert" eingestuft werden. Damit ist man dann bei der Sterbehilfedebatte, die ja sehr stark vor dem

Argument der individuellen Autonomie geführt wird (Thorns 2010).

Zudem gibt es die bereits in ▶ Abschn. 21.2 angeführten demografischen und soziokulturellen Veränderungen bei den pflegenden Angehörigen, der sog. *unit of care*. Die Berufstätigkeit von Frauen, veränderte Wohnverhältnisse und eine generelle Instabilität familiärer Bindungen tragen dazu bei, dass die Familie immer weniger als der geeignete Ort für das Sterben aufgefasst werden kann (Gronemeyer und Loewy 2002). Insbesondere hochbetagte sterbende Menschen weisen ein wesentlich dünneres soziales Netz auf. Hinzu kommt, dass sich die Betreuung durch Fachkräfte, Schmerzlinderung und Lebensverlängerung derart in den Vordergrund geschoben haben, dass die Familie in der Versorgung Sterbender vielen gar als zu „unprofessionell" erscheint (Gronemeyer und Loewy 2002). Dies unterstreicht die These, dass in modernen Gesellschaften grundlegende Funktionen der Daseinsvorsorge technisch-wissenschaftlichen Systemen übertragen werden, etwa das Sterben an die Medizin und die dazugehörigen Institutionen.

21.2.2 Futility und Entscheidungen am Lebensende

Das Konzept der Futility (Aussichtslosigkeit) wurde in den letzten Jahrzehnten im Zusammenhang mit Entscheidungen am Lebensende immer wichtiger (Thompson 2011). Der moralische Impetus, der sich hinter dem Begriff Futility verbirgt, ist allerdings nicht ausschließlich für Entscheidungen am Lebensende wichtig. Futility kann leicht als Grundlage einer moralischen Entscheidungsautorität gebraucht werden und dann sogar Ärzte von zeitaufwändigen, aber angstreduzierenden Gesprächen abhalten, die bei Entscheidungen am Lebensende dringend notwendig sind. Das Futility-Konzept dient aber nicht dazu, die Wünsche des Patienten und der Familie zu ignorieren, sondern eine schlüssigere und rationale Sicht auf die Entscheidungen am Lebensende und damit auch auf die Indikationsstellung zu ermöglichen.

21.2.3 Das Spannungsfeld der ethischen Entscheidungsfindung am Lebensende

Der Mensch mit einer neurodegenerativen Erkrankung steht am Ende seines Lebens im Spannungsfeld zwischen Autonomie, Fürsorge und Selbstbestimmung sowie ärztlichem Paternalismus. Die Basis für den ärztlichen Paternalismus sollte Professionalität und Erfahrung sein. Da verwundert es, dass Patienten mit einer rasch fortschreitenden neurodegenerativen Erkrankung und kognitiver Einschränkung immer noch künstlich ernährt werden, auch wenn sie das in einer Vorausverfügung abgelehnt hatten. Das geschieht, obwohl aus Studien klar hervorgeht, dass die Anlage einer Magensonde und die damit verbundene künstliche Ernährung keinen Benefit für den Patienten bringt, ja ihm oft sogar schadet (Lorenzl 2010). Damit werden gleich zwei Grundlagen der ethischen Entscheidungsfindung verletzt, nämlich das Benefizienzprinzip und das Non-Malefizienzprinzip (Nutzen-Risiko-Relation).

In keiner Studie zur Anlage von Magensonden konnte ein Hinweis auf Lebensverlängerung, Verbesserung des Ernährungsstatus, Verbesserung der Lebensqualität, verbesserte Wundheilung bei Wundliegen oder eine Verringerung des Verschluckens gezeigt werden (Finucane et al. 1999; Gillick 2000; Cervo et al. 2006). Zudem existieren für die meisten Erkrankungen wie beispielsweise auch für die Parkinsonkrankheit (Lex et al. 2018) keine prospektiven Untersuchungen zum Nutzen einer Magensonde.

Vielmehr wurde in den Studien deutlich, dass es vermehrt zu Entzündungen, zum Verlust der Freude am Essen und zu einer Verringerung der pflegerischen Zuwendung kommt. Zusätzlich weisen Ernährungssonden beispielsweise bei schwer demenzkranken Menschen ein besonders hohes Sterberisiko auf, denn 54 % der Patienten versterben im ersten Monat nach dem Eingriff; von den restlichen Überlebenden sterben 90 % innerhalb eines Jahres (Sanders et al. 2008). Anhand dieser Zahlen kann angesichts des schlechten Nutzen-Risiko-Verhältnisses ein derartiger Eingriff bei fortgeschrittener Demenz nicht empfohlen werden.

Das Verbinden von Autonomie und Fürsorge für den Patienten sowie Paternalismus (und hier ist nicht nur der ärztliche gemeint) resultiert in einem Zustand, den der Verfasser „begleitete" oder „getragene" Automomie nennen möchte: Selbstbestimmung auf dem Boden der aktuellen physischen, psychischen, soziokulturellen und spirituellen Situation (Sharma und Dy 2011). Es ist ein schrittweiser Prozess, der gemeinsam mit dem Patienten, den Angehörigen und den Ärzten entstehen sollte (Lorenzl 2013). Das Therapieziel sollte dann nach ärztlichem Er-

21

messen klar formuliert und gemeinsam festgelegt werden. Dieses Therapieziel muss im
Hinblick auf die Konsistenz mit den Wünschen des Patienten überprüft werden. Diese
gemeinsame Entscheidungsfindung auf der
Basis der ärztlichen Indikationsstellung
kann Schuldgefühle verringern und das Risiko von pathologischen Trauerverläufen
mindern (Sudore und Fried 2010).

Es geht am Ende darum, dem Menschen
in seiner Unvollkommenheit die Autonomie
zu belassen und ihm die Würde nicht abzusprechen. Es geht um ein Wiederentdecken
des liebevollen Unterlassens und des damit
verbundenen natürlichen Sterbens.

> **Fazit**
> ▬ In der Palliative Care wird viel Wert
>   auf Multiprofessionalität und die in-
>   terdisziplinäre Auseinandersetzung
>   mit dem Patienten und seinen An-
>   gehörigen gelegt.
> ▬ Gerade in der Neuropalliative Care
>   ist es von großer Wichtigkeit, diese
>   Grundsätze zu beachten, damit die
>   Patienten einer optimalen Diagnostik
>   und Therapie zugeführt werden kön-
>   nen.
> ▬ Auch das Erlernen und Verstehen von
>   Krankheitstrajektorien ist für das
>   multiprofessionelle Team wichtig.
> ▬ Die Entscheidungsfindung über
>   Therapiebegrenzungen bedarf einer
>   großen Erfahrung und sorgfältigen
>   Einbindung der Angehörigen, die oft
>   jahrelang die Betreuung übernommen
>   und in dieser Zeit oft eigene, teilweise
>   nonverbale, Kommunikationsformen
>   entwickelt haben.
> ▬ Die Entscheidung muss aber ärztlich
>   getroffen werden und in der Folge mit
>   den Angehörigen besprochen werden,
>   um eine Überlastungssituation und
>   anschließende pathologische Trauer
>   zu vermeiden.

Literatur

Billings JA, Krakauer EL (2011) On patient autonomy and physician responsibility in end-of-life
care. Arch Intern Med 171:849–853

Cervo FA, Bryan L, Farber S (2006) To PEG or not to
PEG: a review of evidence for placing feeding
tubes in advanced dementia and the decision-
making process. Geriatrics 61:30–35

Creutzfeldt CJ, Kluger BM, Holloway RG (2019)
Neuropalliative care. A guide to improving the
lives of patients and families affected by neurologic disease. Springer Nature, New York

Finucane TE, Christmas C, Travis K (1999) Tube feeding in patients with advanced dementia. A review
of the evidence. JAMA 282:1365–1370

Gillick MR (2000) Rethinking the role of tube feeding
in patients with advanced dementia. N Engl J
Med 342:206–210

Gordon M (2002) Ethical challenges in end-of-life
therapies in the elderly. Drugs Aging 19:321–329

Gronemeyer R, Loewy EH (Hrsg) (2002) Wohin mit
den Sterbenden? Hospize in Europa – Ansätze zu
einem Vergleich. Forum Hospiz 3:140–160

Grossman CH, Hearn R, McPhee M et al (2023)
Neuropalliative care for progressive neurological
diseases: A scoping review on models of care and
priorities for future research. Palliat Med
37(7):959–974

van der Heide A, Deliens L, Faisst K, EURELD Consortium et al (2003) End-of-life decision-making
in six European countries: descriptive study. Lancet 362:345–350

Jox RJ, Krebs M, Fegg M et al (2010) Limiting life-
sustaining treatment in German intensive care
units: a multiprofessional survey. J Crit Care
25:413–419

Lex KM, Kundt FS, Lorenzl S (2018) Using tube feeding and levodopa-carbidopa intestinal gel application in advanced Parkinson's disease. Br J Nurs
27:259–262

Lorenzl S (2010) Flüssigkeit und Ernährung am
Lebensende – Entscheidungsfindung und
medizinisch-ethische Problembereiche. Z Med
Ethik 56:121–130

Lorenzl S (2013) End of life-decision making between
autonomy and uncertainty. Geriatr Ment Health
Care 1:63–66

Oliver D (2022) Neuropalliative care: defining an
emerging field. Handb Clin Neurol 190:17–31

Ploner CJ, Rolke R et al (2022) Palliativmedizinische
Versorgung neurologischer Erkrankungen, S2k-
Leitlinie, 2023. In: Deutsche Gesellschaft für

Neurologie (Hrsg), Leitlinien für Diagnostik und Therapie in der Neurologie. www.dgn.org/leitlinien. Zugegriffen am 25.02.2024

Sanders DS, Leeds JS, Drew K (2008) The role of percutaneous endoscopic gastrostomy in patients with dementia. Br J Nurs 17:588–594

Sharma RK, Dy SM (2011) Cross-cultural communication and use of the family meeting in palliative care. Am J Hosp Palliat Care 28:437–444

Sudore RL, Fried TR (2010) Redefining the „planning" in advance care planning: preparing for end-of-life decision making. Ann Intern Med 153:256–261

Thompson RJ (2011) Medical futility: a commonly used and potentially abused idea in medical ethics. Br J Hosp Med 72:96–99

Thorns A (2010) Ethical and legal issues in end-of-life care. Clin Med 10:282–285

Erratum zu: Klinische und ethische Aspekte der Neuromodulation

Christian Ineichen, Heide Vogel und Markus Christen

Erratum zu:
Kapitel 12 in: F. Erbguth, R. J. Jox (Hrsg.), *Angewandte Ethik in der Neuromedizin,* **https://doi.org/10.1007/978-3-662-69739-9**

Aufgrund eines bedauerlichen Versehens seitens der Produktion war in der ursprünglich veröffentlichten Version von Kapitel 12 und im Autorenverzeichnis in den Daten zur institutionellen Zugehörigkeit für den Autor Dr. sc. med. Christian Ineichen eine falsche Institution eingesetzt worden. Diese wurde nachträglich entfernt und der Eintrag korrigiert.

Die korrekten Daten lauten:

Klinik für Neurologie, Universitätsspital Zürich, Universität Zürich, Zürich, Schweiz Forensische Psychiatrie und Psychotherapie, Psychiatrische Universitätsklinik, Universität Zürich, Zürich, Schweiz

Die aktualisierte Version dieses Kapitels finden Sie unter:
https://doi.org/10.1007/978-3-662-69739-9_12

Serviceteil

Stichwortverzeichnis

Printed in the United States
by Baker & Taylor Publisher Services